金元四大家

奇方妙治

李春深◎主编

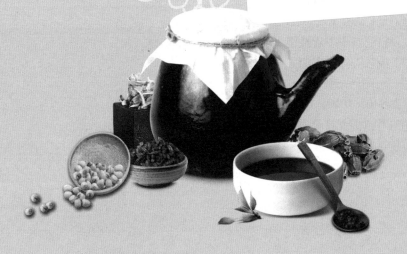

天津出版传媒集团

天津科学技术出版社

图书在版编目（CIP）数据

金元四大家奇方妙治 / 李春深主编 . -- 天津 : 天
津科学技术出版社 , 2024.7

ISBN 978-7-5742-1773-7

Ⅰ. ①金… Ⅱ. ①李… Ⅲ. ①验方 — 汇编 — 中国 — 金
代②验方 — 汇编 — 中国 — 元代 Ⅳ. ①R289.346.4
②R289.347

中国国家版本馆 CIP 数据核字 (2024) 第 023735 号

金元四大家奇方妙治

JINYUAN SIDAJIA QIFANGMIAOZHI

责任编辑：张建锋

出　　版：
天津出版传媒集团

天津科学技术出版社

地　　址：天津市西康路 35 号
邮　　编：300051
电　　话：（022）23332400
网　　址：www. tjkjcbs. com. cn
发　　行：新华书店经销
印　　刷：天津泰宇印务有限公司

开本 710×1000　1/16　印张 20　字数 400 000
2024 年 7 月第 1 版第 1 次印刷
定价：78.00 元

在中医发展的历史长河中，金元时期犹如一颗璀璨的明珠，闪耀着独特的光辉。这一时期，诞生了四位杰出的医学大家——刘完素、张从正、李东垣和朱丹溪，他们以独特的学术思想和精湛的医术，推动了中医学的发展和创新，被后世尊为"金元四大家"。

刘完素《伤寒直格》三卷，全书从热病证治角度发挥伤寒蕴义。卷上叙干支配脏腑、病因、运气主病、脉诊等统论内容；卷中论伤寒六经传变，并分析一些病症及其治法；卷下集仲景麻黄汤、桂枝汤等方以及益元散、凉膈散、黄连解毒汤等方。清代医家汪琥认为，"是书之作，实为大变仲景之法者也"（《伤寒论辨证广注》），卷下有"伤寒传染论"一则，明确提出"秽气""秽毒"致病的观点，在治方和病因认识方面，较之前人有了明显的进步。其中又用运气学说解释伤寒病理，须予辨证对待。

张从正《儒门事亲》十五卷，成书于1228年。秉承张氏"惟儒者能明其理，而事亲者当知医"之思想，故命名为《儒门事亲》。书中前三卷为张从正亲撰，其余各卷由张氏口述，经麻知几、常仲明记录、整理而为完书。全书各卷由诸篇论文汇编而成，每卷含数篇论述，有说、辨、记、解、诫、笺、诠、式、断、论、疏、述、衍、诀等体裁。该书注重阐发邪实为病的理论，倡导"攻下三法"治疗诸病。在具体应用汗、吐、下三法时，张氏从治法范围、适应症、

前言

001

禁忌症等方面作了系统阐述，较前人认识有了较大的扩充。三法均有具体用法、注意事项、禁忌症。应用范围广泛，内容丰富。

李东垣《兰室秘藏》三卷，内容涉及内、外、妇、儿、五官等临床各科。医论集中体现了其"土为万物之母，脾胃为生化之源"的理论，认为多种病的发生均与内伤脾胃有关，强调治疗应以脾胃为本。所列诸方，如补中益气汤、清暑益气汤、升阳益胃汤等，法度谨严，匠心独运，均为后世常用的名方。充分反映了东垣学说在临床各科的影响力，是一部临证实用的综合性医著。

朱丹溪（朱震亨）《金匮钩玄》三卷，卷一至卷二以内科杂病为主，兼述喉症及外科一些病症；卷三为妇人、小儿病症。分证论治，条理清晰，词旨简明。朱氏倡导阳常有余、阴常不足之说，治法以补阴为宗，复长于治郁，书中充分地反映了朱氏这方面的学术经验。每病均简要地论述病因病机、治疗方药，并贯穿气血痰郁的辨论纲领，充分体现了其医学思想在临床上的运用。

需要注意的是，中医讲究"辨证施治"，因个体差异不同，奇方未必适合所有人，建议配合医院的诊断并遵医嘱使用。重大疾病请及时就医。

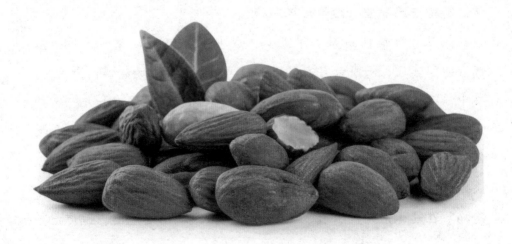

C目录
Contents

目录

金元四大家

奇方妙治

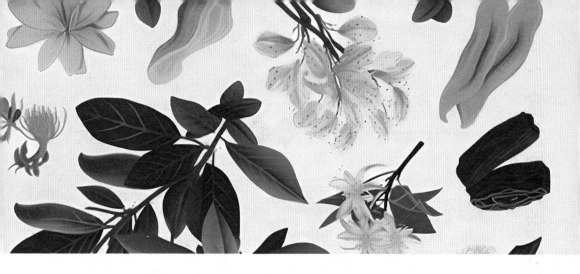

刘完素·伤寒直格

　　习医要用直格，乃河间高尚先生刘守真所述也。守真深明《素问》造化阴阳之理，比尝语予曰：伤寒谓之大病者，死生在六七日之间。《经》曰：人之伤于寒也，则为病热。古今亦通谓之伤寒热病。前三日，太阳、阳明、少阳受之，热壮于表，汗之则愈；后三日，太阴、少阴、厥阴受之，热传于里，下之则痊。六经传受，自浅至深，皆是热证，非有阴寒之病。古圣训阴阳为表里，惟仲景深得其旨，厥后朱肱奉议作《活人书》，尚失仲景本意，将阴阳字释作寒热，此差之毫厘，失之千里，而中间误罹横夭者盖不少焉，不可不知也。予语守真曰：先生之论如此，何不辟此说以暴耀当世，以革医流之弊，反忍而无言何邪？守真曰：世之所集各异，人情喜温而恶寒，恐论者不详，反生疑谤。又曰：欲编书十卷，尚未能就，故弗克耳。今太原书坊刘生锓梓以广其传，深有益于世。如宵行冥冥，迷不知径，忽遇明灯巨火，正路昭然。若有执迷而不知信行者，固不足言，而聪明博雅君子，能于此者，原始反终研精覃思，则其所得又何待予之喋喋也。

据金·马宗素《伤寒医鉴》作"平城翟公序"

金元四大家 奇方妙治

十干

甲 乙 丙 丁 戊 己 庚 辛 壬 癸

脏腑配合

甲 胆（手少阳） 乙 肝（手厥阴）东方木也。

丙小肠（手太阳） 丁 心（手少阴）南方火也。

庚大肠（手阳明） 辛 肺（手太阴）西方金也。

壬膀胱（足太阳） 癸 肾（足太阴）北方水也。

戊 胃（足阳明） 己 脾（足太阴）中央土也。

凡先言者为刚、为阳、为兄、为腑，主于表；后言者为柔、为阴、为妹，为脏，主于里也。

十二支

寅卯辰 巳午未 申酉戌 亥子丑

脏腑经络配合

寅三焦（手少阳） 卯大肠（手阳明） 辰小肠（手太阳）

巳包络（手厥阴） 午 心（手少阴） 未 肺（手太阴）

申 胆（足少阳） 酉 胃（足阳明） 戌膀胱（足太阳）

亥 肝（足厥阴） 子 肾（足少阴） 丑 脾（足太阴）

手足三阴三阳者，十二经络之

名也。

手足经络配天地四时

寅卯辰手三阳，天阳春也。巳午未手三阴，天阴夏也。

申酉戌足三阳，地阳秋也。亥子丑足三阴，地阴冬也。

合主表里

（合，音甘，入声，余不音者并如字。）

太阳、少阴合，阳明、太阴合，少阳、厥阴合；足与足合，手与手合。如：足太阳膀胱水，合足阴肾水。阳为腑属表，阴为脏属里。

阴阳脏腑

肝与胆（厥阴）风木也，心与小肠（少阴）君火暑热也，包络及三焦（少阳）相火也（此为阳之脏腑）。脾与胃（太阴）湿土也，肺与大肠（阳明）燥金也，肾与膀胱（太阳）寒水也（此为阴之脏腑）。脾、心、肝、肺、肾兼包络（一名命门），为六脏。胃、小肠、胆、大肠、膀胱兼三焦，为六腑。

经络病证

络者，正经脉道之旁小络，如支络、孙络之类也，皆运行气血之脉也，各宗于本经焉。

手太阴肺病，则肺胀满，膨膨而喘咳，缺盆中痛，咳喘上气，喘喝，烦心，胸满，臑臂内前廉痛，甚则交两手而瞀，肩背痛而汗出，虚则气不能报息，小便数变。

十二经始于肺经，故其序如此。

喝，乙介切，嘶声也。缺盆者，肩前臑内陷中也。臑，音如，从肩至肘，通名曰臑，自手至腕，通名曰臂。廉，犹畔也。瞀，音莫，眼黑也，昏也，言气乱、两手相交而昏瞀也。不能报息，俗所云气少不能接续也。数，音朔，频也。

手阳明大肠病，则齿痛，颀肿，虚则目黄，口干，鼽衄，喉痹，腹中雷鸣，气常冲胸，喘，不能久立、肩前臑痛，大指次指不能为用。

颀，音拙，面秀骨，目下起骨也。鼽，音求，清涕也。衄，音浓，入声，鼻出血也。不能为用，言屈伸不能如意也。

足阳明胃经病，则洒洒振寒，善伸，数欠，或恶人与火，闻木声则惕然而惊，心欲动，独闭户牖而处，欲上高而歌，弃衣而走，贲向腹胀，骂詈不避亲疏，气盛则身前皆热，消谷善饥，尿色黄。气虚则身前皆寒栗。胃中寒，则腹胀满实，胃脘当心而痛，上支两胁，膈咽不通，食饮不下，狂疟温淫汗出，鼽衄，口喎，唇胗，颈肿，喉痹，腹水肿胀，膝膑肿痛，循胸旁，过乳、冲、股、伏兔、骱外廉、足跗上皆痛，中指不能动。

振，动摇也。善伸，自然能也。数欠，频呵欠也。心欲动，不宁也。闭户，为恶人，兼多惊。贲，音奔，勇猛也。向，向同，热聚也。栗，战悍也。支，持也、固也。淫，乱也。膑，音牝，膝骨也。股，腿髀肉。伏兔，膝上起肉也。骱，户当切，乃胫骨也。跗，音夫，足面动脉也。

足太阴脾经病，则舌本强，食则呕，腹胀，溏，泄，瘕，水闭，饮发中满，食减，善噫，身体皆重，得后与气，快然而衰。甚则肌肉痿，足不收，行善契，脚下痛，四肢不举，大小便不痛。虚则腹满肠鸣、飧泄食不化，舌本痛，体不能动摇，食不下，烦心，心下急痛，寒疟，溏，泄，水闭，黄疸，不能卧，股膝内肿厥，大指不用。

本，舌根也。强，去声，不和柔也。溏，大便稀薄。瘕，音假，肚中结病也。水闭，言水不宣通也。噫，衣介切，转气也。后与气，言下气也。痿，于为切，痹病也。契，合也，行则不觉脚相揩也。飧，音孙，食也。厥，其也，不能运用也。

手少阴心经病，则胸中痛，胁支满，胁下痛，膺、背、肩、胛间痛，两臂内痛。甚则嗌干，心痛，渴而欲饮，身热肤痛，烦心谵妄。虚则善悲，时眩仆，胸腹大，胁下与腰、背相引而痛，目黄，胁痛，臑臂内后廉痛、厥，掌中热。

谵，音占，乱言也。妄，见虚妄而言也。眩，玄去声，眩晕昏乱也。仆，音付，卒然而倒也。

手太阳小肠经病，则嗌干，颔肿，不可回顾，肩似拔，臑似折。虚则少腹控卵引腰胁，上冲心痛。耳聋，目黄，颊、颔肿，肩、臑、肘、臂外后廉痛。

嗌，音亦，气系也。少腹，脐下两旁也。控，引也。卵，阴丸也。

足太阳膀胱经病，则囟颊脑中户痛冲头，目似脱，项似拔，腰似折，髀不可以曲，腘如结，腨如裂。虚则痔，盛则疟、狂、巅疾，颈顶、囟顶、脑户中痛，目出黄泪，项、背、腰、脊、尻后、腘、脚皆痛，小趾不为用。

冲头痛，脑后横冲眉间痛也。腘，曲脉后也，结括也。腨，市兖切，一名腓，俗所谓腿肚也。巅，顶也。尻，居刀切，

刘完素·伤寒直格

后阴后分合处也，大而言之睢也。

足少阴肾经病，则饥不欲食，面黑如漆，咳唾则有血，喝喝而喘，坐而欲起，目䀮䀮如无所见，心悬如饥，腹大，胫肿，喘咳身重，寝汗出，憎风。虚则腹满身重，濡泄，寒疡流水，腰股痛发，腘、腨促膝不便，烦冤，足痿，清厥，意不乐，大便难，善恐，心惕如人将捕，口热舌干，咽肿上气，嗌干而痛，心烦而痛，黄疸，肠澼，脊、臀股内后廉痛，痿厥嗜卧，卧不安，足下热而痛。

喝，乙介切。䀮，音荒。濡，溏泄也。寒疡，俗言冻疮。不便，不利便也。烦冤，心闷乱不宁。痿，痹弱。清厥，手足清冷而厥逆也。痿厥，欲卧而不安也。肠澼，下利也。

手厥阴心胞络病，则手心热，臂、肘挛急，腋肿。甚则胸胁支满，心澹澹大动，面赤目黄，喜笑不休，虚则烦心，心痛，掌中热。

澹澹，水摇动貌。

手少阳三焦病，则耳聋，浑浑焞焞。虚则目锐眦痛，耳后、肩、臑、肘、臂外皆痛，小指次指不能为用。

（足少阳胆经原缺）

足厥阴肝经病，则腰不可俯仰。丈夫㿉疝，妇人少腹肿，胅胁痛引少腹。甚则嗌干，面尘，善怒，忽忽眩痛，巅疾，目赤肿痛，耳聋，颊痛。虚则目䀮䀮如无所见、无所闻，善恐，如人欲捕之，胸满呕逆，洞泄，狐疝，遗尿癃甚。

腋下曰胁，胁下骨为肋，胁肋之下曰胅，音区。面尘，面如浮尘。忽忽，昏乱也。眩，头目眩晕也。洞，疾流也。狐疝，言狐者，疝气之变化，隐见往来不可测，如狐也。遗尿，癃闭小便癃闭而病疲怠也。

内外八邪

外有风寒暑湿，内有饥饱劳逸。逸，非奔逸之逸，乃逸豫怠惰而生病也，与劳相反。故《经》曰：劳者温之，逸者行之。使气血运行也。《西山记》曰：久劳则安闲以保其极力之处，久逸则导引以宣积滞之气。或作役者误也。

内外病生四类

一者，因气变动而内成积聚、癥瘕、癫狂、惊痫之类也。

癥，音贞，坚积。瘕，音假，血气聚也。多喜曰癫，多怒曰狂。

二者，因气变动而外成痈肿、疮疡、痂疥、疽痔、掉眩、浮肿、目赤、熛胗、胕肿、痛痒之类也。不因一时所伤而病，乃久以渐积脏腑变动兴衰而病者，是曰因气变动也；脏腑和平，卒然而即成病者，是曰不因气之变动也。浅而大曰痈，深而恶曰疽。

掉，动摇也。熛，音漂，赤丹留毒，火熛也。

三者，不因气之变动而病生于内，则留饮、僻食、饥饱、劳损、宿食、霍乱、悲恐、想慕、忧结之类也。

僻，邪也。霍乱，上吐而下泻也。

四者，不因气之变动，而病生于外，则瘅气、虫蛇、蛊毒、冲薄、坠堕、矶射、刺割、捶扑、打探、磕拉、触抹、风、寒、暑、湿之类也。

蜇，去声，兽也。通言兽所伤人。

九　气

怒则气上，喜则气缓，悲则气消，恐则气下，寒则气收，炅则气泄，惊则气乱，劳则气耗，思则气结。

炅，音桂，热也，旧音耿，非。人怒则气逆，甚则呕血及飧泄，故气上也。人喜则气和而志达，荣卫通利，故气缓。缓犹和也，故令人气散也。悲则心系急，肺布叶举，而上焦不通，荣卫不散，热气在中，故令人气消也。恐则气却，却则上焦闭，闭则气还，还则下焦胀，故气下也。寒则腠理闭而气不行，故气收也。炅者，热也，热则腠理开，而荣卫通，汗大泄，故气泄也。惊则心无所倚，神无所归，虑无所定，故气乱也。劳则喘且汗出，内外皆越，故气耗也。越，散越也。思则心有所存，神有所归，正气留而不行，故气结也。结者，滞而不通也。

五　邪

母乘（乘，胜也，克也）子曰虚邪，如心火热，乘脾土也。

子乘母曰实邪，如肺金燥，乘脾土也。

妻乘夫曰微邪，如肾水寒，乘脾土也。

夫乘妻曰贼邪，如肝木风，乘脾土也。

自病曰正邪，如脾土自病湿也。

五脏腑同法，各以类推。

五邪微甚

微、实、正、虚、贼，从微至甚也。

此亦大略之言，细而推之，各有微甚。

十干夫妇配合成五运

甲巳合为“土运”，甲刚木，克巳柔土，为夫妇成土运。

乙庚合为“金运”，乙柔木，嫁庚刚金。

丁壬合为“木运”，丁阴火，配壬阳水。

丙辛合为“水运”，丙阳火，娶辛柔金。

戊癸合为“火运”，戊阳土，娶癸阴水。

五运太过不及

阳刚夫为太过；阴柔妻为不及。

此其略也。凡六十四年而周甲子，其中有岁运同司天曰天府，同岁支曰岁会，孟年同日支德符，岁运同司地，刚为同天符，柔为同岁会。凡此二十九岁，太过司天克之曰天刑，及年前大寒交气日，反时程与运程为夫妇曰程德符，皆非太过、不及，乃年运之气也。申、子、辰年寅初交；巳、酉、丑年巳初交；寅、午、戌年申初交；亥、卯、未年亥初交气也。

十二支应六气三阴三阳

六气为本，三阴三阳为标。

子午少阴“君火”（暑），丑未太阴“湿土”，寅申少阳“相火”（主大热），卯酉阳明“燥金”，辰戌太阳“寒水”，巳亥厥阴“风木”。

六气有余不足

孟少，仲平，季多也。

《内经》以寅、申、巳、亥四孟为一阴一阳也，子、午、卯、酉四仲为二阴二阳也，辰、戌、丑、未为三阴三阳也。然阳为先，故主虚无变化，轻微而少；阴为后，故形体安静，重浊而多也。故风火动乱至阳为先，居孟，未甚为少；寒湿肃静至阴为后，居季，

刘完素·伤寒直格

已甚而为多，燥热各得乎中，故居仲而平也。注曰：气有多少，是言六气；形有旺衰，言五运也。

六　气

寒、暑、燥、湿、风、火。

五运应五脏主病

诸风掉眩皆属肝木。诸痛痒疮疡皆属心火。

诸湿肿满皆属脾土。诸寒收引皆属肾水。

诸气膹郁病痿皆属肺金。

膹，闷乱也。郁，结滞、壅塞也。

六气为病

诸暴强直，支病哭戾，里急，筋缩，皆属于风（乃厥阴风木，肝胆之气也）。

诸病喘呕吐酸，暴注下迫，转筋，小便浑浊，腹胀大鼓之如鼓有声，痈疽疡疹，瘤气结核，吐下霍乱，瞀郁肿胀，鼻塞鼽衄，血溢血泄，淋闭身热，恶寒战栗，惊惑悲笑谵妄，衄蠛血污皆属于热，少阴君火，乃真心、小肠之气也。

注，泄也。下迫后痛，里急痛也。结核，言肌肉结硬如果中核也。溢，上出。泄，下出。蠛，音慢，血汗也。衄，音肉，鼻出血也。

诸痉强直，积饮痞隔，中满，霍乱吐下，体重附肿，肉如泥而按不复起，皆属于湿也（太阴湿土，乃脾与胃之气也）。

痉（其井切）似风狂病也，一名曰痓（尺至切）。积饮，水蓄不散也。痞（否），肠胃气液血脉否闭，不能运行，谓之痞也。水谷传化阻隔失常，

则曰膈胕（音附）。

诸热瞀瘛，筋惕悸动，搐搦瞤瘈，暴喑目眛，躁扰狂越，骂詈惊骇，胕肿疼酸，气逆上冲，禁栗如丧神守，嚏呕疮疡，喉痹，耳鸣及聋，呕涌溢，食不下，目眛不明，暴注瞤瘈，暴病暴死，皆主于火也（手少阳相火乃心包络、三焦之气也）。

瘛，尺至切。喑，音。瘂，哑。狂躁乱发狂也。禁栗寒战如丧心神之守。嚏，音帝。瘈，音纵，儿病也。瘛，音契，小儿病也。

诸涩枯涸，干劲皴揭，皆属于燥（阳明燥金，肺与大肠之气也）。

诸病上下所出水液澄彻清冷，癥瘕癫疝，坚痞、腹满急痛，下利青白，食已不饥，吐利腥秽，屈伸不便，厥逆禁固，皆属于寒（太阳寒水乃肾与膀胱之气也）。

论　脉

三部九候

夫三部者，寸、关、尺也。寸，应天为上部；关，应人为中部、尺，应地为下部。九候者，各浮于天，沉于地，中为人也。

脉位轻重

高骨旁动脉为关。

中指正按高骨之端是也。俗不明其正理，但以稳于下指而差，高骨于头、中指之间，如此则三指各差在本位之后半部耳。或以头指正在高骨，或更在高骨之后者，此不通脉之正理也。便使心精了然，既下指失其本位，则亦无以知为何病也。

关前至鱼际为寸，是名阳位。

一名寸口，正在东关前、堂骨后，

赤白肥肉际宛中，骨缝陷中，可容一豆者是，乃名鱼际者也。

关后为尺，是名阴位。

关后至本经于太阴所入为合，在肘内大约纹动处是名尺泽，长一尺，故名尺也。阴阳两者之间则名关，三部长三寸，以应三焦。凡男左、女右，以中指与大指相接如关，度中指上仄中节两横纹之际为一寸。凡取穴以此为则，而脉位之尺寸亦应此也。凡寸脉主自心胸上至头也；而关脉主中，心胃至脐也；尺脉主下，脐以至足也。

左寸主心及小肠（君火），左关主肝胆（风木），左尺主肾、膀胱（寒水）。右寸主肺、大肠（燥金），右关主脾、胃（湿土），右尺主命门、三焦（相火）。

所以然者，左手为阳，阳为君，面南布政，而阳始于子水；以一岁六气正位分之，则应于亥正至丑终气衰也。水之位主于左尺之脉，脉从尺入寸，故水生风木于左关，应丑至卯初之气也。木生君火于左寸，阳道已成，故为君火，犹干始于子而终于巳也，自卯正至巳，二之气也。君上而臣下，阳进而升，阴退而降，故右手为阴，始于午火，火面北而受气，自巳至未正，三之气也。三焦为正火，主右尺之脉，相火生湿土于右关，正未以至酉，四之气也。湿土生金于右寸，应酉至亥，五之气也。又主左尺水，周而复始也。及夫男左、女右为夫妇，故左寸君火克右寸之金；左关木克右关之土，左尺水克右尺之火。及夫命门者右肾也，属火不属水，乃手厥阴心包络之脏。举世皆言心包络之脏有名而无形，由不明理也。夫三焦乃水谷传化之道路，自口至胃上口为上焦，下至胃下二肠分处为中焦，下至传化出处为下焦，

通曰三焦。今俗妄言无形状而空有名者，误也。且如人从头数至足，皆不谓之人，则亦安可言人无形状耶。全身而言之，固名人也，且血脉尽皆环贯脏腑，运行周身，如果无命、三焦之形体，则何得气血运行之道路耶。各浮于腑而沉于脏，中而和缓者胸也。

脉在肌肉以上曰浮，在肌肉之下曰沉。或以肺养皮毛，心养血脉，脾养肌肉，肝养筋膜，肾养骨髓，以此浮沉而分五脏之脉者，言脉位则可，为用则有失治病之道也。

脉息迟速

呼为阳以应天，脉再动以应春夏；吸为阴以应地，脉再动以应冬秋。

气出为呼，入为吸。再，两次也。动，至也。

或闻以太息而又一动者，以应长夏脾土，故一息四至、五至皆为和平。

太息，言呼吸或有长者也。长夏，六月也。和平，言为平人不病之脉。

谓一岁四时俱备也。五至以上曰数，不满四至曰迟。数过备者死，不及一至者亦死。

数为热，迟为寒。过备，八至之上也。是以平人之息，合病人之脉也。

故《经》曰：常以不病调病人。由是小儿八至为和平，十至有热，六至为病寒也。自六岁以下，通曰以此三岁之法。人小则脉如数，长短亦然。

七表

浮、芤、滑、实、弦、紧、洪，此名七表，为阳。少阳之数为七。

浮脉者，轻手乃得，重按之不见。脉见诸阳为表热，诸阴为表寒。

脉动于肌肉之上也，浮，属阳，为病在表，一名腑病。或伤风自汗，

刘完素·伤寒直格

脉浮为表热，迟缓之阴者，表寒。

芤脉者，浮大而软，按之中央虚，两边实也。

芤主热甚失血，寸芤则吐血，微则衄，甚则俱出。关芤则胸痛下血。尺芤则大便血，微则小便血，甚则俱下。

滑脉者，不涩也，多与实、数相兼，则为病热。或亡液、血衰，虽热而反涩也；或滑兼迟，则为病寒；平而滑者，肾之本脉。

实脉大而长，浮沉皆得而数，阳热也。

弦脉者，软虚而滑，端直而长也。弦主于风，或如琴弦，或如张弓者，弦之太过也。

紧者不缓也，或如转索，或如切绳者，紧之太过也。

紧脉主痛，多与实、数相兼，则为热痛；或短、紧、微、细，阴脉相兼者，寒痛也。

洪脉者，极大而数。举、按者，指实热之极甚者也。

八里

八里为阴（象易少阴之数八），微、沉、缓、涩、迟、伏、濡、弱也。

微脉者，若有若无，极细而软也，多兼于迟，主于阴寒。然或热甚汗泄、吐、利，气而损虚者；或阳厥极深者，或阳极将死，脉欲绝者；脉亦有微、沉、缓、涩、迟、伏、濡、弱诸阴脉见也。不寒便言为寒，须以标本明之。

先病为本，根本也；后病为标，梢末。又为病之气为本，受病之脏腑经络为标。世俗至此更不明其阳极热证，但以执其阴脉为寒，内外急救于于阳，则残阴暴绝，而反致死亡者不少也。且察色、听声、问证、切脉为神、圣、功、巧，别病之四法，而脉最为下，

则安可执巧之一法，而去其神、圣、功之三法耶！及夫八里之脉，皆有此义，以微脉居先，故于此总而言之也。

沉脉轻手不见，重切之乃得，动在肌肉之下，其位属阴，为病在里。一名脏病，或蓄于胸及膀胱者，虽为腑病，其脉亦沉，则皆宜下之。由十二脏腑俱在里，而经络皆在表也。大抵但以浮为表，沉为里。然虽脏为阴主里，腑为阳主表，其于病脉之浮、沉有所不拘。故太阴脾脏之病腹满而脉浮者，桂枝攻于表也。夫脉沉数为里热，沉迟为里寒。余脉皆仿此。

或里热吐利，气液虚损，或阳厥极深，或热极将死者，亦皆见诸阴脉沉，切宜审之，不可妄以施治。

缓脉者，纵缓而不急，似迟而小疾。缓而迟为寒，缓大长为热。

当伤风自汗，或自汗过多，亦为迟缓，热更甚也。

涩脉者，涩而不滑也。或如刀刮竹，或涩而止住者，涩之太过，主液血衰。

由汗、泄、吐、利，或血溢、血泄，或热盛耗液而成燥也。一曰涩主心痛，血少故也，以心养血。

迟脉者，一息四至以下也。迟为病寒，然热盛自汗，吐利过极，则亦为迟也。

气液损虚，故脉迟而不能数。

伏脉者，脉附于骨，沉之甚也。伏主水蓄于内，积饮不散也。伏位属阴，在里深也。病之寒热，以随阴阳别之。

附，切近也。水蓄于内，一名留饮。

濡脉者，按之似无，举之无力也，有似微弱，多兼于迟，主于极冷。然热泄后，或热极将死者，脉亦濡弱，须以外证标本参之。

弱脉者，软虚而无力也。弱之虚

冷，必兼微与迟也。然而伤风、中暑，热甚而自汗大出，则易缓弱而迟也。

四时平脉

春弦（一曰迟） 夏洪（一曰数，一曰钩） 秋毛（一曰潘，一曰浮）冬石（一曰沉）

六步主位平脉

初之气：自大寒日至春分，厥阴风木之阳用事，而气微。

故曰冬至后日甲子少阳主，然冬至甲子斯无常准，以大约分之：一月如在冬后，即大寒交初气之分也。一岁六周甲子，以应六气。下皆仿此（一气正月、二月也）。

脉乍大、乍小、乍短、乍长，时物及风木之象也。

二之气：春分至小满，少阴君火之位，阳气清正在两阳合明之间，故又云阳明主。

脉弦也。

三之气：小满日至大暑，少阳相火之位，阳气万物皆盛，故亦云太阳主。

脉洪大而长，天气万物人脉与造化同。

四之气：大暑日至秋分，太阴湿土之位，天气尚盛，而夏后阴已用事，故又云太阴主。此三阴三阳与六气标本之阴阳异矣。

脉缓大而长。或云紧大而长者，传写之误也。湿土主缓大而长，燥金主紧细而短涩，以万物干湿明可见焉。时湿土盛，肤腠开通，汗液时泄，故脉虽大长而力缓，不能紧也。至秋后气衰，寒凉乍闭，故虽微细而力紧也。

五之气：秋分日以至小雪，阳明燥金之位，气衰阴盛，故又云少阴主也。

脉紧细而微。

终之气（一曰六之气）：小雪日以至大寒，太阳寒水之位，阴极而终尽，天气之所收隐，故曰厥阴主。厥者尽也。

脉沉短以敦（敦，浓也）。

万物收藏在内，寒气闭塞而肤腠气液不能散越，故脉沉短而反有力，敦浓而如石也。

凡四时六位平脉大退，则时气有余而为病。

如春弦太过则风为病。

不及者气衰而为病。

四时脉微见为平，此言过微也，如秋脉微而兼夏脉之类也。

反见他脉者，他气有余而来为病也。

迟为寒，而数为热之类也。

结促代

结脉者，迟缓而时一止，为阴也，主阴盛发燥烦满，或阳厥极深，以至身冷，脉微欲绝，而缓弱时一止者，亦胸烦燥，此止为热极而非寒也，皆须以标本明之。

促脉者，阳也，数而时一止也，主聚积、气痞，忧思所成；亦或热剧失下，则令脉促。下之则平也。

代脉者，主缓弱而无力不能动，因而复动，病必危而死。

跌阳脉

跌阳脉者，胃土之脉也。跌阳脉迟而缓者，胃气如经也。

动在足跌阳之经，故曰跌阳。一曰冲阳者，阳明所过之原。过者，冲也。

如经，如本经之常脉。

滑为胃实，紧为脾强。浮而滑者，浮为胃虚，滑则为哕。浮而鼻中燥者，必衄也。沉为胃实（上本下故也），数为消谷（胃热故也），紧则难治。

盖四时五脏皆以胃气为本，紧燥盛而土湿气衰，故曰难治。浮而大者，气实血虚也（气为阳、血为阴故也）。浮而涩者，胃虚下利也（去液故涩）。伏而涩者，伏则吐逆，水谷不化（内湿故也），涩则气不下食，脉不出则身冷肤硬。

太溪脉

太溪者，肾水之脉也，动于左足内踝下后、跟骨下陷中，足少阴肾水之胃，故曰大浮也。太溪脉，则肾气如经也，弱则微烦，涩则厥逆（微厥也）。

死生脉候

阳病热证不退，反见阴脉者死（脉近于绝故也）；汗后热退而见阴脉者愈。阴阳证脉平愈。伤寒咳逆上气，脉散者死（形损故也）；脉浮而洪，身汗如油，喘而不休，水浆不入，形体不仁（不仁者不和也），乍静乍动，命绝也；汗出发润，喘不休者，肺先绝也；阳反独留，体如烟熏，直视摇头，心先绝也。唇吻（音稳）反青，四肢漐（漐，丑入切，汗出也。习，水流不绝，此言汗不止也）习者，肝先绝也。环口黧黑，柔（柔，虚也）汗发黄者，脾先绝也。溲便（溲，小便；便，大便）遗失，狂言直视者，肾先绝也。寸口（寸口即气口，此言三部，关前为阳，关后为阴）脉阴阳俱紧盛，大汗出，不解者死；身热喘粗，见阳脉而躁者死（汗不胜病也）。汗后微热不解者，病不可便言死也，脉如转索者当日死，谵语、身微热、脉浮大，手足温者生，欲作大汗（俗作好汗）故也；脉暴出者死，阴衰欲绝，而阳暴独胜则脉暴出，少间阴气先绝，则阳气后竭而死矣；逆冷，脉沉细者，不过一日死（死证多矣，以致危极则无越此矣）。

伤寒总评

伤寒六经传受

《经》言：寒伤形，寒伤皮毛，寒伤血，寒伤荣。然寒主闭藏而腠理闭密，阳气怫郁不能通畅，怫然内作，故身热燥而无汗。故《经》曰：人之伤于寒也，则为病热。又曰：夫热病皆伤寒之类也。《内经》既直言热病者，言一身为病之热气也；以至仲景直言伤寒者，言外伤之寒邪也，以分风、寒、暑、湿之所伤，主疗不同，故只言伤寒，而不通言热病也。其寒邪为害至大，故一切内外所伤，俱为受汗之热病者，通谓之伤寒也。一名大病者，皆以为害之大也。又春曰温病，夏曰热病，秋曰湿病，冬曰伤寒。伤寒者是随四时天气春温、夏热、秋湿、冬寒为名，以明四时病之微甚，及主疗消息，稍有不等，大而言之则一也，非为外伤及内病有此异耳。或云冬伏寒邪于肌肤骨肉之间，至于春变为温病，夏变为热病，秋变为湿病，冬变为正伤寒病者，及名冒其寒而内生怫热，热微而不即病者，以至将来阳热变动，或又感之而成热病，非谓伏其寒气而反变寒为热也。《经》曰：冬伤于寒，春必病温。亦其义也。亦有一时冒寒而便为热病者，或感四时不正乖戾之气，或随气运兴衰变动，或内外诸邪所伤，或因他病变成，或因他人传染皆能成之，但以分门随证治之耳。《经》言此六经传受，乃外伤于寒而为热病

之大略，主疗之要法也。

大法曰：伤寒一日，太阳受之，故头项痛，腰脊强。

此足太阳膀胱之经也，故与《经》言五日足少阴肾水为其表里。或言为手太阳者，误也。此六经之证也，或以此直云伤寒不传手经者，亦误也。岂不详《热论》云五脏六腑皆受病，又《刺热篇》皆言五脏热病。但以热病多于足经，而其病甚少于手经，而其病微，且与足经微为兼证，汗下之治，但分表里，故不单言手经，而但寄于足经而已。若针刺，则本经补泻，各分五脏手足之经矣。

二日阳明受之，故身热、目疼、鼻干，不得眠也。

三日少阳受之，故胸胁痛而耳聋。

四日太阴受之，故腹满而咽干。

五日少阴受之，故目燥、舌干而渴。

六日厥阴受之，则烦满囊缩。

或言传手厥阴包络相火，则水火既济而愈；传足厥阴肝经，则土败木贼而当死者，妄说也。此《经》言足厥阴肝经之证也。

大法曰：前三日三阳病，在表，故宜汗之。汗泄热退身凉而愈。后三日三阴病，在里，故宜下之。

下，退里热，则怫热宣通，汗出气和而愈也。亦有内热下尽，无汗气和而愈者也。或曰前三日寒在表者，误也。此皆热证也。

或未愈者，再经衰之，七日太阳病衰（自此以下皆言病自衰减），头项少愈；八日阳明病衰，身热少愈；九日少阳病衰，耳能微闻；十日太阴病衰，身热少愈，腹满如故；十一日少阴病衰，渴止、不满（此言腹不复满），舌干、已而嚏；十二日厥阴病衰，囊纵、少腹微下，大气皆去（言大病热气散去），病则瘳（音抽，愈也）矣。

此亦大略言之耳，伤寒受不必拘此，但以明其诸证而如法治疗耳。

里外伤

如得病脉便沉，而里病表和者，内伤也；脉浮而表病里和者，外伤也。

病在身体四肢为表病，病在胸腹之内为里病。

表里证

身热为热在表。

言皮肤壮热而反增寒，非谓自发热燥也。

引饮（烦渴）或小便黄赤为热在里。身热、饮水或小便黄赤，为表里皆有热。身凉不渴，小便清白，则表里皆无热。

不言为寒者，盖表里热微，则亦有身表不热而里亦不渴故也。

浑身疼痛拘急，表热恶寒而脉浮者，皆为热在表也。引饮、谵妄、腹满实痛，发热而脉沉者，皆为热在里也。胸胁痞痛或呕，而寒热往来，脉在肌肉，不浮不沉，则邪热半在表、半在里也。

夫邪热在表而浅，邪微而畏正，故病热而反增寒也。寒则腠理益闭而怫热益加故也。邪热在里而深，邪甚则不畏于正，物盛其极，故不恶寒而反自恶热也。半在表、半在里，进退无常，则寒热往来也。寒多，为表多，脉稍浮，热多，为里多，脉稍沉也。

诸病寒热并同，惟疟疾反此。由表之正气与邪热并之于里，表气虚而里热实，亢则害，承乃制，故里之火热极甚，而反兼寒水之化制之，故病热极而反寒战也。临汗而战及诸战皆然，寒战为里热表虚故也，饮水而脉微不见也。里之正气与邪气并出于表，则表热里虚，是以烦热汗出而脉浮也。《经》以热并于里之阴分，则为阴胜而发寒；热并于表之阳分，则为阳胜而发热也。俗未知其为表里之阴阳，而妄为寒热之阴阳，故皆失《内经》之本旨也。夫伤寒之寒热者，恶寒为表热里和，故脉浮；发热为里，表气不虚，故发热而脉沉实也。气并不并，故寒热相反而有微甚也，热并则甚，不并则微也。

主疗

伤寒表证，当汗而不可下。

反下之，则蓄热内余而成结胸。或为虚痞、懊憹、喘满、腹痛、下利不止、发黄、惊狂、斑出，诸热变证，危而死矣。

里证当下而不可汗。

反汗之，则热甚发黄、惊狂、斑出、谵妄而喘、闷乱，危极而死矣。

半在表、半在里，则宜和解。

相和通解表里也。

不可发汗、吐、下，妄治之则有前诸证。

在上则涌之。

言病在膈上，如胸满而呕或眩，脉关前紧甚者，宜瓜蒂散吐之。

在下者泻之。

言蓄热下焦，则承气、抵当之类泻之，皆随病所在攻之。

伤寒无汗，表病里和，则麻黄汤汗之，或天水散之类亦佳。

身热、恶寒、无汗，脉浮紧而数。

表不解，半入于里，半尚在表者，

小柴胡汤主之，或天水、凉膈二药各一服，合同服之尤佳。表里之热势俱甚者，大柴胡汤微下之，更甚者，大承气汤下之。

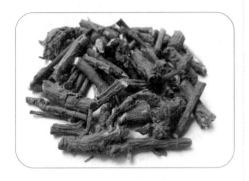

表虽未罢而里证已甚，若不下之，则表热更入于里，而里热危极，宜以大柴胡、大承气下之，双除表里之热，则免使但下里热，而下后表热乘虚又入于里，而生结胸及痞诸病之类也。

表热多，里热少，天水一、凉膈半，以和解也。

煎凉膈半服，调天水一服。上下同法。

里热多、表热少，未可下之者，凉膈一、天水半调之。势更甚者，小承气汤下之。表证罢，但有里证者，热传于里也，调胃承气汤下之，但除里热也。凡此诸可下之（言大柴胡、三承气诸下证），通宜三乙承气下之，善能开发峻效，而使之无表热入里而成结胸及痞之众病也。

发汗不解，下证前后别无异证者，通宜凉膈散调之，以退其热，便无热甚危极也。除此之外，远胜小柴胡汤，两感仿此而已。

但随表里微甚而以调之。两感谓一日太阳与少阴两证俱见，二日阳明与太阴、三日少阳与厥阴俱病，前六

经之证是也。

伤风自汗，表病里和者，桂枝汤解肌。

无汗为伤寒，不可服桂枝汤。

有汗为伤风，不可服麻黄汤。

半在表、半在里（脉在肌肉而半入于里），白虎汤和解之。病在里，脉当沉也，大承气汤下之。一法无问风寒暑湿，有汗无汗，但有可下诸证，或表里两证俱不见，而病日深，但目睛不了了者（昏昧不精明），或腹满实痛者，或烦渴，或谵妄，或狂躁、喘满者，或蓄热极深而将死者，通宜大承气汤下之，或三乙承气汤下之尤良。伤寒，大发汗，汗出不解，反无汗，脉尚浮者，苍术白虎汤再解之。

或中暑、大汗自出、脉虚弱、头痛、口干、倦怠、烦躁，或时恶寒，或畏日气、无问表里，通宜白虎汤；或里热甚，腹满而脉沉可下者，宜大承气汤，或三乙承气汤尤妙。伤寒表热极甚，身疼、头疼不可忍，或眩，或呕，里有微热，不可发汗、吐下，拟以小柴胡、天水、凉膈之类和解，恐不能退其热势之甚者。

表热势甚，而里已有热，发表未开，则阳热暴甚，故不宜汗之。表热势甚，若吐下之，则表之热大乘虚而入，反成结胸等证，则危极也。

或大下后，或再三下后，热势尚甚而不能退，本气损虚而脉不能实，拟更下之，恐下脱而立死，不下之则热极而死，寒温诸药不能退其热势之甚者；或湿热内余，下利不止，热不退者；或因大下后湿热利不止而热不退，脉弱、气虚，不可更下者；或诸湿热内余，小便赤涩，大便溏泄、频并、少而急痛者，必欲作痢也，通宜黄连

解毒汤以解之也。

或里热极甚，而恐承气不能退者；或以下后而热不退者；或蓄热内甚，阳厥极深，以至阳气怫郁，不能营运于身表、四肢，以致通身清（一作青）冷，痛甚不堪，项背拘急，目赤睛疼，昏眩恍惚，咽干或痛，躁渴虚汗，呕吐下利，腹满实痛，烦冤闷乱，喘急郑声。

郁，郁滞不通。郑，音声连浊，邪恶而不清雅也，此乃热势过极而语音浊乱，不能清利也。俗反妄传以为寒极阴毒，误之甚矣。

脉须疾数，以其极热蓄甚，而脉道不利及致脉沉细而欲绝。俗未明其造化之理，而反谓传为寒极阴毒者；或始得之阳热暴甚，而便有此证候者。

夫辨伤寒阴阳之异证者，是以邪热在表，腑病为阳；邪热在里而脏病为阴也。俗乃妄言寒热阴阳之异证者，误之久矣。且《素问》伤寒直云热病，诚非寒也。其三篇名曰《热论》《刺热篇》《评热病篇》，及逐篇明言为热，竟无寒理。兼《素问》及《灵枢》诸篇运气造化之理推之，则明为热病，诚非寒也。寒病固有，夫非汗病之谓也。且造化为汗液之气者，乃阳热之气所为，非阴寒之所能也。以观万物热极而出液，明可知矣。《经》曰：夫热病皆伤寒之类也。又曰：人之伤于寒也，则为热病。然既身内有阴寒者，止为杂病，终莫能为汗病也。况《病法》曰：身热为热在表，饮水为热在里。其伤寒汗病，本末身凉不渴，小便不黄，脉不数者，未之有也。虽仲景有四逆、姜、附之类热药，是以治其本。

里和，误以寒药下之太早；表热未入于里，而寒下，利不止；及或表

热里寒而自利者，急以四逆汤攻里，利止里和，急以解于表也。故仲景四逆汤证后，复有承气下热之说也。由是观之，伤寒汗病，经直言热病而不言其有寒，无疑也。《经》言三阴证者，为邪热在脏、在里，以脏与里为阴也，宜下热者也。夫伤寒阴阳之别者，但非表热，当汗，而下之则死；里热当下，而汗之亦死。

故仲景曰：桂枝下咽，阳盛即毙；承气入胃，阴实即亡。死生之要，在乎须臾，视身之尽，不暇计日。此阴阳虚实之交错，其候至微，发汗、吐下之相反，其祸至速，而医术浅短者，懵然不知病源，为始乃误，使病者殒没。然则止谓邪热在表则汗之，邪热在里则下之，热在上则吐之，热在下则泄之，邪热半在表半在里则和解之，岂分寒热阴阳之虚实，与阴阳汗病之证耶。况朱奉议自言阴毒脉疾至七至八至以上，疾不可数者，阴毒已深也。夫既云疾至八至以上，疾不可数者，正是阳热极深之脉也，岂是阴寒欤？凡世俗所谓阴毒诸证，以《素问》造化验之，皆阳热亢极之证，但蓄热极深在内，而身表有似阴寒也。

《经》云：亢则害，承乃制。言五行之道，实甚过极则反似克其已者，是为兼化。如万物热极反出水液；以火炼金，热极反似水。是以火极而似水之化也，五行皆然。故肝热甚则出泪，心热甚则出汗，脾热甚则出涎，肺热甚则出涕，肾热甚则出唾。今伤寒为作汗之病气者，乃阳极怫郁而否极复泰，即热气蒸蒸而为汗出也。如天时阳热亢旱，否极而泰，则复为雨也。故欲雨，则乃郁热，晴霁则天反凉。人凉则病愈，热在病在。故病寒者自

是寒病，非此汗病之气也。虽寒属阴水，而天地阴阳气液相生之道，则寒之化，不能更生阴水也。故古圣曰：阳中生阴，阴中生阳；气中生液，液中生气。

又曰：积液生气，积气生液。又《经》曰：气和而生犹液，然气为阳物，故万物之水液，皆生于阳热之气，如天气阳热极甚则万物湿润，而冬寒万物干燥。由是言之，既为作汗之病气，本热非寒明矣。故《经》又曰：凡伤寒而成温病者，先夏至日为温病，后夏至日为暑病。暑与其汗皆出止。言邪热随汗皆出尽而愈也。又《经》曰：饮食饱甚，汗出于胃。惊而夺精，汗出于心。

负重远行，汗出于肾。疾走恐惧，汗出于肝。摇体劳苦，汗出于脾。此皆动乱劳苦而致阳热以为汗出，岂可反言作汗之病以为阴寒耶。今之俗医，不明阴阳变化之道，而妄取阳主于生，阴主于死，而欲养于阳热者，殊不知此言自生之后，以显为阳，阳中生阴，故生者死之道也。既死之后，以隐为阴，阴中生阳，故死者生之道也。此古人之论道，乃死生、有无、动静、隐显之阴阳，非言寒热之阴阳也。

俗又妄言《仙经》云纯阳升而为仙，因以养阳热者，亦不知此以阳主虚无而言神为阳，阴主形体而言形为阴。言善养生者，调顺阳阴，炼就阳神超升，弃其阴体，即纯阳之神乃为仙也；不明道者，寒热不调，以致阴阳胜负，耗绝阳神，惟存阴壳。此则修养家言形神之阴阳，而非医家寒热之阴阳也。俗又妄谓《周易》以阳为尊、为美、为善、为刚、为清、为正，而阴邪反之。因以但欲养于阳热者，此又不知易象言阴阳体用之道以为教，非言一身寒热之阴阳也。

故阳健唱命而阴顺和之，阴顺和之则阴阳和平而同归善道，非以干阳特为热也。且夫子云：乾为天、为圆、为君、为父、为玉、为金、为寒、为冰，然则干之纯阳。岂谓热耶？此亦非特取寒冰为阳，是取寒冰之劲健、整肃、清刚为乾健之象耳。夫寒热之卦，坎为中男，乃少阳之卦，即寒冰也；离为中女，乃少阴之卦，即火热也。坎离水火为夫妇，而易以阳刚坎水寒者为夫，而阴柔离火热者为妇，亦非以热为阳刚，而寒为阴柔也。

故《易》言阴阳者，但以明其物象，而非《素问》论病寒热阴阳之气也。设云乾为寒者，本非取乾阳为寒，但取寒之劲栗清整，像干之道也。俗又妄言人生则身温，而死则身冷，及病虽身热未至于死，将死者必热反变寒而后死也。因云阳则生，阴则死。以此专欲养于阳热，殊不知一身之内，寒、暑、燥、湿、风、火，六气浑而为一，两停则和平，一兴一衰，病以生也。夫和平之常者，温凉得所适当，其阳和之气，如俗云人体温和是也。

然冬寒而人腠理闭密，则身当温和；夏热则腠理开通，而多汗出，则身当微凉；相反者病，过与不及亦病。其中脏腑阴分以为根本，则固守阳和之气，但当温和乃为和平。唯脏腑之气，各随五行休囚旺相死之时位，而微有虚实不一也，此之虚实乃自然之道，而不为病者。然冬肾水阴至而寒，复以天气寒则腠理闭密，而阳气收藏固守于内，则适当其平，而以能内外之寒。夏心火阳旺而热，复以天气热则肤腠开泄，而阳热散越于外，适当其平，而以能内外之热。万物皆然。此阴阳

刘完素·伤寒直格

否泰大道造化之理，盖莫大乎此也。然虽秋冬否闭，此以其肺肾阴王而得其所，故康强省病，而病亦轻微也；春夏开泰，以其肝心阳王，故肢（音区）弱多病，而病热怫郁，则阳气散越，故病甚而多死亡。

及夫地理方位高下，四时寒热温凉，安危寿夭病同。故《经》曰：阴精所奉人多寿，阳精所奉其人夭。又《仙经·西山记》言：平人四时尝有唏，谓三焦相火无不足；八节不得吹，谓肾脏阴难得实。然则岂可不明阴阳虚实，但欲养于阳热耶？凡病致死者，阳和气既不存，则止为阴湿形体而已，非冷何哉？俗未知热甚则热蓄于内，而阳热不能营运于四肢、身表，故四肢逆冷，以致身冷、脉细而微则死；蓄热甚者，气血不通而身面俱青，此则蓄热之深也。所以仲景言伤寒热极失下则厥，厥深者，热亦深；厥微者，热亦微。如此则热极而死者，莫不身冷、脉微，而以致于绝也。

俗未明其然，直反妄曰阳在则生，阳去则死，又曰阳热变为阴寒则死，因以但欲养其阳热，而反致残阴暴绝，则阳气后竭而死不为少也。俗医未深明造化，又以妄为伤寒得之势恶，阳势暴甚而便蓄热以深，身冷厥逆，手足无复温和者，直以为寒极而为阴厥，以对阳厥；及表里热势俱甚，而不蓄热于内者以为阳毒，以配阴毒，分为寒热阴阳之异证。曾不知伤寒汗病，便是热病，实无阴毒、阴厥者也。呜呼！病本热甚，热蕴于里，则阳气陷下，以致厥逆身冷或青，而脉微，乃妄以寒极而内外急救其阳，而反招其暴害，因以妄言必死之证。

间或强实之人，素本不衰，及热郁怫结，况衰微者，偶中辛甘热药发散，而腠理气通，怫热以随汗泄而愈者，遂以为必死之病而救之以活，反恨往之死者，救助其阳之不及，因以互相议论。但见蓄热内结厥逆者，或未厥者，早以温之，无用寒凉，恐成阴毒、阴证而死。俗医治伤寒，误人多者，无过于此。后学之士，但以《素问》运气自然造化之理，原其标本，则明可见焉。且以根据法救人，慎勿惑于众人之言。故《经》曰：谨熟阴阳，无与众谋。又曰：知逆与从，正行无问，此其道也。

或两感势甚者，通宜解毒加大承气汤下之。热不退者，宜再下之。然虽古人皆云，三下之热未退即死矣。亦有按法以下四五次，利一二行热方退而得活者，免致不下退其热而必死也。下后热稍退而未愈者，黄连解毒汤调之。或微热未除者，凉膈散调之。或失下热极，以致身冷、脉微，而昏冒将死者，急下之，则残阴暴绝而死，盖阳气后竭而然也，不下亦死，宜凉膈散或黄连解毒汤养阴退阳，蓄热渐以宣散，则心胸复暖，脉渐以生。至于脉复而有力，方可以三一承气汤下之，或解毒加大承气汤尤良。下后微热不解，凉膈散调之。愈后常宜服愈热之药，忌发热诸物。

伤寒表证

夫伤寒之候，头项痛，腰脊强，身体拘急，表热恶寒，不烦躁，无自汗；或头、面、目痛，肌热，鼻干；或胸满而喘，手足指末微厥，脉浮数而紧者，邪热在表，皆麻黄汤发汗之证也，或天水散之类甚佳。无使药不中效而益加害也。

◆ 益元散

（一名天水散，一名太白散）

治身热、呕吐、泄泻、肠澼、下痢赤白；治淋闭、癃闭疼痛、利小腑，偏主石淋，荡胸中积聚寒热，大益精气，通九窍、六腑津液，去留结，消蓄水，止渴利中，除烦热、心燥，治腹胀痛闷，补益五脏，大养脾肾之气（此肾水之脏，非胃土之腑也），理内伤、阴痿，安魂定魄，补五劳七伤，一切虚损。主痫瘈、惊悸、健忘，止烦满、短气，脏伤咳嗽，疗饮食不下，肌肉疼痛。治口疮、牙齿疳蚀，明耳目，壮筋骨，通经脉，和气血，消水谷，保真元，解百药、酒、食邪热毒，耐劳役、饥渴、寒热，辟中外诸邪所伤，久服强志、轻身、驻颜、益寿，及解中暑、伤寒、疫疠、饥饱劳损、忧愁思虑、恚怒惊恐、传染，并汗后遗热、劳复诸疾，兼解两感伤寒，能遍身结滞宣通，和气而愈；及妇人下乳、催生，并产后损液血虚、阴虚热甚，一切诸证，并宜服之。兼愈吹乳、乳发或已觉吹乳、乳痈，频服即愈。乃神验之仙药也。

石淋：服金石热药，结为砂石，自小便中出，痛不可忍。

伤风表证（一曰中风）

夫伤风之候，头痛项强，股节烦疼，或目疼、肌热、干呕、鼻鸣、手足温、自汗出、恶风寒，脉阳浮而缓，阴浮而弱也（关前曰阳，关后曰阴）。此为邪热在表，皆桂枝汤解肌之证也。或汗出憎风而加项背强痛者，宜桂枝汤加葛根汤也；反无汗者宜葛根汤也。虽已服桂枝，反烦不解而无里证者，先刺风池、风府，却与服之。或服桂枝大汗出，脉浮而洪大，再宜服之。

发汗后半日许，复热烦，脉浮数者，再宜桂枝汤也。当汗而反下之，不成结胸而但下利，清谷不化，表证尚在者，表热里寒也，此言承气寒药下之者也，或误用巴豆热药下之，而胁热利不止者，或表里皆热，自利或呕者，皆宜五苓散止利兼解表也。

急以四逆汤温里；利止里和，急以桂枝汤解表。

或表热里和，下利同法。

或阳明病，脉浮迟、汗出、微恶寒。或太阴病，腹满而脉浮者，并宜桂枝汤也。

脉反沉实者，大承气汤下之。

或下之早，而心下痞，汗出、恶寒、脉浮者，表未解也。先桂枝汤以解表，已而以下血也。

宜桃仁承气汤，或抵当丸攻之。

俱中风寒

头项痛、肢疼、手足温，中风也。反无汗、恶寒、脉浮紧者，伤寒也。或头项痛、腰脊强、身拘急、指末微厥、不自汗，为伤寒也。反烦燥而脉缓者，为伤风也。风则伤卫，而寒则伤荣。

万物必以阴求阳、阳求阴，阴阳相应，则为和平。故荣者阴气也，寒加之则伤耳。故又曰寒伤血，血亦阴也。卫阳气也，风亦阳也，故风加之则伤卫。故曰热伤气，气为阳也。《经》言阴寒主于闭藏，而阳热主于开泄。故寒伤荣，则腠理闭密，怫热内作，燥热而无汗，故脉数浮而紧；风伤卫，则腠理开泄而自汗也，故脉浮而缓；以邪热泄越，故脉不能实；阳明主于肌肉，故自汗多而脉反迟也。热乃阳中之至阳，故伤热气则大汗自出，病虽为热，脉不能实而虚弱也。然怫热痞闭无汗者故当病也，其汗泄通泰

刘完素·伤寒直格

而亦病者，盖泰极则否也。夫人气和而为汗，如天地气和而为雨，过多则涝，久不雨则旱，有无多少贵乎应时，兴衰失常则灾害至矣。万事皆然。

荣卫俱伤，则表里热甚也，宜大青龙汤。

◆ 小青龙汤

治伤寒表未罢，心下有水气。

表虽未罢，而已有热入于里，佛郁于胃，则饮食水液不能传化宣行，蓄积不散而为此，非里热大实，烦渴引饮过多，停积而为病者。

干呕发热而咳，或渴，或利，或噎，或小便不利，少腹满，或喘者。

水不能浸润宣散，滋润肠胃脏腑，故热而渴，或噎，或喘，或小便不利、少腹满而喘也；水液不能宣行，则湿热盛于肠胃，故或利也。

◆ 小柴胡汤

治伤寒中风，其病半在表、半在里（脉在肌肉不沉不浮），筋脉拘急。

身体疼痛，寒热往来（恶寒为表热，发热为里热）。寒热往来者，邪热半在表、半在里也，进退不已，而言无常也。

或呕，或咳，胸胁痞满硬痛，下之前后，无问日数及汗后余热不解，或无问伤寒、杂病、蒸热作发并两感，可和解者，并宜服之。

◆ 凉膈散

（一名连翘饮子）

治伤寒表不解，半入于里，下证未全，或复未愈者；或燥热佛结于内，而烦心懊恼不得眠者；及无问伤寒、杂病、大人、小儿、脏腑积热、烦燥多渴、面热、头昏、唇焦、咽燥、舌肿、喉痹、目赤、鼻衄，颔颊结硬、口舌生疮、

痰实不利、咳唾稠粘、睡卧不安、谵语狂妄、肠胃湿燥、便尿闷结、一切风热壅滞、风眩、疮癣及伤寒阳明胃热发斑、下证未全者；或误服暖药过多，为诸热证，并酒甚热毒，兼小儿班疹、痘疮未出及惊风积热、伤寒不能辨别者；或热甚痘疮已出未快者，或热极黑陷将死者。

小儿疹痘未出，误以热药发汗，致使阳热转甚，则重密出不快，多致黑陷而死。因以世俗多疹不敢服药，以误小儿诸病多矣。亦不知古人所留凉泻之药，通治风、惊、积热、伤寒热病，纵误是瘭疮，亦使热势稍退，而稀少出快，早得痊安也。若用此最为妙也。

阎孝忠集《小儿方论》未达钱氏本意，不明造化之理，反妄言疹病黑陷为寒，及曰凡瘾疹始终不可服凉泻之药。后人因之反致热甚黑陷而死者不可胜计也。阎公岂不详自所编钱氏方治瘭疹黑陷用牛李膏及百祥丸，凡寒药下之而多得痊愈者，而不救则必死。然则痘疹之为热病岂不明哉。况《经》曰：诸痛痒疮疡皆属于心。及夫瘭疮黑陷，无不腹满喘喝（嘶声）而小便赤涩不通，岂不是热极乎。况瘭疹本因热而生，病势转甚也，岂能反为寒者也。

并两感诸证（三阴三阳双传诸证），并宜服之。或伤寒热极将死，阴气衰残则不宜下，下之则阴气暴绝，阳气后竭而死矣。惟宜养阴退阳，以至脉复而有力，而后以三乙承气汤微下之。下后未愈者，更以凉膈散调之，虽愈后犹宜少少服之，庶邪热不致再作也。

白虎汤治伤风自汗，桂枝证表未解，半入里，可以和解者。

脉在肌肉而不可下者也。

或中暑自汗脉虚弱者。

热伤气而反自汗大出，故脉不能自实而反虚弱。

或伤寒自汗，脉滑数而实，表里俱热。

脉沉浮皆得有力而数，身热、头痛、烦渴、腹满、小便赤黄也。或三阳合病（言太阳、少阳、阳明合受其为病之热气），腹满、身重，难以转侧、口燥、面垢、谵语、遗尿。

如误发汗则谵语益甚，下之则便额上出汗，后必发黄。

或厥逆自汗者，是谓热越（言自汗散越也）。如或里热而脉厥者；或下证未全者；兼和解两感伤寒。此方最解头痛，并止自汗，无问中暑、伤寒、风热杂病，及传染时疫，本非外伤风寒，脉便不浮，而自汗、头痛，欲作汗病者，并宜服之。

无问四时，但随证而用之。他药仿此。

◆ 五苓散

治中暑，并伤寒大发汗后，胃中干，烦燥不得眠，脉浮，小便不利，后热烦渴及表里俱热，饮水反吐（名曰水逆），或攻痞不解，或口干烦渴，小便不利，或痞尚在而利不止者，或当汗而反下之，利遂不止，脉浮表不解，自利或小便不利者。

凡用五苓散，证无问脉之沉浮。

或一切留饮不散，以此散水止渴，并解两感，太阳、少阴俱病。

《经》言六经病证者是也。

或一切吐泻霍乱（无问寒热），及小儿泻惊风（无问急慢），皆宜服之。

◆ 桂苓甘露散

（一名桂苓白术散）

治伤寒中风，冒暑饮食，内外一切所伤，传受湿热内甚，或头痛、口干、或吐泻、烦渴，或小便赤涩、大便急痛，或泻利间作，并一切湿热，霍乱吐泻，转筋急痛，腹满痛闷，或中外诸邪所伤而并吐泻者，湿热之时尤宜服之。

并治小儿惊风。

◆ 白术散

治伤寒杂病，一切吐泻、烦渴、霍乱、虚损及气弱久虚，保养衰老兼治酒膈呕哕。

◆ 四逆汤

治伤寒，表热未入于误以寒药下之太早，其表热本未入，因而里寒，下利不止，或表热里寒，自利不止者，急以四逆温里。

脉浮不渴，小便清白不温，完谷不化者是也。或辨便、溺之色者，须更审其饮食万物之色也。或下后协热利不止者，咽干烦渴也，谨不宜温也，宜五苓之类散其湿热也。惟里寒者可以温之，止其寒泻。

利止里和，表证尚在者，急以桂枝汤解表也。或杂病寒饮呕吐者，或寒湿泄泻者。

然虽杂病，若湿热吐泻者，不宜此方。虽亦有湿热痞闭之微者，误中辛热开发而效，甚者强劫不开，则怫热病转加也。惟里寒可通用四逆汤也。

◆ 茯苓半夏汤

治伤寒杂病，一切呕吐或喘咳、头痛者。

◆ 半夏橘皮汤

治伤寒杂病，呕哕风眩，痰逆咳喘，头痛并风热反胃吐食诸证。

◆ 黄连解毒汤

治伤寒杂病，并酒燥热毒，烦闷干呕，口燥呻吟，错语，不得眠，凡

刘完素·伤寒直格

一切大热狂躁喘满及阴厥极甚，蓄热内深，俗妄传为阴毒者（见前势）；表热太甚，头项、肢体痛不可忍，脉洪躁，里有微热不可汗者；或湿热内甚，或欲作痢者。

大便溏数而少腹急痛，小便赤或涩者，必欲作痢也。

或已利，热势甚者（并服本方）；及下之前后，寒凉诸药不能退其热势之甚者。两感诸证同法。

两感者：一日，太阳与少阴俱病，则头痛、口干而烦满；二日阳明与太阴俱病，则耳聋、囊缩而厥，通宜此方以退表里诸热。朱氏不明此皆热证，妄言前三日真为病寒，以四逆汤急温里，而后以桂枝汤急解表，大误人也。

此二方皆不可用，但随表与里，热势微，甚以退其热，使无致热极而死者是也。若势甚宜下者，加大承气汤下之。及夫经言，此三日传受，亦大略之法也。大抵宜随证以施治，亦不必拘也。

或势甚欲下，虑不能退其热者，加大承气汤下之。或热结极深，而诸药数下，毕竟不能利，不救必死者，此法更下甘遂末一钱以下之（吐利同效）。或但自热结胸中，心胸高起，腹虽不满，而但喘急、闷结、谵妄、昏冒，关脉沉数而紧者，尤宜此法急以下之。

吐愈佳

◆ 瓜蒂散

治表证罢，邪热入里，结于胸中，烦满而饥不能食，微厥而脉乍紧者，宜以吐之。

诸可下证

◆ 大柴胡汤

诸服小柴胡汤证后，病不解，表里热势更甚而心下急郁微烦，或发热汗出不解，下心痞硬，呕吐下利（以上属太阳）；或阳明病，多汗；或少阴病，下利清水，心下痛而口干；或太阴病，腹满而痛；或无表里证，但发热七八日，虽脉浮而数，或脉在肌肉，实数而滑者；及两感诸证，可微下者，双除表里三热者，并宜此剂。

◆ 大承气汤

治大、小二柴胡证后，表里俱热，病势更甚者；或阳明脉迟、汗出、不恶寒。

阳明主肌肉，热甚，自汗多，故脉不能数而反迟也。里热更甚，故不恶寒而反恶热也。

身重短气，腹满而喘，有时潮热，恶寒为表热，当汗而不可下；发热为里热，当下而不可汗。

或手足心漐（漐，阻立切，和也）然汗出者。

今言，唯手心足心气似和，然而汗出也。

此大便已硬也；或吐下后不解，不大便五六日至十余日，日晡潮热，不恶寒，剧者发则不识人，循衣摸床，惕然而安，微喘，此阳明里热极甚也。

足阳明胃经外为肌肉十二经之长；内为五脏之本，六腑之大源。故阳明胃病虽为腑病，其脉沉数而实者，皆当下之也。然肠胃热甚则大便自黄赤变褐以至于黑者，难治也。凡潮热谵语，不能食者，肠中已有燥粪，能食者但硬耳。旧云胸中有燥粪，是寄手阳明证在足阳明也。燥粪实非在于胸耳。

或阳明病，下之后，心胸燥热而懊憹烦躁者（亡液故也）；或烦热，汗出则解，复如疟状，日晡发热而脉沉实者，宜以下也。

脉浮虚者，桂枝汤主之。

或六七日不大便，目不了了，睛不和，无表里证，大便难，身微热者；或小便不利，大便乍难乍易，时发微热，喘冒不能卧者，有燥粪也；或三部脉皆平，心下硬；或脉大而紧者；或下利、脉滑而数者；或下利，脉迟而滑者。

迟由热泄不止而致之，实非寒也。

或少阳病，二三日，口燥咽干者；或自利清水，色纯青，心下痞痛，口燥者。

皆湿相搏于肠胃之内而或下利也。然热则郁结，湿则痞闭，故水液不结及浸润于外，则肠胃之外，燥热太甚，而烦渴不止，肠胃之内湿热泻也，本因热郁而留饮以成湿也。

或诸腹满实痛，烦渴谵妄，脉实数而沉者，无问日数，并宜大承气下之。或里热燥甚，肠胃怫郁，留饮不散，烦渴不止，胸腹高起痛不可忍，但呕冷液，大渴反不能饮饮亦不能止其渴，喘急闷乱但欲死者，热服下咽立止其渴有若无病之人，须臾大汗而愈，至此往往多未利而汗出，亦有药力但随汗之宣通，则不利而愈者也。

◆ 小承气汤

治伤寒日深，恐有燥屎，欲知之法，少服小承气汤，腹中转矢气（谓动转失泄之气也），有燥屎也，乃可攻之；不转矢气者，必初硬后溏，未可攻之，攻之则腹满不能食也。欲饮水而哕，其后发热者，大便复硬而少也，宜小承气和之。若腹大满不通与小承气汤微和胃气，勿大泄也。或阳明多汗，津液外出，肠胃燥热，大便必硬而谵语也。或谵语、脉滑疾，或发汗、吐、下后，微烦，小便、大便因硬者；或下利谵语者，多复有燥屎也，通宜小承气汤下之。或得病二三日，脉弱，无太阳柴胡证，烦心，心下硬，至四五日，虽能食，少少与小承气汤和之，令小安。

◆ 调胃承气汤

治诸发汗、和解、吐后，不恶寒，但发热而或蒸蒸然者；或日深，心下温温欲吐而胸中满痛，大便反溏，腹微满，郁郁微烦，先（先，苏佃切）此时，自极吐下者。

先此时者，先此时之前，已曾自极吐、下而复此证也。

或日深，里热、谵语，法当承气下之。误以银粉、巴豆燥热大毒丸药下之，以致真阴损虚，则邪热转甚（甚者为邪，衰者为正），因而协（协，胡劫切，和也，合也）热下利不止，脉反调和也。

今言病本为热，而又与辛热大毒丸药下之，则两热协和相合而热甚，下利不止也。下利脉当微厥，而其热药攻之，故脉反适当其调和也。言有热，利不止而脉反平，或滑、实、大而紧者也。

及或表病里和，而下之太早，表热乘虚入里，而或不成结胸，但为热利不止，心下满硬或痛，烦渴咽干，脉滑数而或实者，或诸腹满实痛者，或烦渴谵妄者，小便赤涩，大便或硬，或热泄，脉滑实而紧甚也，并宜调胃承气汤下之。

◆ 三一承气汤

通治大、小、调胃，三承气汤证。

刘完素·伤寒直格

大法表证罢，热传于里则宜下之，热除即愈，宜调胃承气也；此失下，热极则危而死矣。表病里和，则当汗之，热泄身凉即愈；若反下之，则表热乘虚入里而成结胸之类诸病也。或表热半传于里，半尚在表，则不可汗、下，宜小柴胡之类和解之也。或表里两证热势俱甚，而和解不能已者，虽邪热半在里、半在表，法当寒热往来，以其表里热势俱甚，故亦不恶寒而俱恶热也，宜大柴胡汤微下之，通除表里之热也。或误用调胃承气，则只能攻里不能除其表热；或用小承气，多攻里、少除表，则表热乘虚入里，皆能为害也。其大柴胡证，势更甚者，宜大承气下之。设未全愈，而或有表之微浅邪热入之于里，以其浓朴、枳实之类，善开结滞，而不能成其结胸之类诸病也。故《活人书》言：攻里之药，调胃承气最紧，小承气次之，大承气又次之，大柴胡最缓慢。故表证未罢而为里热已甚，须可缓下者，先大柴胡，次大承气，亦可通也。若论善开郁结，佛热峻疾得利，而效至大，设未痊除而亦难再郁结者，大承气也。故《活人书》复言大承气最紧，小承气次之，调胃承气又次之，大柴胡最慢也。是以可急下之者，宜大承气也，故虽大柴亦可通用，而复无急下之证也。或可微下及微和胃气者，小承气汤、调胃承气为后、先之次。由是观之，而缓下、急下，善开发而难郁结，可通用者，大承气汤最为妙也。故今加甘草名曰三一承气汤，通治三承气汤证于效甚速而无加害也。然以其甘草味能缓其急结，温中润燥而又善以和合诸药而能成功，故《本草》云国老是也。是以大承气汤得其甘草则尤妙也。

然此一方，是三承气合而为一也，善能随证消息，但有此方不须复用大小调胃承气等汤也。

或无问伤寒、杂病、内外一切所伤，日数远近，但以腹满、咽干、烦渴、谵妄、心下按之硬痛，或热甚喘咳、闷乱、惊悸、癫狂、目疾、口疮、舌肿、喉痹、痈肿、疮疡，或伤寒、阳明胸热、发斑、脉沉，须可下者；及小儿惊风、热极潮搐、涎喘、昏塞，并斑疹。痘疮、热极黑陷、小便不通、腹满喘急、将欲死者，或斑疹后热毒不退，久不作痂（痂，音茄，疮痂也）者，或作斑痛、疮癣，久不已者；或佛热内成癖坚积，腹满而喘，黄瘦潮热，惊风热积，及大人小儿久新疟疾，暴卒心痛，风痰酒膈，肠垢积滞，久壅风暴，伤酒食，烦心闷乱，脉数沉实，或肾水阴虚，阳热暴甚，而僵仆卒中，或一切暴喑不语，失喑；或蓄热内甚，阳厥极深，脉反沉细而欲绝者；或表之冲和正气与邪气并之于里，则里热亢甚而阳极似阴，反为寒战，脉微欲绝者；或风热燥甚，客于下焦而大、小便涩滞或不通者；风木能胜湿土，火热能耗水液，因而成燥。燥则紧敛、坚结、滞不通，故风热燥甚于下焦，则燥粪结硬，腹又紧敛者，其燥粪不能相离，并膀胱燥郁不能渗泄，故不通也。慎不可用银粉、巴豆大毒燥热丸药下之，反生燥热而耗其阴液也。故伤寒下热，古皆禁之。最宜三乙承气汤兼用下取法。或产妇胎死不下者；风热燥湿紧敛，则产户不得自然开通也。其证逆，脉弦数而涩，面赤，或青，或变五色，腹满急痛，喘闭，胎已不动者，是也。手足温而脉滑者止为难产，但宜滑胎催生，慎不可下也。

及两感，表里热甚，欲可下者，并宜三乙承气（大承气加甘草是也）。或下食积及急攻结滞者，调下轻粉一字。滞下、目疾、口疮、咽喉疮疡，班疹，加凉膈散。下死胎加益元散。

◆ 十枣汤

治太阳中风，下痢呕逆，表证罢，干呕短气，不恶寒，漐漐汗出，发作有时，头痛、心下痞、硬满，引胁下痛者，兼下水肿、腹胀，并酒积、食积一切肠垢积滞、癖坚积，或蓄热心腹暴痛，或疟气久不已者，或表之正气与邪热并甚于里，热极似阴而反寒战，表气入里而阳厥极深，故脉微而欲绝也。并风热燥甚，结于下焦，大便不通，或实热腰痛者，及小儿热结，乳癖积热作发，惊风潮搐，斑疹热毒不能了绝者，宜以下之。

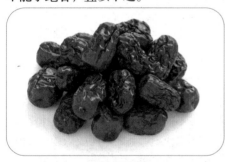

瘀血下证

（瘀，于预切，积也。又音于。）

◆ 桃仁承气汤

治太阳病不解，而循经热结在膀胱，其人如狂，血自下者愈。表不解者，先以桂枝汤解表，已而，但小腹急结者乃以下之（或言少腹者误也，脐上为腹，腹下为小腹，小腹两旁，谓之少腹，凡下皆作小腹也）。

◆ 抵当丸

治伤寒里热，少腹满，当小便不利，今反利者，有蓄血也，宜以下之。

◆ 抵当汤

治太阳日深，表证仍在，循经而热蓄下焦，脉微而沉，不结胸而发狂者，热在下焦，少腹当硬满，小便自利也，血下乃愈，宜以攻之。或太阳病，身黄，脉沉者，循经而蓄热下焦也，少腹硬，小便不利，为无血，小便自利，如狂者，瘀血证也。或阳明蓄热内甚而喜（喜，许记切）忘，或狂，大便虽硬而反易不难也，其色黑者，有蓄血也。或无表里证，但发热日深，脉虽浮者，亦可下之。或已下后，脉数、胸热、消谷善饥，数日不大便者，有瘀血也，并宜抵当汤下之。

发黄

◆ 茵陈汤

治阳明里热极甚，烦渴，热郁留饮不散，以致湿热相搏而身体发黄。

或言寒热相搏而发黄者，误也。则如万物湿热甚，则自生黄色苔也。或本伤寒热极失下，或误汗之、温之、灸之、熨之，或误服银粉、巴豆大毒热药下之，反以亡液损其阴气，邪热转甚；或下之太早，热入里，不成结胸，但以发黄者；或失寒凉调治，或热势本恶，虽按法治之，而不能退其热势之甚者，或下后，热势不退，皆能发于黄也。大抵本因热郁极甚，留饮不散，湿热相搏而黄也。

其候但头汗出，身无汗，剂颈而还，小便不利，渴饮水浆者，身必发黄也。

怫热在表，燥而无汗，湿热在里，气甚不能散越于外，则湿热之气郁甚而上行，以至头面阳极之分，则湿热蒸为微汗，而颈下无汗。然湿热不能自然宣通散越于周身，故湿热郁之极甚，而面目、遍身发黄也。故白虎汤证，遍身自汗出者，仲景谓之散越，不发于黄也。小便不利者，湿热发黄之证也。或小便自利，或狂，或大便黑者，瘀血证也。发黄亦有谵妄者，本所不言，以黄证未明，故不须言也。

宜茵陈汤调下五苓散以利小便，退其湿热也。已黄者，茵陈汤利大、小便也。

结胸

汗下之后，不大便五六日，舌干而渴，日晡小有潮热，从心至少腹硬满而痛，不可近，脉尚沉、紧、滑、数，或但关脉沉紧者，通宜大陷胸汤或凡下之。或脉浮者，表未罢也，不可下之（下之死），宜小陷胸汤及小柴胡之类和解，罢者，方可下之。或结胸，虽脉浮而里热势恶，须可下者，宜三乙承气汤，一服分作三次，约三时许服讫，得利甚良，虽未利，稍减，脉必渐沉。病微者，只用三一承气汤半服，按而下之。里热甚者，以大陷胸汤大半服而下之。

谓有前药之力也。然虽二方中甘遂反甘草，或势恶者故意以甘草击甘遂，使开发峻疾而为效速矣。故《世方》及《活人书》双圆子，亦直用甘草、甘遂也。

或但结胸，别无大段热证，但头微汗出，脉沉潜者，水结胸也，通宜大陷胸汤。小结胸者，心下按之而痛，脉浮而滑，别无大段热证也。

此亦下之早而热结心胸也。但以热微于大架构，而甚于痞，但热之微，甚也。俗未明之，又以妄谓，但结胸无大热，证为寒实结胸。殊不知《素问》明言热病而实非寒也。及夫脏结、阴结、

阳结者，《经》以热结于腑，而腑为阳，是名阳结；热结于脏，而脏为阴，是名阴结，一名脏结也。然热结于腑则微而浅，故病厥微而易治；热结于脏则深，而当病甚，故厥深而难治矣。或脏结蓄热极深，而至身冷、脉微而欲绝者，表之热证反不见也。俗未知本热极而致，反言阴寒脏结，本亦病热极，俗又妄加热药，反绝残阴而暴死，十无一生，因以世传脏结便为死病也。若以《素问》六气脉证标本验之，则明可见其热证也。留饮不散而成头汗，而脉沉潜反附于骨者，积饮以成水结胸。

及水结胸者，通宜小陷胸汤也。

痞

伤寒，表里俱热，下证未全，法当和解。误下之早，则成痞。心下痞满而不痛，按之软虚也。

然须里之阴分已受热入而为病，是谓病发于阴也。或热微下证未全，则不任转泻。误下之早，则里之微热除去之，外反为热入所损，虚而表热，故虚入里虽不能成结胸，亦作痞也。俗医妄谓阴寒之作发，下之早而成痞者，误也。然病既已为阴寒，何得更言发于阴也。故此之邪热，病之表于阳分，而里和未有邪热，反以下之太早，则里乃极虚，而表之全热，大入于里，此失之至大，故成结胸，而病热势恶也。痞则误之小，故为热势轻微也。小结胸者，微于大结胸，而甚于痞。但分误之大、小，热之微、甚，非谓痞为寒也。故仲景本攻痞，多用大黄、黄连、黄芩寒药耳。后或以加附子、干姜之类者，是以辛热佐其寒药，欲令开发痞之怫热结滞也，非攻寒耳。故攻痞下开者，后当陷胸汤寒

药下其热也。或当用大柴胡、大承气双下表里，则表热入里，而亦成痞也。或无问可下、不可下，而误用银粉、巴豆燥热大毒丸药下之，反以损阴亡液，以使怫热太甚，亦或成痞。或为诸热变证，各以本论详之。

痞脉浮而尚恶寒者，表未解也，当先桂枝汤解表已，而后攻痞也，故只服五苓散便双散表里，甚良。或痞，恶寒而汗出者；或痞而烦渴，小便不利者；或痞而留饮，湿热下痢者；或已成痞，而因药利尚不止，以其痞满，误更下之，其痞转甚，呕哕下利，心烦躁者，无问痞脉沉浮，并宜煎生姜汤（生姜一味），调下五苓散，每服四五钱，频服。或痞不已，则后亦实热烦满，或谵妄，脉沉，无他证者，宜大黄黄连泻心汤。或用前方小陷胸亦得。

懊忱

懊忱者，烦心、热燥、闷乱不宁也，甚者似中巴豆、草乌头之类毒药之状也。

栀子汤治懊忱、烦心、反复颠倒、不得眠者；燥热怫郁于内，而气不能宣通也。《经》曰：血气者，人之神，由荣卫血气营运，则神在乎其中也。然神行于表则荣卫流注于经，谓之行阳，令人寤，犹天之日出为昼也。神行于里，则五脏相生而顺传，谓之行阴，令人寐。故神识外无所用而惑，神迷于内，则复为梦也，犹日入于夜。其夫燥金主涩，而湿土主滑，夫燥湿之体，必先因之于彼气而后为其兼化也，犹先大凉而物后燥，及风胜，湿热耗其液而成燥体，及热太甚，则万物湿润而出液者也。由是表热无燥者，气血

营运通利，而成癫狂走呼而力大者也。燥热病于外者，气血壅滞，则痿弱而无力也。故病内热而无燥者，津液润泽，气血滑利，则昏冒多睡也。如洗心散寒药，言治多睡是也。故小儿昼精健，夜安寝，由血液不衰也。夫燥病于内者，气血涩滞，则懊忱烦心不得眠也。夫伤寒之燥热者，因于大发吐下，或呕吐泻痢，自汗过多，或阳热太甚，损阴耗液，亡液则血衰而成燥热也。或炙熨、炙烙，或误服热剂，或误因银粉、巴豆燥热大毒丸药下之，反损阴亡液，血衰则燥热太甚，多为此误。《经》曰：目得血而能视，耳得血而能听，手指得血而能操，掌得血而能握，足得血而能步，脏得血而能液，腑得血而能气。然则一身之至贵者莫过于血，故阳热虽甚而血液不衰，则荣卫通利而为病微。

血液既衰以伐，燥热怫郁则甚也。且如酒热方甚，而血液未衰，则气血宣通而和畅；因其酒热损阴亡液，以致血衰而酒渐以散之，燥热怫郁而烦渴，病于酒也。而再饮后得平者，气液宣行而燥热怫郁后得散也。或不受，复者，酒毒已甚，燥热不能散也。亦犹世俗妄意以分阳毒微于阴毒者，是谓内外燥热太甚，而血液不衰，则气血运行之太甚，而为病者，犹泰极失常，以为阳毒也。以血液衰竭，燥热太甚，蓄之于内，则阳气不能营运于表，故遍身青冷、厥逆，病危极将死者，妄谓寒极阴毒也，因以中外急救其阳，而反招暴祸。倘或病热尚微，而误中《素问》言辛热开发强劫之效，因以妄矜己能，以谓阴毒必死之证，救之以活，致使世俗愈感而惟恨救之不及，误人

刘完素·伤寒直格

多矣。殊不知，但以退热、润燥、散结，则气液宣行而愈也。故《经》曰：肾苦燥，急食辛以温之。开腠理，致津液，通气脉也。然气通和即津液宣行也（故《经》曰：气和而生津液相盛而神自生）。

或胸满结滞，或头微汗出，烦者，栀子汤主之。或少气者，加甘草一钱，或加呕者，及初误以丸药下之者，加生姜半两。凡懊恼虚烦者，皆用凉膈散甚佳，及宜汤濯手足，使心胸结热宣散而已。

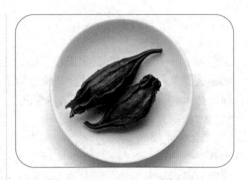

栀子厚朴汤治心烦、腹满、坐卧不安。

卷下

诸证药石分剂

◆ 麻黄散

麻黄（一两半去节，汤泡去黄汁，焙干秤）桂枝（一两削去皴皮，官桂是也） 甘草（半两炙） 杏仁（二十粒，汤浸去皮、尖、双仁者，下并同法）

上锉如麻豆大，每服五钱匕（匕，匙也，谓钱作匙抄也）。水一盏半，煎至八分，滤去滓（滓，阻史切，淀也，淤也），温服。衣覆以取微汗。或温病身烦痛，小便自利者，加白术四分微汗之。（每一分二钱半也。）

◆ 益元散

（一名天水散，一名太白散）

滑石（六两，白腻好者） 甘草（一两）

上为细末，每服三钱，蜜少许，温水调下，或无蜜亦可，每日三服，或欲冷冻饮料者，新井泉调下亦得。解利发汗，煎葱白、豆豉汤下。每服水一盏，葱白五寸，豆豉五十粒，煮取汁七分调，并三四服以效为度。此药是寒凉解散热郁，设病甚不解，多服无害，但有益耳。本世传名太白散，俗恶性寒，葱易得之贱物，而又不明《素问》造化之理，故不取，本草神验之言，而多不用焉。若以随证验之，乃凡人之仙药也，何可缺欤。夫伤寒当汗则不可下，当下则不可汗，且如误服此药，则汗自不出，而里热亦不获效，亦有里热便得宣通而愈者也。或半在表、半在里，可和解而不可吐。下、发汗者，若服此药多愈，或不愈亦小减，加凉膈散和解尤佳。或自当汗解者，更加苍术粗末三钱，同葱、豉煎汤调服尤良。

或孕妇不宜滑石、麻黄、桂枝辈发汗，即用甘草一两、苍术二两同为粗末，每服四钱，水一盏，葱白五寸、

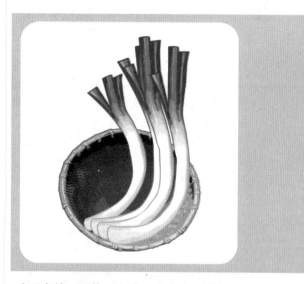

豉五十粒，同煎至六分，滤去滓，热服。并二三服取微汗，是名逼毒散，非孕妇亦可服。或太白散，加麻黄二两去节，如法煎服，世云神白散。或逼毒散加麻黄与苍术等分，去节。济众云青龙散。或青龙散更加滑石末与苍术二倍，是为发汗之妙药，名曰大逼毒散。此方唯正可汗者即用，误服之则转加热也。或解利两感，煎凉膈调下益元散四钱。

或下乳，用猪肉、面羹、粥、饮、汤之类调下四钱，不拘时候，日三服，及宜食肉、面、羹、粥。

催产，温香油浆调下五钱，并

刘完素·伤寒直格

二三服，以产为度。或死胎不下者，煎三一承气汤一服，调下益元散五钱，须臾，更频用油浆调益元散温服，前后俱下，而胎下可活产母也。凡难产或死胎不下，皆由风热燥涩，紧敛结滞而不能舒缓，故产户不得自然开通也。此药力至，则结滞顿开而产矣，后慎不可温补而反生燥热也。俗未知产后亡液损血，疼痛怖惧，以致神狂气乱，则阴气损虚，邪热太甚而为诸热证。由不读《素问》，不知造化，故不识证候阴阳，反以妄为产诸虚百损，便为虚冷而无热也，误以热药温补；或见烦渴者不令饮水，本虽善心为害多矣，岂治病之道。但以临时审其脏腑六气虚实，明其标本，如法治之而已矣。此药泛常多用，然须为效至大，而俗以病异药同，将谓妄行，反招侮慢，今以黄丹加令桃红色，名曰红玉散；加青黛令轻碧色，名碧玉散；加薄荷叶一分，名鸡苏散，主疗不殊，收效则一。俗目懵然，何能别此，可远妄侮，可显玄功，后之学人其究心焉。

◆ **桂枝汤**

桂枝（去皴） 芍药 甘草（炙，等分，三分为率）

上锉如麻豆大，每服八钱，水一盏半、姜三片、枣三枚（擘破），煎至七分，令去滓温服，续后啜热稀粥，温覆令遍身微汗，或暖也。及初夏可加黄芩一两，名阳旦汤，大热之分及素有热人，可再加知母半两、石膏一两为末，或更加升麻一分。禁生、冷、粘、滑、肉、面、五辛、酒、酪、臭物等。桂枝证，反下之，不成结胸及痞，但腹满证在者，本方倍加芍药，大实痛者，更加大黄半两；脉弱自利者，不加。

◆ **桂枝加葛根汤**

桂枝 芍药 甘草（各六钱三字） 葛根（一两三钱）

上如桂枝汤服（谓如桂枝汤锉煎服也，下并仿此）。

◆ **葛根汤**

葛根（一两） 麻黄（泡去黄汁，焙干秤，三分） 桂枝（去皴） 芍药 甘草（炙，各半两）

上如桂枝汤服。

◆ **大青龙汤**

麻黄（如前制） 石膏（为末，各三分） 桂枝（一分半） 甘草（炙，一分） 杏仁（十枚汤去皮、尖、双仁）

上锉如麻豆大，抄五钱，水一盏，生姜三片，枣三枚擘破，煎至半盏，滤去滓，温服，令身汗湿，未润再服。

◆ **小青龙汤**

麻黄（如前制） 半夏（汤洗） 芍药 细辛 干姜 甘草（炙） 桂枝（去皴，各三分） 五味子（二钱）

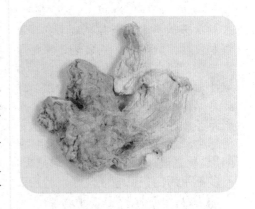

上锉麻豆大，每服八钱，水一盏半。生姜四片，煎至七分，绞汁温服。渴者去半夏加栝楼根三钱。微利去麻黄加芫花弹子大。噎者去麻黄加附子二钱（炮），以开怫热结滞。小便不利，少腹满者，去麻黄加茯苓四钱。喘者去麻黄加杏仁（制如前法）。此方燥，至温散其水，以润肠胃脏腑之燥，以开发怫热结滞者也。

小柴胡汤

柴胡（去苗秤，二两）　黄芩　甘草　人参（各三分）　半夏（六钱，泡五七次）

上锉如麻豆大，抄五钱、生姜三片，枣三枚切，煎至半盏，滤去滓，温服，日三。小儿一服作三服（诸药法同）。

凉膈散

（一名连翘饮子）

连翘（一两）　山栀子　大黄　薄荷叶（去毛）　黄芩（各半两）　甘草（一两半）　朴硝（一分）

上为粗末，每服二三钱，水一盏、蜜少许（或无蜜亦可。旧用竹叶，或亦不须），煎至七分，滤去滓，温服。热甚者，可服四钱，亦有可服一二十钱者。治咽喉并涎嗽加桔梗一两、荆芥穗半两。咳而呕者，本方加半夏半两，每服生姜三片煎。衄、呕血者，加当归、芍药各半两，生地黄一两。淋者加滑石四两、茯苓一两。风眩者加川芎、防风各半两，石膏三两。酒毒者加葛根一两。班疹、痘疮加荆芥穗、赤芍药、川芎、防风、桔梗各半两。三岁儿可服七八钱；或热甚黑陷、腹满喘急、小便赤涩而将死者，此一服更加大承气汤，约以下之，得利立苏。

凡言加者，皆自本方加也，但加者每服五七钱，以意加减调理。两感伤寒，下证前后以退表里之热者，煎本方四五钱，调下益元散三四钱。其本方皆能治此诸证，但加即为效也。

白虎汤

知母（一两半）　甘草（一两，炙）　粳米（一合）　石膏（四两，为末）

上锉麻豆大，抄五钱，水一盏，煎至六分去滓，温服无时。日三四服。热甚者服七八钱至十余钱。或眩，或呕，或咳者加半夏半两、陈皮半两，每服用生姜三片煎服。或伤寒，发汗不解，脉浮者，加苍术半两名曰苍术白虎汤。或发汗，或下后，烦渴口干，或脉洪大，或微恶寒者，或不可下者，或除可者之药外，并宜加人参半两以调之，名人参白虎汤。

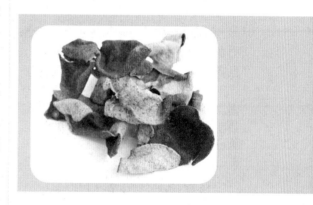

五苓散

猪苓（去黑皮）　茯苓　白术（各半两）　桂（去皱，一分）　泽泻（一两）

上为细末，每服二三钱，热汤调下。恶热欲冷冻饮料者，新水调下，或生姜汤调下愈妙，或加滑石二两。甚或喘，嗽咳，烦心不得眠者，更加阿胶半两（炮）。

桂苓甘露饮

（一名桂苓白术散）

桂（半两）　茯苓　白术（各半两）　甘草（炙）　泽泻　石膏　寒水石（各一两）　滑石（二两，制如前）

刘完素·伤寒直格

029

上为极细末，热汤调下三钱。欲冷饮者，新水调下，或生姜汤调下尤良。小儿服一钱。

◆ 白术散

白术　茯苓（去皮）　人参　藿香叶（净，各半两）　甘草（炙，一两半）木香（一分）　葛根（一两）

上为细末，白汤调下三钱。若烦渴者加滑石二两。病甚者为粗末，每服一两半，水一大升，煎至七合，绞汁放冷，从意续续饮之。小儿尤宜。

◆ 四逆汤

甘草（炙）　干姜（各一分）　附子（半个，生，去皮、脐）

凡用附子，以半两重者佳，小者力弱，大者性恶，非称处方之宜也。世皆美其大者，未知古人之有则也。

上锉麻豆大，用水两盏，煮至一盏，绞汁分温二服。强实人二剂作三服。或蓄热极深者，手足厥冷，则不宜此方，当以下之也。

◆ 茯苓半夏汤

茯苓（去皮）　生姜（取汁，各一分）半夏（一钱）

上锉麻豆大，用水一盏，煎至四分，绞汁，下姜汁，温服。

◆ 半夏橘皮汤

半夏（炮如法）　陈皮（汤浸洗去穰）甘草（炙）　人参　茯苓　黄芩（去腐心，各一分）　葛根（半两）　浓朴（去皮，一分）

上锉麻豆大，用水三盏，生姜一分切，煎至一盏半，绞取汁，分四服，作一日，食后温服。

◆ 黄连解毒汤

黄连（去须）　黄柏　黄芩　大栀子（各半两）

上锉麻豆大，每服秤半两，水一茶盏，煎至四分，绞取汁温服，无时，日三四以效为度。每一二服效。或腹满呕吐，或欲作利者，每服加半夏三枚（全用），浓朴二钱（锉），茯苓（去皮，锉），水一盏半，生姜三片，煎至半盏，绞汁温服，名曰半夏黄连解毒汤。或欲急下者，本方加大承气汤一服，生姜煎，如前法，以利为度。一法为细末，水研如小豆大，温水下二十丸，治积热、劳咳、泻痢甚良。

◆ 瓜蒂散

瓜蒂　赤小豆（各等分）

上为细末，以香豉半合（豆豉也），水一盏半，煮取汁半盏，调下一钱匕。不吐加服，得快吐乃止。虚人不宜。

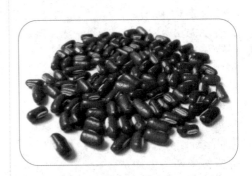

◆ 大柴胡汤

柴胡（去苗秤）　大黄（各半两）黄芩　芍药（各一分）　半夏（二钱）枳实（三钱，生用，小者是也）

枳实不去穰，为效甚速。下并同。

上锉麻豆大，分作三服，每服水一盏、生姜三片、枣三枚，煎至半盏，绞取汁温服。未利再服。

◆ 大承气汤

大黄　芒硝（朴硝有芒头者亦得）厚朴（去皱）　枳实（各半两）

加甘草一两，是名三一承气汤。

上锉麻豆大，分一半，用水一盏半、生姜三片，煎至六分，纳硝煎一二沸，绞去滓，热服。

凡煎药须慢火，煎沸即下火为一沸。或言煎至几分，亦如此法。煎不可强火耗去其水也。

凡病热郁甚而冷服寒药，则病能拒药，多不能下。故《经》曰：寒因热用。未利再服，热甚者，此一剂分大半作一服，未利再服少半。热更甚者，一剂都作一服。热势甚者，亦可并此二剂（剂，分剂，一剂为一料）为一服，方得利而效者，临时消息（消息谓损益多少也）以利为度。

凡用药多少，仿于此耳。

◆ 小承气汤

大黄（半两） 厚朴（三钱） 枳实（三钱）

上锉如麻豆大，作二服，每服用水一盏、生姜三片，煎至半盏，绞取汁热服，未利再服。或微下者，一剂分作二服。或和胃气，不欲利者，一剂分为四五服。

◆ 调胃承气汤

甘草 大黄 芒硝（各半两）

上锉如麻豆大，分一半，用水一大盏，煎至半盏，绞去滓，纳硝煎一二沸热服。不利再服。

◆ 十枣汤

芫花（慢火炒变色） 大戟 甘遂（各等分）

上为散（细末），用水一盏、肥枣十枚（切开），煮取汁半盏，调下半钱匕。强实人服一钱匕，以意加减，快利为度。

◆ 桃仁承气汤

桃仁（汤，去皮、尖、双仁，用板锤锤碎，

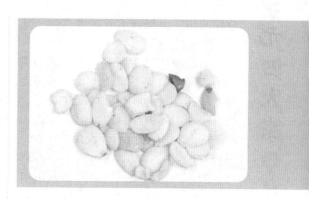

原缺分量） 芒硝（半两） 大黄（六钱）桂（去皱皮） 甘草（各三钱）

上锉如麻豆大，分作三服，每服用水一盏，煎至半盏，下硝绞取汁热服，日三。以微利为度。

◆ 抵当丸

水蛭（炒） 虻虫（炒，各七枚）桃仁（八粒） 大黄（一钱）

上为细末，蜜和作二圆，用水一小盏，煮一圆，至六分温服。脎时，血未下者再服。

◆ 抵当汤

水蛭（炒） 虻虫（炒，去翅、足，各十枚） 桃仁（七枚） 大黄（一钱）

上锉如麻豆大，分作二服，每用水一盏，煮半盏，绞去滓温服。未下再服（蛭，之吉、丁结二切，水蚚也。虻，莫庚切）

◆ 茵陈汤

茵陈蒿（去茎一两，一名山茵陈） 川大黄（半两） 山栀子（七枚，小者十枚）

上锉如麻豆大，用水两盏半，慢火煮至一盏，绞取汁温服六分。未利再服四分，以利为度。势甚者作一服，未利再作，以意加减，当下如烂鱼肚及脓血胶膘等物，及小便多出金色如皂角汁。或见证将欲发黄者，此一剂

刘完素·伤寒直格

分作四服，每服调下五苓散三钱。凡治发黄无越此法也。

世俗有传烙黄而或愈者。此强实之人，素本中气不衰；而及湿势郁之微者，烙之，而误中强劫，开发得开，气血宣通，即作汗而愈。或体质本虚，湿热结甚，则劫发不开，而反致死者，不为少矣。莫若仲景法，对证以药致之，则免致强劫不开，而反误人生命也。及夫近世妄传，有寒极阴黄，而内、外极救其阳，为害多矣。设若病微，而误中开发得愈，亦已鲜矣。而伤生者，不可胜言也。大抵凡诸黄者有二：一则湿热气而黄，万物皆然。又如麦秀而雨湿热过极，则黄疸者也；及水涝而天气湿热，则草木将死，而色变黄者也；或病血液衰则虚，燥热太甚，而身面痿黄者，犹亢旱而草木萎黄也。夫病燥热而黄者，当退热、润燥而已。此伤寒湿热极甚，而发黄者，开结退热，双利大、小腑以除水湿，则利和而愈也。

结胸而发黄者，同陷胸汤各半服，下之。或误服巴豆热毒圆药下之，反损阴气，遂协热利不止而发黄者，同大承气各半服，下之。亦有协热利不止，更或结胸而发黄者，用茵陈五分，同陷胸汤三分、大承气二分以下之。或两感发黄者，本方加黄连解毒汤一服急下之。或头微汗、小便利而微黄者，湿热微也，宜此。

◆ 栀子柏皮汤

大山栀子（十五枚）　甘草（一钱）黄柏（半两）

上锉如麻豆大，此剂则作二服，每服水三盏，煮至一盏，取绞汁，分三次作一日服。

◆ 大陷胸汤

大黄　芒硝（各三钱）　甘遂末（三字匕）

上锉如麻豆大，一剂分作二服，每服用水一盏，煮大黄至六分，内硝，煎一二沸绞汁，内甘遂末一字匕半，温服。未快利再服。热恶不利者，以意加服。

◆ 大陷胸圆

大黄（半两）　葶苈（三钱，微炒）芒硝（一分）　杏仁（十二个，草灰炒色变）

上大黄为细末，下葶苈杵，再罗，研杏仁、硝如泥，和丸如弹子大，每服一丸，入甘遂末三字匕、白蜜半匙、水一盏，煮至半盏温服。当一宿许乃下。未利再服。

◆ 小陷胸汤

半夏（四钱，汤洗，全用，不锉）　生姜（二钱，切）　黄连（二钱，锉）　栝楼实（大者半个，惟锉其壳，子则不锉。或但用其中子者非也）

上以水三盏，煮栝楼取汁一盏半，内余药煮至一盏，绞取汁，分两次温服，以效为度。

◆ 大黄黄连泻心汤

大黄　黄连　黄芩（各一分）

一法加生姜一分，甚良。

◆ 栀子汤

大栀子（七枚，锉碎）　豆豉（半合）

上以水两盏，煮栀子至一盏半，内豉煮至半盏，绞汁温服。凡加者，皆用栀子先煮。或吐者，止后服。凡诸栀子汤，皆非吐人之药，以其燥热郁结之甚，而药顿攻之不能开通，则郁发而吐。因其呕吐，发开郁结，则气通、津液宽行而已，故不须再服也。

◆ 栀子厚朴汤

大栀子（七枚）　厚朴（半两，炙，去粗皮）　枳实（二钱）

上锉如麻豆大，以水一盏半煮，绞汁半盏，温服。

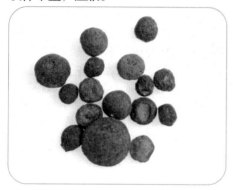

● 泛 论 ●

凡伤寒热病，下后热不退，下证尚在者，再三下之以热退为度。虽热退尚未痊愈者，随证调之。凡下之前后，或大汗将出，或大汗（俗言好汗，是言大汗）已出，或汗后烦渴及诸吐泻杂病，一切烦渴者，须以细细饮之。渴未止者，频频时与，但不可过多，以成留饮（留饮，一名水蓄；《经》曰积饮）不散也。

夫留饮，谓水液留积蓄聚于内，而不湿润传化者也。夫肠胃燥热太甚，则结滞而气液不能宣通，故虽饮而难以止其烦渴也。若以顿饮过多，则水湿过极，而肠胃燥热怫郁，转以加其水湿痞闭，故成留饮，而心腹满痛，或为吐泻也。

设若不与饮之，则燥热转甚，危而死矣。

夫肠胃之燥、湿，犹地旱、涝适当其宜，皆不可过与不及。凡治病之道，以调六气阴阳，使无偏倾，各守其常，平和而矣。嗟夫！世俗或以妄为冷水、寒药水损脾肾，隔却大汗。但令中外

俱热而欲望其作大汗者；或大汗欲出，肠胃燥热烦渴；及汗已出及虑水却大汗，不与水者；或气弱久虚，烦渴者；或吐泻烦渴者；或产妇烦渴，皆以妄为气虚，不可饮水也。此乃未知古人云渴欲饮水为热在里也。若夫正气既衰，邪热燥甚而烦渴者，若非水液寒药滋养，救其残阴，退其邪热，则阳热暴甚而为害速矣。况不与水而反以大毒热药燥之，宁无损者耶。且如酒之体者，水也，比之饮水，则过能多饮，而旋能消散之外，转能发于渴者，以其苦热养于心火，则阳盛阴衰，而燥去水湿之体，故旋能消散而善多饮水也。其酒之善多饮者，以其酒之热毒，若非复以水体胜之；则亦少饮疾醉者，强以饮多，则燥热太甚而多生病也。然酒力之热，善消水体，复制酒力，以其热力多于水体，故饮多即热醉而燥尽水体，势力尚在，则燥热烦渴而病于酒也。然酒之热耗尽水体之外，尚能燥热烦渴为病，况病于燥热太甚，而烦渴，及不与水者，岂不知其害耶。凡燥热烦渴者，肠胃易为怫郁，常以退热、开结、散水、润燥之药调之，免致燥热太甚，则怫郁以成留饮。虽多饮，亦不止其肠胃脏腑之燥热烦渴；而或肠胃之内，湿甚以成吐泻也，凉膈、白虎、五苓及桂苓甘露散之类，随证以调之也。或成留饮诸病者，随证燥之。

宜小青龙汤、五苓、桂苓甘露、黄连解毒汤、小陷胸、大承气之类证本方论中。

战汗

夫热病大汗将出而反寒战者，古人以百病皆为杂病，惟伤寒名曰大病，俗言汗病是也。经言大汗者，非谓邪

刘完素·伤寒直格

热自汗大出者也，乃阳气怫热郁结后，得开通发散宣通，则蒸蒸而为汗出，是谓大汗。言大病怫热邪毒之气郁极，乃发以为汗出，故曰大汗也。故《经》曰：大气皆去，病得已矣。

表之正气与邪热并甚于里，大热亢极，而反兼水化（化谓造化之化也）制之，故反寒栗也。

《经》曰：少阴所至为惊，或恶寒战栗，谵妄，谓少阴君火热气之所至，而为此等之病也。又《经》曰：诸禁鼓栗，如丧神守，皆属于火。注云：热之内作然。

禁：俗作噤，振摇而动也。言禁冷振栗反寒战也。

《经》曰：亢则害，承乃制。谓五行之道，微者当其本化，实甚过亢，则反兼胜己之化，以制其甚。老子云：天之道，其张弓乎，高者抑之。斯其道也。

《经》曰：水曰静顺。谓静而自己无为，但顺物之气味也。及方圆不与物争，乃至柔顺者也。水本寒，寒极则水冰如地，而能载物。又《经》曰：水发而雹、雪。是水寒亢极，而反似克水之土化，是谓兼化也。故病寒极者反坚满也。夫土主湿，黔（黔，于林切，今作阴）云雨而安静，雨湿极甚则飘骤散落，是反兼风水制其土湿也。故经言痉为湿极，而反似风强病也。木主生荣而王于春，其气湿，其本风，风大则反凉而毁折，是兼金化制其本也。故风病过极，则中外燥涩，皮肤皴揭，反气运行之燥涩而筋脉螈缓，是反兼金化也。金主秋而属于阴，其气凉，凉极则天气清明，而万物反燥，燥物莫若火，是金极反兼火化制之也。

故为病血液衰少，燥金之化极甚，则反热也，燥物莫若火，夏月火盛热极，甚则天气曛昧而万物反润，以出水液，林木流津，及体热极而反出汗液，以火炼金，热极而反化为水，是火极而反兼水化制之也。故病热极则反出五湿。妇人带下淋沥及厥逆身冷，或为恶寒战栗，而或反冷痛也。俗以带下，直言冷病，及恶寒战栗，便为阴寒者，俗医未知此也。夫天道造化，病微必当其本化，寒见水化，热见火化也。病甚者，反似胜己之化。如寒极反似湿土，热极反似寒水之化也。嗟夫！百病之极甚者，其状反似于己之相反者。俗医不求其病之本气，而百端拟疑，莫知真源，不得已而但随兼化之虚象，妄为其治，反助其病而害于生命多矣。以至举世皆云病至危极之时，则阴阳反变而无能辨别也。

殊不知但以运气造化之理推之，则设若千变万化，而归其要则一也。何得有难易之二邪。故《经》曰：夫标本之为道，要而博，小而大，可以言一而知百病之害。《经》又曰：善言始者，必念于终；善言近者，必知其远。是则至数极而道不惑，所谓明矣。故老子曰：不窥牖见天道，不出户见天下，其出弥远，其知弥少。盖知要与不知要也。

古圣曰：反常合道。谓古圣天理大道协议，而常俗之心，则有相反者也。然古圣道不离于俗者，谓道包于俗而入俗也。又云：俗自离道者，常俗莫能合于道也。夫俗则有相，而道本无形者，正如五行之变化，微则守常，而本化自见，乃有相之俗，是化以自见也，甚则反似胜己之化，乃无相而反常合道，是谓变，以其取变于本化之相，而反见胜己之化也。变化之道多端，此则微、甚外相之变化也。故仙经曰：大道似不肖，厚德若不足，即藏其本相于内，而反变化胜己之化，于外无相，乃反常合于道者也。却以道眼观之，则求其内也，若但以俗眼观其外，则逐相而迁，何由得其要也。故圣经所论，天地变化，与道协议而俗无所慊，但随俗见编集方论，有乖其理，只合俗心，致使后人皆由说，反自以为明，而圣经之妙理懵然罔究，病者无辜，竟罹横夭。

吁！可痛者。且如《经》言：阳胜则热，阴胜则寒。俗直谓阳热之气胜则发热，阴寒之气胜则发寒者，皆经之本旨也。此言表里之阴阳正气之虚实，言正气胜者为不病，而不胜者为病也。故《经》曰：阴胜则阳病，阳胜则阴病。阳胜则热，阴胜则寒。是谓表阳之正气为不病，里阴之正气衰而为受病也。里阴之正气胜为不病，表阳之正气衰而为受病者也。此皆热在表里阴阳之部分者也。然病胜在里，为阳胜阴虚，病当发热，故发热为病热在里。

阳胜阴虚，下之则愈，汗之即死者是也。表热里和，则病当恶寒，为阴胜阳虚，汗之则愈，下之即死者是也。故热在表，为阴胜阳虚，而言恶寒之寒，则为寒也。热在里为阳胜阴虚，而言发热之热，则为热也。故伤寒表热则恶寒，当汗；里热则发热而当下之。

又《经》曰：重寒则热，重热则寒者，非谓病寒而极重反变也。此重言当有两重恶寒，则不恶寒而恶热，谓表热恶寒为一寒也；若里之阳和，正气又出之于表，则又当有一重恶寒，是谓重寒，则反不恶寒，而为发热也。若表之正阳之气，与邪热并入于里，则为两重发热，则不发热而复禁栗寒战也。此反言阳和卫气，并之于表阳分，则病气之胜为阳胜也。病气与卫气，并甚于里之阴分，则为阴胜也。此亦表里之阴阳，正气之与邪热相并，而以言为虚实也。

然邪热在于表，则恶寒而热，与里之卫气并之于表，则反烦热也。邪热独在于里，则发热，而表之正气与邪热并之于里，则反寒战也。故《经》云：阳虚则外寒，阴虚则内热。此言不并者也。正气虚而受邪热，故言虚也。又曰：阳胜则外热，阴胜则内寒，此言并者也。夫表里阴阳之分，受其邪热之所在，其冲和正阳之卫气，又为邪热相并，而为病之所，正气转实而不虚。故经言胜也。故经疟论云：阳气并于阴，当是之时，阳虚而阴盛，外无气，故先寒栗也。

阴气逆极，则复出之阳，阳与阴复并于外，则阴虚而阳实，故先热而渴。又曰：并于阳则阳胜，并于阴则阴胜，阴胜则寒，阳胜则热。是言表里之阴阳，热气之虚实，非寒热阴阳之虚实也。故《经》云：病在阳则热而脉燥，在阴则寒而脉静。然气并于内，而外无气，故寒战，脉不能燥，甚而沉细欲绝，静或不见也。夫疟者邪热与卫气并则作发，而不并则休止也。故《经》曰：卫气相离，或病得休，卫气集则复病也。故又云：阴虚而阳盛，阳盛则热矣，衰则气复反入，入则寒矣。此只言表里之阴阳气不并者为虚，而并者为实，其为病之气者，乃热之一也。俗未明之，直以经言阴胜则寒，不明其经意以病热而反恶寒战栗，便为阴寒之病，误之久矣。

其阴寒之为病者，脉迟细，不烦

刘完素·伤寒直格

渴，小便清白，吐利腥秽，屈伸不便，厥逆禁固，体寒而不热，不恶寒，无战栗者也。故《经》言：人多病气也，阳少阴多，故身寒如从水中出。又曰：人有身寒，汤火不能热，厚衣不能温，不冻栗。此是阴寒为病，而直云不冻栗寒冷也。夫阳动阴静，故《经》云：战栗动摇为阳火热气以为病也。反寒冷者，亢则害，承乃制，是火热极，而反似寒水者也。故病寒战者反渴，及杂病而寒战者多有燥粪也。及夫平人冒寒而战栗者，寒主闭藏，而外冒于寒，则里热怫郁，而表之阳和卫气，以外寒逼入于里，则阳并于阴而寒战也。

夫恐极而战者，经言五志过极则劳伤本脏，恐为肾。故《经》曰：恐伤肾。然肾伤而虚，则心火自甚而热也。又《经》曰：恐则气下。然阳主出行舒荣，故心火之志喜则身心放肆；而阴主收藏，故肾水之志恐，则身心收敛也。夫恐则肾虚，心实而热，正气收藏，陷下于里，亦是阳并于阴而寒战也。夫酒喋而战者，肠胃酒热未散，身表酒力已消，则阳热易为蓄热入里，故但冒于寒，则阳并于阴而寒战也。夫欲汗而寒战者，伤寒日深，表证罢，蓄热于里则发热也，若表里之正气并入里，则火热无极而反寒战也。阴分阳热之气，逆极而后出之阳，则烦热而大汗作也。

世所谓交阳者，非阴寒交热以为阳热也，乃怫热蓄之于里，而郁极乃发，则交传出之于表之阳分，是为交阳，而后作汗也。或怫郁过极，而不能交出于表者，是郁极不发，否极不泰，即正气衰残，阴气先绝，则阳气后竭而死矣。夫欲汗而脉忽沉细，而或不

见者，阳表正气并入于里故也。交阳而燥乱昏冒者，里热郁极，乃发而欲出，以怫郁而阳之气极不能出，故气乱则神昏而燥扰也。

凡欲作汗，无问病之微甚，或已经新下者，或下证未全者，恒以凉膈散调之。甚者宜黄连解毒汤。或下后二三日，或未经下，腹满烦渴，脉沉实而有下证者，三一承气汤下之。势恶者，加黄连解毒汤下之。或已战不快者，或战后汗出不快者，或微战数次，经大战而汗不出者，乃并之不甚，而病之不速也，通宜三一承气汤，或更加黄连解毒汤下之，以散怫热而开郁结。大法曰：脉浮不可下。伤寒病已有里证，脉沉，下之，里证尚在，脉渐浮，至一二日汗不能出者，里证郁，发之不峻，病已，三乙承气汤微下之。

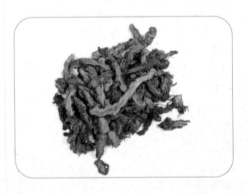

凡此诸可下者，或得利而汗便出者，或服药而怫郁顿然开发，先汗出而后利者，或利性但随汗出，泄则气和而愈，更不利者，说不快交不过而死者，止由里热极甚，而不能开发也。故常以寒凉，或下怫热，免致但以其作汗，而为邪热耗绝阴气而死也。

或不战而汗出者，津液不尽而阳不并阴也。或战而无汗，而自愈者，

津液已衰，以经发汗、吐。利或自汗、吐、利，亡液过多，则津液衰竭，无由作津，但气和而愈也。或不战，无汗而愈者，阳不并阴则不战，津液已衰，故无汗而已也。

世俗未知，而直以恶寒战栗名阳热气虚，阴寒实胜，因而为治，误人多矣。

受汗

夫大汗将出者，慎不可限其烦热，而外用水湿及风凉制热也。

阳热开发，将欲作汗而出者，若为外风、凉、水、湿所薄，则怫热反入于里而不能出泄，病多危极而死矣。亦不可恨其汗迟而厚衣壅覆，欲令大汗快而早出也。

怫热已甚，而郁极乃发，其发之微则顺，甚则逆。顺则发易，逆则发难。病已怫热作发，而烦热闷乱，更以厚衣壅覆太过，则阳热暴然太甚，阴气转衰，而正气不荣，则无由开发。即燥热喘满，危而死矣。

汗后

双解散：普解风寒暑湿，饥饱劳逸，忧愁思虑，恚怒悲恐，四时中外诸邪所伤，忆觉身热、头疼、拘倦强痛，无问自汗、无汗，憎寒发热，渴与不渴，有甚伤寒疫疠，汗病两感，风气杂病，一切旧病作发，三日里外，并宜服之。设若感之势甚，本难解者常服，三两日间，亦渐减可，并无所损。或里热极甚，腹满实痛，烦渴谵妄，须可急下者，以大承气汤下之，三乙承气汤亦妙也。或下后未愈，或证未全，或大汗前后逆气，或汗后余热不解，或遗热劳复，或感他人病气、汗毒传染，或中瘴气、马气、羊气一切秽毒，并

漆毒，酒、食，一切药毒，及坠堕打扑，伤损疼痛，或久新风眩头疼，中风偏枯，破伤风，洗头风，风痫病，或妇人产后诸疾，小儿惊风积热，疮疡疹痘诸证，无问日数，但服之，周身中外气血宣通，病皆除愈（是防风通圣散加天水散各一半）。

防风　川芎　当归（切焙）　芍药　薄荷叶（净）　大黄　麻黄（去根苗节）　连翘　芒硝（另研，各半两）　石膏（另研）　桔梗（各一两）　滑石（十五两，另研）　白术　山栀子　荆芥叶　甘草（四两，锉烂）　黄芩（各一分）

上为粗末，每服五钱、六钱，水一大盏半，入葱白五寸、盐豉五十粒、生姜三片，煎至一盏，滤汁去滓，温服无时，日三四服，以效为度。常服三钱，水一中盏，煎六分绞汁，温服不拘时，兼夜四服。设痊愈后，更宜常服，使病不再作，新病不生，并无过竟。无问岁数，乃平人常服之仙药也。凡人已衰老，则肾水真阴损虚，即风热燥郁甚，精血涸竭枯燥而死，但以此药扶补滋润者也。嗟夫！世俗反以妄传中年以上，火气渐衰，止是虚冷，更无热病，误服热毒之剂，害人无数。岂知识病之法，全凭脉证，以别寒热、阴阳、虚实，岂可以中年上下为则耶。此药除孕妇及产后，月事经水过多，并泄泻者不宜服。或治杂病，亦宜治风热极妙。一名通气防风散，一名通解散。

伤寒传染论

夫伤寒传染之由者，因闻大汗秽毒，以致神狂气乱，邪热暴甚于内，作发于外而为病也。则如《西山记》曰：近秽气而触真气。钱仲阳云：步履粪秽之履，无使近于婴儿，若闻其气，

刘完素·伤寒直格

则令儿急惊风搐也。孙真人云：乘马远行，至暮当沐浴、更衣，然后方可近于婴儿，使不闻马汗气毒，不然则多为天吊、急惊风搐也。故剥死马者，感其毒气而成马气、丁黄之疾，皆由闻其毒瓦斯之所作也。故《圣惠方》一法，大汗出则悬药于户，辟其大汗秽毒，无使伤于人也。世以艾灸席隅者，皆其义也。多染亲属，忧戚侍奉之人，劳役者，由其神气怯弱，易为变乱故也。何以知传染？脉不浮者是也。若误以热药解表，不惟不解，其病反甚而危殆矣。其治之法，自汗宜以苍术白虎汤，无汗宜滑石凉膈散，热散而愈。其不解者，适其表里微甚，随证治之，而与伤寒之法，皆无异也。

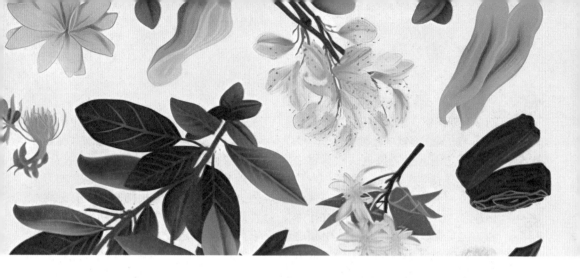

张从正 · 儒门事亲

是书也，戴人张子和专为事亲者著。论议渊微，调摄有法。其术与东垣、丹溪并传。名书之义，盖以医家奥旨，非儒不能明；药品酒食，非孝不能备也。故曰：为人子者，不可不知医。予幼失怙，慈亲在堂，逾七望八，滫髓既具，未尝不防以药物。每虑当有所馈，委之时医，恐为尽道之累。将欲遍阅方书，诸家著述繁杂，窃为是皇皇者数载矣。近得是书，如获宝璐，执是以证，何虑臆说之能惑。惜其板久失，传本多亥豕之讹。因付儒医闻忠较订锓梓，与世之事亲者共云。

嘉靖辛丑三月戊子　复元道人邵辅序

卷一

七方十剂绳墨订一

方有七，剂有十，旧矣。虽有说者，辨其名而已，敢申昔人已创之意而为之订。

夫方者，犹方术之谓也。《易》曰：方以类聚。是药之为方，类聚之义也。或曰：方谓五方也。其用药也，各据其方。如东方濒海卤斥，而为痈疡；西方陵居华食，而多䪼睡赘瘿；南方瘴雾卑湿，而多痹疝；北方乳食，而多脏寒满病；中州食杂，而多九疸、食痨、中满、留饮、吐酸、腹胀之病。盖中州之地，土之象也，故脾胃之病最多。其食味、居处、情性、寿夭，兼四方而有之。其用药也，亦杂诸方而疗之。如东方之藻带，南方之丁木，西方之姜附，北方之参苓，中州之麻黄、远志，莫不辐辏而参尚。故方不七，不足以尽方之变；剂不十，不足以尽剂之用。剂者，和也。方者，合也。故方如瓦之合，剂犹羹之和也。方不对病，则非方；剂不蠲疾，则非剂也。七方者，大、小、缓、急、奇、偶、复也；十剂者，宣、通、补、泻、轻、重、滑、涩、燥、湿也。

夫大方之说有二：有君一臣三佐九之大方，有分两大而顿服之大方。盖治肝及在下而远者，宜顿服而数少之大方；病有兼证而邪不专，不可以一二味治者，宜君一臣三佐九之大方。王太仆以人之身三折之，上为近，下为远。近为心肺，远为肾肝，中为脾胃。胞脘胆亦有远近。以予观之，身半以上，其气三，天之分也；身半以下，其气三，地之分也。中脘，人之分也。又手之三阴阳，亦天也，其气高；足之三阴阳，亦地也，其气下；戊己之阴阳，亦人也，其气犹中州。故肝之三服，可并心之七服；肾之二服，可并肺十之七服也。

小方之说亦有二，有君一臣二之小方，有分两微而频服之小方。盖治心肺及在上而近者，宜分两微而少服而频之小方，徐徐而呷之是也。病无兼证，邪气专，可一二味而治者，宜君一臣二之小方。故肾之二服，可分为肺之九服及肝之三服也。

缓方之说有五。有"甘以缓之"之缓方，糖、蜜、枣、葵、甘草之属是也。盖病在胸膈，取甘能恋也。有丸以缓之之缓方。盖丸之比汤散，其气力宣行迟故也。有品件群众之缓方。盖药味众，则各不得骋其性也。如万病丸，七八十味递相拘制也。有无毒治病之缓方。盖性无毒则功自缓矣。有气味薄药之缓方。盖药气味薄，则长于补上治上，比至其下，药力已衰。故补上治上，制之以缓。缓则气味薄也。故王太仆云：治上补上，方若迅急，则上不任而迫走于下。制缓方而气味浓，则势与急同。

急方之说有五。有急病急攻之急方，如心腹暴痛，两阴溲便闭塞不通，借备急丹以攻之。此药用不宜恒，盖病不容俟也。又如中风牙关紧急，浆粥不入，用急风散之属亦是也。有汤散荡涤之急方，盖汤散之比丸，下咽易散而施用速也。有药性有毒之急方。盖有毒之药，能上涌下泄，可以夺病之大势也。有气味厚药之急方。药之气味厚者，直趣于下而气力不衰也。故王太仆云：治下补下，方之缓慢，则滋道路而力又微，制急方而气味薄，则力与缓等。

奇方之说有二。有古之单方之奇方，独用一物是也。病在上而近者，宜奇方也。有数合阳数之奇方，谓一、三、五、七、九，皆阳之数也。以药味之数皆单也。君一臣三，君三臣五，亦合阳之数也。故奇方宜下不宜汗。

偶方之说有三。有二味相配之偶方，有古之复方之偶方。盖方之相合者是也。病在下而远者，宜偶方也。有数合阴阳之偶方，谓二、四、六、八、十也，皆阴之数也。君二臣四，君四臣六，亦合阴之数也。故偶方宜汗不宜下。

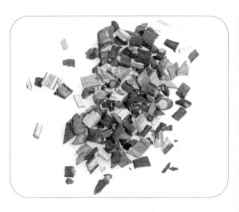

复方之说有二。方有二方三方相合之复方，如桂枝二越婢一汤。如调胃承气汤方，芒硝、甘草、大黄，外参以连翘、薄荷、黄芩、栀子以为凉膈散。是本方之外，别加余味者，皆是也。有分两均剂之复方。如胃风汤各等分是也。以《内经》考之，其奇偶四则，反以味数奇者为奇方，味数偶者为偶方。下复云：汗者不以奇，下者不以偶。及观仲景之制方，桂枝汤，汗药也，反以三味为奇；大承气汤，下药也，反以四味为偶。何也？岂临事制宜，复有增损者乎！考其大旨，王太仆所谓汗药如不以偶，则气不足以外发。下药如不以奇，则药毒攻而致过，必如此言。是奇则单行、偶则并行之谓也。急者下，本易行，故宜单；汗或难出，故宜并。盖单行则力孤而微，并行则力齐而大，此王太仆之意也。然太仆又以奇方为古之单方，偶为复方，今此七方之中，已有偶又有复者，何也？岂有偶方者，二方相合之谓也；复方者，二方四方相合之方欤！不然，何以偶方之外，又有复方者欤？此"复"字，非"重复"之"复"，乃"反复"之"复"。何以言之？盖《内经》既言奇偶之方，不言又有重复之方，惟

云"奇之不去则偶之，是为重方"。重方者，即复方也。下又云：偶之不去，则反佐以取之。所谓寒热温凉，反从其病也。由是言之，复之为方，反复，亦不远《内经》之意也。

所谓宣剂者，俚人皆以宣为泻剂，抑不知十剂之中，已有泻剂。又有言宣为通者，抑不知十剂之中，已有通剂。举世皆曰：春宜宣，以为下夺之药。抑不知仲景曰：大法春宜吐，以春则人病在头故也。况十剂之中，独不见涌剂，岂非宣剂，即所谓涌剂者乎！《内经》曰"高者因而越之""木郁则达之"。宣者，升而上也，以君召臣曰宣，义或同此。伤寒邪气在上，宜瓜蒂散。头痛，葱根豆豉汤。伤寒懊侬，宜栀子豆豉汤。精神昏愦，宜栀子浓朴汤。自瓜蒂以下，皆涌剂也，乃仲景不传之妙。今人皆作平剂用之，未有发其秘者。予因发之，然则为涌明矣。故风痫中风，胸中诸实痰饮，寒结胸中，热蔚化上，上而不下，久则嗽喘满胀，水肿之病生焉，非宣剂莫能愈也。

所谓通剂者，流通之谓也。前后不得溲便，宜木通、海金沙、大黄、琥珀、八正散之属；里急后重，数至圊而不便，宜通因通用。虽通与泻相类，大率通为轻，而泻为重也。凡痹麻蔚滞，经隧不湍，非通剂莫能愈也。

所谓补剂者，补其不足也。俚人皆知山药丸、鹿茸丸之补剂也。然此乃衰老下脱之人，方宜用之。今往往于少年之人用之，其舛甚矣。古之甘平、甘温、苦温、辛温，皆作补剂，岂独硫黄、天雄然后为补哉！况五脏各有补泻，肝实泻心，肺虚补肾。《经》曰：东方实，西方虚，泻南方，补北方。大率虚有六：表虚、里虚、上虚、下虚、

张从正·儒门事亲

阴虚、阳虚。设阳虚则以干姜、附子，阴虚则补以大黄、硝石。世传以热为补，以寒为泻，讹非一日。岂知酸苦甘辛咸，各补其脏。《内经》曰：精不足者，补之以味。善用药者，使病者而进五谷者，真得补之道也。若大邪未去，方满方闷，心火方实，肾水方耗，而骤言鹿茸、附子，庸讵知所谓补剂者乎！

所谓泻剂者，泄泻之谓也。诸痛为实，痛随利减。《经》曰：实则泻之。实则散而泻之。中满者，泻之于内。大黄、牵牛、甘遂、巴豆之属，皆泻剂也。惟巴豆不可不慎焉。盖巴豆其性燥热，毒不去，变生他疾。纵不得已而用之，必以他药制其毒。盖百千证中，或可一二用之。非有暴急之疾，大黄、牵牛、甘遂、芒硝足矣。今人往往以巴豆热而不畏，以大黄寒而反畏，庸讵知所谓泻剂者哉！

所谓轻剂者，风寒之邪，始客皮肤，头痛身热，宜轻剂消风散，升麻、葛根之属也。故《内经》曰：因其轻而扬之。发扬所谓解表也。疥癣痤痱，宜解表，汗以泄之，毒以熏之，皆轻剂也。故桂枝、麻黄、防风之流亦然。设伤寒冒风，头痛身热，三日内用双解散及嚏药解表出汗，皆轻剂之云尔。

所谓重剂者，镇缒之谓也。其药则朱砂、水银、沉香、水石、黄丹之伦，以其体重故也。久病咳嗽，涎潮于上，咽喉不利，形羸不可峻攻，以此缒之。故《内经》曰：重者，因而减之。贵其渐也。

所谓滑剂者，《周礼》曰：滑以养窍。大便燥结，小便淋涩，皆宜滑剂。燥结者，其麻仁、郁李之类乎！淋涩者，其葵子、滑石之类乎！前后不通者，

前后两阴俱闭也，此名曰三焦约也。约，犹束也。先以滑剂润养其燥，然后攻之，则无失矣。

所谓涩剂者，寝汗不禁，涩以麻黄根、防己；滑泄不已，涩以豆蔻、枯白矾、木贼、乌鱼骨、罂粟壳。凡酸味亦同乎涩者，收敛之意也。喘嗽上奔，以莘汁、乌梅煎宁肺者，皆酸涩剂也。然此数种，当先论其本，以攻去其邪，不可执一以涩，便为万全也。

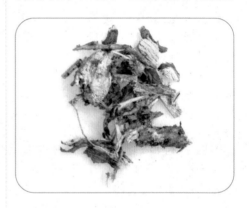

所谓燥剂者，积寒久冷，食已不饥，吐利腥秽，屈伸不便，上下所出水液，澄沏清冷，此为大寒之故，宜用干姜、良姜、附子、胡椒辈以燥之。非积寒之病，不可用也。若久服，则变血溢、血泄、大枯大涸、溲便癃闭、聋瞽痿弱之疾。设有久服而此疾不作者，慎勿执以为是。盖疾不作者或一二，误死者百千也。若病湿者，则白术、陈皮、木香、防己、苍术等。皆能除湿，亦燥之平剂也。若黄连、黄柏、栀子、大黄，其味皆苦。苦属火，皆能燥湿，此《内经》之本旨也。而世相违久矣。呜呼！岂独姜附之俦，方为燥剂乎？

所谓湿剂者，润湿之谓也。虽与滑相类，其间少有不同。《内经》曰：辛以润之。盖辛能走气、能化液故也。

若夫硝性虽咸，本属真阴之水，诚濡枯之上药也。人有枯涸皴揭之病，非独金化为然。盖有火以乘之，非湿剂莫能愈也。

指风痹痿厥近世差玄（"玄"当作"互"）说二

风痹痿厥四论，《内经》言之详矣。今余又为之说，不亦赘乎！曰："非赘也。"为近世不读《内经》者，指其差玄也。夫风痹痿厥四证，本自不同，而近世不能辨，一概作风冷治之。下虚补之，此所以旷日弥年而不愈者也。夫四末之疾，动而或劲者为风，不仁或痛者为痹，弱而不用者为痿，逆而寒热者为厥，此其状未尝同也。故其本源又复大异。风者，必风热相兼；痹者，必风湿寒相合；痿者，必火乘金；厥者，或寒或热，皆从下起。今之治者，不察其源，见其手足弹曳，便谓之风。然《左传》谓风淫末疾。岂不知风、暑、燥、湿、火、寒六气，皆能为四末之疾也哉！敢详条于下，有意于救物者，试择焉可也。

夫风之为状，善行而数变。《内经》曰：诸风掉眩，皆属肝木。掉摇眩运，非风木之象乎？纡曲劲直，非风木之象乎？手足掣颤，斜目㖞口，筋急挛搐，瘛疭惊痫，发作无时，角弓反张，甚则吐沫，或泣或歌，喜怒失常，顿僵暴仆，昏不知人，兹又非风木之象乎？故善行而数变者，皆是厥阴肝之用也。夫肝木所以自甚而至此者，非独风为然。盖肺金为心火所制，不能胜木故也。此病之作，多发于每年十二月，大寒中气之后，及三月四月之交，九月十月之交。

何以言之？大寒中气之后，厥阴为主气，巳亥之月，亦属厥阴用事之月，皆风主之时也。故三月四月之交，多疾风豪雨。振拉摧拔，其化为冰雹。九月十月之交，多落木发屋之变。故风木郁极甚者，必待此三时而作。凡风病之人，其脉状如弓弦而有力，岂敢以热药投之，更增其势哉！今人论方者，偶得一方，间曾获效，执以为能。着灸施针，岂由病者！巧说病人，使从己法。不问品味刚柔，君臣轻重，何脏何经，何部何气，凡见风证偏枯，口眼㖞斜，涎潮昏愦，便服灵宝、至宝、清心、续命等药。岂知清心之杂以姜桂，灵宝之乱以起石、硫黄，小续命汤藏以附子！惟夫至宝，其性尚温。《经》曰：风淫于内，治以辛凉。如之何以金石大热之药，以治风耶？有以热治热者，一之为甚，其可再乎！故今之刘河间自制防风通圣散、搜风丸之类，程参政祛风丸、换骨丹，用之者获效者多矣。而谤议百出，以诬其实。余尝见《内经·气交变论》中，言五郁之法，郁极则为病。况风病之作，仓卒之变生。尝治惊风痫病，屡用汗、下、吐三法，随治随愈。《内经》中明有此法。五郁中木郁达之者，吐之令其条达也。汗者是风随汗出也；下者是推陈致新也。此为汗、下、吐三法也。愈此风病，莫知其数，如之何废而不用也？余恐来者侮此法，故表而出之。昔项开完颜氏风病搐，先右臂并右足，约搐六七十数，良久，左臂并左足亦搐六七十数，不瘥，两目直视，昏愦不识人。几月余，求治于余，先逐其寒痰三四升；次用导水禹功丸、散，泄二十余行；次服通圣散辛凉之剂，不数日而瘥，故书此以证之。

夫痹之为状，麻木不仁，以风湿寒三气合而成之。故《内经》曰：风

张从正·儒门事亲

气胜者为行痹。

风则阳受之，故其痹行，旦剧而夜静。世俗莫知，反呼为走注疼痛虎咬之疾。寒气胜者为痛痹。

寒则阴受之，故其痹痛，旦静而夜剧。湿气胜者为着痹。湿胜则筋脉皮肉受之，故其痹着而不去，肌肉削而着骨。世俗不知，反呼为偏枯。此疾之作，多在四时阴雨之时，及三月九月，太阳寒水用事之月。故草枯水寒为甚，或濒水之地，劳力之人，辛苦失度，触冒风雨，寝处津湿，痹从外入。况五方七地，寒暑殊气，刚柔异禀，饮食起居，莫不相戾。故所受之邪，各有浅深。或痛或不痛，或仁或不仁，或筋屈而不能伸，或引而不缩。寒则虫行，热则纵缓，不相乱也。皮痹不已，而成肉痹。肉痹不已，而成脉痹；脉痹不已，而成筋痹；筋痹不已，而成骨痹；久而不已，内舍其合。若脏腑俱病，虽有智者，不能善图也。凡病痹之人，其脉沉涩。

今人论方者，见诸痹证，遽作香港脚治之，岂知《内经》中本无香港脚之说。或曰：诸方亦有脚气统论，又有脚气方药，若止取《素问》，则诸方皆非耶！曰：痹病以湿热为源，风寒为兼，三气合而为痹。奈何治此者，不问经络，不分脏腑，不辨表里，便作寒湿脚气，乌之附之，乳之没之，种种燥热攻之；中脘灸之，脐下烧之，三里火之，蒸之熨之，汤之炕之。以至便旋涩滞，前后俱闭，虚燥转甚，肌肤日削，食饮不入，邪气外侵，虽遇扁、华，亦难措手。若此者何哉？胸膈间有寒痰之故也。痹病本不死，死者医之误也。虽亦用蒸之法，必先涌去其寒痰，然后诸法皆效。《内经》

曰：五脏有俞穴，六腑有合穴。循脉之本分，各有所发之源，以砭石补之，则痹病瘳。此其《内经》中明白具载，如之何不读也？陈下酒监魏（疑为魏）德新，因赴冬选，犯寒而行。真气元衰，加之坐卧冷湿，食饮失节，以冬遇此，遂作骨痹。骨属肾也。腰之高骨坏而不用，两胯似折，面黑如炭，前后廉痛，痿厥嗜卧。遍问诸医，皆作肾虚治之。余先以玲珑灶熨蒸数日，次以苦剂，上涌讫，寒痰三二升。下虚上实，明可见矣。次以淡剂，使白术除脾湿，令茯苓养肾水，责官桂伐风木。寒气偏胜，则加姜、附，否则不加。又刺肾俞、太溪二穴，二日一刺。前后一月，平复如故。仆尝用治伤寒汗、下、吐三法，移为治风痹痿厥之法，愈者多矣。

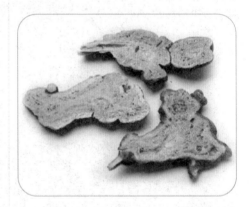

痿之为状，两足痿弱，不能行用。由肾水不能胜心火，心火上烁肺金。肺金受火制，六叶皆焦，皮毛虚弱，急而薄着，则生痿。者，足不能伸而行也。肾水者，乃肺金之子也。令肾水衰少，随火上炎。肾主两足，故骨髓衰竭，由使内太过而致。然《至真要大论》云诸痿喘呕皆属于上者，上焦也。三焦者，手少阳相火也。痿、喘、呕三病，皆在膈上，属肺金之部分也。

故肌痹传为脉痿；湿痹不仁，传为肉痿；髓竭足，传为骨痿；房室太过为筋痿，传为白淫。大抵痿之为病，皆因客热而成，好以贪色，强力过极，渐成痿疾。故痿属肺，脉痿属心，筋痿属肝，肉痿属脾，骨痿属肾。总因肺受火热，叶焦之故，相传于四脏，痿病成矣。直断曰痿病无寒。故痿之作也，五月、六月、七月，皆其时也。午者，少阴君火之位；未者，湿土庚金伏火之地；申者，少阳相火之分。故痿发此三月之内，以为热也。故病痿之人，其脉浮而大。

今之行药者，凡见脚膝痿弱，难于行步，或一足不伸，便作寒湿脚气治之，骤用乌、附、乳、没、自然铜、威灵仙之类，燔针、艾火、汤煮、袋蒸，痿弱转加，如此而死，岂亦天乎！夫治痿与治痹，其治颇异。风寒湿痹，犹可蒸汤灸燔，时或一效。惟痿用之转甚者，何也？盖以痿，肺热为本，叶焦而成痿，以此传于五脏，岂有寒者欤？若痿作寒治，是不刃而杀之也。夫痿病不死，死者用药之误也。陈下一武弁宋子玉，因驻军息城，五六月间，暴得痿病，腰胯两足，皆不任用，而不行，求治于予。察其两手，脉俱滑之而有力。予凭《内经》火淫于内，治以咸寒，以盐水越其膈间寒热宿痰。新者为热，旧者为寒。或宿食宿饮在上脘者，皆可涌之。

宿痰既尽，因而下之。节次数十行，觉神志日清，饮食日美，两足渐举，脚膝渐伸。心降肾升，便继以黄连解毒汤，加当归等药，及泻心汤、凉膈散、柴胡饮子，大作剂煎，时时呷之。《经》曰：治心肺之病最近，用药剂不厌频而少；治肾肝之病最远，用药剂不厌

顿而多。此法人皆怪之。

然余治痿，寻常用之，如拾遗物。予若以此诳人，其如获罪于天何？此宋子玉之证，所以不得不书也，且示信于来世。故《内经》谓治痿之法，独取阳明经。阳明经者，胃脉也，五脏六腑之海也，主润养宗筋。宗筋主束骨。束骨在脐下阴毛际上是也。又主大利机关。机关者，身中大关节也，以司曲伸。是以阳明虚则宗脉纵，宗脉纵则大脉不伸，两足痿弱。然取阳明者，胃脉也。胃为水谷之海，人之四季，以胃气为本。本固则精化，精化则髓充，髓充则足能履也。《阴阳应象论》曰：形不足者，温之以气；精不足者，补之以味。味者，五味也。五味调和，则可补精益气也。五味、五谷、五菜、五果、五肉，五味贵和，不可偏胜。又曰：恬虚无，真气从之，精神内守，病安从来？若用金石草木补之者，必久而增气，物化之常，气增而久，夭之由也。所以久服黄连、苦参者，而反化为热，久服热药之人，可不为寒心哉？余尝用汗、下、吐三法，治风痹痿厥，以其得效者众，其敢诬于后人乎！

厥之为状，手足及膝下或寒或热也。举世传脚气寒湿之病，岂知《内经》中无脚气之说？王太仆亦云：本无香港脚，后世广饰方论，而立此名。古之方谓厥者，即今所谓香港脚者也。然厥当分两种，次分五脏。所谓两种者，有寒厥，亦有热厥。阳气衰于下则为寒厥；阴气衰于下则为热厥。热厥为手足热也；寒厥为手足寒也。阳经起于足指之表；阴经起于足心之下。阳气盛，足下热；阴气盛，足下寒。又曰：阳主外而厥在内，阴主内而厥在外。

张从正·儒门事亲

若此者，阴阳之气，逆而上行故也。夫春夏则阳多阴少；秋冬则阳壮阴衰。人或恃赖壮勇，纵情嗜欲于秋冬之时，则阳夺于内，精气下溢，邪气上行。阳气既衰，真精又竭，阳不荣养，阴气独行，故手足寒，发为寒厥也。人或醉饱入房，气聚于脾胃，主行津液，阴气虚，阳气入，则胃不和，胃不和则精气竭，精气竭则四肢不荣，酒气与谷气相搏，则内热而溺赤，气壮而悍。肾气既衰，阳气独胜，故手足热，发而为热厥也。

厥亦有令人腹暴满不知人者，或一二日稍知人者，或卒然闷乱无觉知者。皆因邪气乱，阳气逆，是少阴肾脉不至也。肾气微少，精血奔逸，使气促迫，上入胸膈，宗气反结心下，阳气退下，热归阴股，与阴相助，令身不仁，又五络皆会于耳中，五络俱绝，则令人身脉皆动，而形体皆无所知，其状如尸，故曰尸厥。有涎如拽锯声在喉咽中为痰厥；手足搐搦者为风厥；因醉而得之为酒厥；暴怒而得之为气厥；骨痛爪枯者为骨厥；两足指挛急，屈伸不得，爪甲枯结为臂厥；身强直如橡者为肝厥；喘而者，狂走攀登为阳明厥，皆气逆之所为也。

今人见兹厥者，皆谓之叹著掠著，此是何等语也！非徒其名之谬，因其名之谬而乖其实也。既言叹著、中著、掠著，必归之风，此清心、灵宝、至宝，又为先驱矣！鼻中嗅药，身上炳火。岂知厥之为病，如前所说者耶？顷西华季政之病寒厥，其妻病热厥，前后十余年。其妻服逍遥十余剂，终无寸效。一日，命余诊之，二人脉皆浮大而无力。政之曰："吾手足之寒，时时渍以热汤，渍而不能止。吾妇手足之热，终日以

冷水沃而不能已者，何也？"余曰："寒热之厥也，此皆得之贪饮食，纵嗜欲。遂出《内经·厥论》证之。"政之喜曰："《内经》真圣书也！十余年之疑，今而释然，纵不服药，逾过半矣。"仆曰：热厥者，寒在上也。寒厥者，热在上也。寒在上者，以温剂补肺金；热在上者，以凉剂清心火。分处二药，令服之不辍。不旬日，政之诣门谢曰：寒热之厥皆愈矣。其妻当不过数月而有娠，何哉？阴阳皆和故也。凡尸厥、痿厥、风厥、气厥、酒厥，可一涌而醒，次服降心火，益肾水，通血和气之药，使粥食调养，无不瘥者。若其余诸厥，仿此行之，慎勿当疑似之间，便作风气，相去邈矣。

立诸时气解利禁忌式三

春之温病，夏之热病，秋之疟及痢，冬之寒气及咳嗽，皆四时不正之气也，总名之曰伤寒。人之劳役辛苦者，触冒此四时风、寒、暑、湿不正之气，遂成此疾。人之伤于寒也，热郁于内，浅则发，早为春温；若春不发而重感于暑，则夏为热病；若夏不发而重感于湿，则秋变为疟痢；若秋不发而重感于寒，则冬为伤寒。故伤寒之气最深。然而伤寒及温热，但发必先发热恶寒，头项痛，腰脊强者，一日在太阳经故也。《内经》中虽言一日太阳者，传受常也。亦有太阳证，至了不传者，止可汗之，如升麻汤、解肌汤、逼毒散、五积散之类，发散则愈也。盖病人热甚，更以辛温，则病必转加。今代刘河间先生，自制辛凉之剂，以通圣散、益元散相合，各五七钱，水一中碗，入生姜十余片，葱须头二十余根，豆豉一撮，同煎至五七沸，去滓，分作二服，先以多半服之，顷以钗股于喉中探引，尽吐前药。因其一涌，腠理开发，汗出周身，

复将余药温热而服之，仍以酸醋辛辣浆粥投之，可以立愈。

解利、伤寒、温、湿热病，治法有二。天下少事之时，人多静逸，乐而不劳。诸静属阴，虽用温剂解表发汗，亦可获愈。及天下多故之时，荧惑失常，师旅数兴，饥馑相继，赋役既多，火化大扰，属阳，内火又侵。医者不达时变，犹用辛温，兹不近于人情也。止可用刘河间辛凉之剂，三日以里之证，十痊八九。予用此药四十余年，解利、伤寒、温热、中暑、伏热，莫知其数，非为炫也。将以证后人之误用药者也。

予尝见世医，用升麻、五积解利、伤寒、温疫等病，往往发狂谵语，衄血泄血，喘满昏瞀，懊恢闷乱，劳复。此数证，非伤寒便有此状，皆由辛温之剂，解之不愈，而热增剧，以致然也。凡解利、伤寒、时气疫疾，当先推天地寒暑之理，以人参之。南陲之地多热，宜辛凉之剂解之；朔方之地多寒，宜辛温之剂解之；午未之月多暑，宜辛凉解之；子丑之月多冻，宜辛温解之；少壮气实之人，宜辛凉解之；老者气衰之人，宜辛温解之；病人因冒寒、食冷而得者，宜辛温解之；因役劳、冒暑而得者，宜辛凉解之；病人禀性怒急者，可辛凉解之；病人禀性和缓者，可辛温解之；病人两手脉浮大者，可辛凉解之；两手脉迟缓者，可辛温解之。如是之病，不可一概而用。偏热寒凉及与辛温，皆不知变通者。

夫地有南北，时有寒暑，人有衰旺，脉有浮沉，剂有温凉，服有多少，不可差玄。病人禁忌，不可不知。

昔有人春月病瘟，三日之内，以驴车载百余里，比及下车，昏瞀不知人，数日而殂；又有人饮酒过伤，内外感邪，头痛身热，状如伤寒，三四日间，以马驮还家，六七十里，到家百骨节皆痛，昏愦而死，此余亲睹。若此之类，不容更述。假如瘟病、伤寒、热病、中暑、冒风、伤酒，慎勿车载马驮，摇撼顿挫大忌。夫动者，火之化；静者，水之化也。静为阴，动为阳；阳为热，阴为寒。病已内扰，又复外扰，是为至扰。奈人之神，讵能当之？故远行得疾者，宜舟泛床抬，无使外扰，故病不致增剧。

又若伤寒、时气、瘟病，尝六七日之间不大便，心下坚硬，腹胁紧满，止可大、小承气汤下之。其肠胃积热，慎勿用巴豆、杏仁，性热大毒之药。虽用一二丸下之，利五七行，必反损阴气，涸枯津液，燥热转增，发黄谵语，狂走斑毒，血泄闷乱。轻者为劳复，重者或至死。间有愈者幸矣，不可以为法。故伤寒新愈之人，慎勿食猪、鱼、杂果、酽酒、湿面及沐浴房室事。如犯，病必再发。爱其身者，不可不慎。

又如正、二、三月，人气在上，瘟疫大作，必先头痛，或骨节疼，与伤寒、时气、冒暑、风湿及中酒之人，其状皆相类，慎勿便用巴豆大毒之药治之。元光春，京师翰林应泰李屏山，得瘟疫证，头痛，身热，口干，小便赤涩。渠素嗜饮，医者便与酒症丸，犯巴豆利十余行。次日，头痛诸病仍存。医者不识，复以辛温之剂解之，加之卧于暖炕，强食葱、醋汤，图获一汗。岂知种种客热，叠发并作，目黄斑生，潮热血泄，大喘大满，后虽有承气下之者，已无及矣！至今议者纷纷，终不知热药之过，往往独归罪于承气汤。用承气汤者，不知其病已危，犹复用药，

张从正·儒门事亲

学经不明故也，良可罪也。然议者不归罪于酒症丸者，亦可责也。夫瘟证在表不可下，况巴豆之丸乎！巴豆不已，况复发以辛温之剂乎！必有仲尼，方明治长之非罪，微生高之非直。终不肯以数年之功，苦读《内经》，但随众好恶，为之毁誉。若此者，皆妄议者也。不真知其理，遽加毁誉，君子之所不取。

以予论之，凡伤寒之气有六禁。初病之时，甚似中酒伤食者，禁大下之，一禁也；当汗之时，宜详时之寒暑，用衾衣之厚薄，禁沐浴之火炕重被、热粥燔针，二禁也；当汗之时，宜详解脉之迟数，用辛凉之剂，禁妄用热药，三禁也；当下之时，宜审详证下之药，禁巴豆、银粉丸方，四禁也；远来之病人，禁车载马驮，五禁也；大汗之后，禁杂食嗜欲，忧思作劳，六禁也。故凡有此者，宜清房凉榻，使不受客热之邪；明窗皓室，使易见斑出黄生之变。病者喜食凉，则从其凉；喜食温，则从其温。清之而勿扰，休之而勿劳。可辛温则辛温解之，可辛凉则辛凉解之。所察甚微，无拘彼此。欲水之人，慎勿禁水。

但饮之后，频与按摩其腹，则心下自动。若按摩其中脘，久则必痛。病人获痛，复若有水结，则不敢按矣。止当禁而不禁者，轻者危，重则死；不当禁而禁者，亦然。今之士大夫，多为俗论。先锢其心，虽有正论，不得而入矣。昔陆象先尝云：天下本无事，庸人扰之为烦耳！余亦曰：正气本不乱，庸医扰之为剧耳！

疟非脾寒及鬼神辨四

夫疟，犹酷疟之疟也。以夏伤酷暑而成痎疟也，又有痎疟、连岁不已、此肝经胆气之积也。多在左胁之下，状如覆杯，是为痎疟，犹痎也。久而不已，令人瘦也。内伤既以夏伤于暑而为疟，何后世之医者，皆以脾寒治之？世医既不知邪热蓄积之深为寒战，遂为寒战所惑；又不悟邪热入而后出于表，发为燥渴，遂为交争所惑。相传以姜、附、硫黄、平胃、异功散、交解饮子治之，百千之中，幸其一效。执以为是，至使父子兄弟相传。及其疟之甚者，则归之祟怪，岂可不大笑耶？《内经》拘于鬼神者，不可与言至德。何世俗之愚而难化也？又或因夏日饮冷过常，伤食生硬、瓜果、梨枣之属，指为食疟，此又非也。岂知《内经》之论则不然。夏伤于暑，遇秋之风，因劳而汗，玄府受风，复遇凄怆之水，风闭而不出，舍于肠胃之外，与荣卫并行，昼行于阳，夜行于阴。邪热浅，则连日而作；邪热深，则间日而作；并入于里则热；并入于表则寒。若此而论，了不干于脾。

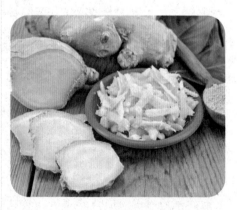

后世论药，如此之差误也。以时言之，治平之时，常疟病少；扰攘之时，常疟病多。治平之时，虽用砒石、辰砂，有毒之药治之，亦能取效。缘治平之时，其民夷静，故虽以热攻热，亦少后患。至于扰攘之时，其民劳苦，不可遽用大毒、大热之药。若以热攻热，热甚则转为吐血、泄血、痈疽、疮疡、呕吐之疾。盖扰攘之时，政令烦乱，徭役纷冗，朝戈暮戟，略无少暇，内火与外火俱动，在侯伯官吏尤甚，岂可与夷静之人，同法而治哉？余亲见泰和六年丙寅，征南师旅大举，至明年军回。是岁瘴疠杀人，莫知其数，昏瞀懊恍，十死八九，皆火之化也。次岁，疟病大作，侯王官吏，上下皆病，轻者旬月，甚者弥年。夫富贵之人，劳心役智，不可骤用砒石大毒之药，止宜先以白虎汤加人参小柴胡汤、五苓散之类，顿服立解。或不愈者，可服神佑丸减用神芎等。甚者可大、小承气汤下之，五七行，或十余行，峻泄夏月积热暑毒之气。此药虽泄而无损于脏腑，乃所以安脏腑也。次以桂苓甘露散，石膏知母汤，大、小柴胡汤，人参柴胡饮子，量虚实加减而用之。此药皆能治寒热往来，日晡发作，与治伤寒，其法颇同。更不愈者。以常山散吐之，无不愈者。

余尝用张长沙汗、下、吐三法，愈疟极多。大忌错作脾寒，用暴热之药治之。纵有愈者，后必发疮疽、下血之病，不死亦危。余自先世，授以医方，至于今日，五十余年，苟不谙练，岂敢如是决也！又尝观刺疟论五十九刺，一刺则衰，再刺则去，三刺则已。会陈下有病疟二年不愈者，止服温热之剂，渐至衰羸，命予药之。余见其羸，亦不敢便投寒凉之剂，乃取《内经·刺疟论》详之曰：诸疟不已，刺十指间出血。正当发时，余刺其十指出血，血止而寒热立止。咸骇其神，余非炫术。

窃见晚学之人，不考诰典，谬说鬼疾，妄求符，祈祷辟匿，法外旁寻，以致病人迁延危殆。

疟病除岚瘴一二发必死，其余五脏六腑疟皆不死，如有死者，皆方士误杀之也。或曰：汝言疟因于暑者，春发之疟，亦伤暑乎？余曰：此疟最深。何哉？暑伏于秋冬而不发，至春始发，此疟之深者。《内经·气交变大论》：岁火太过，炎暑流行，金肺受邪。启玄子云：火不以德，邪害于肺金也。故金肺先病，以金气不及，故为病。又《经》曰：岁火太过，大热先发，故民病疟。少气咳喘，血溢，血注下，嗌燥，耳聋中热，肩背热。上应荧惑星，见则山泽燔燎，雨乃不降，烁石消金，涸泉焦草，火星大而明见。注曰：火无德令，纵热害金，水复制心，故心火自病。

荧惑见则酷法大，故疟常与酷吏之政并行。或酷政行于先，而疟气应于后；或疟气行于先，而酷政应于后。昔人有诗云：大暑去酷吏。此言虽不为医设，亦于医巫之旨，有以暗相符者也。以前人论疟者，未尝及于此，故予发之。及知圣人立疟之名，必有所谓云。

小儿疮疱丹熛瘾疹旧蔽记五

儿之在母腹也，胞养十月，蕴蓄浊恶热毒之气，非一日，及岁年而后发，虽至贵与至贱，莫不皆然。轻者稀少，重者稠密，皆因胞胎时所感。浊恶热毒之气有轻重，非独人有此疾。凡胎生血气之属，皆有蕴蓄浊恶热毒之气。有一二岁而发者，有三五岁至七八岁而作者，有年老而发丹熛瘾疹者，亦有伤寒中温毒而发斑者，亦有阳毒发斑者。斑有大小，色有轻重。大者为阴，小者为阳，均是热也。但色重赤者，热深；色轻红者热浅。

凡治者，轻者，因而扬之，重者，因而减之。《内经》曰：少阳客胜则丹疹外发，及为丹熛。手少阳者，三焦少阳相火也。启玄子云：是五寅五申之岁，即少阳相火司天故也，他岁亦有。但《内经》独明疮疹者，少阳相火之所为也。俗呼曰斑疹伤寒，此言却有理。为此证时，与伤寒相兼而行，必先发热恶寒，头项痛，腰脊强，从太阳传至四五日，熛疹始发，先从两胁下有之，出于胁肋，次及身表，渐及四肢，故凡小儿疮疱、丹熛、瘾疹，皆少阳相火客气胜也。《内经》曰：诸痛痒疮疡，皆属心火。岂有寒乎？故治疮，与治伤寒时气同法。初觉头痛，身热恶寒，此小儿初发疮疱之候也。其脉息皆浮大而有力，亦与伤寒、时气、冒风、惊风、宿乳，一概难辨。

宜先解之。有二法：遇亢阳炎热之时，以辛凉解之；遇久寒凝冽之时，以辛温解之。辛凉之剂者，凉膈、通圣之类是也；辛温之剂者，升麻、葛根之类是也。此二法慎勿互用之。既用此二法之后，次以白虎汤加人参、冷服，勿辍。盖防疮疹发喘。喘者，必死，人参止喘故也。或云：立秋之后，不宜服白虎汤者，非也。假如秋深发疟，疟者，中暑而得之，白虎大解暑毒，既有白虎汤证，岂可间以秋冬乎？疮疱、瘾疹、丹熛，皆是火之用也，是肺金之不及也。故曰：白虎汤加人参，一日不可阙也。疮疱熛疹，或出不均，大小如豆黍，相亲见其不齐也。相天之寒温，以蝉壳烧灰，抄半字或一字，以淡酒调少许，饮之。

大人以淡酒温调之，不半日，则均齐。如或用百祥丸、紫草饮子，皆可服之。俗以酒醋熏之者，适足增其昏瞀耳。至六七日，疹出全，可调胃、凉膈下之，同调理伤寒法。或言疮疹，首尾俱不可下者，此朱奉议公之言也。适足使人战战兢兢，而不敢用药也。钱仲阳之用百祥丸，其间有大戟，岂奉议公独不见耶？自奉议公斯言一出，死者塞路矣！予家其亲属故旧小儿，有患疮疱黑陷，腹内喘者，余以白虎汤加人参，凉膈散加当归、桔梗，连进数服，上灌下泄，昼夜不止，又使睡卧于寒凉之处，以新水灌其面目手足，脓水尽去。

盖四肢者，诸阳之本也。儿方为疮疱外燔，沃以寒水，使阴气循经而入，达于心肺，如醉得醒，是亦开昏破郁之端也。如此救活者，岂啻千数？夫疮疱黑陷，喘而满者，十死八九，若根据此法，尚能活其六七，何世医与病家，至今犹未悟也？近年，予之庄邻沿蔡河来往之舟，常舣于此。一日，舟师偶见败蒲一束，沿流而下，渐迫舟次，似闻啼声而微。舟师疑其人也，探而出之，开视之，惊见一儿，四五岁许，疮疱周匝，密不容隙，两目皎然，饥而索食，因以粥饱。其舟师之妻怒曰：自家儿女，多惹疮疱传染，奈何私料此儿？沿蔡河来，其流缓，必不远。持儿一鞋，逆流而上，遍河之人，皆曰无此儿。行且二十里，至一村落，舟师高唱曰：有儿年状如许，不知谁是疮疱病死，弃之河中，今复活矣！闻酒邸中，饮者喧哗。有人出曰：我某村某人也，儿四五岁，死于疮疱。舟师出其鞋以示之。其父泣曰：真吾儿也。

奔走来视，惊见儿活，大痛流涕。拜谢舟师，喜抱儿归，今二十余岁矣！

此儿本死，得水而生。

伏谂来者，疮疱之疾，热耶？寒耶？《经》曰：诸痛痒疮疡，皆属心火。启玄子注云：心寂则痛微，心燥则痛甚。百端之起，皆自心生，疮疱之疾，岂有寒欤？余承医学于先人，阅病多矣。苟诳后人，罪将安逃？诚如此法，则原上之丘。以疮疱而死者，皆误杀人也。故疗小儿，惟钱仲阳书中可采者最多。但其方为阎孝忠所乱，有识者宜择而取之。

证妇人带下赤白错分寒热解六

君子非好与昔人辨以要誉也。盖昔人有一误，流为千百世之祸者，苟不证其非，虽曰谦让，其如人命何？如精选《圣惠方》二十三卷，论妇人赤白带下云：妇人带下者，由劳神过度，损动经血，致令身虚，受于风冷，风冷入于胞络，传其血之所成也。又有巢氏内篇四十四卷，论任脉为经之海。其任之为病，女子则为带下。手太阳为小肠之经也，手少阴为心之经也。心为藏，主于里；小肠为腑，主于表。二经之血，在于妇人，上为乳汁，下为月水，冲任之所统也。冲任之脉，既起于胞内，阴阳过度，则伤胞络。故风邪乘虚而入于胞中，损冲任之经，伤太阳少阳之血，致令胞络之间，秽与血相兼带而下，冷则多白，热则多赤，二家之说皆非也。

夫治病当先识经络。《灵枢》十二经中，有"是动之病"，有"所生之病"。大经有十二，奇经有八脉。言十二经之外，复有此八道经脉也。十二经与八道经脉，通身往来。经络共二十道，上下流走，相贯周环，昼夜不息，与天同度。自手太阴肺经起，行阳二十五度，行阴亦二十五度，复

会于手太阴肺经也。然此二十道经络，上下周流者，止一十九道耳。惟带脉起少腹侧季胁之端，乃章门穴是也，环身一周，无上下之源，络脐而过，如束带之于身。《难经》曰：带之为病，溶溶如坐水中。冲任者，是经脉之海也，循腹胁，夹脐傍，传流于气冲，属于带脉，络于督脉。督脉者，起于关元穴；任脉者，女子在养胎孕之所。督脉乃是督领妇人经脉之海也。冲、任、督三脉，同起而异行，一源而三岐，皆络带脉。冲、任、督三脉，皆统于篡户，巡阴器，行廷孔、溺孔上端。冲、任、督三脉，以带脉束之。

因余经上下往来，遗热于带脉之间。热者，血也。血积多日不流，火则从金之化，金曰从革而为白，乘少腹间冤热，白物滑溢，随溲而下，绵绵不绝，多不痛也。或有痛者则壅碍，因壅而成痛也。《内经》曰：少腹冤热，溲出白液。冤者，屈滞也，病非本经，为他经冤抑而成此疾也。冤，一作客。客，犹寄也。遗客热于少腹，久不去，从金化而为白。设若赤白痢，赤者，新积也，从心火；白者，旧积也，从肺金。故赤白痢，不可曲分寒热，止可分新旧而治之。假如痛疖，始赤血，次溃白脓，又岂为寒者哉？而病者未信也，此今之刘河间常言之矣！皆云寒多则白，以干姜、赤石脂、桃花丸治痢，虽愈，后必生血疾。如白带下病，径以白芍药、干姜，白带虽愈，则小溲必不利。治泻痢与治带下，皆不可骤用峻热之药燥之。燥之则内水涸，内水涸则必烦渴，烦渴则小溲不利，小溲不利则足肿面浮，渐至不治。

《内经》曰：思想无穷，所愿不得，意淫于外，入房太甚，发为筋痿。

张从正·儒门事亲

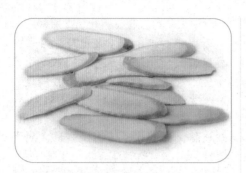

淫衍白物，如精之状，男子因溲而下，女子绵绵而下。《左传》曰：少男惑长女，风落山之象，是为惑蛊之疾。其文三虫同皿曰蛊。乃是思慕色欲，内生后蚀，甚不可便用燥热之药攻之。渐至形削羸瘦脉大者，必死而不救。且赤白痢者，是邪热传于大肠，下广肠出赤白也。带下者，传于小肠，入脬经下赤白也。据此二证，皆可同治湿法治之。先以导水、禹功泻讫，次以淡剂降心火，益肾水，下小溲，分水道，则自愈矣。

顷顿丘一妇人，病带下连绵不绝，白物或来，已三载矣，命予脉之。诊其两手脉，俱滑大而有力，得六七至，常上热口干眩运，时呕醋水。余知其实有寒痰在胸中，以瓜蒂散吐讫冷痰三二升，皆醋水也，间如黄涎，状如烂胶；次以浆粥养其胃气；又次用导水、禹功，以泻其下；然后以淡剂渗泄之药，利其水道，不数日而愈。

余实悟《内经》中所云：上有病，下取之；下有病，上取之。又：上者下之，下者上之。然有此法，亦不可偏执，更宜详其虚实而用之。故知精选《圣惠方》带下风寒之言，与巢氏论中赤热白寒之说，正与《难》《素》相违。予非敢妄论先贤，恐后学混而不明，未免从之而行也。如其寡学之人，不

察病人脉息，不究病人经脉，妄断寒热，信用群方暴热之药，一旦有失，虽悔何追？呜呼！人命一失，其复能生乎？赤白痢与赤白带下，皆不死人。《内经》惟肠便血，血温身热者，死。赤白带下，白液白物，蛊病肾消，皆不能死人。有死者，药之误也。

霍乱吐泻死生如反掌说七

巢氏，先贤也，固不当非。然其说有误者，人命所系，不可不辨也。今之医者，家置本以为绳墨。呜呼！何今之人信巢氏，而不信《素问》也？此，予不得不为之说。且巢氏论霍乱、吐泻，皆由温凉不调，阴阳清浊，二气相干，致肠胃之间，变而为霍乱。寒气客于脾则泻，寒气客于胃则吐。亦由饮酒食肉，腥脍生冷过度；或因居处坐卧湿地，当风取凉，风之气归于三焦，传于脾胃，脾胃得冷，水谷不消，皆成霍乱。其名有三：一曰胃反，胃气虚逆，反吐饮食；二曰霍乱，言其病挥霍之间，便致撩乱也；三曰晡食变逆者也。霍乱者，脉必代。

又云：七月间食蜜，令人暴下霍乱。此皆巢氏霍乱之论也。

予以为不然。夫医之治病，犹书生之命题。如秋伤于湿，冬生咳嗽，是独以湿为主，此书生之独脚题也；风湿暍三气合而成霍乱，吐泻转筋，此犹书生之鼎足题也。风者，风木也，内应足厥阴肝木；湿者，雨化也，内应于足太阴脾土；暍者，火热也，内应于手少阴心火。此风、湿、暍三气之所生也。《内经》曰：土气之下，木气乘之。是肝木乘脾土也。又曰：厥阴所至为胁痛呕泄，少阳所至为呕涌。注云：食不下也。太阴所至为中满；霍乱吐下，太阴所至为濡化也。注云：

湿化也。又曰：太阴所至为湿生，终为注雨。故转筋者，风主肝，肝主筋，风急甚，故转筋也。

吐者，暍也。火主心，心主炎上，故呕吐也。泄注者，土主湿，湿主脾，湿下注，故泄注也。此三者，岂非风、湿、暍，如书生鼎足题耶？脾湿土气，为风木所克，土化不行矣。亢无雨，火盛过极，土怒发焉。极则为雷霆、骤雨、烈风。盖土气在上，木气乘之故也。是以大水横流，山崩岸落，石逬沙飞，岂非太阴湿土怒发之象耶？故人病心腹满胀，肠鸣而为数便，甚则心痛胁，呕吐霍乱，厥发则注下、胕肿、身重。启玄子云：已上病证，皆脾热所生也。乃知巢氏所论，正与《素问》、启玄子相违。

故《内经》治法，病急则治其标，缓则治其本。先可用淡剂流其湿，辛凉以退其风，咸苦以解其，冰水以救其内涸，大忌食粟米粥，饮者立死。伟哉，王冰之言！脾热一句，可以为方。

世俗止知取其头巾而濯之，以饮其水，亦取黑豆皂矾，头垢寒凉，然近似终不足以制其甚也。又有以寒水沃其手足者，大非也。四肢已厥，更以寒水沃之，则益厥矣！曷若以寒水沃其心之为愈也。

泰和间，余亲见陈下广济禅院，其主僧病霍乱。一方士用附子一枚及两者，干姜一两（炮），水一碗，同煎，放冷服之，服讫，呕血而死，顷合流镇李彦甫，中夜忽作吐泻，自取理中丸而服之，医者至，以为有食积，以巴豆下之，三五丸药亦不动，至明而死，可不哀哉！遂平李仲安，携一仆一佃客，至郾城，夜宿邵辅之书斋中。是夜，仆逃，仲安觉，其逃也，骑马与佃客往临颍急追之。时七月，天大热，炎风如箭，埃尘幔天，至辰时而还，曾不及三时，往返百二十里。既不获其人，复宿于邵氏斋。忽夜间闻呻呼之声，但言救我，不知其谁也。执火寻之，乃仲安之佃客也。上吐下泄，目上视而不下，胸胁痛不可动摇，口欠而脱臼，四肢厥冷。此正风、湿、暍三者，俱合之证也。其婿曾闻余言，乃取六一散，以新汲水锉生姜而调之，顿服半升，其人复吐。乃再调半升，而令徐服之，良久方息。至明，又饮数服，遂能调养，三日平复而去。呜呼！若此三人，其生死岂不如反掌哉？彼世医往往以谓六一散，治得其病，此无学之辈也，可胜恨哉！

目疾头风出血最急说八

《内经》曰：目得血而能视。此一句，圣人论人气血之常也。后世之医，不达其旨，遂有惜血如金之说。自此说起，目疾头风诸证，不得而愈矣。何以言之？圣人虽言目得血而能视，然血亦有太过不及也。太过则目壅塞而发痛，不及则目耗竭而失睛。故年少之人多太过，年老之人多不及。但年少之人，则无不及。但年老之人，其间犹有太过者，不可不察也。

夫目之内，太阳经之所起，血多气少；目之锐眦，少阳经也，血少气多；目之上网，太阳经也，亦血多气少；目之下网，阳明经也，血气俱多。然阳明经起于目两旁，交鼻之中，与太阳、少阳俱会于目。惟足厥阴肝经，连于目系而已。故血太过者，太阳、阳明之实也；血不及者，厥阴之虚也。故血出者，宜太阳、阳明，盖此二经血多故也。少阳一经，不宜出血，血少故也。

刺太阳、阳明出血，则目愈明；刺少阳出血，则目愈昏。要知无使太过不及，以血养目而已。此《内经》所谓目得血而能视者，此也。

凡血之为物，太多则溢，太少则枯。人热则血行疾而多，寒则血行迟而少，此常理也。至于目者，肝之外候也。肝主目，在五行属木。然木之为物，太茂则蔽密，太衰则枯瘁。蔽密则风不疏通，故多摧拉；枯瘁则液不浸润，故无荣华。又况人之有目，如天之有日月也；人目之有翳，如日月之有云雾也。凡云之兴，未有不因蒸腾而起者，虽隆冬之时，犹且然耳，况于炎夏之时乎？故目暴赤肿起，羞明隐涩，泪出不止，暴寒目瞒，皆工艺之所为也。夫目之五轮，乃五脏六腑之精华，宗脉之所聚。其气轮属肺金，肉轮属脾土，赤脉属心火，黑水、神光属肾水，兼属肝木，此世俗皆知之矣。及有目疾，则又不知病之理，岂知目不因火则不病。何以言之？气轮变赤，火乘肺也；肉轮赤肿，火乘脾也；黑水神光被翳，火乘肝与肾也；赤脉贯目，火自甚也。能治火者，一句可了。故《内经》曰：热胜则肿。

治火之法，在药则咸寒，吐之下之；在针则神庭上星、囟会、前顶、百会。血之翳者，可使立退；痛者，可使立已；昧者，可使立明；肿者，可使立消。惟小儿不可刺囟会。为肉分浅薄，恐伤其骨。然小儿水在上，火在下，故目明；老人火在上，水不足，故目昏。《内经》曰：血实者宜决之。又《经》曰：虚者补之，实者泻之。如雀目不能夜视及内障，暴怒大忧之所致也。皆肝主目，血少，禁出血，止宜补肝养肾。至于暴赤肿痛，皆宜以

针刺前五穴出血而已，次调盐油以涂发根，甚者，虽至于再、至于三可以也。

量其病势平为期。少白可黑，落发可生，有此神验，不可轻传。人年四十、五十，不问男女，目暴赤肿，隐涩难开者，以三棱针刺前顶、百会穴，出血大妙。至如年少，发早白落，或白屑者，此血热而太过也。世俗止知：发者血之余也，血衰故耳。岂知血热而极，发反不茂？肝者，木也。火多水少，木反不荣。火至于顶，炎上之甚也。大热病汗后，劳病之后，皆发多脱落，岂有寒耶？故年衰火胜之人，最宜出血。但人情见出血，皆不悦矣！岂知出血者，乃所以养血也。凡兔、鸡、猪、狗、酒、醋、湿面，动风生冷等物，及忧忿劳力等事，如犯之则不愈矣。惟后顶、强间、脑户、风府四穴，不可轻用针灸，以避忌多故也。若有误，不幸令人喑，固宜慎之。其前五穴，非徒治目疾，至于头痛腰脊强，外肾囊燥痒，出血皆愈。凡针此，勿深，深则伤骨。唐甄权尤得出血之法。

世俗云："热汤沃眼十日明。"此言谬之久矣！火方乘目，更以热汤沃之，两热相搏，是犹投贼以刃也。岂知凉水沃之，暂涩而久滑；热水沃之，暂滑而久涩。不然，曷以病目者忌沐浴？或曰：世俗皆言凉水沃眼，血脉不行。余闻大笑之。眼药中用黄连、硼砂、朴硝、龙脑、熊胆之属，皆使人血脉不行耶？何谬之甚也。又若头风之甚者，久则目昏，偏头风者，少阳相火也，久则目束小。大肠闭涩者，目必昏，何也？久病滑泄者，目皆明，惟小儿利久，反疳眼昏。盖极则反，与此稍异，其余皆宜出血而大下之。余尝病目赤，或肿或翳，作止无时，

偶至亲息帅府间，病目百余日，羞明隐涩，肿痛不已。忽眼科姜仲安云：宜上星至百会，速以针刺四五十刺，攒竹穴、丝竹穴，上兼眉际一十刺两孔内，以草茎弹之出血。三处出血如泉，约二升许，来日愈大半，三日平复如故。余自叹曰：百日之苦，一朝而解，学医半世，尚缺此法，不学可乎？惟小儿疮入眼者，乃余热不散耳。止宜降心火，泻肝风，益肾水，则愈矣。若大人目暴病者，宜汗、下、吐。以其血在表，故宜汗；以其火在上，故宜吐；以其热在中，故宜下。出血之与发汗，名虽异而实同，故录《铜人》中五穴照用。

过爱小儿反害小儿说九

小儿初生之时，肠胃绵脆，易饥易饱，易虚易实，易寒易热，方书旧说，天下皆知之矣。然《礼记·曲礼》及《玉符潜诀论》所云：天下皆不知《曲礼》云：童子不衣裘裳，《说》云：裘大温，消阴气。且人十五岁成童，尚不许衣裘。今之人养稚子，当正夏时，以绵夹裹腹，日不下怀，人气相蒸；见天稍寒，即封闭密室，睡毡下幕，暖炕红炉，使微寒不入，大暖不泄。虽衰老之人，尚犹不可，况纯阳之小儿乎？然君子当居密室，亦不当如是之暖也。《玉符潜诀论》云：婴儿之病，伤于饱也。今人养稚子，不察肠胃所容几何，但闻一声哭，将谓饥号，急以潼乳纳之儿口，岂复知量，不吐不已。及稍能食，应口辄与。夫小儿初生，别无伎俩，惟善号泣为强良耳。此二者，乃百病之源也。

小儿除胎生病外有四种：曰惊，曰疳，曰吐，曰泻。其病之源止有二：曰饱，曰暖。惊者，火乘肝之风木也；疳者，热乘脾之湿土也；吐者，火乘胃膈，甚则上行也；泻者，火乘肝与大肠而泻者也。夫乳者，血从金化而大寒，小儿食之，肌肉充实。然其体为水，故伤乳过多，反从湿化。湿热相兼，吐痢之病作矣。

医者不明其本，辄以紫霜进食比金白饼之属，其中皆巴豆、杏仁。其巴豆大热有大毒。杏仁小热有小毒，小儿阳热，复以热毒之药，留毒在内，久必变生。故刘河间先生，以通圣、凉膈、神芎、益元治之，皆无毒之药。或曰：此大人所服之药，非小儿所宜也。余闻笑曰：大人小儿，虽年壮不同，其五脏六腑，岂复殊耶？大人服多，小儿服少，其实一也。故不可下者宜解毒，可下者宜调胃、泻心。然有逐湿为之方者，故余尝以牵牛、大黄、木通三味，末之为丸，以治小儿诸病皆效。盖食乳小儿，多湿热相兼故也。今之医者，多以此药谤予。彼既不明造化，难与力辩，故予书此方，以俟来世知道者。然善治小儿者，当察其贫富贵贱治之。

盖富贵之家，衣食有余，生子常夭；贫贱之家，衣食不足，生子常坚。贫家之子，不得纵其欲，虽不如意而不敢怒，怒少则肝病少；富家之子，得纵其欲，稍不如意则怒多，怒多则肝病多矣。夫肝者木也，甚则乘脾矣。又况贫家无财少药，故死少；富家有财多药，故死多。故贫家之育子，虽薄于富家，其成全小儿，反出于富家之右。其暗合育子之理者有四焉：薄衣淡食，少欲怒，一也；无财少药，其病自痊，不为庸医热药所攻，二也；在母腹中，其母作劳，气血动用，形得充实，三也；母既作劳，多易生产，四也。此四者，与富家相反也。

俚谚曰："儿哭即儿歌，不哭不偻啰。"此言虽鄙，切中其病。世俗岂知号哭者，乃小儿所以泄气之热也？《老子》曰：终日号而不嗄。余常授人以养子之法：儿未坐时，卧以赤地，及天寒时不与厚衣，布而不绵；及能坐时，以铁铃、木壶、杂戏之物，连以细绳，置之水盆中，使一浮一沉，弄之有声；当炎暑之时，令坐其旁，掬水弄铃，以散诸热。《内经》曰：四肢者，诸阳之本也。手得寒水，阴气达于心中，乃不药之药也。余尝告于陈敬之：若小儿病缓急无药，不如不用庸医。但恐妻外家怪其不医，宜汤浸蒸饼令软，丸作白丸，给其妻外家，以为真药，使儿服之，以听天命，最为上药。忽岁在丙戌，群儿皆病泄泻，但用药者皆死，盖医者不达湿热之理，以温燥行之，故皆死。惟陈敬之不与药，用余之言，病儿独存。

噫！呜呼！班固真良史，尝曰：有病不治得中医。除暴得大疾病服药者，当谨熟阴阳，无与众谋，若未病之前，从予奉养之法，亦复不生病。纵有微疾，虽不服药可也。

服药一差转成他病说十

《语》云：子之所慎，齐、战、疾。又曰：丘未达，不敢尝。此言服药不可不畏慎也。然世有百十年相袭之弊，至今不除者，敢略数一二，使后车改辙，不蹈前覆。夫伤寒、温疫、时气、中暑、风温、风疟，与中酒伤食者，其初相类，此最误人。或先一日头痛，曾伤酒便归过于酒，曾伤食便归过于食。初觉满闷，医者不察其脉，不言其始，径用备急丹、缠积丹、软金丸、酒症丸。

此药犯巴豆，或出油不尽，大热大毒，走泄五七行，或十余行。其人必津液枯涸，肠胃转燥，发黄瘀热，目赤口干，恍惚潮热，昏愦惑狂，诸热交作。如此误死者，不可胜举。若其人或本因酒食致过，亦能头痛身热，战栗恶寒。医者不察其脉，不究其原，反作伤寒发之，桂枝、麻黄、升麻之属，以汗解之。汗而不解，辗转疑惑，反生他证。如此误死者，可胜计哉？又如久病咳嗽，形体羸瘦，食欲减少，旦静夜剧。医者不察，便与乌梅、罂粟壳、紫菀、枯矾，如此峻攻，嗽疾未除，涩滞之病作矣。嗽加之涩，饮食弥减。医者不察，更以热剂养胃，温剂和脾，致令头面汗出，燥热潮发，形容瘦瘁，涎液上出，流如涌泉。若此死者，不可胜数。

又如妇人产余之疾，皆是败血恶物，发作寒热，脐腹撮痛，乳潼枯涸，食饮稍减。医者不察，便谓产后血出数斗，气血俱虚，便用温热之剂，养血补虚，止作寒治，举世皆然。岂知妇人之孕，如天地之孕物也。物以阴阳和合而后生，人亦以阴阳和合而后孕。偏阴偏阳，岂有孕乎？此与禾黍、瓜果之属何异哉？若水旱不时，则华之与实，俱痿落矣。此又与孕而不育者，复何异哉？七月立秋后十八日，寸草不结者，犹天寒故也。今妇人妊娠，终十月无难而生，反谓之寒，何不察其理之甚也？窃譬之冶砖者，炎火在下，以水沃其窑之巅，遂成砖矣。砖既出窑，窑顿寒邪！世俗竟传黑神散之属，治产后一十八证，非徒其不愈，则经脉涸闭，前后淋闭，呕吐嗽痰，凡百热证生矣。若此误死者，不可计之。曷若四物汤与凉膈散停对，大作汤剂而下之，利以数行，恶物俱尽，后服淡甘之剂自愈矣。

又如小儿腹满，喘嗽痰涎不利，医者不察，便用白饼子之属。夫白饼子，巴豆大热有大毒，兼用腻粉，其后必生口疮，上喘咳嗽，呕吐不嗜饮食之疾。然此治贫家小儿，犹或可效，膏粱之家，必生他病，又何疑哉？又如泻利之疾，岁岁有之，医者不察，便用圣散子之属，干姜、赤石脂、乌梅、罂粟壳、官桂、石榴皮、龙骨、牡蛎之属，变生小便癃闭，甚者为胀，又甚者，水肿之疾生矣！间有愈者，病有微者也，甚则必不愈矣。

又如人病停饮，或因夏月伤冷过多，皆为脾胃客气有余也。宜逐而去之。医者不可以为脾衰而补之，则痞者更痞，满者更满。复有巴豆丸下之者，病虽少解，必不嗜食，上燥之病生矣。

又如人因闪肭膝髁肘腕大痛，医者不察，便用针出血，如未愈者，再三刺血。出血既多，遂成跛。

《内经》曰：足得血而能步。血尽安得步哉？若余治闪肭则不然，以禹功散，或通经二三钱下；神丸，或除湿丹百余丸，峻泻一二十行，则痛出当痒发。

痛属夏，痒属秋，出则夏衰矣！此五行胜复之理也。故凡腰胯胁痛，杖疮落马，坠堕打扑，莫不同然。盖此痛得之于外，非其先元虚元弱。古人云："痛随利减。"宜峻泻一二十行毕。但忌热酒，可一药而愈。勿谓峻泻，轻侮此法。昔有齿痛，连月不止，以铁铃钮取之，血不止而死。又有人因上下齿痛，凡百痛者辄取，不数年，上下齿尽。至五十岁，生硬之物，皆不能食。夫上下齿痛，皆由手足阳明二经，风热甚而痛矣，可用大、小承气汤、藏用丸、祛风丸等药泻之，则痛当自止。《内经》曰：诸痛痒疮疡，皆属心火。启玄子云：百端之起，皆自心生。心者，火也，火生土之故也。出牙之误，不可不知。又如治水肿痛者，多用水银、轻粉、白丸子，大毒之药下之，水肿未消而牙齿落，牙齿落而不进食，水尽而立毙。复有人于两足针之，水出如泉，水尽亦毙矣！

张从正·儒门事亲

偶有所遇厥疾获瘳记十一

余昔过夏邑西，有妇人病腹胀如鼓，饮食乍进乍退，寒热更作而时吐呕，且三年矣。师觋符咒，无所不至，惟俟一死。会十月农隙，田夫聚猎，一犬役死，礔于大树根盘，遗腥在其上。病妇偶至树根，顿觉昏愦，眩瞀不知人，枕于根侧，口中虫出，其状如蛇，口呙眼皆具。以舌舐其遗腥。其人惊见长虫，两袖裹其手，按虫头极力而出之，且二尺许，重几斤。剖而视之，以示诸人，其妇遂愈。虫亦无名。此正与华元化治法同。盖偶得吐法耳！又有一书生，疟间日一作。将秋试，及试之日，乃疟之期。书生忧甚，误以葱蜜合食，大吐涎数升，瘀血宿食皆尽，同室惊畏，至来日入院，疟亦不发，亦偶得吐法耳！正隆间有圣旨，取汴梁诸匠氏。有木匠赵作头，铁匠杜作头，行次失路，迷至大宅乞宿。主人不纳，曰："家中有人重病，不敢纳君。"杜作头曰："此赵公乃汴梁太医之家，今蒙上司见召，迷路至此。盖病者当愈，而遇此公也。"主人默而入，良久复出，将邀二人入室，与之食已。主人起，请曰："烦太医看病，何如？"赵见而笑曰："一药可愈。"二人窃议曰："来时所携熟药，寄他车上，此中实无奈何。"杜曰："此甚易耳！"潜出门，得牛粪一块，作三十粒，下以温水。少顷，病人觉胸中如虫行，一涌而出，状若小蛆，一二升，以手探之，又约一升，顿觉病去。明日，主人出

谢曰："百岁老人，未尝见此神效之药也！"礼饯二人，遂归。呜呼！此二子，小人也，欲苟一时之寝，遂以秽物治人，亦偶得吐法耳！又有一妇，病风痫，从六七岁因惊风得之。自后三二年，间一二作，至五七年，五七作，逮三十余岁至四十岁，日作或一日十余作，以至昏痴健忘，求死而已。会兴定岁大饥，遂采百草而食，于水濒采一种草，状若葱属，泡蒸而食之。食讫，向五更觉心中不安，吐涎如胶，连日不止，约一二斗，汗出如洗，初昏困，后三日，轻健非曩之比，病去食进，百脉皆和。省其所食，不知何物。访问诸人，乃憨葱苗也。憨葱苗者，《本草》所谓藜芦苗是也。《图经》云：藜芦苗吐风病。此亦偶得吐法耳！又有一妇，年三十余，病滑泄经年。皆云虚中有积，以无忧散，五七日一服，至二十服不效。又服缠积丹、软金丸诸药，皆不效。其人服药愈速，病势愈甚，食饮日减。人或谓曰："此休息痢也。"宜灸中脘及左右穴，脐下气海及膀胱穴，以三里引之，每年当冬至日夏至日灸。前后仅万余壮。忽门外或者曰："此病我屡识，盖大伤饮之故。即目桃花正开，俟其落时，以长棘针刺之，得数十萼，勿犯人手，以白面和作饼子，文武火烧令熟，嚼烂，以米饮汤下之。"病人如其言服之。不一二时，泻如倾，前后泻六七日，仅数百行，昏困无所知觉，惟索冷水，徐徐而饮。至六七日，少省。尔后食

日进，神日昌，气血日和。不数年，生二子。

此人本不知桃花萼有取积之神效，亦偶得泻法耳！余昔过株林，见一童子，误吞铜铁之物，成疾而羸，足不胜身。会六七月，淫雨不止，无薪作食，过饥数日。一旦，邻牛死，闻作粳饭，病人乘饥顿食之。良久，泻注如倾，觉肠中痛，遂下所吞之物。余因悟《内经》中"肝苦急，食甘以缓之"。牛肉、大枣、葵菜皆甘物也，故能宽缓肠胃。

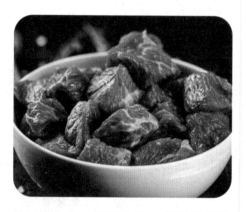

且肠中久空，又遇之物，此铜铁所以下也。亦偶得泻法耳！顿有老人，年八十岁，脏腑涩滞，数日不便，每临后时，目前星飞，头目昏眩，鼻塞腰痛，积渐食减，纵得食，便结燥如弹。一日，友人命食血藏葵羹油渫菠菜，遂顿食之。日日不乏，前后皆利，食进神清，年九十岁，无疾而终。《图经》云：菠菜寒，利肠胃；芝麻油炒而食之，利大便；葵，宽肠利小溲。年老之人，大小便不利，最为急切。此亦偶得泻法耳！昔一士人赵仲温，赴试暴病，两目赤肿，睛翳不能识路，大痛不任，欲自寻死。一日，与同侪释闷，坐于茗肆中。忽钩窗脱钩，其下正中仲温额上，发际裂长三四寸，紫血流数升，

血止自快，能通路而归，来日能辨屋脊，次见瓦沟，不数日复故，此不药不针，误出血而愈矣！夫出血者，乃发汗之一端也。亦偶得出血法耳！呜呼！世人欲论治大病，舍汗、下、吐三法，其余何足言哉？此一说，读之者当大笑耳，今之医者，宜熟察之可也。人能谨察其真中之误，精究其误中之真，反复求之，无病不愈。余之所以书此者，庶后之君子，知余之用心非一日也。又有病目不睹者，思食苦苣，顿顿不阙。医者以为有虫。曾不周岁，两目微痛如虫行，大渐明，俄然大见。又如北方贵人，爱食乳酪、牛酥、羊生、鱼脍、鹿脯、猪腊、海味甘肥之物，皆虫之萌也。然而不生虫者，盖筵会中多胡荽、芜荑、酱卤汁，皆能杀此二者，亦偶得服食法耳！智者读此，当触类而长之。

攻里发表寒热殊涂笺十二

有一言而可以该医之旨者，其惟发表攻里乎？虽千枝万派，不过在表在里而已矣。欲攻其里者，宜以寒为主；欲发其表者，宜以热为主。虽千万世，不可易也。《内经》言之详矣！今人多错解其旨，故重为之笺。发表不远热，攻里不远寒。此寒热二字，谓六气中司气之寒热。司气用寒时，用药者不可以寒药；司气用热时，用药者不可以热药，此常理也。惟攻里发表则反之。

然而攻里发表，常分作两涂。若病在表者，虽畏日流金之时，不避司气之热，亦必以热药发其表；若病在里者，虽坚冰积雪之时，不避司气之寒，亦必以寒药攻其里，所谓发表者。出汗是也；所谓攻里者，涌泄是也。王太仆注云：汗泄下痢，皆以其不住于中也。夫不住其中，则其药一去不留，

张从正·儒门事亲

虽以寒药犯司气之寒，热药犯司气之热，亦无害也。

若其药留而不出，适足以司气增邪，是谓不发不攻。寒热内贼，其病益甚，无病者必生病，有病者必甚，若司气用寒之时，病在表而不在里，反以寒药冰其里，不涌不泄，坚腹满痛急，下痢之病生矣；若司气用热之时，病在里而不在表，反以热药燥其中，又非发汗，则身热、吐下、霍乱、痈疽、疮疡、瞀郁、注下、瞤瘛、肿胀、呕吐、鼽衄、头痛、骨节挛、肉痛、血泄、淋闭之病生矣。以此知非热不能解表，非寒不能攻里。是解表常宜热，攻里常宜寒。若反此法，是谓妄造。

今之用药者，以荆黄汤解表，以姜桂药攻里，此与以水济水，以火济火何异哉？故非徒不效，轻者危，甚者死。夫《本草》一书，不过酸、苦、甘、辛、咸、淡六味而已。圣人既以辛甘发散为阳，酸苦涌泄为阴；又以淡味渗泄为阳。是辛、甘、淡三味以解表，酸、苦、咸三味以攻里。发表与渗泄，非解表而何？涌泄非攻里而何？此二者，圣人之法尽矣！蔑以加矣！然则医之法，果多乎哉？攻里以寒，解表以热而已矣。虽然，表病而里不病者，可专以热药发其表；里病而表不病者，可专以寒药攻其里；表里俱病者，虽可以热解表，亦可以寒攻里，此仲景之大、小柴胡汤，虽解表亦兼攻里，最为得体。今之用药者，只知用热药解表，不察里之已病，故前所言热证皆作矣。医者不知罪由己作，反谓伤寒变证，以诬病人，非一日也。故刘河间自制通圣散加益元散，名为双解。千古之下，得仲景之旨者，刘河间一人而已。然今之议者，以为双解不可攻里，谤议纷纭，坐井小天，诚可憾也！岂知双解煎以葱须、豆豉，涌而汗之，一剂立雪所苦。纵不全瘥，亦可小瘥。向所谓热证，亦复不作。俟六经传毕，微下而已。今医者不知其济物无穷之功，乃妄作损胃无穷之谤，愤刘河间有能医之名，设坚白之论，以求世誉。孰肯剖璞一试，而追悔和氏之刖足哉？余之所以屡书此者，叹知音之难遇也。近者，余之故人某官，不欲斥言其名，因病头项强，状类伤寒，服通圣散，虽不得其法，犹无害也，医者见其因通圣散也，立毁其非仲景之药也。渠不察其热已甚矣，复以辛热发之。汗出不解，发黄血泄竟如前所言。后虽以承气下之，不能已。又复下之，至绝汗出，其脉犹搏击。然余亲见其子，言之甚详。至今士大夫，皆不知辛热一发之过也，独归罪于通圣散。呜呼！甚矣，道之难明也！

顷，余之旧契，读孟坚《汉书·艺文志》，载五苦六辛之说，而颜师古辈，皆无注解。渠特以问余。余顾其《内经》诸书中，亦不见其文。既相别矣，乘蹇且十里外，飒然而悟。欲复回以告，予之旧契，已归且远。乃令载之以示来者。夫五者，五脏；六者，六腑也，腑者，表也。病在里者，属阴分，宜以苦寒之药，涌之、泄之；病在表者，属阳分，宜以辛温之剂，发之、汗之。此五苦六辛之意也。颜师古不注，盖阙其疑也。乃知学不博而欲为医，难矣！余又徐思：五积六聚，其用药亦不外于是。夫五积在脏，有常形属里，宜以苦寒之药，涌之、泄之；六聚在腑，无常形，属表，宜以辛温之药，发之、汗之。与前五苦六辛亦合。亦有表热而可用柴胡之凉者，犹宜热而行之。

里寒而可用姜附之热者，犹宜寒而行之。余恐来者，不明《内经》发表攻里之旨，故并以孟坚五苦六辛之说，附于卷末。

汗下吐三法该尽治病诠十三

人身不过表里，气血不过虚实。表实者，里必虚；里实者，表必虚；经实者，络必虚；络实者，经必虚，病之常也。良工之治病者，先治其实，后治其虚，亦有不治其虚时。粗工之治病，或治其虚，或治其实，有时而幸中，有时而不中。谬工之治病，实实虚虚，其误人之迹常着，故可得而罪也。惟庸工之治病，纯补其虚，不敢治其实，举世皆曰平稳，误人而不见其迹。渠亦自不省其过，虽终老而不悔，且曰："吾用补药也，何罪焉？"病人亦曰："彼以补药补我，彼何罪焉？"虽死而亦不知觉。夫粗工之与谬工，非不误人，惟庸工误人最深，如鲧湮洪水，不知五行之道。夫补者人所喜，攻者人所恶。医者与其逆病人之心而不见用，不若顺病人之心而获利也，岂复计病者之死生乎？呜呼！世无真实，谁能别之？今余着此吐汗下三法之诠，所以该治病之法也，庶几来者有所凭借耳。

夫病之一物，非人身素有之也。或自外而入，或由内而生，皆邪气也。邪气加诸身，速攻之可也，速去之可也，揽而留之，何也？虽愚夫愚妇，皆知其不可也。及其闻攻则不悦，闻补则乐之。今之医者曰："当先固其元气，元气实，邪自去。"世间如此妄人，何其多也！夫邪之中人，轻则传久而自尽，颇甚则传久而难已，更甚则暴死。若先论固其元气，以补剂补之，真气未胜，而邪已交驰横骛而不可制

矣。惟脉脱、下虚、无邪、无积之人，始可议补；其余有邪积之人而议补者，皆鲧湮洪水之徒也。今予论吐、汗、下三法，先论攻其邪，邪去而元气自复也。况予所论之法，识练日久，至精至熟，有得无失，所以敢为来者言也。

天之六气，风、暑、火、湿、燥、寒；地之六气，雾、露、雨、雹、冰、泥；人之六味，酸、苦、甘、辛、咸、淡。故天邪发病，多在乎上；地邪发病，多在乎下；人邪发病，多在乎中。此为发病之三也。处之者三，出之者亦三也。诸风寒之邪，结搏皮肤之间，藏于经络之内，留而不去，或发疼痛走注，麻痹不仁，及四肢肿痒拘挛，可汗而出之。风痰宿食，在膈或上脘，可涌而出之。寒湿固冷，热客下焦，在下之病，可泄而出之。《内经》散论诸病，非一状也；流言治法，非一阶也。《至真要大论》等数篇言运气所生诸病，各断以酸苦甘辛咸淡以总括之。其言补，时见一二；然其补非今之所谓补也，文具于补论条下，如辛补肝，咸补心，甘补肾，酸补脾，苦补肺。若此之补，乃所以发腠理，致津液，通血气。至其统论诸药，则曰：辛、甘、淡三味为阳，酸、苦、咸三味为阴。辛甘发散，淡渗泄。酸苦咸涌泄，发散者归于汗，涌者归于吐，泄者归于下。渗为解表，归于汗，泄为利小溲，归于下。殊不言补。乃知圣人止有三法，无第四法也。

然则圣人不言补乎？曰：盖汗下吐，以若草木治病者也。补者，以谷肉果菜养口体者也。夫谷肉果菜之属，犹君之德教也；汗下吐之属，犹君之刑罚也。故曰：德教，兴平之粱肉；刑罚，治乱之药石。若人无病，粱肉

张从正·儒门事亲

而已；及其有病，当先诛伐有过。病之去也，粱肉补之，如世已治矣，刑措而不用。岂可以药石为补哉？必欲去大病大瘵，非吐汗下未由已也。然今之医者，不得尽汗下吐法，各立门墙，谁肯屈己之高而一问哉？且予之三法，能兼众法，用药之时，有按有跷，有揃有导，有减有增，有续有止。今之医者，不得予之法，皆仰面傲笑曰："吐者，瓜蒂而已矣；汗者，麻黄、升麻而已矣；下者，巴豆、牵牛、朴硝、大黄、甘遂、芫花而已矣。"既不得其术，从而诬之，予固难与之苦辩，故作此诠。

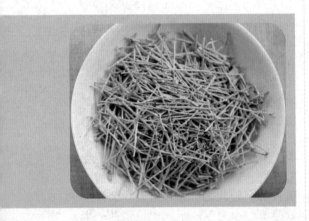

所谓三法可以兼众法者，如引涎、漉涎、嚏气、追泪，凡上行者，皆吐法也；炙、蒸、熏、渫、洗、熨、烙、针刺、砭射、导引、按摩，凡解表者，皆汗法也；催生下乳、磨积逐水、破经泄气，凡下行者，皆下法也。以余之法，所以该众法也。然予亦未尝以此三法，遂弃众法，各相其病之所宜而用之。

以十分率之，此三法居其八九，而众所当才一二也。或言《内经》多论针而少论药者，盖圣人欲明经络。岂知针之理，即所谓药之理。即今着

吐汗下三篇，各条药之轻重寒温于左。仍于三法之外，别着《原补》一篇，使不预三法。恐后之医者泥于补，故置之三篇之末，使用药者知吐中有汗，下中有补，止有三法。《内经》曰：知其要者，一言而终。是之谓也。

凡在上者皆可吐式十四

夫吐者，人之所畏。且顺而下之，尚犹不乐，况逆而上之，不说者多矣。然自胸以上，大满大实，痰如胶粥，微丸微散，皆儿戏也，非吐病安能出？仲景之言曰：大法春宜吐。盖春时阳气在上，人气与邪气亦在上，故宜吐也。涌吐之药，或丸或散，中病则止，不必尽剂，过则伤人。然则四时有急吐者，不必直待春时也。但仲景言其大法耳。

今人不得此法，遂废而不行。试以名方所记者略数之。如仲景《伤寒论》中，以葱根白豆豉汤，以吐头痛；栀子浓朴汤，以吐懊恼；瓜蒂散，以吐伤寒六七日，因下后腹满无汗而喘者。如此三方，岂有杀人者乎？何今议予好涌者多也？又如孙氏《千金方》风论中数方，往往皆效。近代《本事方》中，稀涎散，吐膈实中满、痰厥失音、牙关紧闭、如丧神守。《万全方》以郁金散吐头痛、眩运、头风、恶心、沐浴风。近代《普济方》以吐风散、追风散，吐口噤不开、不省人事；以皂角散吐涎潮。《总录》方中，以常山散吐疟。孙尚方以三圣散吐发狂；神验方吐舌不正。《补亡篇》以远志去心，春分前服之，预吐瘟疫。此皆前人所用之药也，皆有效者，何今之议予好涌者多也？惟《养生必用方》言：如吐其涎，令人跛躄。《校正方》已引风门中碧霞丹为证，予不须辨也。但《内经》明言：高者越之。

然《名医录》中，惟见太仓公、华元化、徐文伯能明律用之，自余无闻，乃知此法废之久矣。今予骤用于千载寂寥之后，宜其惊且骇也。惜乎黄帝、岐伯之书，伊芳挚、仲景之论，弃为闲物，纵有用者，指为山野无韵之人，岂不谬哉？予之用此吐法，非偶然也。曾见病之在上者，诸医尽其技而不效。余反思之，投以涌剂，少少用之，颇获征应。既久，乃广访多求，渐臻精妙，过则能止，少则能加。一吐之中，变态无穷，屡用屡验，以至不疑。

故凡可吐，令条达者，非徒木郁然。凡在上者，皆宜吐之。且仲景之论，胸上诸实郁，而痛不能愈，使人按之，及有涎唾，下痢十余行，其脉沉迟，寸口脉微滑者，此可吐之，吐之则止。仲景所谓胸上诸实，按之及有涎唾者，皆邪气在上也。《内经》曰：下痢，脉迟而滑者，内实也；寸口脉微滑者，上实也。皆可吐之。王冰曰：上盛不已，吐而夺之。仲景曰：宿食在上脘，当吐之。又如宿饮酒积在上脘者，亦当吐之。在中脘者，当下而去之。仲景曰：病人手足厥冷，两手脉乍结，以客气在胸中，心下满而烦，欲食不能食者，知病在胸中，当吐之。余尝用吐方，皆是仲景方，用瓜蒂散，吐伤寒头痛；用葱根白豆豉汤，以吐杂病头痛；或单瓜蒂名独圣，加茶末少许，以吐痰饮食；加全蝎梢，以吐两胁肋刺痛、濯濯水声者。《内经》所谓"湿在上，以苦吐之"者，其是谓欤！今人亦有窃予之法者，然终非口授，或中或否，或涌而不能出，或出而不能止。岂知上涌之法，名曰撩痰。"撩"之一字，自有擒纵卷舒。顷有一工，吐陈下一妇人，半月不止，涎至数斗，命悬须臾，

仓皇失计，求予解之。予使煎麝香汤，下咽立止。或问：麝香何能止吐？予谓之曰：瓜苗闻麝香即死。吐者，瓜蒂也，所以立解。如藜芦吐者不止，以葱白汤解之；以石药吐者不止，以甘草、贯众解之；诸草木吐者，可以麝香解之。以《本草》考之，吐药之苦寒者，有豆豉、瓜蒂、茶末、栀子、黄连、苦参、大黄、黄芩；辛苦而寒者，有郁金、常山、藜芦；甘苦而寒者，有地黄汁；苦而温者，有木香、远志、浓朴；辛苦而温者，有薄荷、芫花；辛而温者，有谷精草、葱根须；辛而寒者，有轻粉；辛甘而温者，有乌头、附子尖；酸而寒者，有晋矾、绿矾、齑汁；酸而平者，有铜绿；甘酸而平者，有赤小豆；酸而温者，有饭浆；酸辛而寒者，有胆矾；酸而寒者，有青盐、白米饮；辛咸而温者，有皂角；甚咸而寒者，有沧盐；甘而寒者，有牙硝；甘而微温且寒者，有参芦头；甘辛而热者，有蝎梢。凡此三十六味，惟常山、胆矾、瓜蒂有小毒，藜芦、芫花、轻粉、乌附尖有大毒，外二十六味，皆吐药之无毒者。各对证擢而用之。此法宜先小服，不满，积渐加之。

余之撩痰者，以钗股、鸡羽探引，不出，以齑投之，投之不吐，再投之，且投且探，无不出者。吐至昏眩，慎勿惊疑。《书》曰：若药不瞑眩，厥疾弗瘳。如发头眩，可饮冰水立解。如无冰时，新汲水亦可。强者可一吐而安，弱者可作三次吐之，庶无损也。吐之次日，有顿快者，有转甚者，盖饮之而吐未平也。俟数日，当再涌之。如觉渴者，冰水、新水、瓜、梨、柿及凉物，皆不禁，惟禁贪食过饱硬物、干脯难化之物。心火既降，中脘冲和，

阴道必强，大禁房劳、大忧、悲思。病人既不自责，众议因而噪之，归罪于吐法，起谤其由此也。故性行刚暴，好怒喜淫之人，不可吐；左右多嘈杂之言，不可吐；病人颇读医书，实非深解者，不可吐；主病者不能辨邪正之说，不可吐；病人无正性，妄言妄从，反复不定者，不可吐；病势危，老弱气衰者，不可吐；自吐不止，亡阳血虚者，不可吐；诸吐血、呕血、咯血、衄血、嗽血、崩血、失血者，皆不可吐。吐则转生他病，浸成不救，反起谤端。

虽恳切求，慎勿强从，恐有一失，愈令后世不信此法，以小不善，累大善也。必标本相得，彼此相信，真知此理，不听浮言，审明某经某络，某脏某腑，某气某血，某邪某病，决可吐者，然后吐之。是予之所望于后之君子也，庶几不使此道湮微，以新传新耳！

凡在表者皆可汗式十五

风、寒、暑、湿之气，入于皮肤之间而未深，欲速去之，莫如发汗。圣人之刺热五十九刺，为无药而设也，皆所以开玄府而逐邪气，与汗同。然不若以药发之，使一毛一窍，无不启发之为速也。

然发汗亦有数种。世俗止知惟温热者为汗药，岂知寒凉亦能汗也，亦有熏渍而为汗者，亦有导引而为汗者。如桂枝汤、桂枝麻黄各半汤、五积散、败毒散，皆发汗甚热之药也。如升麻汤、葛根汤、解肌汤、逼毒散，皆辛温之药也。如大柴胡汤、小柴胡汤、柴胡饮子，苦寒之药也。如通圣散、双解散、当归散子，皆辛凉之药也。故外热内寒宜辛温，外寒内热宜辛凉。平准所谓导引而汗者，华元化之虎、鹿、熊、

猴、鸟五禽之戏，使汗出如敷粉，百疾皆愈。所谓熏渍而汗者，如张苗治陈廪丘，烧地布桃叶蒸之，大汗立愈。又如许胤宗治许太后感风不能言，作防风汤数斛，置于床下，气如烟雾，如其言，遂愈能言。此皆前人用之有验者。

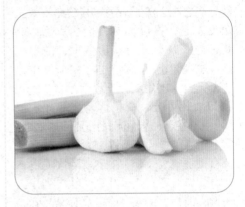

以《本草》校之，荆芥、香白芷、陈皮、半夏、细辛、苍术，其辛而温者乎；蜀椒、胡椒、茱萸、大蒜，其辛而大热者乎；生姜，其辛而微温者乎；天麻、葱白，其辛而平者乎；青皮、薄荷，其辛苦而温者乎；防己、秦艽，其辛而且苦者乎；麻黄、人参、大枣，其甘而温者乎；葛根、赤茯苓，其甘而平者乎；桑白皮，其甘而寒者乎；防风、当归，其甘辛而温者乎；附子，其甘辛而大热者乎；官桂、桂枝，其甘辛而大热者乎；浓朴，其苦而温者乎；桔梗，其苦而微温者乎；黄芩、知母、枳实、地骨皮，其苦而寒者乎；前胡、柴胡，其苦而微寒者乎；羌活，其苦辛而微温者乎；升麻，其苦甘且平者乎；芍药，其酸而微寒者乎；浮萍，其辛酸而寒者乎。凡此四十味，皆发散之属也。

惟不善择者，当寒而反热，当热而反寒，此病之所以变也。仲景曰：

大法春夏宜汗。春夏阳气在外，人气亦在外，邪气亦在外，故宜发汗。然仲景举其略耳。设若秋冬得春夏之病，当不发汗乎？但春夏易汗而秋冬难耳。凡发汗欲周身然，不欲如水淋漓，欲令手足俱周遍，汗出一二时为佳。若汗暴出，邪气多不出，则当重发汗，则使人亡阳。凡发汗中病则止，不必尽剂。要在剂当，不欲过也。此虽仲景调理伤寒之法，至于杂病，复何异哉？且如伤寒麻黄之类，为表实而设也；桂枝汤之类，为表虚而设也；承气汤，为阴虚而设也；四逆汤，为阳虚而设也。表里俱实者，所谓阳盛阴虚，下之则愈；表里俱虚者，所谓阴盛阳虚，汗之则愈也。所谓阳为表而阴为里也，如表虚亡阳，发汗则死。发汗之法，辨阴阳，别表里，定虚实，然后汗之，随治随应。

设若飧泄不止，日夜无度，完谷下出，发汗可也。《内经》曰：春伤于风，夏生飧泄。

此以风为根，风非汗不出。昔有人病此者，腹中雷鸣泄注，水谷不分，小便涩滞，皆曰脾胃虚寒故耳。豆蔻、乌梅、罂粟壳、干姜、附子，曾无一效；中脘脐下，灸已数十，燥热转甚，小溲涸竭，瘦削无力，饮食减少。命予视之，余以谓《应象论》曰：热气在下，水谷不分，化生飧泄；寒气在上，则生䐜胀。而气不散，何也；阴静而阳动故也。诊其两手脉息，俱浮大而长，身表微热。用桂枝麻黄汤，以姜枣煎，大剂，连进三服，汗出终日，至旦而愈。次以胃风汤，和平脏腑，调养阴阳，食进病愈。

又贫家一男子，年二十余，病破伤风，搐，牙关紧急，角弓反张。弃之空室，无人问者，时时呻呼。余怜其苦，以风药投之。口噤不能下，乃从两鼻窍中灌入咽喉，约一中碗，死中求生。其药皆大黄、甘遂、牵牛、硝石之类。良久，上涌下泄，吐且三四升，下一二十行，风搐立止，肢体柔和，旦已自能起。口虽开，尚未能言。予又以桂枝麻黄汤三两，作一服，使啜之。汗出周匝如洗，不三日而痊。

又如小儿之病，惊风搐搦，涎潮热郁，举世皆用大惊丸、抱龙丸、镇心丸等药。间有不愈者，余潜用瓜蒂、赤小豆等分，共为细末，以猪胆汁浸蒸饼为丸，衣以螺青或丹砂，以浆水、乳汁送之。良久，风涎涌出一两掬，三五日一涌，涌三五次。渐以通圣散稍热服之，汗然，病日已矣。

顷又治一狂人，阴不胜其阳，则脉流薄疾，阳并乃狂。《难经》曰：重阳者狂，重阴者癫。阳为腑，阴为脏，非阳热而阴寒也。热并于阳则狂，狂则生寒；并于阴则癫，癫则死。《内经》曰：足阳明胃实则狂。故登高而歌，弃衣而走，无所不为，是热之极也。以调胃承气，大作汤下数十行，三五日，复上涌一二升，三五日又复下之，凡五六十日，下百余行，吐亦七八度，如吐时，暖室置火，以助其热而汗少解，

张从正·儒门事亲

数汗方平。

又治一酒病人，头痛、身热、恶寒，状类伤寒，诊其脉，两手俱洪大，三两日不圊。余以防风通圣散约一两，用水一中碗，生姜二十余片，葱须根二十茎，豆豉一大撮，同煎三五沸，去滓，稍热，分作二服，先服一服多半，须臾以钗股探引咽中，吐出宿酒，酒之香味尚然，约一两掬，头上汗出如洗，次服少半立愈。《内经》曰：火郁发之。发为汗之，令其疏散也。

又尝治一税官，病风寒湿痹，腰脚沉重，浮肿，夜则痛甚，两足恶寒，经五六月间，犹绵胫靴足。腰膝皮肤，少有跣露，则冷风袭之，流入经络，其痛转剧。走注上下，往来无定。其痛极处，便挛急而肿起，肉色不变，腠理间如虫行。每遇风冷，病必转增。饮食转减，肢体瘦乏，须人扶掖，犹能行立。所服者，乌、附、姜、桂，种种燥热；燔针着灸，莫知其数，前后三年，不获一愈。一日，命予脉之，其两手皆沉滑有力。先以导水丸、通经散各一服，是夜泻三十余行，痛减半。遂渐服赤茯苓汤、川芎汤、防风汤。此三方在《宣明论》中，治痹方是也。日三服，煎七八钱，余又作玲珑灶法熏蒸，血热病必增剧。诸汗法古方亦多有之，惟以吐发汗者，世罕知之。故余尝曰：吐法兼汗，良以此夫！

凡在下者皆可下式十六

下之攻病，人亦所恶闻也。然积聚陈于中，留结寒热于内，留之则是耶？逐之则是耶？《内经》一书，惟以气血通流为贵。世俗庸工，惟以闭塞为贵。又止知下之为泻，又岂知《内经》之所谓下者，乃所谓补也。陈去而肠胃洁，瘕尽而荣卫昌。不补之中，有真补者存焉。然俗不信下之为补者，盖庸工妄投下药，当寒反热，当热反寒，未见微功，转成大害，使聪明之士，亦复不信者此也。

所以谓寒药下者，调胃承气汤，泄热之上药也；大、小桃仁承气，次也；陷胸汤，又其次也；大柴胡，又其次也。以凉药下者，八正散，泄热兼利小溲；洗心散，抽热兼治头目；黄连解毒散，治内外上下蓄热而不泄者；四物汤，凉血而行经者也；神芎丸，解上下蓄热而泄者也。以温药而下者，无忧散，下诸积之上药也；十枣汤，下诸水之上药也。以热药下者，煮黄丸、缠金丸之类也，急则用汤，缓则用丸，或以汤送丸，量病之微甚，中病即止，不必尽剂，过而生愆。

仲景曰：大法秋宜泻。谓秋则阳气在下，人气与邪气亦在下，故宜下。此仲景言其大概耳。设若春夏有可下之疾，当不下乎？此世上之庸工局迁延，误人大病者也。皆曰：夏月岂敢用过药泻脱胃气？呜呼！何不达造化之甚也？《内经》称：土火之郁，发四时之气。以五月先取化源，泻土补水。又曰：土郁则夺之。王太仆注曰：夺，谓下之，令无壅碍也。然则于五月先防土壅之发，令人下夺，《素问》之言非欤？然随证不必下夺，在良工消息之也。予所以言此者，矫世俗期不误大病暴病耳。故土郁之为夺，虽大承气汤亦无害也。试举大承气之药论：大黄苦寒，通九窍，利大、小便，除五脏六腑积热；芒硝咸寒，破痰散热润肠胃；枳实苦寒为佐使，散滞气，消痞满，除腹胀；浓朴辛温，和脾胃，宽中通气。此四味虽为下药，有泄有补，卓然有奇功。刘河间又加甘草以为三一承气,以甘和其中,最得仲景之秘也。余尝以大承气改作调中汤,加以姜、枣煎之。俗见姜、枣以为补脾胃而喜服,不知其中有大黄、芒硝也。

恶寒喜暖取补,故自古及今,天下皆然。此《内经》之法抑屈而不伸也。此药治中满痞气不大便者,下五七行,殊不困乏,次日必神清气快,膈空食进。《内经》曰:脾为之使,胃为之市。

人之食饮酸咸甘苦百种之味,散列于此,壅而不行,荡其旧而新之,亦脾胃之所望也。况中州之人食杂而不劳者乎?中州土也,兼载四象,木金水火,皆聚此中。故脾胃之病,奈何中州之医,不善扫除仓廪,使陈积而不能去也。犹曰:我善补,大罪也。此药有奇功,皆谓服之,便成伤败,乃好丹而非素者也。

或言:男子不可久泄,妇人不可久吐。何妄论之甚也?可吐则吐,可下则下,岂问男女乎?大人小儿,一切所伤之物在胃脘,如两手脉迟而滑者,内实也,宜下之。何以别乎?盖伤宿食者恶食,伤风者恶风,伤寒者恶寒,伤酒者恶酒,至易辨也。故凡宿食在胃脘,皆可下之,则三部脉平,若心下按之而硬满者,犹宜再下之。如伤寒大汗之后,重复劳发而为病者,盖下之后热气不尽故也,当再下之。若杂病腹中满痛不止者,此为内实也。《金匮要略》曰:痛而腹满,按之不痛为虚,痛者为实。《难经》曰:痛者为实,腹中满痛,里壅为实,故可下之。不计杂病、伤寒,皆宜急下之。宜大承气汤,或导水丸,或泄水丸等药,过十余行。如痛不已,亦可再服,痛已则止。至如伤寒大汗之后,发热,脉沉实,及寒热往来,时时有涎嗽者,

宜大柴胡汤加当归煎服之,下三五行,立愈。产后慎不可作诸虚不足治之,必变作骨蒸寒热,饮食不入,肌肤瘦削,经水不行。《经》曰:寒则衰饮食,热则消肌肉。人病瘦削,皆粗工以药消烁之故也。呜呼!人之死者,岂为命乎?《难经》曰:实实虚虚。损不足而益有余,如此死者,医杀之耳!至如目黄、九疸、食劳,皆属脾土,可下之,宜茵陈蒿汤。或用导水丸、禹攻散,泻十余行,次以五苓散、桂苓甘露散、白术丸等药,服之则愈矣。或腰脚胯痛,可用甘遂粉二三钱,以猪腰子薄批七八片,掺药在内,以湿纸包数重,文武火烧熟,至临卧细嚼,以温酒或米饮汤调下。至平明见一二十行,勿讶,意欲止泻,则饮水或新水顿服之,泻立止。次服通经和气定痛乌金丸、蹁马丹之类,则愈矣。《内经》有不因气动而病生于外者,太仆以为瘴气贼魅虫毒、冲薄坠堕、风寒暑湿、矻射剥割撞扑之类。至如诸落马堕井、打扑闪肭损折、汤沃火烧、车碾犬伤、肿发痛、日夜号泣不止者,予寻常谈笑之间,立获大效。可峻泻三四十行,痛止肿消,乃以通经散下导水丸等药。如泻水少,则可再加汤剂泻之,后服和血消肿散毒之药,病去如扫。此法得之睢阳高硕明、侯德和,使外伤者,不致癃残跛之患。余非敢掩人之善,意在救人耳!曾有邻人,杖疮发作肿痛,及上下,语言错乱,时时呕吐,数日不食,皆曰不救。余以通经散三四钱下神佑丸百余丸,相并而下,间有呕出者,大半已下膈矣!良久,大泻数行,秽不可近,脓血、涎沫、瘀毒约一二斗,其病人困睡不醒一日一夜。邻问予,予曰:喘息匀

张从正·儒门事亲

停，肿消痛减，故得睡也。来旦语清食进，不数日，痊。救杖疮欲死者，四十年间二三百，余追思举世杖疮死者，皆枉死也。自后凡见冤人被责者，急以导水丸、禹攻散，大作剂料，泻惊涎一两盆，更无肿发痛如导水丸、禹攻散泄泻不动，更加之通经散、神佑丸泻之，泻讫，须忌热物，止可吃新汲水一二顿，泻止立愈。至如沉积多年羸劣者，不可便服陡攻之药，可服缠积丹、三棱丸之类。《内经》曰：重者因而减之。若人年老衰弱，有虚中积聚者，止可五日一服万病无忧散。故凡积年之患，岂可一药而愈？即可减而去之。

以《本草》考之：下之寒者，有戎盐之咸，犀角之酸咸，沧盐、泽泻之甘咸，枳实之苦酸，腻粉之辛，泽漆之苦辛，杏仁之苦甘；下之微寒者，有猪胆之苦，下之大寒者，有牙硝之甘，大黄、瓜蒂、牵牛、苦瓠子、兰汁、牛胆、羊蹄苗根之苦，大戟、甘遂之苦甘，朴硝、芒硝之苦辛；下之温者，有槟榔之辛，芫花之苦辛，石蜜之甘，皂角之辛咸；下之热者，有巴豆之辛，下之辛凉者，有猪羊血之咸，下之平者，有郁李仁之酸，桃花萼之苦。

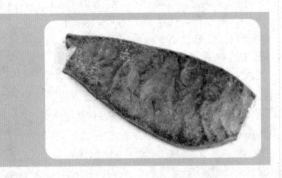

上三十味，惟牵牛、大戟、芫花、

皂角、羊蹄苗根、苦瓠子、瓜蒂有小毒，巴豆、甘遂、腻粉、杏仁之有大毒，余皆无毒。

设若疫气，冒风中酒，小儿疮疹，及产后潮热，中满败血，勿用银粉、杏仁大毒之药，下之必死，不死即危。且如槟榔、犀角、皂角皆温平，可以杀虫，透关节，除肠中风火燥结；大黄、芒硝、朴硝等咸寒，可以治伤寒热病，时气瘟毒，发斑泻血，燥热发狂，大作汤剂，以荡涤积热；泽泻、羊蹄苗根、牛胆、兰叶汁、苦瓠子亦苦寒，可以治水肿遍身，腹大如鼓，大、小便不利，及目黄、湿毒、九疸、食痨、疰虫、食土生米等物，分利水湿，通利大小便，荡涤肠胃间宿谷相搏。又若备急丸，以巴豆、干姜、大黄三味，蜜和丸之，亦是下药。然止可施于辛苦劳力，贫食粗辣之辈，或心腹胀满，胁肋刺痛，暴痛不住，服五七丸，或十丸，泻五七行以救急。若施之富贵城郭之人则非矣，此药用砒石治疟相类，止可施之于贫食之人。若备急丸，治伤寒风温，中酒冒风，及小儿疮疹，产后满闷，用之下膈，不死则危。及夫城郭之人，富贵之家，用此下药，亦不死则危矣！奈何庸人畏大黄而不畏巴豆，粗工喜巴豆而不喜大黄？盖庸人以巴豆性热而不畏，以大黄性寒而畏之，粗工以巴豆剂小而喜，以大黄剂大而不喜，皆不知理而至是也。岂知诸毒中，惟巴豆为甚。去油匮之蜡，犹能下后，使人津液涸竭，留毒不去，胸热口燥，他病转生，故下药以巴豆为禁。

余尝用前十余药，如身之使臂，臂之使手。然诸洞泄寒中者，不可下，俗谓休息痢也。伤寒脉浮者，不可下。表里俱虚者，不宜下。《内经》中五痞心证，不宜下。厥而唇青，手足冷，内热深者，宜下。寒者，不宜下，以脉别之。小儿内泻，转生慢惊，及两目直视，鱼口出气者，亦不宜下。若十二经败甚，亦不宜下，止宜调养，温以和之，如下则必误人病耳！若其余大积大聚，大病大秘，大涸大坚，下药乃补药也。余尝曰：泻法兼补法，良以此夫。

推原补法利害非轻说十七

《原补》一篇，不当作，由近论补者，与《内经》相违，不得不作耳。夫养生当论食补，治病当论药攻。然听者皆逆耳，以予言为怪。盖议者尝知补之为利，而不知补之为害也。论补者盖有六法：平补、峻补、温补、寒补、筋力之补、房室之补。以人参、黄芪之类为平补；以附子、硫黄之类为峻补；以豆蔻、官桂之类为温补；以天门冬、五加皮之类为寒补；以巴戟、肉苁蓉之类为筋力之补；以石燕、海马、起石、丹砂之类为房室之补。此六者，近代之所谓补者也。若施之治病，非徒功效疏阔，至其害不可胜言者。

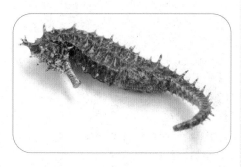

《难经》言东方实，西方虚，泻南方，补北方。

此言肝木实而肺金虚，泻心火，补肾水也。以此论之，前所谓六补者，了不相涉。试举补之所以为害者：如疟，

本夏伤于暑，议者以为脾寒而补之，温补之则危，峻补之则死；伤寒热病下之后，若以温辛之药补之，热当复作，甚则不救，泻血；血止之后，若温补之，血复热，小溲不利，或变水肿霍乱吐泻；本风湿合而为之，温补之则危，峻补之则死；小儿疮之后，有温补之，必发痈肿痛；妇人大产之后，心火未降，肾水未升，如黑神散补之，轻则危，甚则死；老人目暗耳聩，肾水衰而心火盛也，若峻补之，则肾水弥涸，心火弥盛；老人肾虚，腰脊痛，肾恶燥，腰者肾之府也，峻补之则肾愈虚矣；老人肾虚无力，夜多小溲，肾主足，肾水虚而火不下，故足痿，心火上乘肺而不入膵囊，故夜多小溲，若峻补之，则火益上行，膵囊亦寒矣！老人喘嗽，火乘肺也，若温补之则甚，峻补之则危；停饮之人不可补，补则痞闷转增；脚重之人不可补，补则胫膝转重。

男子二十上下而精不足，女人二十上下而血不流，皆二阳之病也。时人不识，便作积冷极愆治之，以温平补之。夫积温尚成热，而况燔针于脐下，火灸手足腕骨。《内经》本无劳证，由此变而为劳，烦渴、咳嗽涎痰，肌瘦，寒热往来，寝汗不止，日高则颜赤，皆以为传尸劳，不知本无此病，医者妄治而成之耳！夫二阳者，阳明也，胃之经也。心受之则血不流，脾受之则味不化。故男子少精，女子不月，皆由使内太过。故隐蔽委屈之事，各不能为也。惟深知涌泻之法者，能治之。又如春三月，风伤于荣，荣为血，故阴受之。温伤于卫，卫为气，故阳受之。初发之后，多与伤寒相似。头痛身热，口干潮热，数日不大便，仲景所谓阴阳俱浮，自汗出，身重多

张从正·儒门事亲

眠睡，目不欲开者是也。若以寒药下之，则伤脏气；若以温药补之，则火助风温，发黄发斑，温毒热增剧矣！风温外甚，则直视、潮热谵语、寻衣撮空、惊惕而死者，温补之罪也。《内经》虽言形不足者，温之以气；精不足者，补之以味。气属阳，天食人以五气；血属阴，地食人以五味者，戒乎偏胜，非便以温为热也。又若《经》云：损者补之，劳者温之。此温乃温存之温也，岂以温为热哉？又如"虚则补其母，实则泻其子"者，此欲权衡之得其平也。又乌在燔针壮火，炼石烧砒，硫、姜、乌、附，然后为补哉？所谓补上欲其缓，补下欲其急者，亦焉在此等而为急哉？自有酸、苦、甘、辛、咸、淡、寒、凉、温、热、平、更相君、臣、佐、使耳。所谓平补者，使阴阳两停，是谓平补。奈时人往往恶寒喜温，甘受酷烈之毒，虽死而不悔也，可胜叹哉？余用补法则不然。取其气之偏胜者，其不胜者自平矣。医之道，损有余，乃所以补其不足也。余尝曰：吐中自有汗，下中自有补，岂不信然！余尝用补法，必观病人之可补者，然后补之。昔维阳府判赵显之，病虚羸，泄泻褐色，乃洞泄寒中证也。每闻大黄气味即注泄。余诊之，两手脉沉而软，令灸水分穴一百余壮，次服桂苓甘露散、胃风汤、白术丸等药，不数月而愈。又息城酒监赵进道，病腰痛，岁余不愈。诊其两手脉，沉实有力，以通经散下五七行；次以杜仲去粗皮细切，炒断丝为细末，每服三钱；猪腰子一枚，薄批五七片，先以椒盐淹去腥水，掺药在内，裹以荷叶，外以湿纸数重封，以文武火烧熟，临卧细嚼，以温酒送下；每旦以无比山药丸一服，数日而

愈。又相台监酒岳成之，病虚滑泄，日夜不止，肠鸣而口疮，俗呼为心劳口疮，三年不愈。予以长流水，同姜枣煎五苓散五七钱，空心使服之，以治其下；以宣黄连与白茯苓去皮，二味各等分为末，以白面糊为丸，食后温水下三五十丸，以治其上，百日而愈。又汝南节度副使完颜君宝，病脏毒，下血发渴，寒热往来，延及六载，日渐瘦弱无力，面黄如染。余诊其两手脉沉，而身凉。《内经》寒以为荣气在，故生，可治。先以七宣丸下五七行；次以黄连解毒汤加当归赤芍药，与地榆散同煎服之，一月而愈。

若此数证，余虽用补，未尝不以攻药居其先，何也？盖邪未去而不可言补，补之则适足资寇。故病蔚之后，莫若以五谷养之，五果助之，五畜益之，五菜充之，相五脏所宜，毋使偏倾可也。凡药皆毒也，非止大毒、小毒谓之毒，虽甘草苦参，不可不谓之毒，久服必有偏胜。气增而久，夭之由也。是以君子贵流不贵滞，贵平不贵强。卢氏云：强中生百病，其知言哉！人惟恃强，房劳之病作矣，何贵于补哉？以太宗宪宗高明之资，犹陷于流俗之蔽，为方士燥药所误；以韩昌黎元微之犹死于小溲不通、水肿。有服丹置数外家，而死于暴脱；有服草乌头、如圣丸，而死于须疮；有服乳石、硫黄，小溲不通；有习气求嗣，而死于精血；有好茶而为癖。乃知诸药皆不可久服，但可攻邪，邪去则已。近年运使张伯英病宿伤，服硫黄、姜、附数月，一日丧明；监察陈威卿病嗽，服钟乳粉数年，呕血而殒。

呜呼！后之谈补者，尚监兹哉！

证口眼㖞斜是经非窍辩十八

口眼㖞斜者，俗工多与中风掉眩证一概治之，其药则灵宝、至宝、续命、清心、一字急风乌犀铁弹丸，其方非不言治此病也，然而不愈者，何也？盖知窍而不知经，知经而不知气故也。何谓知窍而不知经？盖人之首有七窍，如日月、五星、七政之在天也。故肝窍目，目为肝之外候；肺窍鼻，鼻为肺之外候；心窍舌，舌无窍，心与肾合而寄窍于耳，故耳与舌，俱为心之外候。俗工止知目病归之肝，口病归之脾，耳病归之肾，舌病归之心，更无改张。岂知目之内、上、下二网，足太阳及足阳明起于此；目之锐眦，足少阳起于此，手少阳至于此；鼻之左右，足阳明、手阳明侠乎此；口之左右，亦此两经还乎此。故七窍有病，不可独归之五脏，当归之六阳经也。余曰：俗工知窍而不知经者，此也。

何谓知经而不知气？盖世之谈方药者，不啻千万人，止不过坚执《本草》性味，其知十二经所出所入，所循所环，所交所合，所过所注，所起所会，所属所络，所上所下，所侠所贯，所布所散，所结所绕，所抵所连，所系所约，所同所别，千万人中，或见一二名明，可谓难其人矣！然而不过执此十二经，便为病本，将阳经为热，阴经为寒，向《本草》中寻药，药架上检方而已矣。病之不愈，又何讶焉？岂知《灵枢经》曰：足之阳明，手之太阳，筋急则口目为僻，此十二经及受病之处也，非为病者也。及为病者，天之六气也。六气者何？风、暑、燥、湿、火、寒是也。故曰：俗工知经而不知气者，此也。

然则口目㖞斜者，此何经也？何气也？足之太阳，足之阳明，左目有

之，右目亦有之，足之阳明，手之阳明，口左有之，口右亦有之。此两道也。《灵枢》又言：足阳明之筋，其病颊筋，有寒则急引颊移口，热则筋弛纵，缓不胜收，故僻。是左寒右热，则左急而右缓；右寒左热，则右急而左缓。故偏于左者，左寒而右热；偏于右者，右寒而左热也。夫寒不可径用辛热之剂，盖左中寒则逼热于右，右中寒则逼热于左，阳气不得宣行故也。而况风者，甲乙木也。口眼阳明，皆为胃土。风偏贼之，此口目之所以僻也，是则然矣。

七窍惟口目㖞斜，而耳鼻独无此病者，何也？盖动则风生，静者风息，天地之常理也。考之《易》象，有足相符者。震巽主动，坤艮主静。动者皆属木，静者皆属土。观卦者，视之理也。视者，目之用也。目之上网则眨，下网则不眨。故观卦上巽而下坤。颐卦者，养之理也。养者，口之用也。口之下颔则嚼，上颔则不嚼。故颐卦上艮而下震。口目常动，故风生焉。耳鼻常静，故风息焉。当思目虽斜，而目之眶未尝斜；口之㖞，而㖞口之辅车未尝，此经之受病，非窍之受病明矣！而况目有风轮，唇有飞门者耶！余尝治此证，未尝用世俗之药。非故与世参商，方凿圆枘，自然龃龉者。过颖，一长吏病此，命予疗之。目之斜，灸以承泣；口之㖞，灸以地仓，俱效。苟不效者，当灸人迎。夫气虚风入而为偏，上不得出，下不得泄，真气为风邪所陷，故宜灸。《内经》曰：陷下则灸之。正谓此也，所以立愈。又尝过东杞，一夫亦患此，予脉其两手，急数如弦之张，甚力而实。其人齿壮气充，与长吏不同，盖风火交胜。

予调承气汤六两，以水四升，煎作三升，分四服，令稍热啜之，前后约泻四五十行，去一两盆，次以苦剂投之，解毒数服，以升降水火，不旬日而愈。《脉诀》云：热则生风。若此者，不可纯归其病于窗隙之间得，亦风火素感而然也。盖火胜则制金，金衰则木茂，木茂则风生。若东杞之人，止可流湿润燥，大下之后，使加餐通郁为大。《灵枢》虽有马膏桂酒双涂之法，此但治其外耳，非治其内也。今人不知其本，欲以单服热水，强引而行之，未见其愈者也。向之用姜附、乌、桂、起石、硫黄之剂者，是耶？非耶？

疝本肝经宜通勿塞状十九

疝有七，前人论者甚多，非《灵枢》《素问》《铜人》之论，余皆不取。非余好异也，但要穷其原耳！七疝者何？寒疝、水疝、筋疝、血疝、气疝、狐疝、癫疝，是谓七疝。俗工不识，因立谬名，或曰膀胱，或曰肾冷，或曰小肠气，小儿曰偏气。立名既谬，并丧其实，何哉？盖医者既断为膀胱、肾冷、小肠气，又曰虚寒所致，其药之用也，不鹿茸、巴戟，则杜仲、苁蓉；不附子、乌头，则干姜、官桂；不楝实、秋香，则金铃、补骨脂。朝吞暮饵，曾无殊效，三二相传，曾无觉者。

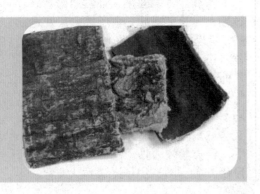

岂知诸疝，皆归肝经。其奈通流，归之小肠脬囊。夫膀胱水府，专司渗泄；小肠水道，专主通流。肾为少阴，总统二水，人之小溲，自胃入小肠，渗入膀胱。膀胱者，脬囊也，气化则水出茎端，此常道也，及其为疝，乃属足厥阴肝经。盖环阴器而上入小腹者，足厥阴肝经也。夫肝肾皆属于下，与冲、任、督相附，然《灵枢经》言：足厥阴肝经病，则有遗溺、癃闭、狐疝，主肾与膀胱、小肠三经，则不言疝，是受疝之处，乃肝之部分也。且《内经》男子宗筋，为束骨之会也。而肝主筋，睾者囊中之丸，虽主外肾，非厥阴环而引之，与玉茎无由伸缩。在女子则为篡户。其内外为二：其一曰廷孔，其二曰窍漏，此足厥阴与冲任督之所会也。《灵枢》言：足厥阴之经筋聚于阴器，其病伤于寒则阴缩入，伤于热则纵挺不收。治在行水清阴气。故阳明与太阴厥阴之筋，皆会于阴器，惟厥阴主筋，故为疝者，必本之厥阴。《灵枢》又言：足厥阴之别，名曰"蠡沟"，去内踝五寸，别走少阳，循胫上睾，结于茎。其病气逆、睾肿、卒疝，实则挺长，虚则暴痒，取之所别矣。岂非厥阴为受病之处耶？《灵枢》又言：邪在小肠，连睾系，属于肾，贯肝络肺，结心系。气盛厥逆，上冲肠胃，熏肝散于肓，结于脐。故取之肓原以散之，刺太阴以平之，取厥阴以下之，取巨虚下以去之，按其所过之经以调之。此其初，虽言邪在小肠，至其治法，必曰取厥阴以下之，乃知诸疝关于厥阴，可以无疑。以脉考之，《素问》云：厥阴滑，为狐疝；少阳滑，为肺风疝；太阴滑，为脾风疝；阳明滑，为心风疝；太阳滑，为肾风疝；少阴滑，为肝风疝。

凡此六疝，虽见于他脉中，皆言风疝者，足厥阴肝经之气也。《灵枢》亦曰：心脉微滑，为心疝；肝脉滑甚，为溃癃；肾脉滑甚，为癃癀。凡此三脏脉之疝，亦以滑为疝也。《素问》又云：脉大急，皆为疝。心脉滑，传为心疝；肺脉沉，传为肺疝。三阴急为疝，三阳急为癀。王太仆云：太阳受寒，血凝为癀；太阴受寒，气聚为疝。此言太阴受寒，传之肝经也。可以温药逐之，不可以温药补之。若补之者，是欲病去而强挽留之也。历考《素问》：三阳为病，发寒热，其传为癀疝。此亦言膀胱非受病之处，必传于厥阴部分，然后为疝也。又言病在少腹，腹痛，不得大小便，病名曰疝。得之寒，言脉急者曰疝癀。少腹痛，凡言少腹者，岂非厥阴之部分耶？又言脾风传胃，名曰疝癀。此谓非肝木不能为风气，名曰厥疝。盖脾土虚而不能制水，又为肝木所凌也。又言督脉为冲疝。盖厥阴与冲、任、督，俱会于前阴也。岂不明哉？至如运气中，又言岁太阳在泉，寒淫所胜，民病少腹控睪。盖寒客于小肠、膀胱，则肝木缩而不得伸行，母传之子也。阳明司天，燥淫所胜，丈夫癀疝，妇人少腹痛，此言肝气不得上行，为金所抑，鬼贼故也。又言太阴在泉，土胜则寒气逆满，食饮不下，甚则为疝。此亦言寒客太阴湿土，土不胜水，水传之肝经也。

又尝遍阅《铜人》俞穴，亦相表里。如背上十三椎俞，肝经，言寒疝，腹部中行。惟阴交一穴，言寒疝，任脉之所发也；关元一穴，言暴疝，小肠之募，足三阴任脉之会也；中极一穴，言疝癀，膀胱之募，亦足三阴任脉之会也；曲骨一穴，言癀疝，任脉、足厥阴之会也；其腹部第二行肓二穴，言寒疝，冲脉足少阴之会也；四病上穴，言疝癀，冲任脉足少阴肾之会也；其腹部第三行大巨二穴，言癀疝，足阳明脉气之所发也；气冲二穴，言癀疝，茎中痛，两丸寒痛，亦足阳明脉气之所发也；其腹部第四行府合二穴，言癀疝痛，足太阴厥阴阴维之交会也，亦太阴部三阴阳明之别也；冲门二穴，言阴疝，足太阴厥阴之会也；其在侧胁者，五枢二穴，言寒疝，阴邪上入少腹，带脉下三寸也。其在足六经者，足厥阴穴十名，言疝者七，谓大敦、行间、太冲、中封、蠡沟、中都、曲泉。足少阳穴十四名，言疝者一，谓丘墟穴也。足太阴穴十一名，言疝者一，谓阴陵泉也。足阳明穴十五名，言疝者一，谓阴市穴也。足少阴穴十名，言疝者五，谓然谷、大溪、照海、交信、筑宾也。足太阳穴十八名，言疝者二，谓金门、合阳也。由是言之，惟厥阴言疝独多，为疝之主也。其余经穴，虽亦治癀疝，终非受疝之地，但与足厥阴相连耳。或在泉寒胜，木气挛缩禁于此经；或司天燥胜，木气抑郁于此经；或忿怒悲哀，忧抑顿挫，结于此经；或药淋外固闭，尾缩精壅于此经。其病差别如此。

不知世间之药多热补，从谁而受其方也？信其方，则《素问》《灵枢》《铜人》皆非也。信《素问》《灵枢》《铜人》，则俗方亦皆非也。不知后之君子，以孰为是？呜呼！余立于医四十余岁，使世俗之方，人人可疗，余亦莫知敢废也。谙练日久，因经识病，然后不惑。且夫遗溺、闭癃、阴痿、胕痹、精滑、白淫，皆男子之疝也，不可妄归之肾冷。血涸不月，月罢腰膝上热，足躄，嗌干，

张从正·儒门事亲

癃闭，少腹有块，或定或移，前阴突出，后阴痔核，皆女子之癫之疝，而谓之瘕。若年少而得之，不计男子妇人皆无子。故隐蔽委曲之事，了不干脬肾小肠之事，乃足厥阴肝经之职也。奈俗方止言脬、肾、小肠，殊不言肝木一句，惑人甚矣！且肝经，乙木也。木属东方，为心火之母也。凡疝者，非肝木受邪，则肝木自甚也，不可便言虚而补之。

《难经》所谓"东方实，西方虚；泻南方，补北方"，此言泻火，木自平，金自清，水自旺也。

昔审言为蔡之参军也，因坐湿地，疝痛不可堪，诸药莫救。余急以导水丸、禹功散，泻三十余行，肿立消，痛立减。又项关一男子，病卒疝暴痛不任，倒于街衢，人莫能动，呼予救之。余引经证之：邪气客于足厥阴之络，令人卒疝，故病阴丸痛也。余急泻大敦二穴，大痛立已。夫大敦穴者，乃是厥阴之二穴也。疹寇镇一夫，病疟发渴，痛饮蜜浆，剧伤冰水。医者莫知泻去其湿，反杂进姜、附。湿为燥热所壅，三焦闭涩，水道不行，阴道不兴，阴囊肿坠，大于升斗。余先以导水百余丸，少顷，以猪肾散投之，是夜泻青赤水一斗，遂失痛之所在。近颖尾一夫，病卒疝，赤肿大痛，数日不止，诸药如水投石。余以导水一百五十丸，令三次咽之；次以通经散三钱，空腹淡酒调下，五更下脏腑壅积之物数行，痛肿皆去。不三日，平复如故。《内经》曰：木郁则达之。达，谓吐也，令条达。肝之郁，本当吐者，然观其病之上下，以顺为贵。仲景所谓上宜吐，下宜泻者，

此也。敢列七疝图于下，以示后之君子，庶几有所凭借者焉。

寒疝，其状囊冷，结硬如石，阴茎不举，或控睾丸而痛。得于坐卧湿地，或寒月涉水，或冒雨雪，或卧坐砖石，或风冷处使内过劳。宜以温剂下之。久而无子。

水疝，其状肾囊肿痛，阴汗时出，或囊肿而状如水晶，或囊痒而燥出黄水，或少腹中按之作水声。得于饮水醉酒，使内过劳，汗出而遇风寒湿之气，聚于囊中，故水多，令人为卒疝。

宜以逐水之剂下之，有漏针去水者，人多不得其法。

筋疝，其状阴茎肿胀，或溃或脓，或痛而里急筋缩，或茎中痛，痛极则痒，或挺纵不收，或白物如精，随溲而下。久而得于房室劳伤，及邪术所使。宜以降心之剂下之。

血疝，其状如黄瓜，在少腹两旁，横骨两端约中，俗云便痈。得于重感春夏大燠，劳动使内，气血流溢，渗入脬囊，留而不去，结成痈肿，脓少血多。宜以和血之剂下之。

气疝，其状上连肾区，下及阴囊，或因号哭忿怒，则气郁之而胀，怒哭号罢，则气散者是也。有一治法，以针出气而愈者。然针有得失，宜以散气之药下之。或小儿亦有此疾，俗曰偏气。得于父已年老，或年少多病，阴痿精怯，强力入房，因而有子，胎中病也。此疝不治，惟筑宾一穴针之。

狐疝，其状如瓦，卧则入小腹，行立则出小腹入囊中。狐则昼出穴而溺，夜则入穴而不溺。

此疝出入，上下往来，正与狐相类也。亦与气疝大同小异。今人带钩钤是也。宜以逐气流经之药下之。

癫疝，其状阴囊肿缒，如升如斗，不痒不痛者是也。得之地气卑湿所生。故江淮之间，漱塘之处，多感此疾。宜以祛湿之药下之。女子阴户突出，虽亦此类，乃热则不禁固也。不可便谓虚寒而涩之、燥之、补之。本名曰瘕，宜以苦下之，以苦坚之。王冰云：阳气下坠，阴气上争，上争则寒多，下坠则筋缓，故睾垂纵缓，因作疝也。

以上七疝，下去其病之后，可调则调，可补则补，各量病势，勿拘俗法。《经》所谓阴盛而腹胀不通者，癫癃疝也，不可不下。

五虚五实攻补悬绝法二十

虚者补之，实者泻之，虽三尺之童，皆知之矣。至于五实五虚，岂可以泛泛虚实用药哉？《内经》明言其状，如俗工不识何？此二证所以见杀于委靡之手也。坐视人之死，犹相夸曰："吾药稳。"以诳病家。天下士大夫亦诚以为然，以诳天下后世，岂不怪哉！夫一身犹一国也。如寻邑百万围昆阳，此五实证也，故萧王亲犯中原而笃战。如河内饥，而又经火灾，此五虚证也，故汲黯不避矫诏而发仓。此可与达权知变者论，不可与贪常嗜琐者说也。

故曰：庸人误天下，庸工误病人，正一理也。

《内经》曰：五实者死，五虚者亦死。夫五实者，谓五脏皆实也；五虚者，谓五脏皆虚也。腑病为阳，易治而鲜死；脏病为阴，难治而多死。

《经》明言：脉盛，皮热，腹胀，前后不通，闷瞀者，五实也。脉盛为心，皮热为肺，腹胀为脾，前后不通为肾，闷瞀为肝，五脏皆实之证也。五虚者反是：脉细，皮寒，气少，泻利前后，饮食不入者，五虚也。脉细为心，皮寒为肺，气少为肝，泄利前后为肾，饮食不入为脾，此五脏皆虚之证也。夫五实为五脏俱太过，五虚为五脏俱不及。《内经》言此二证皆死，非谓必死也，谓不救则死，救之不得其道，亦死也。其下复言：将粥入胃则虚者活，身汗后利则实者活，此两证自是前二证之治法也。后人不知是治法，只作辨验生死之断句，直谓病人有此则生，无此则死。虚者听其浆粥自入胃，实者听其自汗自利，便委之死地，岂不谬哉？夫浆粥入胃而不注泄，则胃气和，胃气和则五虚皆实也，是以生也；汗以泄其表，利以泄其里，并泄则上下通，上下通则五实皆启矣，是以生也。此二证异常，却不宜用。班氏所谓有病不服药之言，盖其病大且笃故也。

余向日从军于江淮之上。一舟子

张从正·儒门事亲

075

病，予诊之，乃五实也。余自幼读医经，尝记此五实之证，竟未之遇也。既见其人，窃私料之，此不可以常法治，乃可大作剂而下之。殊不动摇，计竭智穷，无如之何。忽忆桃花萼丸，顿下七八十丸，连泻二百余行，与前药相兼而下，其人昏困，数日方已。盖大疾之已去，自然卧憩，不如此，则病气无由衰也。徐以调和胃气之药，粥日加，自尔平复。

又尝过鸣鹿邸中，闻有人呻吟声息，瘦削痿然无力。余视之，乃五虚也，余急以圣散子，二服作一服。此证非三钱、二钱可塞也。续以胃风汤、五苓散等药，各大作剂，使顿服，注泻方止，而浆粥入胃，不数日，而其人起矣。

故五虚之受，不加峻塞，不可得而实也。彼庸工治此二证，草草补泻，如一杯水，救一车薪之火也，竟无成功，反曰：虚者不可补，实者不可泻。此何语也？吁！不虚者强补，不实者强攻，此自是庸工不识虚实之罪也。岂有虚者不可补，实者不可泄之理哉？予他日又思之：五实证，汗、下、吐三法俱行更快；五虚证，一补足矣！今人见五实证，犹有塞之者，见五虚证，虽补之而非其药。本当生者，反钝滞迁延，竟至于死耳！夫圣散子有干姜，寻常泻利勿用，各有标本；胃风、五苓有桂，所以温经散表，而分水道。圣散子之涩燥，胃风、五苓之能分，皆辛热辛温之剂也，俗工往往聚讪，以予好用寒凉，然予岂不用温补？但不遇可用之证也。

诡诡谤嗼。咸欲夸已以标名，从谁断之？悲夫！

喉舌缓急砭药不同解二十一

咽与喉，会厌与舌，此四者，同在一门，而其用各异。喉以候气，故喉气通于天；咽以咽物，故咽气通于地；会厌与喉，上下以司开合，食下则吸而掩，气上则呼而出，是以舌抵上腭，则会厌能闭其咽矣。四者相交为用，阙一则饮食废而死矣！此四者，乃气与食出入之门户最急之处。故《难经》言"七冲门"。而会厌之下为吸门，及其为病也，一言可了。一言者何？曰火。《内经》曰：一阴一阳结，谓之喉痹。王太仆注云：一阴者，手少阴君火，心主之脉气也；手少阳相火，三焦之脉气也。二火皆主脉，并络于喉。气热则内结，结甚则肿胀，肿胀甚则痹，痹甚而不通则死矣！夫足少阴，循喉咙，挟舌本，少阴上挟咽。此二者，诚是也。至于足阳明，下人迎，循喉咙；足太阴，挟咽连舌本；手太阳，循咽下膈；足厥阴，循喉咙之后。此数经皆言咽喉，独少阳不言咽喉。而《内经》言"一阴一阳，谓之喉痹"。何也？盖人读十二经，多不读《灵枢经》中经别第十一篇，具载十二经之正。其文云：足少阳之正，绕髀入毛际，合于厥阴，别者入季胁间，循胸里属胆，散之，上肝贯心，以上挟咽，出颐颔，散于面，系目系，合少阳于外也，又手心主之正，别下渊腋三寸，入胸中，别属三焦，出循喉咙，出耳后，合少阳完骨之下，是手少阳三焦之气，与手心主少阴之气相合，而行于喉咙也。

推十二经，惟足太阳别项下，其余皆凑于喉咙。然《内经》何为独言一阴一阳结为喉痹？盖君相二火独胜，则热结正络，故痛且速也。

余谓一言可了者，火是也。故十二经中，言嗌干嗌痛，咽肿颔肿，舌本强，皆君火为之也。唯喉痹急速，相火之所为也。夫君火者，犹人火也；相火者，犹龙火也。人火焚木其势缓，龙火焚木其势速。《内经》之言喉痹，则咽与舌在其间耳。以其病同是火，故不分也。后之医者，各详其状，强立八名，曰单乳蛾、双乳蛾、单闭喉、子舌胀、木舌胀、缠喉风、走马喉闭。热气上行，结薄于喉之两旁，近外肿作，以其形似，是谓乳蛾。一为单，二为双也。其比乳蛾差小者，名闭喉。热结于舌下，复生一小舌子，名曰子舌胀。热结于舌中，舌为之肿，名曰木舌胀。木者，强而不柔和也。热结于咽，项肿绕于外，且麻且痒，肿而大者，名曰缠喉风。喉痹暴发暴死者，名走马喉痹。此八种之名虽详，若不归之火，则相去远矣。

其微者可以咸软之，而大者以辛散之。今之医者，皆有其药也，如薄荷、乌头、僵蚕、白矾、朴硝、铜绿之类也。至于走马喉痹，何待此乎？其生死人，反掌之间耳！其最不误人者，无如砭针出血，血出则病已。《易》曰：血去惕出，良以此夫。昔余以治一妇人木舌胀，其舌满口，诸药不愈，余以针小而锐者砭之，五七度，肿减，三

张从正·儒门事亲

日方平。计所出血，几至盈斗。又治一男子缠喉风肿，表里皆作，药不能下，余以凉药灌于鼻中，下十余行，外以拔毒散敷之，阳起石烧赤，与伏龙肝各等分细末，每日以新水扫百遍，三日热始退，肿始消。又尝治一贵妇喉痹，盖龙火也，虽用凉药而不可使冷服，为龙火宜以火逐之。人火者，烹饪之火是也。乃使曝于烈日之中，登于高堂之上，令侍婢携火炉，坐药铫于上，使药常极热，不至大沸，通口时时呷之，百余次，龙火自散。

此法以热行寒，不为热病格故也。大抵治喉痹，用针出血，最为上策。但人畏针，委曲旁求，瞬息丧命。凡用针而有针创者，宜捣生姜一块，调以热白汤，时时呷之，则创口易合。

《铜人》中亦有灸法，然痛微者可用，病速者，恐迟则杀人。故治喉痹之火，与救火同，不容少待。《内经》：火郁发之。发，谓发汗。然喉咽中，岂能发汗。故出血者，乃发汗之一端也。后之君子，毋执小方，而曰吾药不动脏腑，又妙于出血，若幸遇小疾而获功，不幸遇大病而死矣！毋遗后悔可矣！

五积六聚治同郁断二十二

先贤说五积六聚甚明，惟治法独隐。其言五积曰：肝之积，名曰肥气，在左胁下，如覆杯，有头足，久不已，令人发咳逆疟，连岁不已者是也；心之积，名曰伏梁，起于脐，大如臂，上至心下，久不已，令人病烦心；脾之积，名曰痞气，在胃脘，大如复盘，久不已，令人四肢不收，发黄疸，饮食不为肌肤，俗呼为食劳黄也；肺之积，名曰息贲，在右胁下，大如覆杯，久不愈，令人洒淅寒热，喘嗽，发肺痈；肾之积，名曰贲豚，发于少腹，上至

心下，若豚状，或上或下无时，久不已，令人喘逆，骨痿，少气。此五积之状，前贤言之，岂不分明。遍访医门，人人能道。

及问治法，不过三棱、广茂、干漆、硇砂、陈皮、礞石、巴豆之类。复有不明标本者，又从而补之。岂有病积之人，大邪不出，而可以补之乎。至于世之磨积取积之药，余初学医时，亦曾用之，知其不效，遂为改辙。因考《内经》，骤然大悟。《内经》曰：木郁则达之，火郁发之，土郁夺之，金郁泄之，水郁折之。王太仆曰：达谓吐，发谓汗，夺谓下，泄为利小便，折谓折其冲逆。

此五者，五运为司天所制，故立此五法，与五积若不相似然。盖五积者，因受胜己之邪，而传于己之所胜，适当旺时，拒而不受，复还于胜己者，胜己者不肯受，因留结为积，故肝之积，得于季夏戊巳日；心之积，得于秋庚辛日；脾之积，得于冬壬癸日；肺之积，得于春甲乙日；肾之积，得于夏丙丁日。此皆抑郁不伸而受其邪也。岂待司天克运，然后为之郁哉？且积之成也，或因暴怒、喜、悲、思、恐之气，或伤酸、苦、甘、辛、咸之食，或停温、凉、热、寒之饮，或受风、暑、燥、寒、火、湿之邪。其初甚微，可呼吸按导方寸大而去之。不幸而遇庸医，强补而留之，留而不去，遂成五积。

夫肥气者，不独气有余也，其中亦有血矣。盖肝藏血故也。伏梁者，火之郁也，以热药散之则益甚，以火灸之，则弥聚。况伏梁证有二，名同而实异，不可不详焉。其一伏梁，上下左右皆有根，在肠胃之外，有大脓血，此伏梁义同肚痈；其一伏梁，身

体髀股皆肿，环脐而痛，是为风根，不可动，动则为水溺涩之病。此二者，《内经》虽言不可动，止谓不可大下，非谓全不可下，恐病去而有害痞气者。举世皆言寒则痞，《内经》以为湿则痞。虽因饮冷而得，其阳气为湿所蓄，以热攻之则不散，以寒攻之，则湿去而寒退矣。

息贲者，喘息愤而上行也。此旧说也。余以谓贲者，贲门也。手太阴之筋，结胸里而贯贲，入贲，下抵季胁，其病支转筋，痛甚则成息贲。手心主结于臂，其病胸痛息贲。又云：肺下则居贲迫，肝善胁下痛，肝高则上支贲，两胁为息贲。若是言之，是积气于贲而不散。

此《灵枢》说五脏处，言此贲自是多，故予发之。贲豚者，贲与奔同。《铜人》言或因读书得之，未必皆然也。肾主骨，此积最深难疗，大忌吐涌，以其在下，止宜下之。故予尝以独圣散吐肥气，疑之以降火之药调之。又尝治痞气，万举万全，先以瓜蒂散，吐其酸苦黄胶腥腐之物三二升，次以导水、禹功，下二三十行，末以五苓淡剂等药调之。又尝治息贲，用瓜蒂散，不计四时，置之燠室中，更以火一炉，以助其汗，吐、汗二法齐行。此病不可逗留，久则伤人。又尝治贲豚，以导水通经，三日一下之，一月十下，前后百行，次用治血化气磨积之药调之。此积虽不伤人，亦与人偕老。

若六聚之物，在腑属阳而无形，亦无定法。故此而行之，何难之有？或言余之治积太峻。予曰：不然。积之在脏，如陈茎之在江河。且积之在脏，中间多着脂膜曲折之处，区曰之中；陈茎之在江河，不在中流，多在汀湾

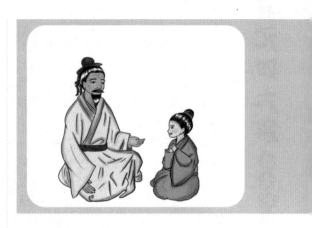

洄薄之地。遇江河之溢，一漂而去。积之在脏，理亦如之。故予先以丸药驱逐新受之食，使无梗塞。其碎着之积，已离而未下。

次以散药满胃而下。横江之筏，一壅而尽。设未尽者，以药调之。惟坚积不可用此法，宜以渐除。《内经》曰：坚者削之。今人言块癖是也。因述九积图，附于篇末，以俟来哲，知余用心独苦久矣，而世无知者。

食积，酸心腹满，大黄、牵牛之类，甚者礞石、巴豆。

酒积，目黄口干，葛根、麦之类，甚者甘遂、牵牛。

气积，噫气痞塞，木香、槟榔之类，甚者枳壳、牵牛。

涎积，咽如拽锯，朱砂、腻粉之类，甚者瓜蒂、甘遂。

痰积，涕唾稠粘，半夏、南星之类，甚者瓜蒂、藜芦。

癖积，两胁刺痛，三棱、广术之类，甚者甘遂、蝎梢。

水积，足胫胀满，郁李、商陆之类，甚者甘遂、芫花。

血积，打扑肭瘀，产后不月，桃仁、地榆之类，甚者虻虫、水蛭。

肉积，瘤核疬，腻粉、白丁香，

砭刺出血，甚者九积皆以气为主，各据所属之状而对治之。今人总此诸药，并为一方，曰：可治诸积，大谬也！吾无此病，焉用此药？吾无彼病，焉用彼药？十羊九牧，何所适从？非徒无益，而又害之。

斥十膈五噎浪分支派疏二十三

病派之分，自巢氏始也。病失其本，亦自巢氏始也。何者？老子曰：少则得，多则惑。且俗谓噎食一证，在《内经》苦无多语，惟曰：三阳结，谓之膈。三阳者，谓大肠、小肠、膀胱也。结，谓结热也。小肠热结则血脉燥；大肠热结则后不圊；膀胱热结则津液涸。三阳既结则前后闭塞。下既不通，必反上行，此所以噎食不下，纵下而复出也。

谓胃为水谷之海，日受其新，以易其陈，一日一便，乃常度也。今病噎者，三日五日，或五七日不便，是乖其度也，亦明矣。岂非三阳俱结于下，广肠枯涸，所食之物，为咽所拒。纵入太仓，还出咽嗌。此阳火不下，推而上行也。故《经》曰：少阳所至为呕涌，溢食不下，此理岂不晓然？又《气厥论》云：肝移寒于心为狂膈中，阳气与寒相搏，故膈食而中不通，

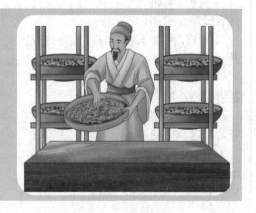

此膈阳与寒为之也，非独专于寒也。《六节脏象》又云：人迎四盛以上为格阳。王太仆云：阳盛之极，故膈拒而食不得入。

《正理论》曰：格则吐逆。故膈亦当为格。

后世强分为五噎，谓气、忧、食、思、劳也。后又分为十膈五噎。其派既多，其惑滋甚。人之溢食，初未必遽然也。初，或伤酒食，或胃热欲吐。或胃风欲吐，医氏不察本原，火里烧姜，汤中煮桂。丁香未已，豆蔻继之；荜茇未已，胡椒继之。虽曰和胃，胃本不寒；虽曰补胃，胃本不虚。设如伤饮止可逐饮；设如伤食，止可逐食。岂可言虚，便将热补？《素问》无者，于法犹非。素热之人，三阳必结，三阳既结，食必上潮。医氏犹云：胃寒不纳。燔针钻肉，炷艾灼肌，苦楚万千。三阳热结，分明一句，到了难从。不过抽薪最为紧要，扬汤止沸，愈急愈增。岁月弥深，为医所误。人言可下，退阳养阴。张眼吐舌，恐伤元气。止在冲和，闭塞不通，经无来路，肠宜通畅，是以鸣肠。肠既不通，遂成噎病。

世传五噎宽中散，有姜有桂；十膈散，有附有乌。今予既斥其方，信乎与否，以听后贤。或云：忧恚气结，亦可下乎？余曰：忧恚磐礴，便同火郁，太仓公见此皆下。法废以来，千年不复。今代刘河间治膈气噎食，用承气三汤，独超近代。今用药者，不明主使，如病风狂嘻嘻哂，不及观其效，犹昧本原，既懒问咨，妄兴非毁。今予不恤，姑示后人。用药之时，更详轻重。假如闭久，慎勿陡攻，纵得攻开，必虑后患，宜先润养，小着汤丸，累累加之，关扃自透。其或咽噎，上阻涎痰，轻

用苦酸，微微涌出，因而治下，药势易行。设或不行，蜜盐下导，始终勾引，两药相通，结散阳消，饮食自下。莫将巴豆，耗却天真，液燥津枯，留毒不去。人言此病，曾下夺之，从下夺来，转虚转痞。此为巴豆，非大黄牵牛之过。箕城一酒官，病呕吐，逾年不愈，皆以胃寒治之，丁香、半夏、青陈、姜附，种种燥热，烧锥燎艾，莫知其数。或少愈，或复剧，且十年，大便涩燥，小便赤黄。命予视之。予曰：诸痿喘呕，皆属于上。王太仆云：上，谓上焦也。火气炎上之气，谓皆热甚而为呕。以四生丸下三十行，燥粪肠垢，何啻数升？其人昏困一二日，频以冰水呷之，渐投凉乳酪、芝麻饮，时时咽之。数日外，大嚼饮食，精神气血如昔。继生三子，至五旬而卒。

饮当去水温补转剧论二十四

留饮，止证也，不过蓄水而已。王氏《脉经》中，派之为四：痰饮、悬饮、支饮、溢饮。《千金方》又派之为五饮，皆观病之形状而定名也。今予皆不论，此论饮之所得。其来有五：有愤郁而得之者，有困乏而得之者，有思虑而得之者，有痛饮而得之者，有热时伤冷而得之者。饮证虽多，无出于此。

夫愤郁而不得伸，则肝气乘脾，脾气不化，故为留饮。肝主虑，久虑而不决，则饮气不行。脾主思，久思而不已，则脾结，故亦为留饮。人因劳役远来，乘困饮水，脾胃力衰，因而嗜卧，不能布散于脉，亦为留饮。人饮酒过多，肠胃已满，又复增之，脬经不及渗泄，久久如斯，亦为留饮。因隆暑津液焦涸，喜饮寒水，本欲止渴，乘快过多，逸而不动，亦为留饮。人若病饮者，岂能出此五者之外乎？夫

水者，阴物也。但积水则生湿，停酒则生燥，久则成痰。在左胁者，同肥气；在右胁者，同息贲；上入肺则多嗽；下入大肠则为泻；入肾则为涌水，濯濯如囊浆。上下无所之，故在太阳则为支饮，皆由气逆而得之。故湿在上者，目黄面浮；在下者，股膝肿厥；在中者，支满痞隔痰逆。在阳不去者，久则化气；在阴不去者，久则成形。

今之用方者，例言饮为寒积，皆用温热之剂，以补之燥之。夫寒饮在中，反以热药从上投之，为寒所拒。水湿未除，反增心火；火既不降，水反下注；其上焦枯，其下寒栗。《内经》曰：出入废则神机化灭，升降息则气立孤危。

渠不信夫？况乎留饮下无补法，气方隔塞，补则转增。岂知《内经》所谓"留者攻之"？何后人不师古之甚也！且以白术、参、苓，饮者服之，尚加闭塞，况燔针艾火，其痞可知。前人处五饮丸三十余味，其间有矾石、巴豆、附子、乌头，虽是下攻，终同燥热，虽亦有寒药相参，力孤无援。

故今代刘河间根据仲景十枣汤，制三花神佑丸，而加大黄、牵牛。新得之疾，下三五十丸，气流饮去。昔有病此者，数十年不愈。予诊之，左手脉三部，皆微而小，右手脉三部，皆滑而大。微小为寒，滑大为燥。余以瓜蒂散，涌其寒痰数升，汗出如沃；次以导水、禹功，去肠胃中燥垢亦数升，其人半愈；然后以淡剂流其余蕴，以降火之剂开其胃口，不逾月而痊。夫黄连、黄柏，可以清上燥湿；黄芪、茯苓，可以补下渗湿。二者可以收后，不可以先驱。复未尽者，可以苦葶苈、杏仁、桑白皮、椒目逐水之药，伏水

皆去矣。

夫治病有先后，不可乱投。邪未去时，慎不可补也。大邪新去，恐反增其气，转甚于未治之时也。昔河内有人病饮，医者断为脾湿，以木香、牵牛二味散之，下十余行，因给病人；复变散为丸，又下十余行；复变丸为散，又十余行。

病者大困，睡几昼夜。既觉，肠胃宽润，惟思粥，食少许，日渐愈。虽同断为湿，但补泻不同，其差至此。

《内经》曰：岁土太过，雨湿流行，肾水受邪，甚则饮发中满。太阳司天，湿气变物，水饮内蓄，中满不食。注云：此年太阴在泉，湿监于地，病之原始，地气生焉。少阴司天，湿土为四之气，民病飑衄饮发。又，土郁之发，民病饮发注下，跗肿身重。又，太阴所至，为积饮痞隔。又，太阴所至，蓄满。又，太阴之胜，与太阴之复，皆云饮发于中。以此考之，土主湿化，不主寒；水主寒化，不主湿。天多雨，地有积潦，皆以为水。在《内经》属土，冰霜凝，风气凄凛，此水之化也。故曰：丑未太阴湿土，辰戌太阳寒水。二化本自不同，其病亦异。夫湿土太过，则饮发于中。今人以为脾土不足，则轩岐千古之书，可从乎？不可从乎？

嗽分六气毋拘以寒述二十五

嗽与咳，一证也。后人或以嗽为阳，咳为阴，亦无考据。且《内经·咳论》一篇，纯说嗽也，其中无咳字。由是言之，咳即嗽也，嗽即咳也。《阴阳应象大论》云：秋伤于湿，冬生咳嗽，又《五脏生成篇》云：咳嗽上气。又《诊要经终》云：春刺秋分，环为咳嗽。又《示从容篇》云：咳嗽烦冤者，肾气之逆也。《素问》惟以四处连言咳嗽，

其余篇中，止言咳，不言嗽。乃知咳嗽一证也。或言嗽为别一证，如《伤寒》书中说咳逆，即咽中作梯磴之声者是也。此一说，非《内经》止以嗽为咳。《生气通天论》云：秋伤于湿，上逆而咳。《应象大论》文义同，而无嗽字，乃知咳即是嗽明矣！余所以苦论此者。孔子曰：必也正名乎？嗽之为病，自古归之肺，此言固不易也。《素问》言：肺病，喘咳逆。又曰：咳嗽上气，厥在胸中，过在手太阴阳明。《灵枢》十二经，惟太阴肺经云：肺胀满，膨膨而喘咳，他经则不言。《素问·咳论》虽言五脏六腑皆有咳，要之止以肺为主。《素问》言：皮毛者，肺之合也。皮毛先受邪气。注云：邪为寒气。《经》又曰：邪气以从其合也。其寒饮食入胃，从脾脉上至于肺则肺寒，肺寒则内外合邪，因而客之，则为肺咳。

后人见是言，断嗽为寒，更不参较他篇。岂知六气皆能嗽人？若谓咳止为寒邪，何以"岁火太过，炎暑流行，金肺受邪，民病咳嗽"？岁木不及，心气晚治，上胜肺金，咳而飑。从革之纪，金不及也，其病嚏咳。坚成之纪，金太过也，上征与正商同，其病咳。少阳司天，火气下临，肺金上从，咳、嚏、衄。少阳司天，火淫所胜，咳、唾血、烦心。少阳司天，主胜则胸满咳。少阳司天之气，热郁于上，咳逆、呕吐。三之气，炎暑至，民病咳、呕。终之气，阳气不藏而咳。少阳之复，枯燥烦热，惊咳衄，甚则咳逆而血泄。少阴司天，热气生于上，清气生于下，寒热凌犯而生于中，民病咳、喘。三之气，天政布，大火行，余火内格，肿于上咳喘，甚则血溢。少阴司天，客胜则飑嚏，甚则咳喘。少阴之复，

燠热内作，气动于左，上行于右，咳，皮肤痛，则入肺，咳而鼻渊。若此之类，皆生于火与热也。岂可专于寒乎？谓咳止于热与火耶？厥阴司天，客胜则耳鸣掉眩，甚则咳。若此之类，乃生于风。岂可专于热与火也？谓咳专于风耶？太阴司天，湿淫所胜，咳唾则有血，太阴之复，湿变乃举，饮发于中，咳喘有声。若此之类，乃生于湿。岂可专于风也？谓咳止于湿耶？金郁之发，民病咳逆，心胁痛，岁金太过，燥气流行，肝木受邪，民病咳喘逆，逆甚而呕血。阳明司天，金火合德，民病咳嗌塞。

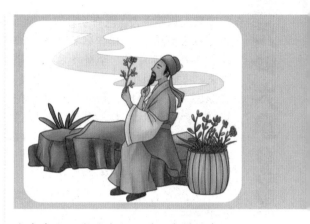

阳明司天，燥淫所胜，咳，腹中鸣。阳明司天，清复内余，则咳、衄、嗌塞，心膈中热。咳不止而目血出者死。阳明之胜，清发于中，溢塞而咳。阳明之复，清气大举，咳哕烦心。若此之类，皆生于燥，岂可专于湿也？谓咳止于燥耶？太阳司天，客气胜则胸中不利，出清涕，感寒则咳。若此之类，乃生于寒。岂可专于燥也？又肺风之状，多汗恶风，色然白，时咳短气，昼日则瘥，夜幕则甚，亦风咳也。劳风，咳出青黄涕，其状如脓，大如弹丸，亦风咳也。有所亡失，所求不得，则发肺鸣，鸣则肺热叶焦，亦热咳也。阳明厥逆，喘咳身热，亦热咳也。一阳发病，少气善咳，亦火咳也。喘咳者，水气并于阳明，亦湿咳也。风水不能正偃则咳，亦湿咳也。肾气腹大胫肿，喘咳身重，亦湿咳也。脾痹者，四肢懈堕，发咳呕汁，上为大寒，亦寒咳也。咳之六气，固然可以辨其六者之状。

风乘肺者，日夜无度，汗出头痛，涎痰不利，非风咳之云乎？热乘肺者，急喘而嗽，面赤潮热，手足寒，乳子亦多有之，非暑咳之云乎？火乘肺者，咳喘上壅，涕唾出血，甚者七窍血溢，非火咳之云乎？燥乘肺者，气壅不利，百节内痛，头面汗出，寒热往来，皮肤干枯，细疮燥痒，大便秘涩，涕唾稠粘，非燥咳之云乎？寒乘肺者，或因形寒饮冷，冬月坐卧湿地，或冒冷风寒，秋冬水中感之，嗽急而喘，非寒咳之云乎？其法治也，风之嗽，治以通圣散加半夏、大人参半夏丸，甚者汗之；暑之嗽，治以白虎汤、洗心散、凉膈散，加蜜一匙为呷之；火之嗽，治以黄连解毒汤、洗心散、三黄丸，甚者加以咸寒大下之；湿之嗽，治以五苓散、桂苓甘露散及白术丸，甚者以三花神佑丸下之；燥之嗽，治以木香葶苈散、大黄黄连阿胶丸，甚者以咸寒大下之；寒之嗽，治以宁神散、宁肺散，有寒痰在上者，以瓜蒂散越之。此法虽已几于万全，然老幼强弱，虚实肥瘦不同，临时审定权衡可也。

病有变态，而吾之方，亦与之俱变，然则枯矾、干姜、乌梅、罂粟壳，其误人也，不为少矣！呜呼！有人自幼咳嗽，至老不愈而亦不死者，余平生见此等无限。或小年咳嗽，不计男女，不数月而殒者，亦无限矣！夫宁神、

083

宁肺散，此等之人，岂有不曾服者哉？其不愈而死者，以其非寒嗽故也。彼执款冬花、佛耳草，至死不移者，虽与之割席而坐可也。曹魏时，军吏李成，苦咳嗽，昼夜不寐，时吐脓血，华佗以谓"咳之所吐，非从肺来"，以苦剂二钱匕，吐脓血二升余而瘥。若此之嗽，人不可不知也。

九气感疾更相为治衍二十六

天以气而荩，地以气而持。万物盈乎天地之间，咸以气而生。及其病也，莫不以气而得。且风之气，和平而璺启；热之气，暄而舒荣；火之气，炎暑而出行，湿之气，埃溽而盈，燥之气，清劲而凄怆；寒之气，寒雾而归藏。此六气时化，司化之常也。

及其变，风之气，飘怒而反大凉；热之气，大暄而反寒；火之气，飘风燔燎而反霜凝；湿之气，雷霆骤注而反烈风；燥之气，散落而反湿；寒之气，寒雪霜雹而反白埃。此六气之变也。故天久寒则治之以暑；天久凉则治之以暄；天久晦则治之以明；天久晴则治之以雨。夫天地之气，常则安，变则病。而况人禀天地之气，五运迭侵于其外，七情交战于其中。是以圣人啬气，如持至宝；庸人役物，而反伤大和。此轩岐所以论诸痛，皆因于气，百病皆生于气。遂有九气不同之说。

气，本一也，因所触而为九。所谓九者，怒、喜、悲、恐、寒、暑、惊、思、劳也。其言曰：怒则气逆，甚则呕血及飧泄，故气逆上矣。王太仆曰：怒则阳气逆上，而肝木乘脾，故甚则呕血及飧泄也。喜则气和志达，荣卫通利，故气缓矣。悲则心系急，肺布叶举而上焦不通，荣卫不散，热气在中，故气消矣。恐则精却，却则上焦闭，闭则气还，还则下焦胀，故气不行矣。王太仆云：恐则阳精却上而不下流，下焦阴气，亦还回而不散，故聚而胀也。然上焦固禁，下焦气还，故气不行也。

《新校正》云：不行当作下行。寒则腠理闭，气不行，故气收矣。王太仆云：身寒则卫气沉，故皮肤文理，及渗泄之处，皆闭密而气不流行，卫气收敛于中而不散也。炅则腠理开，荣卫通，汗大出，故气泄矣。王太仆云：人在阳则舒，在阴则惨。故热则肤腠开发，荣卫大通，津液外渗，汗大泄。惊则心无所根据，神无所归，虑无所定，故气乱矣。劳则喘息汗出，内外皆越，故气耗矣。王太仆云：疲劳役则气奔速，故喘息。气奔速，则阳外发，故汗出。内外皆逾越于常纪，故气耗损也。思则心有所存，神有所归，正气留而不行，故气结矣。王太仆云：系心不散，故气亦停留。此《素问》之论九气，其变甚详，其理甚明。

然论九气所感之疾则略，惟论呕血及飧泄，余皆不言。惟《灵枢》论思虑、悲哀、喜乐、愁忧、盛怒、恐惧而言其病。其言曰：知者知养生也，必顺四时而适寒暑，和喜怒而安居处，节阴阳而和刚柔。如是则辟邪不至，而长生久视。是故怵惕思虑则伤神，神伤则恐惧流淫而不止。因悲哀动中者，竭绝而失生；喜乐者，神惮散而不藏；愁忧者，气闭塞而不行；盛怒者，神迷惑而不治；恐惧者，神荡惮而不收。怵惕思虑而伤神，神伤则恐惧自失，破䐃脱肉，毛瘁色夭，死于冬；脾忧愁而不解则伤意，意伤则悗乱，四肢不举，毛瘁色夭，死于春；肝悲哀动中则伤魂，魂伤则狂忘不精不正，当人阴缩挛筋，两胁不举，毛瘁色夭，死于秋；肺喜乐无极则伤魄，魄伤则狂，狂者意不存人，皮革焦，毛瘁色夭，死于季夏；肾盛怒而不止则伤志，志伤则喜忘其前言，腰脊不可俯仰屈伸，毛瘁色夭，死于季夏；恐惧不解则伤精，精伤则骨痠厥，精时自下。是故五脏主藏精者也，不可伤，伤则失守而阴虚，虚则无气，无气则死矣。

《灵枢》论神、意、魂、魄、志、精所主之病，然无寒暑惊劳四证。余以是推而广之。怒气所至，为呕血，为飧泄，为煎厥，为薄厥，为阳厥，为胸满胁痛；食则气逆而不下，为喘渴烦心，为消瘅，为肥气，为目暴盲，耳暴闭，筋解，发于外为疽痈；喜气所至，为笑不休，为毛发焦，为内病，为阳气不收，甚则为狂；悲气所至，为阴缩，为筋挛，为肌痹，为脉痿，男为数溲血，女为血崩，为酸鼻辛，为目昏，为少气不足以息，为泣则臂麻；恐气所至，为破䐃脱肉，为骨酸痿厥，为暴下绿水，为面热肤急，为阴痿，为惧而脱颐；惊气所至，为潮涎，为目瞏，为口呿，为癫痫，为不省人，为僵仆，久则为痛痹；劳气所至，为咽噎病，为喘促，为嗽血，为腰痛、骨痿，为肺鸣，为高骨坏，为阴痿，为唾血，为瞑视，为耳闭，男为少精，女为不月，衰甚则溃溃乎若环都，乎不可止；思气所至，为不眠，为嗜卧，为昏瞀，为中痞三焦闭塞，为咽嗌不利，为胆瘅呕苦，为筋痿，为白淫，为得后与气快然如衰，为不嗜食；寒气所至，为上下所出水液澄沏清冷，下痢清白，吐痢腥秽，食已不饥，坚痞腹满急痛，症瘕癩疝，屈伸不便，厥逆禁固，热气所至，为喘呕吐酸，暴注下迫，转筋，小便混浊，腹胀大而鼓之有声如

鼓，疮疽疡疹，瘤气结核，吐下霍乱，瞀郁肿胀，鼻窒鼽衄，血溢血泄淋闭，身热恶寒，甚则瞀瘛，目眛不明，耳鸣或聋，躁扰狂越，骂詈惊骇，禁栗，如丧神守，气逆冲上，嚏腥涌溢，食不下，跗肿疼酸，暴暗暴注，暴病暴死。

凡此九者，《内经》有治法，但以五行相胜之理治之。夫怒伤肝，肝属木，怒则气并于肝，而脾土受邪；木太过，则肝亦自病。喜伤心，心属火，喜则气并于心，而肺金受邪；火太过，则心亦自病。悲伤肺，肺属金，悲则气并于肺，而肝木受邪；金太过，则肺亦自病。恐伤肾，肾属水，恐则气并于肾，而心火受邪；水太过，则肾亦自病。思伤脾，脾属土，思则气并于脾，而肾水受邪；土太过，则脾亦自病。寒伤形，形属阴，寒胜热，则阳受病；寒太过，则阴亦自病。热伤气，气属阳，热胜寒，则阴受病；热太过，则阳亦自病。凡此七者，更相为治。

故悲可以治怒，以怆恻苦楚之言感之；喜可以治悲，以谑浪亵狎之言娱之；恐可以治喜，以恐惧死亡之言怖之；怒可以治思，以污辱欺罔之言触之；思可以治恐，以虑彼志此之言夺之。凡此五者，必诡诈谲怪，无所不至，然后可以动人耳目，易人听视。若胸中无材器之人，亦不能用此五法也。热可以治寒，寒在外者，以淬针、焕熨烙灸，汤而汗之；寒在内者，以热食温剂平之。寒可以治热，热在外者，以清房、凉榻、薄衣，以清剂汗之；热在内者，以寒饮、寒剂平之。惟逸可以治劳，《经》曰：劳者温之。温，谓温存而养之。今之医者，以温为温之药，差之久矣！岐伯曰："以平为期。"亦谓休息之也，惟习可以治惊。

张从正·儒门事亲

《经》曰: 惊者平之。平, 谓平常也。夫惊以其忽然而遇之也, 使习见习闻则不惊矣。此九者, 《内经》自有至理, 庸工废而不行。

今代刘河间治五志, 独得言外之意。谓五志所发, 皆从心造。故凡见喜、怒、悲、惊、思之证, 皆以平心火为主。至于劳者伤于动, 动便属阳; 惊者骇于心, 心便属火, 二者亦以平心为主。

今之医者, 不达此旨, 遂有寒凉之谤。群聚而谋之, 士大夫又从而惑之, 公议何时而定耶? 昔余治一书生, 劳苦太过, 大便结燥, 咳逆上气, 时喝喝然有音, 唾呕鲜血。余以苦剂, 解毒黄连汤加木香、汉防己, 煎服, 时时啜之; 复以木香槟榔丸, 泄其逆气, 不月余而痊。

余又尝以巫跃妓抵, 以治人之悲结者。余又尝以针下之时便杂舞, 忽笛鼓应之, 以治人之忧而心痛者。余尝击拍门窗, 使其声不绝, 以治因惊而畏响, 魂气飞扬者。余又尝治一妇人, 久思而不眠, 余假醉而不问, 妇果呵怒, 是夜困睡。又尝以酸枣仁丸, 治人多忧。

以白虎汤, 不计四时, 调理人之暑。余又以无忧散, 泻人冬月得水中之寒痹, 次以麻黄汤, 数两作一剂, 煎之枣姜, 热服汗出而愈。如未愈者, 以瓜蒂散涌之, 以火助其汗, 治寒厥亦然。余尝治大暑之病, 诸药无效, 余从其头, 数刺其, 出血立愈。余治此数者, 如探囊。然惟劳而气耗, 恐而气夺者, 为难治。喜者少病, 百脉舒和故也。昔闻山东杨先生, 治府主洞泄不已。杨初未对病人, 与众人谈日月星辰缠度, 及风云雷雨之变, 自辰至未, 而病者听之, 而忘其圊。杨尝曰: 治洞泄不已之人, 先问其所好之事。好棋者, 与之棋; 好乐者, 与之笙笛, 勿辍。又闻庄先生者, 治以喜乐之极而病者。庄切其脉, 为之失声, 佯曰: 吾取药去。数日更不来, 病者悲泣, 辞其亲友曰: 吾不久矣。庄知其将愈, 慰之。诘其故, 庄引《素问》曰: 惧胜喜。此二人可谓得玄关者也。然华元化以怒郡守而几见杀, 文挚以怒齐王而竟杀之。千万人中, 仅得一两人, 而反招暴祸。若乃医, 本至精至微之术, 不能自保, 果贱技也哉? 悲夫!

三消之说当从火断二十七

八卦之中, 离能烜物; 五行之中, 惟火能焚物; 六气之中, 惟火能消物。故火之为用, 燔木则消而为炭; 焚土则消而为伏龙肝; 炼金则消而为汁; 石则消而为灰; 煮水则消而为汤; 煎海则消而为盐; 干汞则消而为粉; 熬锡则消而为丹。故泽中之潦, 涸于炎晖; 鼎中之水, 干于壮火。盖五脏, 心为君火正化; 肾为君火对化; 三焦为相火正化; 胆为相火对化, 得其平, 则烹炼饮食, 糟粕去焉; 不得其平, 则燔灼脏腑, 而津液竭焉。故入水之物, 无物不长; 入火之物, 无物不消。夫一身之心火, 甚于上为膈膜之消; 甚于中, 则为肠胃之消; 甚于下, 为膏液之消; 甚于外为肌肉之消。上甚不已, 则消及于肺; 中甚而不已, 则消及于脾; 下甚而不已, 则消及于肝肾; 外甚而不已, 则消及于筋骨。四脏皆消尽, 则心始自焚而死矣。故《素问》有消瘅、消中、消渴、风消、膈消、肺消之说。消之证不同, 归之火则一也。

故消瘅者, 众消之总名; 消中者, 善饥之通称; 消渴者, 善饮之同谓。惟风消、膈消、肺消, 此三说, 不可不分。风消者, 二阳之病。二阳者, 阳明也。

阳明者，胃与大肠也。心受之，则血不流，故女子不月；脾受之则味不化，故男子少精，皆不能成隐曲之事。火伏于内，久而不已，为风所鼓，消渴肠胃，其状口干，虽饮水而不咽，此风热格拒于贲门也。口者，病之上源，故病如是。又《经》曰：二阳结，谓之消。此消乃肠胃之消也。其善食而瘦者，名曰食，此消乃肌肉之消也。膈消者，心移热于肺，传为膈消。王太仆云：心肺两间中有斜膈膜，下际内连横膈膜。故心移热于肺，久久传化，内为膈热消渴而多饮者，此虽肺金受心火之邪，然止是膈消，未及于肺也。故饮水至斗，亦不能已。其渴也，其状多饮而数溲，或不数溲变为水肿者，皆是也。此消乃膈膜之消也。肺消者，心移寒于肺，肺主气，《经》曰：饮食入胃，游溢精气，上输于脾，脾之精气，上归于肺，通调水道，下输膀胱，水精四布，五经并行，以为常也。《灵枢》亦曰：上焦如雾，中焦如沤，下焦如渎。

今心为阳火，先受阳邪，阳火内郁，火郁内传，肺金受制，火与寒邪，皆来乘肺，肺外为寒所搏，阳气得施，内为火所燥，亢极水复，故皮肤索泽而辟着，溲溺积湿而频并，上饮半升，下行十合。故曰：饮一溲二者，死。膈消不为寒所搏，阳气得宣散于外，故可治。肺消为寒所搏，阳气自溃于中，故不可治。此消乃消及于肺脏者也。又若脾风传之肾，名曰疝瘕。少腹冤热而痛，出白液，名曰蛊。王太仆云：消灼脂肉，如虫之蚀，日渐损削，此消乃膏液之消也。故后人论三焦，指以为肾消。此犹可治，久则变，不救必死。此消乃消及于肾脏者也。

夫消者必渴。渴亦有三：有甘之渴，有石之渴，有火燥之渴。肥者令人内热，甘者令人中满，其气上溢，转为消渴。《经》又曰：味浓者发热。《灵枢》亦曰：咸走血，多食之人渴。咸入于胃中，其气上走中焦，注于肺，则血气走之，血与咸相得，则凝干而善渴。血脉者，中焦之道也。

此皆肥甘之渴。夫石药之气悍，适足滋热，与热气相遇，必内伤脾，此药石之渴也。阳明司天，四之气，嗌干引饮，此心火为寒水所郁故然；少阳司天，三之气，炎暑至，民病渴；太阳司天，甚则渴而欲饮，水行凌火，火气郁故然。少阴之复，渴而欲饮；少阳之复，嗌络焦槁，渴饮水浆，色变黄赤。又伤寒五日，少阴受之，故口燥舌干而渴。肾热病者，苦渴数饮，此皆燥热之渴也。故膏粱之人，多肥甘之渴、石药之渴；藜藿奔走之人，多燥热之渴。二者虽殊，其实一也。故火在上者，善渴；火在中者，消谷善饥；火在上中者，善渴多饮而数溲；火在中下者，不渴而溲白液；火偏上中下者，饮多而数溲，此其别也。后人断消渴为肾虚，水不胜火则是也。

其药则非也，何哉？以八味丸治渴，水未能生而火反助也。此等本不知书，妄引王太仆之注："壮火之主，以制阳光。"益火之源，以消阴翳；但益心之阳，寒热通行，强肾之阴，热之犹可。岂知王太仆之意，以寒热而行之也！肾本恶燥，又益之以火，可乎？今代刘河间自制神芎丸，以黄芩味苦入心，牵牛、大黄驱火气而下，以滑石引入肾经。此方以牵牛、滑石为君，以大黄、黄芩为臣，以芎、连、薄荷为使，将离入坎，真得黄庭之秘旨也。而又以人参白术汤、消痞丸、大人参散、碧玉鸡苏散，数法以调之。故治消渴，最为得体。

昔有消渴者，日饮数升，先生以生姜自然汁一盆，置于密室中，具罂勺于其间，使其人入室，从而锁其门，病人渴甚，不得已而饮汁尽，渴减。《内经》"辛以润之"之旨。《内经》治渴，以兰除其陈气，亦辛平之剂也。先生之汤剂，虽用此一味，亦必有旁药助之。初虞世曰：凡渴疾未发疮疡，便用大黄寒药利其势，使大困大虚自胜。如发疮疡，脓血流漓而飧，此真俗言也。故巴郡太守奏三黄丸能治消渴。余尝以膈数年不愈者，减去朴硝，加黄连一斤，大作剂，以长流千里水煎五七沸，放冷，日呷之数百次，以桂苓甘露散、白虎汤、生藕节汁、淡竹沥、生地黄汁，相间服之，大作剂料，以代饮水，不日而痊。故消渴一证，调之而不下，则小润小濡，固不能杀炎上之势；下之而不调，亦旋饮旋消，终不能沃膈膜之干；下之调之，而不减滋味，不戒嗜欲，不节喜怒，病已而复作。能从此三者，消渴亦不足忧矣！况《灵枢》又说：心脉滑为善渴。《经》又曰：滑者阳气胜。又言：五脏脉，心脉微小为消瘅。又言：五脏脆，为消瘅。又言：消瘅之人，薄皮肤而目坚固以深，

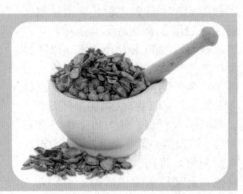

长冲直扬，其心刚。刚者多怒，怒则气逆上，胸中蓄积，血气逆留，腕皮充肌，血脉不行，转而为热，热则消肌肤，故为消瘅。又言：五脏皆柔弱者，善病消瘅。夫柔弱者，必有刚强，刚强者多怒，柔弱者易伤也。余以是遂悟气逆之人，非徒病消渴。若寒薄其外，亦为痈肿、少气、狂、膈中、肺消、涌水者，热客其脏，则亦为惊衄、膈消、柔痉，虚、肠澼；若客其腑，则为癃、溺血、口糜、悶、通伏瘕、为沉、食㑊、辛颊、鼻渊、衄、蔑、瞑目。盖此二十一证，皆在气厥论中。《经》曰：诸逆冲上，皆属于火。一言可了，善读书者，以是求之。

虫蛊之生湿热为主诀二十八

巢氏之衍九虫三蛊详矣。然虫之变，不可胜穷，要之皆以湿热为主，不可纯归三气虚与食生具。巢氏之衍九虫也，曰伏、蛔、白、肉、肺、胃、弱、赤、蛲。

伏虫，长四分，群虫之主也。

蛔虫，长一尺，亦有长五六寸，其发动则腹中痛，发作肿聚，往来上下，痛有休息，亦攻心痛，口喜吐涎，及吐清水，贯伤心则死。诊其脉，腹中痛，其脉法当沉弱，今脉反洪大，是虫也。

白虫，长一寸，相生子孙转多，长四五尺，亦能杀人。寸白虫色白形扁小，因饮白酒，以桑枝贯牛肉炙食之，并生粟所成。又云：食生鱼后，即饮乳酪亦生。其发动则损人精气，腰脚疼。此虫长一尺，则令人死。

肉虫，状如烂杏，令人烦满。

肺虫，状如蚕，令人咳嗽。

胃虫，状如虾蟆，令人呕逆吐喜哕。

弱虫，状如瓜瓣，又名膈虫，令人多唾。

赤虫，状如生肉，动则腹鸣。

蛲虫，至微，形如菜虫，居肚肠中，多则为痔，极则为癞，因人疮处，以生痈、疽、癣、瘘、疠、癅、疥、鼺。

虫无故不为人患，亦不尽有，有亦不必尽多，或偏无者。此诸虫根据肠胃之间，若人脏腑气实，则不为害，虚则侵蚀，随其虫之动，能变成诸疾也。

三蛊者，湿蛊由脾胃虚为水湿所乘，腹内虫动，侵蚀成蛊，若上唇生疮，是虫蚀五脏，则心烦懊。若下唇生疮，是虫蚀下部，则肛门烂开。

心蛊者，因虚而动，攻食心，谓之心蛊。

疳蛊者有五，曰白、赤、蛲、蛊、黑。凡五疳，白者轻，赤者次，蛲者又次，蛊者又次，黑者最重。皆从肠里上食咽喉、齿龈，并生疮，下至谷道伤烂，下利脓血，呕逆，手足心热，腰脚痛，嗜卧。秋冬可，春夏甚。

巢氏之论虫蛊为病之状固详矣。然虫之变此数者，天地之间，气之所至，百虫争出。如厥阴所至为毛化。其应春，其虫毛，其畜犬；其应夏，其虫羽，其畜马；其应长夏，其虫倮（或可加入《素问·五常政大论》"其畜牛"）；其应秋，其虫介，其畜鸡；其应冬，其虫鳞，其畜彘。其畜犬鸡，其虫毛介；其畜彘，其虫羽鳞；其畜牛犬，其虫倮毛；其畜鸡羊，其虫介羽；其畜彘牛，其虫鳞倮。其脏肝脾，其虫毛介；其脏心肺，其倮虫羽鳞；其脏脾肾，其虫倮毛；其脏肺肝，其虫介羽；其脏肾心，其虫鳞倮。

地气制己胜，天气制胜己。天制色，地制形。色者，青、黄、赤、白、黑；形者，毛、羽、倮、介、鳞。其生也，胎卵湿化；其成也，跂行飞走。

故五气、五味根于中，五色、五类形于外，而有一岁之中，互有胜复。故厥阴司天，毛虫静，羽虫育，介虫不成，居泉，毛虫育，倮虫耗，羽虫不育。

少阴司天，羽虫静，介虫育，毛虫不成；居泉，羽虫育，介虫耗不育。

太阴司天，虫静，鳞虫育，羽虫不成；居泉，虫育，鳞虫不成。

少阳司天，羽虫静，倮毛虫育，虫不成居泉，羽虫育，介虫耗，毛虫不育。

阳明司天，介虫静，羽虫育，介虫不成；居泉，介虫育，毛虫耗，羽虫不成。

太阳司天，鳞虫静，倮虫育；居泉，鳞虫耗，倮虫不育。如风胜则，倮虫不滋。此之类也，皆五行之相克也。惟湿复则鳞见于陆，为湿土相克，水长则反增，水鳞虽多，然见于陆则反当死，故不同也。

切巢氏言，脾胃虚而为水湿所乘者，非也。乃脾胃大甚热为水湿多也。以《玄珠》考之，虫得木之气乃生，得雨之气乃化，以知非厥阴风木之气不生，非太阴湿土之气不成。岂非风木主热，雨泽主湿所致耶？

故五行之中皆有虫，惟金之中其虫寡。冰之中无虫。且诸木有蠹，诸果有螟，诸菜有虫，诸菽有蚄，五谷有螟、螣、蜇、蟊。麦朽蛾飜，粟破虫出，草腐而萤蚊，粪积而游蛴。若此者，皆木之虫也。

烈火之中有鼠，烂灰之中有蝇。若此者，皆火之虫也。

土中盘蛇，坯中走蚓，穴蚁墙蝎，田蝼崖蝎。若此者，皆土之虫也。

蝌蚪孕于古池，蛭马跃于荒湫，鱼满江湖，蛟龙藏海。若此者，皆水中之虫也。

昔有冶者，碎一破釜，将入火炉，其铁截断处，窠臼中有一虫，如米中虫，其色正赤，此釜烹饪，不啻千万，不知何以生了不可晓？亦金火之气也。

惟冰之中，未尝见虫焉。北方虽有冰鼠，止是食冰，非生于冰也。

乃知木火属春夏，湿土属季夏，水从土化，故多虫；金从秋气，水从冬气，故无虫焉。若以生物有被，曲有曲虫，酱有酱虫，醯有醯虫，饮食停久皆有虫。若以为动物不生虫，如户枢不蠹之类。然动劳之人亦有蛊，岂有不动者耶？且文籍衣服，故不阅不衣而不蠹。然非经季夏阴注，或暴干不待冷，纳于笥中，亦不生虫蠹也。或瓮旁地湿，鼠妇来朋，墙下壤干，狗蚤居中，岂均生于湿耶？盖蚕虽不生于湿，亦有生于冬。热则虫生，寒则不生，理故然也。

夫虫之所居，必于脾胃深处。药之所过，在于中流。虫闻药气而避之，群者安得取之？予之法，先令饥甚，次以槟榔、雷丸为引，予别下虫药，大下十数行，可以搐而空。澴上张子政用此法，下虫数百，相衔长丈余。若夫疮久而虫蛆者，以木香槟榔散，敷之神良。别有坠蛆之药，皆具方中，此不具陈也。

补论二十九

予幼岁留心于医，而未尝见其达者。贞祐间，自沃来河之南，至顿丘而从游张君仲杰之县舍，得遇太医张子和先生，诲仲杰以医，而及于游公君宝暨不肖。猗欤大哉，先生之学！明妙道之渊源、造化之根本，讲五运之抑郁发越、六气之胜复淫郁，定以所制之法，配以所宜之方。准绳既陈，曲直自正；规矩既设，方圆自成。先生之学，其学人之准绳规矩欤！虽为人，天师可也。望而知之，以尽其神；闻而知之，以尽其圣；问而知之，以尽其工；切而知之，以尽其巧。何假饮上池之水，而照见人五脏乎？一目而无余矣！

至约之法，其治有三；所用之药，其品有六。其治三，则汗下吐；其品六，则辛、甘、酸、苦、咸、淡也。虽不云补，理实具焉。予恐人之惑于补而莫之解，故续补说于先生汗、下、吐三论之后。我辈所闻，医流所当观，而人之所当共知也。予考诸经，检诸方，试为天下好补者言之。

夫人之好补，则有无病而补者，有有病而补者。无病而补者谁与？上而缙绅之流，次而豪富之子。有金玉以荣其身，刍豢以悦其口；寒则衣裘，暑则台榭；动则车马，止则裀褥；味则五辛，饮则长夜。醉饱之余，无所用心，而因致力于床第，以欲竭其精，以耗散其真，故年半百而衰也。然则奈何？以药为之补矣！或咨诸庸医，或问诸游客。庸医以要用相求，故所论者轻，轻之则草木而已，草木则苁蓉、牛膝、巴戟天、菟丝之类；游客以好名自高，故所论者重，重之则金石而已，金石则丹砂、起石、硫黄之类。吾不知此为补也，而补何脏乎？以为补心耶？而心为丁火，其经则手少阴，热则疮疡之类生矣！以为补肝耶？肝为乙木，其经则足厥阴，热则掉眩之类生矣；脾为己土，而经则足太阴，以热补之，则病肿满。肺为辛金，而经则手太阴，以热补之，则病愤郁。心不可补，肝不可补，脾不可补，肺不可补，莫非为补肾乎？人皆知肾为癸水，而不知经则子午君火焉。补肾之火，火得热而益炽；补肾之水，水得热而益涸。既炽其火，又涸其水，上接于心之丁火，火独用事，肝不得以制脾土，肺金不得以制肝木。五脏之极，传而之六腑；六腑之极，遍而之三焦，则百病交起，万疾俱生。小不足言，大则可惧。不疽则中，不中则暴喑而死矣。以为无病而补之者所得也。

且如有病而补之者谁欤？上而仕宦豪富之家，微而农商市庶之辈。呕而补，吐而补，泄而补，痢而补，疟而补，咳而补，劳而补，产而补。呕吐则和胃丸、丁沉煎；泻痢，豆蔻丸、御米壳散；咳不五味，则宁神散；劳，不桂附，则山药；产，不乌金，则黑神。吾不知此为补，果何意耶？殊不知呕得热而愈酸，吐得热而愈暴，泄得热而清浊不分，痢得热而休息继至，疟得热而进不能退，咳得热而湿不能除，劳得热而火益烦，产得热而血愈崩。盖如是而死者八九，生者一二。死者枉，生者幸。幸而一生，憔悴之态，人之所不堪也，视其寒，用热以补之矣。若言其补，则前所补者，此病何如？

予请为言补之法。大抵有余者损之，不足者补之，是则补之义也。阳有余而阴不足，则当损阳而补阴；阴有余而阳不足，则当损阴而补阳。热则芒硝、大黄，损阳而补阴也；寒则干姜、附子，损阴而补阳也。岂可以热药而云补乎哉？而寒药亦有补之义也。《经》曰：因其盛而减之，因其衰而彰之。此之谓也。或曰：形不足者，温之以气；精不足者，补之以味。执此温补二字，便为温补之法，惟用温补之药。且温补二字，特为形精不足而设，岂为病不病而设哉？虽曰温之，

止言其气；虽曰补之，止言其味。曷尝言热药哉？至于天之邪气，感则害人五脏，实而不满，可下而已；水谷之寒热，感则害人六腑，满而不实，可吐而已；地之湿气，感则害人皮肉筋脉，邪从外入，可汗而已。然发表不远热，而无补之意。

人之所禀，有强有弱。强而病，病而愈，愈而后必能复其旧矣；弱而病，病而愈，愈而后不必复其旧矣。是以有保养之说。然有是说，热药亦安所用哉？慎言语，节饮食是矣。以日用饮食言之，则黍稷禾麦之余，食粳者有几？鸡豚牛羊之余，食血者有几？桃杏李梅之余，食梨者有几？葱韭薤蒜之余，食葵者有几？其助则姜桂椒莳，其和则盐油醯酱，常而粥羹，别而焦炒，异而烧炙，甚则以五辣生鲊。而荐酒之肴，以姜醋羹羊，而按酒之病，大而富贵，比此尤甚，小而市庶，亦得以享，此吾不知何者为寒，何物为冷？而以热药为补哉？日用饮食之间，已为太过矣！

尝闻人之所欲者生，所恶者死，今反忘其寒之生，甘于热之死，则何如？由其不明《素问》造化之理，《本草》药性之源，一切委之于庸医之手。医者曰：寒凉之药，虽可去疾，奈何腑脏不可使之久冷，脾胃不可使之久寒，保养则固可温补之是宜。斯言方脱诸口，已深信于心矣。如金石之不可变，山岳之不可移，以至于杀身而心无少悔。呜呼！医者之罪，固不容诛；而用之者，亦当分受其责也。病者之不悔，不足怪也。而家家若是，何难见而难察耶？人惟不学故耳。

亦有达者之论，以《素问》为规矩准绳，以《本草》为斤斧法则矣。

张从正·儒门事亲

其药则寒凉，其剂则两，其丸则百。人之闻者，如享美馔而见蛆蝇，惟恐去之不亟也，何哉？而所见者丘垤，及见谈泰山则必骇，不取唾而远则幸矣，尚敢冀其言之能从乎？兹正之所以难立，而邪之所以易行也。吾实忧之。且天下之不知，过不在天下而已。在医流尚不知，何责于天下哉？噫！春秋之法，责贤不责愚。所谓我辈者，犹且弃道学之本源而拘言语之末节，以文章自富，以谈辨自强，坐而昂昂，立而行行，阔其步，翼其手，自以为高人而出尘表，以天下聪明莫己若也，一旦疾之临身，瞎然无所知。茫若搏风之不可得，迷若捕影之不可获。至于不得已，则听庸医之裁判。疾之愈则以为得人，不愈则以为疾之既极，无可奈何，委之于命而甘于泉下矣！呜呼！实与愚夫殆不相远，此吾所以言之喋喋也。然而未敢必其听之何如耳！虽然吾之说非止欲我辈共知，欲医流共知，欲天下共知也。我辈共知，医流共知，天下共知，惬吾之意，满吾所望矣！

水解三十

余昔访灵台间太史，见铜壶之漏水焉。太史召司水者曰：此水已三环周，水滑则漏迅，漏迅则刻差，当易新水。余划然而悟曰：天下之水，用之灭火则同，濡槁则同。至于性从地变，质与物迁，未尝罔焉。故蜀江濯锦则鲜，济源烹楮则瀡。南阳之潭渐于菊，其人多寿；辽东之涧通于参，其人多发。晋之山产矾石，泉可愈痘；戎之麓伏硫黄，汤可浴疠。扬子宜蒜，淮菜宜醪。沧卤能盐，阿井能胶。澡垢以污，茂田以苦。瘿消于藻带之波，痰破于半夏之洳。冰水咽而霍乱息，流水饮而癃闭通。雪水洗目而赤退，咸水濯肌而瘙干。菜之以为菹，铁之以为浆，曲之以为酒，柏之以为醋。千派万种，言不容尽。

至于井之水，一也，尚数名焉，况其他者乎？及酌而倾曰"倒流"；出甃未放曰"无根"；无时初出曰"新汲"；将旦首汲曰"井华"。夫一井之水，而功用不同，岂烹煮之间，将行药势，独不择夫水哉？

昔有患小溲闭者，众工不能瘳，予易之长川之急流，取前药而沸之，一饮立溲。元畴闻之曰：精乎哉，论也！近读《灵枢经》，有半夏汤治不暝，以流水千里外者八升，扬之万遍，取其清五升，炊以苇薪火，正与此论合。乃知子和之与医，触一事一物，皆成治法。如张长史草书妙天下，得之公孙剑器，用心亦劳矣。后之用水者，当以子和之言为制。余于是乎作水解。

风一

夫风者，厥阴风木之主也。诸风掉眩，风痰风厥，涎潮不利，半身不遂，失音不语，留饮飧泄，痰实呕逆，旋运，口喝抽搦，僵仆目眩，小儿惊悸狂妄，胃脘当心而痛，上支两胁，咽膈不通，偏正头痛，首风沐风，手足挛急，肝木为病，人气在头。

防风通圣散　防风天麻汤　防风汤　祛风丸　排风汤　小续命汤　消风散

暑二

夫暑者，为少阴君火之主也。诸痛痒疮疡，痈疽肿毒，及胃烦热，嗌干咳喘，唾血泄血，跗肿，肩胛皆内痛，心痛，肺胀，腹胀，郁闷。风温病多发，风伤于荣，温伤于卫。血为荣，气为卫。其脉两手多沉，自汗出，身重，多睡必鼾。三日以里，且宜辛凉解之，或辛温解之。如不已，表证未罢，大不可下。如下则胃中虚空。四日之外，表热入里，则谵语口干，发疹潮热，直视失溲者，十死八九。肺金为病，人气在胸。及小儿疮疹丹熛，但发人气在腹。

白虎汤　桂苓甘露散　化痰玉壶丸　益元散　玉露散　石膏散

湿三

夫湿者，为太阴湿土之主也。诸湿肿满，霍乱泄注，跗肿骨痛，及腰膝头项痛，风痹痿厥，唾有血，心悬如饥，热痛始作。三阳受之，一日太阳，二日阳明，三日少阳，可汗而已。如四日太阴，五日少阴，六日厥阴，可下而已。或七日不愈，再传至十三日，大邪皆去，六经悉和则愈矣，肾水为病。

五苓散　葶苈木香散　白术木香汤　益元散　大橘皮汤　神助散　桂苓白术丸

火四

夫火者，少阳相火之主也。诸暴死，发热恶寒，痛病大作，传为水肿，面黄身痿，泄注脓血，赤白为利，痈肿疳毒，丹熛瘾疹，小儿痄泻，腹胀，暴下如水，心胸中热，甚则瞀瘛，胸胁皆痛，耳聋口苦舌干，与脏毒下血，米谷不化，肠鸣切痛，消渴上喘，肺金为病。

凉膈散　黄连解毒汤　泻心散　神芎丸　八正散　调胃散　调胃承气汤

燥五

夫燥者，是阳明燥金之主也。诸气愤郁，肠胃干涸，皮肤皱揭，胁痛，寒疟，喘咳，腹中鸣，注泄鹜溏，胁肋暴痛，不可反侧，嗌干面尘，肉脱色恶，及丈夫癫疝，妇人少腹痛、带下赤白，疮疡痤疖，喘咳潮热，大便涩燥，及马刀挟瘿之疮，肝木为病。

神功丸　脾约丸　麻仁丸　润体丸　四生丸

寒六

夫寒者，是太阳寒水之主也。诸寒冷湿痹，肘臂挛急，秋湿既多，寒咳为嗽。痰厥心痛，心中澹澹大动，胸胁胃脘痛，不可食，食已不饥，吐利腥秽，屈伸不便，上下所出不禁，目盲，坚痞，色夭，渴而饮冷，积水，足浮肿，囊缩，四肢冷，爪甲青，心火为病。

姜附汤　四逆汤　二姜汤　术附汤　大已寒丸　理中汤

解利伤寒七

夫冒风、时气、温病、伤寒，三日以里，头痛身热恶寒，可用通圣散、益元散各五七钱，水一大碗，入生姜十余片，葱白连须者十余茎，豆豉一撮，同煎三五沸，去滓，稍热，先以多半投之；良久，用钗子于咽喉中探引吐了，不宜漱口；次用少半，亦稍热投之，更用葱醋酸辣汤投之，衣被盖覆，汗出则愈矣。如遇世乱，《内经》曰：岁火太过，炎暑流行，火气太盛，肺金受邪，上应荧惑，大而明现，若用辛凉之剂解之，则万举万全也。若遇治世人安，可用升麻汤、葛根汤、败毒散，辛温之剂解之。亦加葱根白、豆豉，上涌而表汗。《内经》曰：因其轻而扬之。扬者，发扬也。吐汗发扬寒热之邪。既吐汗之后，必大将息，旬日之后，其邪不复作也。

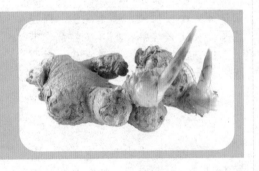

又一法，或于无药之处，可用酸蓝汁一大碗，煎三五沸，去菜叶，猛

服讫；少间，用钗子咽喉中探引吐了，如此三次；后煎葱酸辣汤投之，以衣被盖覆，汗出则解。《内经》曰：酸苦涌泄为阴。涌者，吐也。伤寒三日，头痛身热，是病在上也。在上者，固宜涌之，然后以淡浆粥养之，一二日则愈矣。

又一法，可用不卧散解之，于两鼻内闻之，连嚏喷三二十次，以衣被盖覆。用此药时，当于暖室中，嚏罢，以酸辣浆粥投之，汗出如洗。嚏喷者，用吐法也。此法可与双解散为表里也。

又有导引一法，可于一闲处用之。先教病人盘脚而坐，次用两手交十指，攀脑后风池风府，二穴乃是风门也；向前叩首，几至于地，如此连点一百二十数；急以葱醋粥辛辣汤投之，汗出立解。

伤寒、温疫、时气、冒风、中暑，俱四时不正之气也。人若初感之，皆头痛、恶寒、身热，及寒热往来，腰脊强，是太阳经受之也。《内经》曰：可先治外而后治内。先用生姜、葱白、豆豉煎双解散，上涌及汗出则解。如不解者，至五六日，或不大便，喘满谵语实热，两手脉沉，可用调胃、大小承气汤下之，慎不可用银粉、巴豆霜、杏仁、芫花热药，下之则必死。此先治外，而后治内也。如大汗之后，慎不可食葵羹、藿菜及羊、猪、鸡、犬、鱼、兔等肉。惟不先明，必致重困，后必难治也。伤寒七八日，发黄有斑，潮热腹满者，或痰实作止，虽诸承气汤下过者，仲景曰：寸口脉浮滑者，可用瓜蒂散吐之。然伤寒寸口脉浮滑者可用，杂病寸口脉沉者可吐。叔和云：寸脉沉兮胸有痰。启玄子曰：上盛不已，吐而夺之是也。

风八

夫中风，失音闷乱，喝斜口眼。《内经》曰：风之为病，善行而数变。故百病皆生于风也。可用三圣散吐之。如不省人事，牙关紧闭，粥菜不能下者，煎三圣散，鼻内灌之，吐出涎，口自开也。次服通圣散、凉膈散、大人参半夏丸、桂苓甘露散等，大忌鸡、猪、鱼、兔、酒、醋、荞面动风引痰之物。吐痰之法，在方论中。

头风眩运，手足时复麻痹，胃脘发痛，心腹满闷，按之如水声，可用独圣散吐之。吐讫，可服辛凉清上之药。仲景曰：此寒痰结于胸中之致然也。

痹九

夫大人小儿，风、寒、湿三气，合而为痹。及手足麻木不仁者，可用郁金散吐之。吐讫，以导水丸、通经散泄之。泄讫，以辛温之剂，发散汗出，则可服当归、芍药、乳、没行经和血等药。如不愈，则便不宜服此等药。

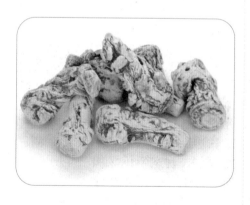

痿十

夫男女年少，面黄身热肌瘦，寒热往来如疟，更加涎嗽不止，或喘满面浮，此名曰肺痿。可用独圣散吐之。吐讫，次用人参柴胡饮子、小柴胡饮子，加当归、桂苓甘露散之类。《内经》曰：男女之病皆同也。男子精不足，是味不化也；女子血不流，是气不用也。又曰形不足者，温之以气；精不足者，补之以味是也。

厥十一

夫厥之为病，手足及膝下或寒或热也。举世传为脚气寒湿之病，岂知《内经》中本无脚气。阳气衰于下，则为寒厥；阴气衰于下，则为热厥。热厥为手足热，寒厥为手足寒也。阳经起于足指之表，阴经起于足心之下。阳气胜则足下热，阴气胜则足下寒。热厥者，寒在上也；寒厥者，热在上也。寒在上者，以温剂补肺金；热在上者，以凉剂清心火则愈矣。若尸厥、痿厥、风厥、气厥、酒厥，可以涌而醒，次服降火益水、和血通气之药，使粥食调养，无不瘥者。若其余诸厥，仿此行之，慎勿当疑似之间，便作风气，相去邈矣。

痫十二

夫痫病不至于目瞪如愚者，用三圣散投之。更用火盆一个，于暖室中，令汗、下、吐三法俱行，次服通圣散，百余日则愈矣。至于目瞪愚者，不可治。《内经》曰：神不得守，谓神乱也。

疟十三

夫富贵膏粱之人病疟，或间日，或频日，或作热，或作寒，或多寒少热，或多热少寒，宜以大柴胡汤下之。下过三五行；次服白虎汤、玉露散、桂苓甘露散之类。如不愈者，是积热大甚，宜以神芎藏用丸、三花神祐丸、调胃承气汤等药，大作剂料下之；下讫，以长流水煎五苓散服之，或服小柴胡汤数服亦可。如不愈，复以常山散吐之；后服凉膈散、白虎汤之类，必愈矣。大忌热面及羊肉、鸡、猪、鱼、兔等物。如食之，疟疾复作，以至不救。

贫贱乞丐荛之人病疟，以饮食疏粝，衣服寒薄，劳力动作，不可与膏粱之人同法而治。

临发日，可用野夫多效方、温脾散治之。如不愈，用辰砂丹治之则愈矣。如服药讫，宜以长流水煎白虎汤、五苓散服之，不宜食热物及燥热之药，以疟疾是伤暑伏热之故也。《内经》曰：夏伤于暑，秋必痃疟。可不信哉？忌物同前。

泄利十四

夫大人小儿暴注，泻水不已。《内经》曰：注下也。注下者，水利也，火运太过之病，火主暴逆之故也。急宜用水调桂苓甘露散、五苓散、益元散，或以长流水煎过，放冷服则愈。慎不可骤用罂粟壳、干姜、豆蔻、圣散子之类，纵泻止则肠胃不通，转生他疾。止可以分阴阳，利水道而已。

痬利十五

夫病痬利，米谷不化，日夜无度，腹中雷鸣，下利完谷出，可用导水丸、禹功散。泻讫，一二日可服胃风汤；不愈则又可与桂枝麻黄汤，发汗则愈矣。《内经》曰：久风人中，为肠游、飧泄。启玄子云：风在肠中，上熏于胃，所食不化而出。又云：飧泄者，是暮食不化也。又《经》云：春伤于风，夏必飧泄。故可汗而愈。《内经》曰：风随汗出，痛随利减。若服豆蔻、罂粟壳之类，久而不辍，则变为水肿，以成不救也。

脏毒下血十六

夫脏毒下血，可用调胃承气汤加

当归；泻讫，次用芍药柏皮丸、黄连解毒汤、五苓、益元各停，调下五七钱服之。《内经》曰：肠癖便血何如？答曰：游者，肠间积水也。身热则死，寒则生。热为血气败，故死；寒为荣气在，则生。七日而死者，死于火之成数也。

下利脓血十七

夫下利脓血，腹痛不止，可用调胃承气汤，加生姜、枣煎；更下藏用七八十丸，量虚实加减；泻讫，次用长流水，调五苓散五七钱；或加灯心煎调下亦得；调益元散五七钱亦可。大忌油腻一切热物则愈矣。

水泄不止十八

夫男子妇人，病水湿泻注不止，因服豆蔻、乌梅、姜、附峻热之剂，遂令三焦闭涩，水道不行，水满皮肤，身体痞肿，面黄腹大，小便用独圣散吐之。如时月寒凉，宜于暖室不透风处，用火一盆，以借火力出汗。次以导水禹功散，量虚实泻十余行，湿去肿减则愈矣，是汗、下、吐三法齐行。既汗、下、吐讫，腑脏空虚，宜以淡浆粥养肠胃二三日，次服五苓散、益元散同煎，灯心汤调下。如势未尽，更宜服神助散，旧名葶苈散，可以流湿润燥，分阴阳，利小便。不利小便，非其法也。既平之后，宜大将息。忌鱼、盐、酒、肉、果木、房室等事，如此三年则可矣。如或不然，决死而不救也。

痔漏肿痛十九

夫痔漏肿痛，《内经》曰：因而大饱，筋脉横解，肠澼为痔。痔而不愈，变而为漏，同治湿法而治之。可先用导水丸、禹功散；泻讫，次服枳壳丸、木香槟榔丸；更加以葵羹、菠菜、猪羊血等，通利肠胃。大忌房室，鸡、鱼、酒、醋等物勿食之。

霍乱吐泻二十

夫霍乱吐泻不止者，可用五苓散、益元散各停，冰水调下五七钱。如无冰水，可用新汲水调下桂苓甘露散、玉露散、清凉饮子，调下五七钱。或香薷汤调下五七钱亦可。如无以上诸药，可服地浆三五盏亦可。地浆者，可于净地掘一井子，用新汲水一桶，并于井子搅令浑，候澄清。连饮三五盏立愈。大忌白术汤、姜桂乌附，种种燥热之药。若服之则必死矣。

巢氏云：霍者，挥霍而成疾；乱者，阴阳乱也。皆由阴阳清浊，二气相干故也。

大便涩滞二十一

夫老人久病，大便涩滞不通者，可服神功丸、麻仁丸、四生丸则愈矣。时复服葵菜、菠菜、猪羊血，自然通利也。《内经》云：以滑养窍是也。此病不愈，令人失明也。

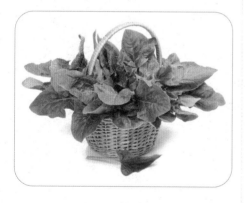

五种淋沥二十二

夫大人小儿病沙石淋，及五种淋沥闭癃，并脐腹痛，益元散主之，以长流水调下。八正散、石韦散，根据方服用。此三药皆可加减服之。

酒食不消散二十三

夫一切冷食不消，宿酒不散，亦同伤寒，身热恶寒，战栗，头项痛，腰脊强，及两手脉沉，不可用双解，止可用导饮丸五六十丸，量虚实加减，利五七行。所伤冷食宿酒，若推尽则头痛等病自愈也。次以五苓散、生姜、枣，长流水煎服，五六服。不可服酒症进食丸，此药皆犯巴豆，有热毒之故也。

酒食所伤二十四

夫膏粱之人，起居闲逸，奉养过度，酒食所伤，以致中脘留饮胀闷，痞膈醋心，可服木香导饮丸以治之。

夫刍荛之人，饮食粗，衣服寒薄，劳役动作，一切酒食所伤，以致心腹满闷，时呕酸水，可用进食丸治之。

沉积水气二十五

夫一切沉积水气，两胁刺痛，中满不能食，头目眩者，可用茶调散，轻涌讫冷涎一二升，次服七宣丸则愈矣。木香槟榔丸、导饮丸亦妙。不可用巴豆银粉等药。

诸积不化二十六

夫诸积不化，可服无忧散，每月泻三五次。可用桂苓白术丸散，妙功丸。大忌生硬粘滑动风发热等物。

骨蒸热劳二十七

夫男子妇人，骨蒸热劳，皮肤枯干，痰唾稠粘，四肢疼痛，面赤唇干烦躁，睡卧不宁，或时喘嗽，饮食少味，困弱无力，虚汗黄瘦等疾，《内经》曰：男子因精不足而成；女子因血不流而得也。可先以茶调散轻涌讫；次以导水禹功散，轻泻药三两行；后服柴胡饮子、桂苓甘露散、搜风丸、白术调中汤、木香槟榔丸、人参犀角散之类，量虚实选而用之。如咯血、吐血、便血，此乃亡血也，并不宜吐，吐之则神昏。《内经》曰：血者，人之神也。故亡血则不宜吐。慎不可服峻热姜附之药。若服之则饮食难进，肌肉消削，转成危笃也。五劳之病，乃今人不明发表攻里之过也。大忌暑月于手腕、足外踝上着灸。手腕者，阳池穴也，此穴皆肌肉浅薄之处，灸疮最难痊。可及胸，次中脘、脐下、背俞、三里等穴，或有灸数十者，及以燔针，终无一效，病人反受苦，可不思之？劳疾多馋，所思之物，但可食者，宜《食疗本草》而与之。菠菜、葵羹，冰水、凉物，慎不可禁，以图水谷入胃，脉道乃行也。若过忌慎，则胃口闭，胃口闭，则形必瘦，形瘦脉空，乃死之候也。诸劳皆可仿此。

虚损二十八

夫病人多日虚损无力，补之以无比山药丸则愈矣。

上喘中满二十九

夫上喘中满，醋心腹胀，时时作声，痞气上下，不能宣畅。叔和云：气壅三焦不得昌是也。可用独圣散吐之；吐讫，次用导水禹功，轻泻药三五行；不愈，更以利膈丸泻之，使上下宣通，不能壅滞；后服平胃散、五苓散、益元散、桂苓甘露散、三和散，分阴阳、利水道之药则愈。

一切涎嗽三十

夫富贵之人，一切涎嗽，是饮食浓味，热痰之致然也。先用独圣散吐之；吐讫，可服人参散、通圣散加半夏，以此止嗽；更服大人参半夏丸，以之化痰也。大忌酸咸油腻生硬热物也。

咳嗽三十一

夫贫难之人咳嗽，内外感风冷寒湿之致然也。《内经》曰：秋伤于湿，冬生咳嗽。可服宁神散宁肺散加白术之类则愈矣，忌法同前。

咳逆三十二

夫男子妇人咳逆，俗呼曰呃忒，乃阴阳不和也。乃伤寒亦有咳逆者，并可用既济散治之。忌寒热物，宜食温淡物，以养胃气耳。

风痰三十三

夫风痰酒痰，或热在膈上，头目不清，涕唾稠粘，或咳嗽上喘，时发潮热，可用独圣散吐之；吐讫，可服搜风丸、凉膈散之类。《内经》曰：流湿润燥是也。

咯血衄血嗽血三十四

夫男子妇人，咯血、衄血、嗽血、咳脓血，可服三黄丸、黄连解毒汤、凉膈散，加桔梗、当归，大煎剂料，时时呷之。《内经》曰：治心肺之病最近，药剂不厌频而少，时时呷之者是也。

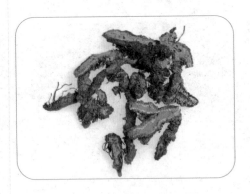

消渴三十五

夫三消渴，《内经》曰：三消渴者，肺消、膈消、风消也。上以缫丝煮茧汤，澄清，顿服之则愈；或取生藕汁，顿服之亦愈矣。

雷头三十六

夫雷头懒子，乃俗之谬名也。此疾是胸中有寒痰，多沐之致然也。可以茶调散吐之；吐讫冷痰三二升；次用神芎丸，下三五行；然后服愈风饼子则愈矣。雷头者，是头上赤、肿、核，或如生姜片、酸枣之状，可用针刺而出血，永除根本也。

头痛不止三十七

夫头痛不止，乃三阳之受病也。三阳者，各分部分：头与项痛者，是足太阳膀胱之经也；攒竹痛，俗呼为眉棱痛者是也；额角上痛，俗呼为偏头痛者，是少阳经也；如痛久不已，则令人丧目。以三阳受病，皆胸膈有宿痰之致然也。先以茶调散吐之；后以香薷饮、白虎汤投之则愈。然头痛不止，可将葱白须、豆豉汤吐之；吐讫，可服川芎、薄荷、辛凉清上，搜风丸、香芎散之类。仲景曰：葱根、豆豉，亦吐伤寒头痛。叔和云：寸脉急而头痛是也。

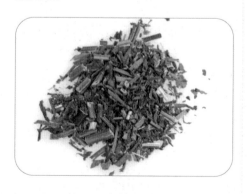

两目暴赤三十八

夫两目暴赤，发痛不止，可以长流水煎盐汤吐之；次服神芎丸、四物汤之类。《内经》曰：暴病皆属火也。

又曰：治病有缓急，急则治其标，缓则治其本。标者，赤肿也；本者，火热也。以草茎鼻中，出血最妙。

目肿三十九

夫目暴赤肿痛，不能开者，以清金散鼻内搐之，鼻内出血更捷。

病目经年四十

夫病赤目，经年不愈者，是头风所加之，令人头痛。可用独圣散、八正散之类。

赤目肿作，是足厥阴肝经有热。利小便，能去肝经风热也。

风冲泣下四十一

夫风冲泣下者，俗呼风冷泪者是也。《内经》曰：太阳经不禁固也。又曰：热则五液皆出。肝热，故泪出。风冲于外，火发于内，风火相搏，由此而泣下也。治之以贝母一枚，白腻者，胡椒七粒，不犯铜铁，研细，临卧点之，愈。

风蛀牙疼四十二

夫风蛀牙疼久不愈者，用针插巴豆一枚，于灯焰上燎，烟未尽急存性，于牙窝根盘上熏之则愈。

口疮四十三

夫大人小儿口疮唇紧，用酸浆水洗去白痂，临困点绿袍散。如或不愈，贴赴筵散。又不愈，贴铅白霜散则愈。

喉闭四十四

夫男子妇人，喉闭肿痛不能言，微刺两手大拇指去爪甲如韭叶，是少商穴。少商是肺金之井穴也，以徘针刺，血出立愈。如不愈，以温白汤口中含漱，是以热导热也。

瘿四十五

夫瘿囊肿闷，稽叔夜《养生论》云：颈如险而瘿，水土之使然也。可

张从正·儒门事亲

用人参化瘿丹,服之则消也。又以海带、海藻、昆布三味,皆海中之物,但得三味,投之于水瓮中,常食,亦可消矣。

背疽四十六

夫背疮初发,便可用藏用丸、玉烛散,大作剂料,下脏腑一二十行;次以针于肿处乱刺血出,如此者三;后以阳起石散敷之。不可便服内托散,内犯官桂,更用酒煎。男子以背为阳,更以热投热,无乃太热乎?如疮少愈,或疮口未合,疮痂未敛,风痒时作,可服内托散,以辟风邪耳!

瘰疬四十七

夫人头目,有疮肿瘰疬,及胸臆胠胁之间,或有疮痂肿核不消,及有脓水不止,可用沧盐一二两炒过,以长流水一大碗煎,放温,作三五次,顿服讫;候不多时,于咽喉中探引,

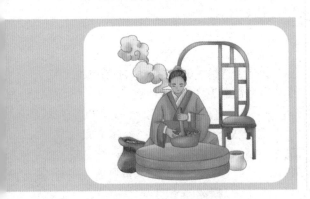

吐涎三二升;后服和血通经之药,如玉烛散、四物汤之类是也。《内经》曰:咸味涌泄为阴。涌者,吐也;泻者,泄也。《铜人》曰:少阳起于目锐眦,行耳后,下胁肋,过期门。瘰疬结核,马刀挟瘿,是少阳胆经多气少血之病也。

便痈四十八

夫便痈者,乃男子之疝也,俗呼为便痈。言于大便处害一痈,故名便痈也。便痈者,谬名也,《难》《素》所不载也。然足厥阴肝之经络,是气血行流之道路也。冲、任、督脉,亦属肝经之旁络也。《难经》曰:男子有七疝是也。便痈者,血疝也。治之以导水丸、桃仁承气汤,或抵当汤投之,同瘀血不散而治,大作剂料,峻泻一二十行;次以玉烛散,和气血,通经络之类则是也。世之多用大黄、牡蛎而已。间有不愈者,是不知和血通经之道也。

恶疮四十九

夫一切恶疮久不愈者,以木香槟榔散贴之则愈。

下疳五十

夫下疳久不愈者,俗呼曰臊疳是也。先以导水、禹功,先泻肝经,外以木香散敷之,日上三两度,然后服淡粥,一二日则止。

疮疖瘤肿五十一

夫大人疮疖，小儿赤瘤，肿发之时，疼痛不止。《内经》曰：夫诸痛痒疮疡，皆生于心火[①]。

病疮肿者，大忌鸡、猪、鱼、兔、发热动风之物。

疮肿丹毒五十二

夫大人小儿，疮肿丹毒，发热疼痛不止者，又有一法[②]。所病之人，切忌鸡、猪、鱼、兔、酒、醋、湿面等物。

冻疮五十三

夫冻疮者，因寒月行于冰雪中而得之。有经年不愈，用陂野中净土曝干，以大蒜捣如泥，和土捏作饼子，如大

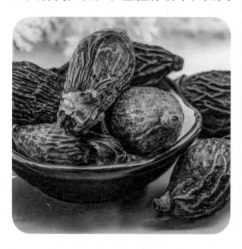

观钱厚薄，量疮口大小而贴之；泥饼子上，以火艾灸之，不计艾壮数多少，以泥干为度；去干饼，以换湿饼，贴定灸之，不问灸数多少，有灸一二日者，直至疮痂内觉痒微痛，是冻疮活也；然后口含浆水澄清，用鸡翎一二十茎，缚作刷子，于疮口上洗净，以此而洗之后，肌肤微痛也，用软帛拭干；次用木香槟榔散敷之。夏月医之大妙。

金疮五十四

夫一切刀箭所伤，有刀箭药。用风化锻石一斤，龙骨四两，二味为细末，先于端四日采下刺蓟菜，于端午日五更，合杵臼内，捣和得所，团作饼子，若酒曲，中心穿眼，悬于背阴处，阴干捣罗为细末，于疮口上掺贴。亦治里外，并诸疮肿大效[③]。

误吞铜铁五十五

夫误吞铜铁，以至羸瘦者，宜用肥猪脂，与葵菜羹同飧数顿，则铜铁自然下也，神验。如不食荤腥者，宜以调胃承气汤，大作其剂，下之亦可也。

鱼刺麦芒五十六

夫鱼刺麦芒，一切竹木签刺咽喉，及须发惹伴，在咽嗌中不能下者，《内经》曰：不因气动而病生于外[④]。

---

① 心火：下脱一法，涉及迷信内容，已删。

② 一法：下脱一法，涉及迷信内容，已删。

③ 大效：下脱一法，涉及迷信内容，已删。

④ 于外：下脱一法，涉及迷信内容，已删。

张从正·儒门事亲

蛇虫所伤五十七

夫犬咬蛇伤，不可便贴膏药及生肌散之类，谓毒瓦斯不出也。《内经》曰：先治内而后治外，可也。当先用导水丸、禹功散，或通经散，泻十余行，实时痛减肿消。然后用膏药生肌散敷贴，愈。此是先治内而后治外之法也。

杖疮五十八

夫一切虫兽所伤，及背疮肿毒，杖疮焮发，或透入里者，可服木香槟榔丸七八十丸至百丸，或百五十丸至二百丸，生姜汤下，过五七行，量虚实加减则可矣。

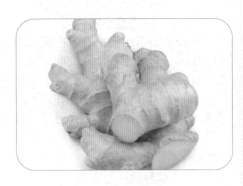

禁蝎五十九

《内经》[1]曰，蜂虿之毒，皆属于火，可用新水一盆浸之，如浸不得处，速以手帛蘸水搭之，则痛止也。用法之人，大忌五厌肉。

落马坠井六十

夫一切男子妇人，落马坠井，因而打扑，便生心恙，是痰涎发于上也。《内经》曰：不因气动而病生于外。可用三圣散，空心吐讫。如本人虚弱

疲瘁，可用独圣散吐之；吐讫，可服安魂宁魄之药，定志丸、酸枣仁、茯神之类是也。

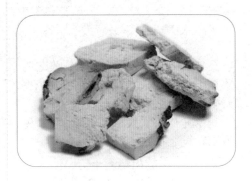

妇人月事沉滞六十一

夫妇人月事沉滞，数月不行，肌肉不减。《内经》曰：此名为瘕为沉也。沉者，月事沉滞不行也。急宜服桃仁承气汤加当归，大作剂料服，不过三服立愈。后用四物汤补之。更可用《宣明方》槟榔丸。

血崩六十二

夫妇人年及四十以上，或悲哀太甚。《内经》曰：悲哀太甚则心系急，心系急则肺布叶举，而上焦不通，热气在中，故经血崩下。心系者，血山也。如久不愈，则面黄肌瘦，慎不可与燥热之药治之。岂不闻血得热而流散。先以黄连解毒汤，次以凉膈散、四物汤等药，治之而愈。四物者，是凉血也，乃妇人之仙药也。量虚实加减，以意消息用之。

腰胯疼痛六十三

夫妇人腰胯疼痛，两脚麻木，恶

---

[1]《内经》：上脱一法，涉及迷信内容，已删。

寒喜暖者。《内经》曰：乃是风、寒、湿痹。先可服除湿丹七八十丸，量虚实以意加减；次以禹功散投之，泻十余行清冷积水、青黄涎沫为验；后以长流水，同生姜、枣煎五苓散服之，风湿散而血气和也。

头风眩运六十四

夫妇人头风眩运，登车乘船亦眩运眼涩，手麻发退，健忘喜怒，皆胸中有宿痰使然也。可用瓜蒂散吐之；吐讫，可用长流水煎五苓散、大人参半夏丸，兼常服愈风饼子则愈矣。

经血暴下六十五

夫妇人年及五十以上，经血暴下者。妇人经血，终于七七之数，数外暴下，《内经》曰：火主暴速。亦因暴喜暴怒，忧结惊恐之致然也。慎不可作冷病治之，如下峻热之药则死。止可用黄连解毒汤，以清于上；更用莲壳灰、棕毛以渗于下；然后用四物汤加玄胡散，凉血和经之药是也。

赤白带下六十六

夫妇人赤白带下，或出白物如脂，可服导水丸、禹功散，或单用无忧散，量虚实加减；泻讫，次用桂苓丸、五苓散、莘劳木香散，同治湿治泻法治之。或用独圣散上涌亦可也。室女亦可。

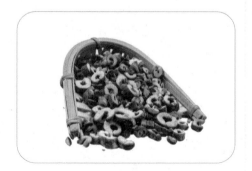

月事不来六十七

夫妇人月事不来，室女亦同。《内经》曰：月事不来者，是胞脉闭也。胞脉者，属火而络于胞中。令气上迫肺，心气不得下通，故月事不来也。可用茶调散吐之；吐讫，可用玉烛散、当归散，或三和汤、桂苓白术散、柴胡饮子，量虚实选而用之。降心火，益肾水，开胃进食，分阴阳，利水道之药是也。慎勿服峻热之药。若服之，则变成肺痿，骨蒸潮热，咳嗽咯脓，呕血而喘，小便涩滞，寝汗不已，渐至形瘦脉大，虽遇良医，亦成不救。呜呼！人之死者，岂为命耶？

妇人无子六十八

夫妇人年及二三十者，虽无病而无子，经血如常，或经血不调，乃阴不升，阳不降之故也。可独圣散，上吐讫冷痰三二升；后用导水丸、禹功散，泻讫三五行及十余行；或用无忧散，泻十余行；次后吃葱醋白粥三五日。胃气既通，肠中得实，可服玉烛散，更助以桂苓白术丸散。二药是降心火，益肾水，既济之道，不数月而必有孕也。

若妇人有癃闭、遗溺、嗌干之诸证，虽服药、针灸，亦不能孕也。盖冲、任、督三脉之病，不治也。表证见内证及热论中。

小产六十九

夫妇人半产，俗呼曰小产也。或三月，或四、五、六月，皆为半产，已成男女故也。

或因忧恐暴怒，悲哀太甚；或因劳力，打扑伤损，及触风寒；或触暴热。不可用黑神散、乌金散之类，内犯干姜之故。止可用玉烛散、和经散汤之类是也。

张从正·儒门事亲

大产七十

夫妇人大产，十月满足降诞者是也。或脐腰痛，乃败血恶物之致然也。举世便作虚寒，以燥热治之，误人多矣。《难经》曰：诸痛为实。实者，热也。可用导水丸、禹功散，泻五七行。慎不可便服黑神散、乌金散燥之。同半产治之则可矣。

产后心风七十一

夫妇人产后心风者，则用调胃承气汤一二两，加当归半两，细锉，用水三四盏，同煎去滓，分作二服，大下三五行则愈。如不愈，三圣散吐之。

乳汁不下七十二

夫妇人有天生无乳者，不治。或因啼哭悲怒郁结，气溢闭塞，以致乳脉不行，用精猪肉清汤，调和美食，于食后调益元散五七钱，连服三五服，更用木梳梳乳，周回百余遍，则乳汁自下也。

又一法：用猪蹄汤调和美味服之，乳汁亦下。合用熟猪蹄四枚食之，亦效。

又一法：针肩井二穴，亦效。

产后潮热七十三

夫妇人产后一二日，潮热口干，可用新汲水调玉露散；或冰水调服之，亦可；或服小柴胡汤加当归，及柴胡饮子亦可。慎不可作虚寒治之。

乳痈七十四

夫乳痈发痛者，亦生于心也，俗呼曰吹乳是也。吹者，风也。风热结薄于乳房之间，血脉凝注，久而不散，溃腐为脓也。可用一法禁之①。

双身大小便不利七十五

夫妇人双身，大小便不利者，可用八正散，大作剂料，除滑石，加葵菜籽煎服。

《内经》曰：膀胱不利为癃。癃者，是小便闭而不通也。如八正散加木香，取效更捷。《经》曰：膀胱气化则能出。然后服五苓散，三五服则愈矣。

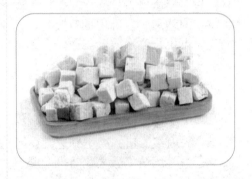

双身病疟七十六

夫双身妇人病疟，可煎白虎汤、小柴胡、柴胡饮子等药。如大便结硬，可用大柴胡散，微溏过，不可大吐泻，恐伤其孕也。《内经》曰：夏伤于暑，秋必病疟。

双身伤寒七十七

夫双身妇人，伤寒、时气、温疫、头痛身热，可用升麻汤一两，水半碗，大煎剂料，去滓，分作二服，先一服吐了，后一服不吐。次以长流水加生姜枣，煎五苓散热啜之，汗出尽，头痛立止。

身重喑哑七十八

夫妇人身重，九月而喑哑不言者，

---

① 禁之：下脱一法，涉及迷信内容，已删。

是胻之络脉不相接也，则不能言。《经》曰：无治也。虽有此论，可煎玉烛散二两，水一碗，同煎至七分，去滓，放冷，入蜜少许，时时呷之，则心火下降，而肺金自清，故能作声也。

怀身入难七十九

夫妇人怀身入难月，可用长流水调益元散，日三服，欲其易产也，产后自无一切虚热、血气不和之疾。如未入月则不宜服也，以滑石滑胎故也。

眉炼八十

夫小儿眉炼，在面曰眉炼，在耳曰𬌗耳，在足曰靴癣。此三者，皆谬名也。《内经》曰：诸痛痒疮疡，皆属心火。乃心火热盛之致然也。可用针刺之而出血，一刺不愈，当再刺之，二刺则必愈矣。《内经》云：血实者，宜决之。

决者，破其血也。眉炼者，不可用药敷之。其疮多痒则必爬，若药入眼，则眼必损矣。

牙疳八十一

夫小儿牙疳，牙疳者，齿龋也。龋者，是牙龈腐烂也。上下牙者，是手足阳明二经也。或积热于内，或服银粉、巴豆大毒之药，入于肠胃，乳食不能胜其毒，毒瓦斯循经而上，至于齿龈，齿龈牙缝，为嫩薄之分，反为害也。可以麝香玉线子治之。乳母临卧，当服黄连解毒汤一服，疳病则愈。

夜啼八十二

夫小儿夜啼不止者，当用灯花一枚，研细，随乳汁下，并三服。则每服用灯花一枚，服罢此药，于静室中卧一两日，则止也。

丹瘤八十三

夫小儿丹瘤，浮赤走引或遍身者，乃邪热之毒在于皮肤，以瓷片撒出血则愈，如不愈，则以拔毒散，扫三二十度必愈矣。《内经》曰：丹熛赤瘤，火之色也，相火之病是也。

疳眼八十四

夫小儿疳涩眼，数日不开者，乃肝木风热之致然也。可调服凉膈散数服，眼开而愈。

身瘦肌热八十五

夫小儿身瘦肌热，面黄腹大，或吐泻，腹有青筋，两胁结硬如碗之状，名乳痫癣，俗呼曰奶脾是也。乳痫得之绵帛太厚，乳食伤多。

大热则病生肌，大饱则必伤于肠胃。生于肌表者，赤眼、丹瘤、疥癣、痫疳、眉炼、赤白口疮、牙疳宣烂及寒热往来。此乳母抱不下怀，积热熏蒸之故，两手脉浮而数也。伤于肠胃者，吐泻惊疳，哕气腹胀，肌瘦面黄，肚大筋青，喜食泥土，揉鼻窍，头发作穗，乳瓣不化，此皆大饱之致然也，久而不愈，则成乳痫，两手脉沉而紧也，此其辨也。以上诸症，皆乳母怀抱，奉养过度之罪。癣之疾，可以丁香化痫散，取过数服，牛黄通膈丸、甘露散、益黄散等药磨之。如不愈者，有揉脾一法[①]。

大小便不利八十六

夫小儿大小便不通利者，《内经》

---

① 一法：下脱一法，涉及迷信内容，已删。

张从正·儒门事亲

曰：三焦约也。约者，不行也。可用长流水煎八正散，时时灌之，候大小便利即止也。

久泻不止八十七

夫小儿久泻不止者，至八九月间，变为秋深冷痢，泄泻清白，时腹撮痛，乳瓣不化。可用养脾丸，丸如黍米大，每服二三十丸，米饮下，日三服则愈。若治乌莪之儿，万举万全，富家且宜消息。

通身浮肿八十八

夫小儿通身浮肿，是水气肿也。小便不利者，通小便则愈。《内经》曰：三焦闭塞，水道不行。水满皮肤，身体痞肿，是风乘湿之症也。可用长流水加灯心，煎五苓散，时时灌之；更于不透风暖处频浴，汗出则肿消，肿消则自愈，内外兼治故也。

发惊潮搐八十九

夫小儿三五岁时，或七八岁至十余岁，发惊潮搐，涎如拽锯，不省人事，目瞪喘急，将欲死者，《内经》曰：此皆得于母胎中所授。悸惕怕怖，惊骇恐惧之气，故令小儿轻者为惊吊，重者为痫病风搐，为腹中积热，为脐风。以上证候，可用吐涎及吐之药，如吐讫，宜用朱、犀、脑、麝清凉坠涎之药。若食乳之子，母亦宜服安魂定魄之剂，定志丸之类。如妇人怀孕之日，大忌惊忧悲泣，纵得子，必有诸疾。

拗哭不止九十

夫小儿拗哭不止，或一二日，或三四日，乃邪祟之气凑于心，拗哭不止也。

有《藏经》一法：以绵绢带缚手足讫，用三姓妇人净驴槽，卧小儿于其中，不令旁人知而觑之，后移时则拗哭自止也。

身热吐下九十一

夫小儿身热，吐下腹满，不进乳者，可急用牛黄通膈丸，下过四五行则愈。

风热涎嗽九十二

夫小儿风热涎嗽，可用通圣加半夏，多煎，少少服之，不过三五日愈。

水泻不止九十三

夫小儿水泻不止，可服五苓与益元各停，用新水调下一二钱，不拘时服。

疮疥风癣九十四

夫小儿疮疥风癣，可用雄黄散加芒硝少许，油调敷之。如面上有疮癣，不宜擦药。恐因而入眼，则损目矣。

甜疮九十五

夫小儿甜疮久不愈者，俗呼曰香疮是也。多于面部两耳前。有一法：令母口中嚼白米成膏子，临卧涂之，不过三五上则愈矣。小儿并乳母，皆忌鸡、猪、鱼、兔、酒、醋，动风发热之物。如治甜指亦可。

白秃疮九十六

夫小儿白秃疮者，俗呼为鸡粪秃者是也。可用甜瓜蔓龙头，不以多少，河水浸之一宿，以砂锅熬取极苦汁，滤去瓜蔓，以文武慢火熬成如稀饧状，盛于瓷器中。可先剃头，去尽疮痂，

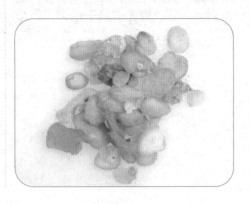

死血出尽，着河水洗净。却用熬下瓜蒌膏子一水盏，加半夏末二钱，生姜自然汁一两匙，狗胆一枚，同调，不过三两上立可。大忌鸡、猪、鱼、兔，动风发热之物。

疟疾不愈九十七

夫疟疾连岁不愈者，可用法治之[①]。

腰痛气刺九十八

夫一切男子妇人，或因咳嗽一声，或因悲哭啼泣，抬舁重物，以致腰痛气刺不能转侧，及不能出气者，可用不卧散嚏之，汗出痛止。如不食，可用通经散、导水丸，泻十余行；泻讫，服乌金丸、和血丹，痛减则止矣。

赤瘤丹肿九十九

夫小儿有赤瘤丹肿，先用牛黄通膈丸泻之；后用阳起石扫敷，则丹毒自散。如未散，则可用针砭刺出血而愈矣。

疮瘾疹一百

夫小儿疮疱瘾疹，跌疮丹熛等疾，如遇火运胜时，不可便用升麻汤解之。升麻汤者，是辛温之剂。止可用辛凉之剂解之。太平之时，可用辛温之剂发散；后便可用凉膈加当归、白虎汤、化斑汤、玉露散煎服之，甚者，解毒汤、调胃承气汤投之。古人云：疮疡者，

首尾俱不可下。此言误人久矣。岂不闻扬汤止沸，釜底抽薪。《内经》曰：五寅五申岁，多发此病。此言少阳相火之岁也。少阳客气胜，丹熛疮疱瘾疹之疾生矣。又《内经》曰：诸痛痒疮疡，皆属于心火。由是言之，皆明心生，不可用辛温之剂发散，以致热势转增，渐成脏毒下血，切牙搐搦，为大热之证明矣。如白虎汤加人参、凉膈加桔梗当归，不论秋冬，但有疮之证，便可用之。亦且疮疱、瘾疹、丹熛、跌疮者，是天之一气以伤人也。且如疮疱、瘾疹，以少为吉，以稠为凶。稀少者，不服药而自愈；稠密者，以寒凉药舍死而治之，十全其一二。

敝家亲眷相知，信服此药，获效多矣。

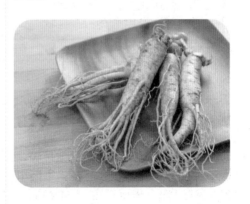

---

① 治之：下脱一法，涉及迷信内容，已删。

风 形

因惊风搐一

新寨马叟，年五十九，因秋欠税，官杖六十，得惊气，成风搐已三年矣。病大发则手足颤掉，不能持物，食则令人代哺，口目张唇舌嚼烂，抖擞之状，如线引傀儡。每发，市人皆聚观。夜卧发热，衣被尽去，遍身燥痒，中热而反外寒。久欲自尽，手不能绳，倾产求医，至破其家而病益坚。叟之子，邑中旧小吏也，以父母病讯戴人。戴人曰：此病甚易治。若隆暑时，不过一涌，再涌夺则愈矣。今已秋寒可三之；如未，更刺穴必愈。先以通圣散汗之，继服涌剂，则痰一二升，至晚又下五七行，其疾小愈。待五日，再一涌，出痰三四升，如鸡黄成块，状如汤热。叟以手颤不能自探，妻与代探，咽嗌肿伤，昏愦如醉，约一二时许稍稍省。又下数行，立觉足轻，颤减，热亦不作，是亦能步，手能巾栉，自持匙箸。未至三涌，病去如濯。病后但觉极寒。戴人曰：当以食补之，久则自退。盖大疾之去，卫气未复，故宜以散风导气之药，切不可以热剂温之，恐反成它病也。

风搐反张二

吕君玉之妻，年三十余，病风搐目眩，角弓反张，数日不食。诸医皆作惊风、暗风、风痫治之，以天南星、雄黄、天麻、乌、附用之，殊无少效。戴人曰：诸风掉眩，皆属肝木。曲直

动摇，风之用也。阳主动，阴主静。由火盛制金，金衰不能平木，肝木茂而自病。先涌风痰二三升；次以寒剂下十余行；又以针刺百会穴，出血二杯，愈。

飧泄三

赵明之，米谷不消，腹作雷鸣，自五月至六月不愈。诸医以为脾受大寒，故并与圣散子、豆蔻丸，虽止一二日，药力尽而复作。诸医不知药之非，反责明之不忌口。戴人至而笑曰：春伤于风，夏必飧泄。飧泄者，米谷不化，而直过下出也。又曰：米谷不化，热气在下，久风入中。中者，脾胃也。风属甲乙，脾胃属戊己，甲乙能克戊己，肠中有风故鸣。《经》曰：岁木太过，风气流行，脾土受邪，民病飧泄。诊其两手脉，皆浮数，为风在表也，可汗之。直断曰：风随汗出。以火二盆，暗置床之下，不令病人见火，恐增其热。治之入室，使服涌剂，以麻黄投之，乃闭其户，从外锁之，汗出如洗。待一时许开户，减火一半，须臾汗出，泄亦止。

因风鼻塞四

常仲明，常于炎暑时风快处，披露肌肤以求爽，为风所贼，三日鼻窒，虽坐于暖处少通，终不大解。戴人使服通圣散，入生姜、葱根、豆豉，同煎三两服，大发汗，鼻立通矣。

风痰五

常仲明之子，自四岁得风痰疾，

至十五岁转甚，每月发一两次。发必头痛，痛则击数百拳，出黄绿涎一两盏方已。比年发益频，目见黑花，发作，昏不知人，三四日方省。诸医皆用南星、半夏、化痰之药，终无一效。偶遇戴人于滁水之南乡。戴人以双解散发汗，次以苦剂吐痰，病去八九；续以分剂平调，自春至秋，如此数次，方获全瘥。

癫六

朱葛解家，病癫疾，求治于戴人。戴人辞之：待五六月间，可治之时也。今春初尚寒，未可服药，我已具行装到宛邱，待五六月制药。朱葛解家以为托辞。后戴人果以六月间到朱葛，乃具大蒜、浮萍等药，使人召解家曰：药已成矣，可来就治。解为他药所惑，竟不至。戴人曰：向日我非托也，以春寒未可发汗，暑月易发汗。《内经》论治癫疾，自目眉毛再生，针同发汗也。但无药者，用针一汗，可抵千针。故高俱奉采萍歌曰：不居山兮不在岸，采我之时七月半；选甚瘫风与痪风，些小微风都不算；豆淋酒内下三丸，铁头上也出汗。噫！文士相轻，医氏相疾。文士不过自损，医氏至于害人。其解家之谓与？阳夏张主簿，病癫十余年，眉须皆落，皮肤皱涩如树皮。戴人断之曰：是有汗者可治之。当大发汗，其汗出当臭，其涎当腥。乃置燠室中，遍塞风隙，以三圣散吐之。汗出周身，如卧水中。其汗果粘臭不可闻，痰皆腥如鱼涎，两足心微有汗。次以舟车丸、浚川散，大下五七行，如此数次乃瘳。

手足风裂七

阳夏胡家妇，手足风裂，其两目昏漫。戴人曰：厥阴所至为墨。又曰：

鸣素启坼，皆风之用。风属木，木郁者达之。达为吐也。先令涌之，继以调胃承气汤加当归泻之，立效。

胃脘痛八

一将军病心痛不可忍。戴人曰：此非心痛也，乃胃脘当心痛也。《内经》曰：岁木太过，风气流行，民病胃脘当心而痛。乃与神祐丸一百余粒，病不减。或间曰：此胃脘有寒，宜温补。将军素知戴人明了，复求药于戴人。戴人复与神祐丸二百余粒，作一服，大下六七行，立愈矣。

搐搦九

黄如村一叟，两手搐搦，状如拽锯，冬月不能复被。适戴人之舞阳，道经黄如，不及用药，针其两手大指后中注穴上。戴人曰：自肘以上皆无病，惟两手搐搦，左氏所谓风淫末疾者，此也。或刺后溪，手太阳穴也。屈小指握纹尽处是穴也。

面肿风十

南乡陈君俞，将赴秋试，头项遍肿连一目，状若半壶，其脉洪大。戴人出视。《内经》：面肿者，风，此风乘阳明经也。阳明气血俱多。风肿宜汗。乃与通圣散，入生姜、葱根、豆豉，同煎一大盏，服之，微汗；次日以草茎鼻中，大出血，立消。

惊风十一

戴人常曰：小儿风热惊搐，乃常病也。当搐时，切戒把捉手足，握持太急，必不遂也。气血偏胜，必痹其一臂，渐成细瘦，至老难治。当其搐时，置一竹簟，铺之凉地，使小儿寝其上，待其搐，风力行遍经络，茂极自止，不至伤人。

张从正·儒门事亲

109

风温十二

阳夏贺义夫,病伤寒,当三日以里,医者下之而成结胸,求戴人治之。戴人曰:本风温证也,不可下,又下之太早,故发黄结胸。此已有瘀血在胸中,欲再下之,恐已虚,惟一涌可愈,但出血勿惊。以茶调、瓜蒂散吐之。血数升而衄,且噫逆。乃以巾卷小针,而使枕其刃,不数日平复。

风水十三

张小一,初病疥,爬搔,变而成肿,喘不能食。戴人断为风水。水得风而暴肿,故遍身皆肿。先令浴之,乘腠理开发,就燠室中用酸苦之剂,加全蝎一枚吐之。节次用药末至三钱许,出痰约数升,汗随涌出,肿去八九。分隔一日,临卧,向一更来,又下神佑丸七十余粒,三次咽之。至夜半,动一行,又续下水。煮桃红丸六十丸,以麝香汤下,又利三四行。后二三日,再以舟车丸、通经散及白术散调之,愈。

又:曹典吏妻,产后忧恚抱气,浑身肿绕,阴器皆肿,大小便如常,其脉浮而大,此风水肿也。

先以齑水撩其痰,以火助之发汗;次以舟车丸、浚川散,泻数行;后四五日,方用苦剂涌讫,用舟车丸、通经散,过十余行;又六日,舟车、浚川复下之;末后用水煮桃红丸。四十余丸。不一月如故,前后涌者二,泻凡四,通约百余行。当时议者,以为倒布袋法耳,病再来,则必死。世俗只见尘市货药者,用银粉、巴豆,虽肿者暂去,复来必死,以为惊俗。岂知此法,乃《内经》治郁之玄缺。

兼此药皆小毒,其毒之药,岂有反害者哉?但愈后忌慎房室等事,况风水不同从水,无复来之理。

小儿风水十四

郾之营兵秋家小儿,病风水。诸医用银粉、粉霜之药,小溲反涩,饮食不进,头肿如腹,四肢皆满,状若水晶。家人以为勉强,求治于戴人。戴人曰:此证不与壮同。壮年病水者,或因留饮及房室。此小儿才七岁,乃风水证也,宜出汗。乃置燠室,以屏帐遍遮之,不令见火。若内火见外火,必昏愦也。使大服胃风汤而浴之;浴汽,以布单重覆之,凡三五重,其汗如水,肿乃减五分;隔一二日,乃根据前法治之,汗出,肿减七分,乃二汗而全减。

尚未能食,以槟榔丸调之,儿已喜笑如常日矣。

肾风十五

桑惠民病风,面黑色,畏风不敢出,爬搔不已,眉毛脱落作癞,医三年。一日,戴人到棠溪,来求治于戴人。戴人曰:非癞也。乃出《素问·风论》曰:肾风之状,多汗恶风,脊痛不能正立,其色炲,面庞然浮肿。今公之病,肾风也。

宜先刺其面,大出血,其血当如墨色,三刺血变色矣。于是下针,自额上下针,直至颅顶皆出血,果如墨色。偏肿处皆针之,惟不针目锐眦外两旁,盖少阳经,此少血多气也。隔日又针之,血色乃紫。二日外又刺,其血色变赤。初针时痒,再刺则额觉痛,三刺其痛不可任,盖邪退而然也。待二十余日,又轻刺一遍,方已。每刺必以冰水洗其面血,十日黑色退,一月面稍赤,三月乃红白。但不服除根下热之药,病再作。戴人在东方,无能治者。

劳风十六

戴人见一男子,目下肿如卧蚕状。

戴人曰：目之下，阴也，水亦阴也。肾以水为之主，其肿至于目下故也。此由房室交接之时，劳汗遇风，风入皮腠，得寒则闭，风不能出，与水俱行，故病如是。不禁房则死。

中风十七

高评事，中风稍缓，张令涌之；后服铁弹丸，在《普济》加减方中。或问张曰：君常笑人中风，服铁弹丸，今自用之，何也？张曰：此收后之药也。今人用之于大势方来之时，正犹蚍蜉撼大树，不识次第故也。

● 暑形 ●

中暑十八

小郑年十五，田中中暑，头痛，困卧不起。戴人以双解散汗之，又以米醋汤投之，未解。薄晚，又以三花神祐丸大下之，遂愈。又张叟年七十一，暑月田中，因饥困伤暑，食饮不进，时时呕吐，口中常流痰水，腹胁作痛。

医者概用平胃散、理中丸、导气丸，不效；又加针灸，皆云胃冷，乃问戴人。戴人曰：痰属胃，胃热不收，故流痰水。以公年高，不敢上涌，乃使箸探之，不药而吐之痰涎一升；次用黄连清心散、导饮丸、玉露散以调之。饮食加进，

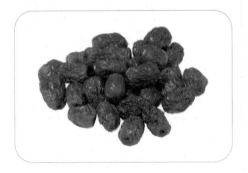

惟大便秘，以生姜、大枣煎调胃承气汤一两夺之，遂愈。

疟十九

故息城一男子病疟，求治于戴人。诊两手脉，皆沉伏而有力，内有积也，此是肥气。病者曰：左胁下有肥气，肠中作痛，积亦痛，形如覆杯，间发止，今已三年，祈禳避匿，无所不至，终不能疗。戴人曰：此瘖疟也。以三花神祐丸五七十丸，以冷水送过五六行。次以冷水止之，冷主收敛故也。湿水既尽一二日，煎白虎汤，作顿啜之，疟犹不愈，候五六日，吐之以常山散，去冷痰涎水六七次，若翻浆。次以柴胡汤和之，间用妙功丸磨之，疟悉除。

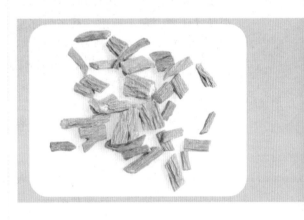

● 火形 ●

马刀二十

襄陵马国卿，病左乳下二胁间期门穴中发痛，坚而不溃，痛不可忍。医疡者皆曰乳痈，或曰红系漏，或曰觑心疮，使服内托散百日，又服五香连翘汤数月，皆无验。国卿伛偻而来，求治于戴人。遇诸市，戴人见之曰：此马刀痈也。足少阳胆经之病，出《灵

枢·十二经》以示之。其状如马刀，故曰马刀。坚而不溃。乃邀之于食肆中，使食水浸汤饼。国卿曰：稍觉缓。次日，先以沧盐上涌，又以凉剂涤去热势，约数十行，肿已散矣。

又朱葛黄家外家，左胁病马刀痛，憎寒发痛，已四五日矣。戴人适避暑于寺中。来乞药，戴人曰：此足少阳胆经病也。少血多气，坚而不溃，不可急攻。当以苦剂涌之，以五香连翘汤托之。既而痛止，然痛根未散。有一盗医过，见之曰：我有妙药，可溃而为脓，不如此，何时而愈？既毒药，痛不可忍，外寒内热，呕吐不止，大便黑色，食饮不下，号呼闷乱，几至于死。诸姑惶惧，夜投戴人。戴人曰：当寻元医者，余不能治。其主母亦来告，至于再三。戴人曰：胁间皮薄肉浅，岂可轻用毒药！复令洗出，以凉剂下之，痛立止，肿亦消也。

项疮二十一

戴人在西华，寄于夏官人宅。忽项上病一疮，状如白头，疮肿根红硬，以其微小，不虑也。忽遇一故人见邀，以羊羔酒饮，鸡鱼醯蒜皆在焉。戴人以其故旧，不能辞，又忘其禁忌。是夜疮疼痛不可忍，项肿及头，口发狂言。夏君甚惧，欲报其家。戴人笑曰：请无虑，来日当平。乃以酒调通经散六七钱，下舟车丸百余粒，次以热面羹投之。

上涌下泄，一时齐作，合去半盆。明日日中，疮肿已平。一二日，肿消而愈。夏君见，大奇之。

代指痛二十二

麻先生妻，病代指痛，不可忍。酒调通经散一钱，半夜大吐，吐毕而

痛减。余因叹曰：向见陈五曾病此，医以为小虫伤，或以草上有毒物，手因触之。迁延数月，脓尽方已。以今日观之，可以大笑。

瘰疬二十三

一妇人病瘰疬，延及胸臆，皆成大疮，相连无好皮肉，求戴人疗之。戴人曰：火淫所胜，治以咸寒。命以沧盐吐之，一吐而着痂。次用凉膈散、解毒汤等剂，皮肉乃复如初。

咽喉肿塞二十四

一妇人病咽喉肿塞，浆粥不下，数日肿不退，药既难下，针亦无功。戴人以当归、荆芥、甘草煎，使热漱之，以冷水拔其两手。不及五六日，痛减肿消，饮食如故。咽喉之病甚急，不可妄用针药。

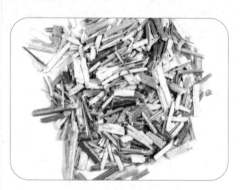

舌肿二十五

南邻朱老翁，年六十余岁，身热数日不已，舌根肿起，和舌尖亦肿，肿至满口，比元舌大二倍。一外科以燔针刺其舌下两旁廉泉穴，病势转凶，将至颠蹶。戴人曰：血实者宜决之。以针磨令锋极尖，轻砭之，日砭八九次，血出约一二盏，如此者三次，渐而血少痛减肿消。夫舌者，心之外候也。

心主血，故血出则愈。又曰：诸痛痒疮疡，皆属心火。燔针艾火，是何义也？

腰胯痛二十六

戴人女僮，冬间自途来，面赤如火，至濼，病腰胯大痛，里急后重。戴人曰：此少阳经也，在身侧为相火。使服舟车丸，通经散，泻至数盆，病犹未瘥。人皆怪之，以为有祟。戴人大怒曰：驴鬼也！复令调胃承气汤二两，加牵牛头末一两，同煎服之，大过数十行，约一二缶，方舍其杖策。但发渴。戴人恣其饮水、西瓜、梨、柿等。戴人曰：凡治火，莫如冰。水，天地之至阴也。约饮水一二桶，犹觉微痛。戴人乃刺其阳陵穴，以伸其滞，足少阳胆经之穴也。自是方宁。女僮自言：此病每一岁须泻五七次，今年不曾泻，故如是也。常仲明悟其言，以身有湿病，故一岁亦泻十余行，病始已。此可与智者言，难与愚者论也。

狂二十七

一叟，年六十，值徭役烦扰，而暴发狂，口鼻觉如虫行，两手爬搔，数年不已。

戴人诊其两手脉，皆洪大如缰绳。断之曰：口为飞门，胃为贲门。曰：口者，胃之上源也，鼻者，足阳明经起于鼻交之中，旁纳太阳，下循鼻柱，交人中，环唇下，交承浆，故其病如是。夫徭役烦扰，便属火化。火乘阳明经，故发狂。故《经》言：阳明之病，登高而歌，弃衣而走，骂詈不避亲疏。又况肝主谋，胆主决。徭役迫遽，则财不能支，则肝屡谋而胆屡不能决。屈无所伸，怒无所泄，心火磐礴，遂乘阳明经。然胃本属土，而肝属木，胆属相火，火随木气而入胃，故暴发狂。乃命置燠室中，涌而汗出，如此三次，

《内经》曰：木郁则达之，火郁则发之。良谓此也。又以调胃承气汤半斤，用水五升，煎半沸，分作三服，大下二十行，血水与瘀血相杂而下数升，取之乃康。以通圣散调其后矣。

痰厥二十八

一夫病痰厥不知人，牙关紧急，诸药不能下，候死而已。戴人见之，问侍病者：口中曾有涎否？曰：有。戴人先以防风、藜芦煎汤，调瓜蒂末灌之。口中不能下，乃取长蛤甲磨去刃，以纸裹其尖，灌于右鼻窍中，然下咽有声。后灌其左窍亦然。戴人曰：可治矣。良久涎不出，遂以砒石一钱，又投之鼻中。忽偃然仰面，似觉有痛，斯须吐哕，吐胶涎数升，颇腥。砒石寻常勿用，以其病大，非如此莫能动。然无瓜蒂，亦不可便用，宜消息之。大凡中风涎塞，往往只断为风，专求风药，灵宝、至宝，误人多矣。刘河间治风，舍风不论，先论二火，故令将此法实于火形中。

滑泄干呕二十九

麻先生妻，当七月间，病脏腑滑泄。以祛湿降火之药治之，少愈。后腹胀及乳痛，状如吹乳，痛重壮热，面如渥丹，寒热往来，嗌干呕逆，胸胁痛不能转侧，耳鸣，食不可下，又复泻。余欲泻其火，脏腑已滑数日矣；欲以温剂止痢，又禁上焦已热。实不得其法。

使人就诸葛寺，礼请戴人。比及戴人至，因检刘河间方，惟益元散正对此证，能降火解表，止渴利小便，定利安神。以青黛、薄荷末，调二升，置之枕右，使作数次服之。夜半遍身冷汗如洗。元觉足冷如冰，至此足大暖，头顿轻，肌凉痛减，呕定痢止。及戴人至，余告之已解。

张从正·儒门事亲

戴人曰：益元固宜。此是少阳证也，能使人寒热遍剧，他经纵有寒热，亦不至甚，既热而有痢，不欲再下，何不以黄连解毒汤服之？乃令诊脉。戴人曰：娘子病来，心常欲痛哭为快否？妇曰：欲如此，余亦不知所谓。戴人曰：少阳相火，凌烁肺金，金受屈制，无所投告。肺主悲，但欲痛哭而为快也。麻先生曰：余家诸亲，无不敬服。脉初洪数有力，自服益元散后已半，又闻戴人之言，使以当归、芍药，以解毒汤中数味服之，大瘥矣。

笑不止三十

戴人路经古亳，逢一妇，病喜笑不止，已半年矣。众医治者，皆无药术矣。求治于戴人。戴人曰：此易治也。以沧盐成块者二两，余用火烧令通赤，放冷研细；以河水一大碗，同煎至三五沸，放温分三次啜之；以钗探于咽中，吐出热痰五升；次服大剂黄连解毒汤是也。不数日而笑定矣。《内经》曰：神有余者，笑不休。此所谓神者，心火是也。火得风而成焰，故笑之象也。五行之中，惟火有笑矣。

隔食中满三十一

遂平李官人妻，病咽中如物塞，食不下，中满，他医治之不效。戴人诊其脉曰：此痰膈也。《内经》曰：三阳结为膈。王启玄又曰：格阳云阳盛之极，故食格拒而不入。先以通经散，越其一半；后以舟车丸下之，凡三次，食已下；又以瓜蒂散再越之，健啖如昔日矣。

目盲三十二

戴人女僮至西华，目忽暴盲不见物。戴人曰：此相火也。太阳阳明，气血俱盛。

乃刺其鼻中攒竹穴与顶前五穴，大出血，目立明。

小儿悲哭不止三十三

夫小儿悲哭，弥日不休，两手脉弦而紧。戴人曰：心火甚而乘肺，肺不受其屈，故哭。肺主悲。王太仆云：心烁则痛甚。故烁甚悲亦甚。今浴以温汤，渍形以为汗也。肺主皮毛，汗出则肺热散矣。浴止而啼亦止。乃命服凉膈散加当归、桔梗，以竹叶、生姜、朴硝同煎服，泻膈中之邪热。

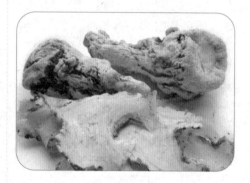

小儿手足搐搦三十四

李氏一小儿，病手足搐搦，以示戴人。戴人曰：心火胜也，勿持捉其手，当从搐搦。此由乳母保抱太极所致。乃令扫净地以水洒之，干，令复洒之，令极湿；俯卧儿于地上，良久，浑身转侧，泥涴皆满；仍以水洗之，少顷而瘥矣。

目赤三十五

李民范，目常赤。至戊子年火运，君火司天。其年病目者，往往暴盲，运火炎烈故也。民范是年目大发，遂遇戴人，以瓜蒂散涌之，赤立消。不数日，又大发。其病之来也，先以左目内眦，赤发牵睛，状如铺麻，左之右。次锐眦发，亦左之右。赤贯瞳子，再涌之又退。凡五次，交亦五次，皆涌。又刺其手中出血及头上鼻中皆出血，上下中外皆夺，方能战退。然不敢观书及见日。张云：当候秋凉再攻则愈。火方旺而在皮肤，虽攻其里无益也。

秋凉则热渐入里，方可擒也。惟宜暗处闭目，以养其神水。暗与静属水，明与动属火，所以不宜见日也。盖民范因初愈后，曾冒暑出门，故痛连发不愈。如此涌泄之后，不可常攻。使服黍粘子以退翳，方在别集中矣。

热　形

沙石淋三十六

酒监房善良之子，年十三，病沙石淋，已九年矣。初因疮疹余毒不出，作便血。

或告之，令服太白散。稍止后，又因积热未退，变成淋闭。每发号则惊邻。适戴人客邓墙寺，以此病请。戴人曰：诸医作肾与小肠病者，非也。《灵枢》言：足厥阴肝之经，病遗溺闭癃。闭为小溲不行，癃为淋沥。此乙木之病，非小肠与肾。木为所抑，火来乘之，故热在脬中。下焦为之约，结成沙石，如汤瓶煎炼日久，熬成汤碱。今夫羊豕之脬，吹气令满，常不能透，岂真有沙石而能漏者邪？以此知前人所说，服五石丸散而致者，恐未尽然。《内经》曰：木郁则达之。先以瓜蒂散越之，次以八正散，加汤碱等分顿啜之，其沙石自化而下。

又屈村张氏小儿，年十四岁，病约一年半矣。得之麦秋，发则小肠大痛，至握其崔，跳跃旋转，号呼不已；小溲数日不能下，下则成沙石；大便秘涩，肛门脱出一二寸。诸医莫能治。

闻戴人在朱葛寺避暑，乃负其子而哀请戴人。戴人曰：今日治，今日效。时日在辰巳间矣。以调胃承气仅一两，加牵牛头末三钱，汲河水煎之，令作三五度咽之；又服苦末丸，如芥子许六十粒。日加晡，上涌下泄，一时齐出，有脓有血。涌泻既觉定，令饮新汲水一大盏，小溲已利一二次矣。是夜，凡饮新水二三十遍，病去九分，只哭一次。明日困卧如醉，自晨至暮，猛然起走索食，与母歌笑自得，顿释所苦。继与太白散、八正散等调，一日太瘥。恐暑天失所养，留五日而归。戴人曰：此下焦约也。不吐不下，则下焦何以开？不令饮水，则小溲何以利？大抵源清则流清者是也。

又柏亭刘十三之子，年六岁，病沙石淋。戴人以苦剂三涌之，以益肾散三下之，立愈。

膏淋三十七

鹿邑一阀阅家，有子二十三岁，病膏淋三年矣。乡中医不能治。往京师遍访，多作虚损，补以温燥，灼以针艾，无少减。闻戴人侨居漻东，见戴人。曰：惑蛊之疾也，亦曰白淫。实由少腹冤热，非虚也。可以涌以泄。其人以时暑，惮其法峻，不决者三日。浮屠一僧曰：予以有暑病，近觉头痛。戴人曰：亦可涌。愿与君同之，毋畏也。于是涌痰三升，色如黑矾汁，内有死血并黄绿水。又泻积秽数行，寻觉病去。方其来时，面无人色，及治毕，次日面如醉。戴人虑其暑月路远，又处数方，使归以自备云。

二阳病三十八

常仲明病寒热往来，时咳一二声，面黄无力，懒思饮食，夜多寝汗，日

张从正·儒门事亲

115

渐瘦削。诸医作虚损治之，用二十四味烧肝散、鹿茸、牛膝，补养二年，口中痰出，下部转虚。戴人断之曰：上实也。先以涌剂吐痰二三升，次以柴胡饮子，降火益水，不月余复旧。此证名何？乃《内经》中曰二阳病也。二阳之病发心脾，不得隐曲。心受之，则血不流，故女子不月；脾受之，则味不化，故男子少精，此二证名异而实合。仲明之病，味不化也。

小儿面上赤肿三十九

黄氏小儿，面赤肿，两目不开。戴人以针刺轻砭之，除两目尖外，乱刺数十针，出血三次乃愈。此法人多不肯从，必欲治病，不可谨护。

头热痛四十

丹霞僧，病头痛，常居暗室，不敢见明。其头热痛，以布环其头上，置冰于其中，日易数次，热不能已。诸医莫识其证。求见戴人。戴人曰：此三阳蓄热故也。乃置炭火于暖室中，出汗涌吐，三法并行，七日方愈。僧顾从者曰：此神仙手也。

劳嗽四十一

驰口镇一男子，年二十余岁，病劳嗽数年，其声欲出不出。戴人问曰：曾服否？其人曰：家贫，未尝服药。

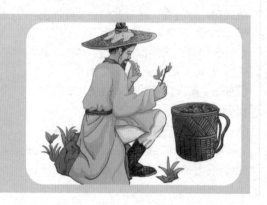

戴人曰：年壮不妄服药者易治。先以苦剂涌之，次以舟车、浚川大下之，更服重剂，果瘥。一田夫，病劳嗽，一涌一泄，已减大半；次服人参补肺汤，临卧更服槟榔丸以进食。又东门高三郎，病嗽一年半，耳鸣三月矣。嗽脓血，面多黑点，身表俱热，喉中不能发声。戴人曰：嗽之源，心火之胜也。秋伤于湿，冬生咳嗽。冬水既旺，水湿相接，隔绝于心火，火不下降，反而炎上。肺金被烁，发而为嗽。金烁既久，声反不发。医者补肺肾，皆非也。戴人令先备西瓜、冰、雪等物，其次用涌泄之法，又服去湿之药，病日已矣。

劳嗽咯血四十二

潆阳刘氏一男子，年二十余岁，病劳嗽咯血，吐唾，粘臭不可闻。秋冬少缓，春夏则甚，寒热往来，日晡发作，状如癞疟，寝汗如水。累服麻黄根、败蒲扇止汗，汗自若也。又服宁神散、宁肺散止嗽，嗽自若也。戴人先以独圣散涌其痰，状如鸡黄，汗随涌出，昏愦三日不省。时时饮以凉水，精神稍开，饮食加进。又与人参半夏丸、桂苓甘露散服之，不经数日乃愈。

吐血四十三

岳八郎，常日嗜酒，偶大饮醉，吐血近一年，身黄如橘，昏愦发作，数日不省，浆粥不下，强直如厥，两手脉皆沉细。戴人视之曰：脉沉细者，病在里也，中有积聚。用舟车丸百余粒，浚川散五六钱，大下十余行，状若葵菜汁，中燥粪，气秽异常。忽开两目，伸挽问左右曰：我缘何至此？左右曰：你吐血后数日不省，得戴人治之乃醒。自是五六日必以泻，凡四五次，其血方止，但时咳一二声，潮热未退。以凉膈散加桔梗、当归，各秤二两，水一大盂，加老竹叶，入蜜少许，同煎去滓，时时呷之，间与人参白虎汤，不一月复故。

呕血四十四

棠溪李民范，初病嗽血。戴人以调胃汤一两，加当归使服之，不动。再以舟车丸五六十粒，过三四行，又呕血一碗。若庸工则必疑。不再宿，又与舟车丸百余粒，通经散三四钱，大下之，过十余行，已愈过半。仍以黄连解毒汤，加当归煎服之，次以草茎鼻中出血半升。临晚，又用益肾散，利数行乃愈。

因药燥热四十五

高烁巡检之子八岁，病热。医者皆为伤冷治之，以热药攻矣。欲饮水，水禁而不与。内水涸竭，烦躁转生，前后皆闭，口鼻俱干，寒热往来，嗽咳时作，遍身无汗。又欲灸之。适遇戴人。戴人责其母曰：重裀厚被，暖炕红炉，儿已不胜其热矣，尚可灸乎？其母谢以不明。戴人令先服人参柴胡饮子，连进数服，下烂鱼肠之类，臭气异常。渴欲饮水，听其所欲，冰雪凉水，连进数杯。节次又下三四十行，大热方去。又与牛黄通膈丸，复下十余行，儿方大痊。前后约五十余行，略无所困，冰雪水饮至一斛。向灸之，当何如哉？

肺痈四十六

武阳仇天祥之子，病发寒热。诸医作骨蒸劳治之，半年病愈甚。以礼来聘戴人。戴人往视之。诊其两手脉，尺寸皆潮于关，关脉独大。戴人曰：痈象也。问其乳媪：曾有痛处否？乳媪曰：无。戴人令儿去衣，举其两手，观其两胁下，右胁稍高。戴人以手侧按之，儿移身乃避之，按其左胁则不避。戴人曰：此肺部有痈也，非肺痈也。若肺痈已吐脓矣。此不可动，止可以药托其里，以待自破。家人皆疑之，不以为然。服药三日，右胁有三点赤色。戴人连辞云：此儿之病，若早治者，谈笑可已，今已失之迟。然破之后，方验其生死矣。若脓破黄赤白者生也，脓青黑者死也。遂辞而去，私告天祥之友李简之曰必有一证也。其证乃死矣，肺死于巳。至期而头眩不举，不数日而死也。其父曰：群医治之，断为骨蒸证。戴人独言其肺有痈也。心终疑之。及其死，家人辈以火焚其棺。既燃，天祥以杖破其胁下，果出青黑脓一碗。天祥仰天哭曰：诸医误杀吾儿矣！

痿四十七

宛丘营军校三人，皆病痿，积年不瘥。腰以下，肿痛不举，遍身疮赤，两目昏暗，唇干舌燥，求疗于戴人。戴人欲投泻剂，二人不从，为他医温补之药所惑，皆死。其同病有宋子玉者，俄省曰：彼已热死，我其改之？敬邀戴人。戴人曰：公之疾，服热药久矣。先去其药邪，然后及病邪，可下三百行。子玉曰：敬从教。先以舟车丸、浚川散，大下一盆许。明日减三分，两足旧不仁，是日觉痛痒。累至三百行始安。戴人曰：诸痿独取阳明。阳明者，胃与大肠也。此言不止谓针也，针与药同也。

口疮四十八

一男子，病口疮数年，上至口，中至咽嗌，下至胃脘，皆痛，不敢食热物。一涌一泄一汗，十去其九；次服黄连解毒汤，不十余日皆释。

张从正·儒门事亲

虚劳四十九

西华束茂之，病虚劳寝汗，面有青黄色，自膝以下，冷痛无汗，腹中燥热。医以姜、附补之，五晦朔不令饮水，又禁梳头，作寒治之。请于戴人。戴人曰：子之病，不难愈，难于将护，恐愈后阴道转茂，子必不慎。束生曰：不敢。戴人先以舟车丸、浚川散，下五七行。心火下降，觉渴，与冰水饮之，又令澡浴，数日间面红而泽。后以河水煮粥，温养脾胃。河水能利小溲。又以活血当归丸、人参柴胡散、五苓散、木香白术散调之。病大瘥，寝汗皆止，两足日暖，食进。戴人常曰：此本肺痹，当以凉剂。盖水之一物，在目为凉，在皮为汗，在下为小溲。谷多水少为常，无水可乎？若禁饮水必内竭，内竭则燥热生焉。人若不渴，与水亦不肯饮之矣。束生既愈，果忘其戒，病复作。戴人已去，乃殂。

心痛五十

酒官杨仲臣，病心气痛。此人常好饮酒，初饮三二杯，必奔走，跛懒两足，三五十次，其酒稍散，方能复席。饮至前量，一醉必五七次，至明呕青黄水，数日后变鱼腥臭，六七日始安。戴人曰：宜涌。乃吐虫一条，赤黄色，长六七寸，口目鼻皆全，两目膜瞒，状如蛇类，以盐淹干示人。

伤寒极热五十一

戴人之仆，常与邻人同病伤寒，俱至六七日，下之不通，邻人已死。仆发热极，投于井中。捞出，以汲水贮之，槛使坐其中。适戴人游他方，家人偶记戴人治法。曰：伤寒三下不通，不可再攻，盒饭涌之。试服瓜蒂散，良久，吐胶涎三碗许，与宿食相杂在地，

状如一帚，顿快。乃知世医杀人多矣。戴人之女僮，亦尝吐，一吏伤寒，吐讫，使服太白散、甘露散以调之。

失笑五十二

戴人之次子，自出妻之后，日瘦，语如瓮中。此病在中也。常拈第三指失笑，此心火也。约半载，日饮冰雪，更服凉剂。戴人曰：恶雪则愈矣。其母惧其大寒。戴人骂曰：汝亲也，吾用药如鼓之应桴，尚恶凉药，宜乎世俗之谤我也。至七月，厌冰不饮，病日解矣。

赤目五十三

安喜赵君玉，目暴赤肿，点洗不退。偶思戴人语曰：凡病在上者皆宜吐。乃以茶调散涌之。一涌，赤肿消散。君玉叹曰：法之妙，其迅如此。乃知法不远，人自远法也。

目瞏五十四

青州王之一子，年十余岁，目赤多泪，众工无效。戴人见之曰：此儿病目得之母腹中被惊。其父曰：妊娠时，在临清被围。戴人令服瓜蒂散加郁金，上涌而下泄，各去涎沫数升。人皆笑之。其母亦曰：儿腹中无病，何吐泻如此？至明日，其目耀然爽明。李仲安见而惊曰：奇哉此法！戴人其日又与头上出血及眉上、鼻中皆出血。吐时，次用通经散二钱，舟车丸七十粒，自吐却少半。又以通经散一钱投之。明日，又以舟车丸三十粒投之。下十八行，病更不作矣。

后呕吐五十五

河门刘光济之子，才二岁，病后呕吐发昏，用丁香、豆蔻之类不效。适麻先生寄其家，乃谓光济曰：余有小方无毒，人皆知之，公肯从乎？光

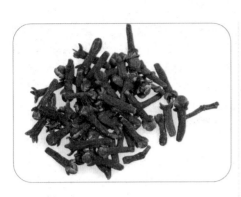

济曰：先生之言，必中于理，何敢不从。麻先生曰：刘河间常言：凉膈散可治疮。张戴人用之如神。况《内经》言：少阳所至为呕涌。少阳者，相火也，非寒也。光济欣而从之。此日利二行。适王德秀自外入，闻其利之也，乃曰：疮首尾不可下。麻自悔其多言，业也已然，姑待之。比至食时，下黄涎一合。日午问之，儿已索游于街矣。

热厥头痛五十六

彭吴张叟，年六十余岁，病热厥头痛，以其用涌药，时已一月间矣。加之以火，其人先利脏腑，年高身困，出门见日而仆，不知人。家人惊惶，欲揉扑之。戴人曰：大不可扰。续与西瓜、凉水、蜜雪，少顷而苏。盖病人年老涌泄，目脉易乱，身体内有炎火，外有太阳，是以自跌。若是扰之，便不救矣。惟安定神思，以凉水投之，待之以静。静便属水，自然无事。若他医必惑，足以知戴人之谙练。

产前喘五十七

武安胡产祥之妻，临难月病喘。以凉膈散二两，四物汤二两，朴硝一两，分作二服，煎令冷服之。一服病减大半，次又服之，病痊效矣。产之后第六日，血迷。又用凉膈散二两，四物汤三两，朴硝一两，都作一服，大下紫黑水。

其人至今肥健。戴人常曰：孕妇有病当十月、九月内，朴硝无碍，八月者当忌之，七月却无妨，谓阳月也，十月者已成形矣。

血崩五十八

孟官人母，年五十余岁，血崩一载，金用泽兰丸、黑神散、保安丸、白薇散，补之不效。戴人见之曰：天癸已尽，本不当下血。盖血得热而流散，非寒也。夫女子血崩，多因大悲哭。悲甚则肺叶布，心系为之恐，血不禁而下崩。《内经》曰：阴虚阳搏为之崩。阴脉不足，阳脉有余，数则内崩，血乃下流。举世以虚损治之，莫有知其非者。可服大剂。大剂者，黄连解毒汤是也。次以拣香附子二两（炒），白芍二两焙，当归一两（焙），三味同为细末，水调下；又服槟榔丸，不拘日而安。

妇人二阳病五十九

一妇月事不行，寒热往来，口干、颊赤、喜饮，旦暮闻咳一二声。诸医皆云：经血不行，宜虻虫、水蛭、干漆、硇砂、芫青、红娘子、没药、血竭之类。惟戴人不然，曰：古方中虽有此法，奈病人服之，必脐腹发痛，饮食不进。乃命止药，饮食稍进。《内经》曰：二阳之病发心脾，心受之则血不流，故女子不月。既心受积热，宜抑火升水，流湿润燥，开胃进食。乃涌出痰一二升，下泄水五六行。湿水上下皆去，血气自行沸流，月事不为水湿所隔，自根据期而至矣。亦不用虻虫、水蛭之类有毒之药。如用之，则月经纵来，小溲反闭，他证生矣。凡精血不足，当补之以食，大忌有毒之药，偏胜而成夭阏。

张从正·儒门事亲

月闭寒热六十

一妇年三十四岁，经水不行，寒热往来，面色痿黄，唇焦颊赤，时咳三两声。向者所服之药，黑神散、乌金丸、四物汤、烧肝散、鳖甲散、建中汤、宁肺散，针艾百千，病转剧。家人意倦，不欲求治。戴人悯之，先涌痰五六升。午前涌毕，午后食进，余证悉除。后三日，复轻涌之，又去痰一二升，食益进。不数日，又下通经散，泻讫一二升。后数日，去死皮数重，小者如麸片，大者如苇膜。不一月，经水行，神气大康矣。

恶寒实热六十一

一妇身冷脉微，食沸热粥饭，六月重衣，以狐帽蒙其首犹觉寒，泄注不止。常服姜、附、硫黄燥热之剂，仅得平和，稍用寒凉，其病转增，三年不愈。戴人诊其两手脉，皆如绳有力，一息六七至。《脉诀》曰：六数七极热生多。以凉布搭心，次以新汲水淋其病处，妇乃叫杀人。不由病者，令人持之，复以冷水淋其三四十桶，大战汗出，昏困一二日，而向之所恶皆除。此法华元化已曾用，世无知者。

遇寒手热六十二

常仲明之妻，每遇冬寒，两手热痛。戴人曰：四肢者，诸阳之本也，当夏时散越而不痛，及乎秋冬，收敛则痛。以三花神佑丸大下之，热遂去。

呕逆不食六十三

柏亭王论夫，本因丧子忧抑，不思饮食。医者不察，以为胃冷，血燥之剂尽用之。病变呕逆而瘦，求治于戴人。一视涌泄而愈。愈后忘其禁忌，病复作，大小便俱秘，脐腹撮痛，呕吐不食一日，大小便不通十有三日，

复问戴人。戴人曰：令先食葵羹、菠菱菜、猪羊血，以润燥开结；次与导饮丸二百余粒，大下结粪；又令恣意饮冰水数升，继搜风丸桂苓白术散以调之；食后服导饮丸三十余粒。不数日，前后皆通，药止呕定食进。此人临别，又留润肠丸，以防复结；又留涤肠散，大闭则用之。凡服大黄、牵牛，四十余日方瘳。论夫自叹曰：向使又服向日热药，已非今日人矣。一僧问戴人，云：肠者，畅也。不畅何以？此一句尽多。

痤疖六十四

一省掾，背项常有痤疖，愈而复生。戴人曰：太阳血有余也。先令涌泄之，次于针出紫血，病更不复作也。

牙痛六十五

泽洲李继之，忽病牙痛，皱眉不语。栾景先见之曰：何不药也？曰：无牙痛药？曰：曾记张戴人云：阳明经热有余也，宜大下之。乃付舟车丸七十粒。服毕，遇数知交留饮，强饮热酒数杯，药为热酒所发，尽吐之，吐毕而痛止。李大笑曰：戴人神仙也！不三五日又痛，再服前药百余粒，大下数行乃愈。

淋六十六

戴人过息城，一男子病淋。戴人令顿食咸鱼。少顷大渴。戴人令恣意饮水，然后以药治淋，立通。淋者无水，故涩也。

口臭六十七

赵平尚家一男子，年二十余岁，病口中气出，臭如发厕，虽亲戚莫肯与对语。戴人曰：肺金本主腥，金为火所炼，火主焦臭，故如是也。久则成腐，腐者肾也。此极热则反兼水化也。病在上，宜涌之。先以茶调散涌，

而去其七分；夜用舟车丸、浚川散，下五七行，比旦而臭断。呜呼！人有病口臭而终其老者，世讹以为肺系偏，而与胃相通，故臭。妄论也！

● 湿 形 ●

疝六十八

汝南司侯李审言，因劳役王事，饮水坐湿地，乃湿气下行，流入胺囊，大肿，痛不可忍。以金铃、川楝子等药不效，求治于戴人。曰：可服泄水丸。审言惑之。又数日，痛不可堪，竟从戴人。先以舟车丸、浚川散，下青绿沫十余行，痛止；次服茴香丸、五苓以调之，三日而肿退，至老更不作。夫疝者，乃肝经也，下青沫者，肝之色也。

水疝六十九

律科王敏之，病水疝，其法在于寒形中。

留饮七十

郭敬之，病留饮四日，浮肿不能食，脚肿连肾囊痛。先以苦剂涌之，后以舟车丸、浚川散泻之，病去如拾遗。又棠溪张凤村，一田叟姓杨，其病呕酸水十余年。本留饮，诸医皆以燥剂燥之，中脘脐胠，以火艾燔针刺之，疮未尝合。戴人以苦剂越之，其涎如胶，乃出二三升，谈笑而愈。

黄疸七十一

蔡寨成家一童子，年十五岁，病疸一年，面黄如金，遍身浮肿乏力，惟食盐与焦物。戴人以茶调散吐之，涌涎一盂；临晚，又以舟车丸七八十粒，通经散三钱，下四五行；待六七日，又以舟车丸、浚川散，下四五行。盐与焦物见而恶之，面色变红。后再以

茶调散涌之，出痰二升，方能愈矣。

又一男子作赘，偶病疸，善食而瘦，四肢不举，面黄无力。其妇翁欲弃之，其女子不肯，曰：我已生二子矣，更适他乎？妇翁本农者，召婿，意欲作劳，见其病甚，每日辱诟。人教之饵胆矾丸、三棱丸，了不关涉，针灸祈禳，百无一济。戴人见之，不诊而疗，使服涌剂，去积痰宿水一斗；又以泄水丸、通经散，下四五十行不止。戴人命以冰水一盂，饮之立止。次服平胃散等，间服槟榔丸五七日，黄退力生。盖脾疸之证，湿热与宿谷相搏故也。俗谓之金劳黄。

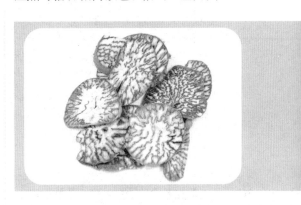

又朱葛周黄刘三家，各有仆，病黄疸，戴人曰：仆役之职，饮食寒热，风暑湿寒，寻常触冒也，恐难调摄，虚费治功。其二家留仆于戴人所，从其饮饵。其一仆，不离主人执役。三人同服苦散以涌之，又服三花神佑丸下之，五日之间，果二仆愈而一仆不愈，如其言。

黄病七十二

菜寨一女，病黄，遍身浮肿，面如金色，困乏无力，不思饮饵，惟喜食生物泥煤之属。先以苦剂蒸饼为丸，涌痰一碗；又舟车丸、通经散，下五七行如墨汁；更以导饮丸，磨食散气。

张从正 · 儒门事亲

121

不数日，肌肉如初。

病发黄七十三

安喜赵君玉为掾省日，病发遍身黄。往问医者。医云：君乃阳明证。公等与麻知几，皆受训于张戴人，是商议吃大黄者，难与论病。君玉不悦，归。自揣无别病，乃取三花神祐丸八十粒，服之不动。君玉乃悟曰：予之湿热盛矣！此药尚不动。以舟车丸、浚川散，作剂大下一斗，粪多结者，一夕黄退。君玉由此益信戴人之言。

水肿七十四

南乡张子明之母极肥，偶得水肿，四肢不举。戴人令上涌汗而下泄之，去水三四斛。初下药时，以草贮布囊，高支两足而卧。其药之行，自腰以上，水觉下行，自足以上，水觉上行，水行之状，如蛇走隧，如线牵，四肢森然凉寒，会于脐下而出。不旬日间，病大减，余邪未尽。戴人更欲用药，竟不能从其言。

涌水七十五

李七老，病涌水证，面黄而喘，两足皆肿，按之陷而复起，行则濯濯有声，常欲饮水，不能睡卧。戴人令上涌去痰而汗之，次以舟车丸、浚川散下之，以益肾散复下之，以分阴阳利水道之剂，复下之，水尽皆瘥。

停饮肿满七十六

涿郡周敬之，自京师归鹿邑，道中渴，饮水过多，渐成肿满。或用三花神祐丸，惮其太峻；或用五苓散，分利水道，又太缓。淹延数旬，终无一效。盖粗工之技，止于此耳！后手足与肾皆肿，大小便皆秘涩。常仲明求治于戴人。戴人令仲明付药，比及至，已殁矣。戴人曰：病水之人，其势如长川泛溢，欲以杯勺取之，难矣！必以神禹决水之法，斯愈矣！

湿痹七十七

常仲明，病湿痹，五七年矣。戴人令上涌之后，可泄五七次。其药则舟车、浚川、通经、神祐、益肾，自春及秋，必十余次方能愈。公之病，不必针灸，与令嗣皆宜涌，但腊月非其时也。欲候春时，恐予东适。今姑屏病之大势，至春和时，人气在上，可再涌之，以去其根。卒如所论矣。

又一衲子，因阴雨卧湿地，一半手足皆不随，若遇阴雨，其病转加。诸医皆作中风偏枯治之，用当归、芍药、乳香、没药、自然铜之类，久反大便涩，风燥生，经岁不已。戴人以舟车佑丸下三十余行，去青黄沫水五升；次以淡剂渗泄之，数日，手足皆举。戴人曰：夫风湿寒之气，合而成痹。水湿得寒，而浮蓄于皮腠之间，久而不去，内舍六腑。曰：用去水之药可也。水湿者，人身中之寒物也。寒去则血行，血行则气和，气和则愈矣。

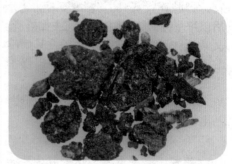

又息帅，病腰股沉痛，行步坐马皆不便。或作香港脚寒湿治之，或作虚损治之，乌、附、乳、没，活血壮筋骨之药，无不用之。至六十余日，目赤上热，大小便涩，腰股之病如故。戴人诊其两手脉，皆沉迟。沉者为在里也。在里者泄之。以舟车丸、浚川散，各一服，去积水二十余行。至早晨，服畜白粥一二顿，与之马，已能矍铄矣。

又棠溪李十八郎，病腰脚大不伸，伛偻整躄而行，已数年矣。服药无效，止药却愈。因秋暮涉水，病复作。医氏使服四斤丸。其父李仲安，乃乞药于戴人。戴人曰：近日服何药？仲安曰：四斤丸。曰：目昏赤未？其父惊曰：目正暴发！戴人曰：宜速来，不来则丧明。既来则策杖而行，目肿无所见。戴人先令涌之，药忽下走，去二十行，两目顿明，策已弃矣。比再涌泄，能读官历日。调至一月，令服当归丸，健步而归家矣。

又息城边校白公，以隆暑时饮酒，觉极热，于凉水池中溃足，使其冷也。为湿所中，股膝沉痛。又因醉卧湿地，其痛转加。意欲以酒解痛，遂以连朝而饮，反成赤痛，发间止，且六十年。往往断其寒湿脚气，以辛热治之，不效。或使服神芎丸数服，痛微减。他日复饮，疾作如前。睾囊痒湿且肿硬，脐下似有物，难于行，以此免军役，令人代之，来访戴人。戴人曰：余亦断为寒湿。但寒则阳火不行，故为痛；湿则经隧有滞，故肿。先以苦剂涌之，次以舟车丸百余粒，浚川散四五钱，微一两行。戴人曰：如激剂尚不能攻，何况于热药补之乎？又用神祐丸百二十丸，通经散三四钱，是用，仅得四行。又来日，以神祐八十丸投之，续见一二行。又次日，服益肾散四钱，舟车丸百余粒，约下七八行。

白公已觉膝睾寒者暖，硬者软，重者轻也。肿者亦退，饮食加进。又以涌之，其病全瘳。临别，又赠之以疏风丸，并以其方与之。此公以其不肯妄服辛热药，故可治也。

屈膝有声七十八

岭北李文卿，病两膝膑屈伸有声，剥剥然。或以为骨鸣。戴人曰：非也。骨不戞，焉能鸣？此筋湿也。湿则筋急。有独缓者，缓者不鸣，急者鸣也。若用予之药，一涌一泄，上下去其水，水去则自无声矣。李文卿乃从其言，既而果然矣。

白带七十九

息城李左衙之妻，病白带如水，窈满中绵绵不绝，秽臭之气不可近，面黄食减，已三年矣。诸医皆云积冷，起石、硫黄、姜、附之药，重重燥补，污水转多，常以裀，日易数次。或一药以木炭十斤，置药在坩埚中，盐泥封固，三日三夜炭火不绝，烧令通赤，名曰火龙丹。服至数升，污水弥甚。

焙艾烧针，三年之间，不可胜数。戴人断之曰：此带浊水。本热乘太阳经，其寒水不可胜如此也。夫水自高而趋下，宜先绝其上源。乃涌痰水二三升，次日下沃水十余行，三遍，汗出周身。至明旦，病人云：污已不下矣。次用寒凉之剂，服及半载，产一子。《内经》曰：少热，溲出白液。带之为病，溶溶然若坐水中。故治带下同治湿法，泻痢，皆宜逐水利小溲。

勿以赤为热，白为寒。今代刘河间书中言之详矣。

湿嗽八十

赵君玉妻病嗽，时已十月矣。戴人处方六味：陈皮、当归、甘草、白术、枳壳、桔梗。君玉疑其不类嗽药。戴人笑曰：君怪无乌梅、罂粟壳乎？夫冬嗽，乃秋之湿也。湿土逆而为嗽，此方皆散气除湿，解急和经。三服帖然效矣。

泻儿八十一

一妇年三十四岁，夜梦，惊怕异常，及见神堂阴府，舟楫桥梁，如此一十五年，竟无娠孕。巫祈觋祷，无所不至，钻肌灸肉，孔穴万千。黄瘦发热引饮，中满足肿，委命于天。一日，苦请戴人。戴人曰：阳火盛于上，阴火盛于下。两手寸脉皆沉而伏，知胸中有痰实也。凡三涌三泄三汗，不旬日而无梦，一月而有孕。戴人曰：余治妇人使有娠，此法不诬。

湿癣八十二

一女子年十五，两股间湿癣，长三四寸，下至膝。发痒，时爬搔，汤火俱不解；痒定，黄赤水流，痛不可忍。灸焫熏渫，硫黄、菌茹、白僵蚕、羊蹄根之药，皆不效。其人恣性妍巧，以此病不能出嫁。其父母求疗于戴人。戴人曰：能从余言则瘥。父母诺之。戴人以锜针磨令尖快，当以痒时，于癣上各刺百余针，其血出尽，煎盐汤洗之，如此四次，大病方除。此方不书，以告后人，恐为癣药所误。湿淫于血，不可不砭者矣。

又蔡寨成家童子一岁，病满腹胸湿癣，每爬搔则黄水出，已年矣。戴人先以苦末作丸上涌；涌讫，次以舟车丸、浚川散，下三五行；次服凉膈加朴硝，煎成时时呷之，不数日而愈。

湿疮八十三

颍皋韩吉卿，自髀至足，生湿䘌疮，大者如钱，小者如豆，痒则搔破，水到则浸淫，状类虫行裤袜：此湿䘌疮也。由水湿而得，故多在足下。以舟车、浚川，大下十余行，一去如扫。

渠素不信戴人之医，至此大服。

泄泻八十四

古邓一讲僧，病泄泻数年，丁香、豆蔻、干姜、附子、官桂、乌梅等燥药，燔针、烧脐、炳腕，无有阙者。一日，发昏不省，檀那赠纸者盈门。戴人诊其两手脉，沉而有力。《脉诀》云：下利，脉微小者生，洪浮大者无瘥。以瓜蒂散涌之，出寒痰数升；又以无忧散，泄其虚中之积及燥粪，仅盈斗；次以白术、调中汤、五苓散、益元散，调理数日，僧已起矣。非术精识明，谁敢负荷如此？

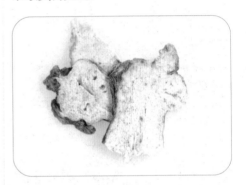

洞泄八十五

一讲僧显德明，初闻家遭兵革，心气不足，又为寇贼所惊，得脏腑不调。后入京，不伏水土，又得心气，以至危笃。前后三年，八仙丸、鹿茸丸、烧肝散，皆服之，不效。

乃求药于戴人，戴人曰：此洞泄也。以谋虑久不决而成。肝主谋虑，甚则乘脾，久思则脾湿下流。乃上涌痰半盆，末后有血数点，肝藏血故也。又以舟车丸、浚川散，下数行，仍使澡浴出汗。自尔日胜一日，常以胃风汤、白术散，调养之，一月而强，食复故矣。

又李德卿妻，因产后病泄一年余，

四肢瘦乏，诸医皆断为死证。当时戴人在朱葛寺，以舟载而乞治焉。戴人曰：两手脉皆微小，乃痫病之生脉。况洞泄属肝经，肝木克上而成。此疾亦是肠游。游者，肠中有积水也。先以舟车丸四五十粒，又以无忧散三四钱，下四五行。寺中人皆骇之：病羸如此，尚可过耶？众人虽疑，然亦未敢诮，且更看之。复导饮丸，又过之，渴则调以五苓散。向晚使人伺之，已起而缉床，前后约三四十行。以胃风汤调之，半月而能行，一月而安健。由此阖寺服，德卿之昆仲咸大异之。

又刘德源，病洞泄逾年，食不化，肌瘦力乏，行步敧倾，面色黧黑。举世治痫之药，皆用之无效。适戴人莅治澭阳，往问之。戴人乃出示《内经》洞泄之说。虽已不疑，然畏其攻剂。夜焚香祷神曰：某以病久不瘥，欲求治于戴人，戴人以谓宜下之。欲不从，戴人，名医也；欲从之，形羸如此，恐不任药。母已老矣，无人侍养，来日不得已须服药，神其相之。戴人先以舟车丸、无忧散，下十余行，殊不困，已颇喜食；后以槟榔丸，磨化其滞。待数日，病已大减。戴人以为去之未尽，当以再服前药，德源亦欣然请下之。又下五行，次后数日，更以苦剂越之。往问其家，彼云已下村中收索去也。忽一日入城，面色极佳，语言壮健，但怪其跛足而立。问何故如此。德源曰：足上患一疖。戴人曰：此里邪去而外现。病痊之后，凡病皆如是也。

大便少而频八十六
太康刘仓使，病大便少而频，日七八十次，常于两股间悬半枚瓠芦，如此十余年。戴人见之而笑曰：病既频而少，欲通而不得通也。何不大下之？此通因通用也。此一服药之力。乃与药，大下三十余行，顿止。

暑泄八十七
殷辅之父，年六十余，暑月病泄泻，日五六十行，自建碓镇来请戴人于陈州。

其父喜饮，二家人辈争止之。戴人曰：夫暑月年老，津液衰少，岂可禁水？但劝之少饮。比及用药，先令速归，以绿豆、鸡卵十余枚，同煮，卵熟取出，令豆软，下陈粳米作稀粥，搅令食鸡卵以下之，一二顿，病减大半。盖粳米、鸡卵，皆能断痫。然后制抑火流湿之药，调顺而方愈。

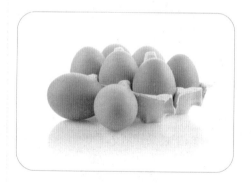

腹满面肿八十八
萧令腹满，面足皆肿，痰黄而喘急，食减。三年之间，医者皆尽而不验。戴人以瓜蒂散涌之，出寒痰三五升；以舟车丸、浚川散下之，青黄涎沫缶平；复以桂苓白术散、五苓散调之，半月复旧矣。

张从正·儒门事亲

燥 形

臂麻不便八十九

郾城梁贾人，年六十余，忽晓起梳发，觉左手指麻，斯须半臂麻，又一臂麻，斯须头一半麻；比及梳毕，从胁至足皆麻，大便二三日不通。往问他医，皆云风也。或药或针，皆不解。求治于戴人。戴人曰：左手三部脉皆伏，比右手小三倍，此枯涩痹也。不可纯归之风，亦有火燥相兼。乃命一涌一泄一汗，其麻立已。后以辛凉之剂调之，润燥之剂濡之，惟小指次指尚麻。戴人曰：病根已去，此余烈也。方可针溪谷。溪谷者，骨空也，一日晴和，往针之，用《灵枢》中鸡足法，向上卧针，三进三引讫，复卓针起，向下卧针送入指间皆然，手热如火，其麻全去。昔刘河间作《原病式》，常以麻与涩，同归燥门中，真知病机者也。

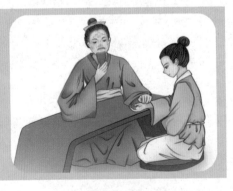

大便燥结九十

戴人过曹南省亲，有姨表兄，病大便燥涩，无他证。常不敢饱食，饱则大便极难，结实如针石，或三五日一如圊，目前星飞，鼻中血出，肛门连广肠痛，痛极则发昏，服药则病转剧烈。巴豆、芫花、甘遂之类皆用之，过多则困，泻止则复燥，如此数年，遂畏药性暴急不服，但卧病待尽。戴人过诊其两手脉息，俱滑实有力。以大承气汤下之，继服神功丸、麻仁丸等药，使食菠薐、葵菜及猪羊血作羹，百余日充肥。亲知见骇之。呜呼！粗工不知燥分四种：燥于外则皮肤皱揭；燥于中则精血枯涸；燥于上则咽鼻焦干；燥于下则便溺结闭。夫燥之为病，是阳明化也。水寒液少，故如此。然可下之，当择之药之。巴豆可以下寒；甘遂芫花可下湿；大黄朴硝可以下燥。《内经》曰：辛以润之，咸以软之。《周礼》曰：以滑养窍。

孕妇便结九十一

戴人过东杞，一妇人病大便燥结，小便淋涩，半生不娠，惟常服疏导之药，则大便通利，暂废药则结滞。忽得孕，至四五月间，医者禁疏导之药，大便根据常为难，临圊则力努，为之胎坠。凡如此胎坠者三。又孕，已经三四月，弦望前后，溲溺结涩，甘分胎陨，乃访戴人。戴人诊其两手脉，俱滑大。脉虽滑大，以其且妊，不敢陡攻。遂以食疗之，用花碱煮菠薐葵菜，以车前子苗作茹，杂猪羊血作羹，食之半载，居然生子，其妇燥病方愈。戴人曰：余屡见孕妇利脓血下迫，极努损胎，

126

但同前法治之愈者，莫知其数也。为医拘常禁，不能变通，非医也，非学也。识医者鲜，是难说也。

偏头痛九十二

一妇人年四十余，病额角上耳上痛，俗呼为偏头痛。如此五七年，每痛大便燥结如弹丸，两目赤色，眩运昏涩，不能远视。世之所谓头风药、饼子风药、白龙丸、芎犀丸之类，连进数服。其痛虽稍愈，则大便稍秘，两目转昏涩。其头上针灸数千百矣。连年着灸，其两目且将失明，由病而无子。一日问戴人。戴人诊其两手脉，急数而有力，风热之甚也。余识此四五十年矣，遍察病目者，不问男子妇人，患偏正头痛，必大便涩滞结硬，此无他。头痛或额角，是三焦相火之经及阳明燥金胜也。燥金胜，乘肝则肝气郁，肝气郁则气血壅，气血壅则上下不通，故燥结于里，寻至失明。治以大承气汤，令河水煎三两，加芒硝一两，煎残顿令温，合作三五服，连服尽。荡涤肠中垢滞结燥，积热下泄如汤，二十余行。次服七宣丸、神功丸以润之，菠薐葵菜，猪羊血为羹以滑之。后五、七日，十日，但遇天道晴明，用大承气汤，夜尽一剂，是痛随利减也，三剂之外，目豁首轻，燥泽结释，得三子而终。

腰胯痛九十三

一男子六十余，病腰尻脊胯皆痛，数载不愈，昼静夜躁，大痛往来，屡求自尽天年。旦夕则痛作，必令人以手捶击，至五更鸡鸣则渐减，向曙则痛止。淹延岁月，肉瘦皮枯，饮食减少，暴怒日增，惟候一死。有书生曰：闻陈郡有张戴人，精于医，彼若术穷，可以委命。其家人从之。戴人诊其两手脉，皆沉滞坚劲，力如张。谓之曰：病虽瘦，难于食，然腰尻脊胯皆痛者，必大便坚燥。其左右曰：有五六日，或八九日，见燥粪一两块，如弹丸结硬不可言，曾令人剜取之，僵下一两块，浑身燥痒，皮肤皱揭枯涩如麸片。戴人既得病之虚实，随用大承气汤，以姜枣煎之，加牵牛头末二钱，不敢言是泻剂。盖病者闻暖则悦，闻寒则惧，说补则从，说泻则逆。此弊非一日也。而况一齐人而敷之，众楚人咻之乎！及煎成，使稍热咽之，从少至多，累至三日。天且晚，脏腑下泄四五行，约半盆。以灯视之，皆燥粪燥痹块及瘀血杂脏，秽不可近。须臾痛减九分，昏睡，鼻息调如常人。睡至明日将夕，始觉，饥而索粥，温凉与之。又困睡一二日，其痛尽去。次令饮食调养，日服导饮丸、甘露散，滑利便溺之药，四十余日乃复。呜呼！再传三十六虎书，三十六黄经，及小儿三十六吊，谁为之耶？始作俑者，其无后乎？古人以医为师，故医之道行；今之人以医辟奴，故医之道废。有志之士，耻而不学，病者亦不择精粗，一概待之。常见官医迎送长吏，马前唱诺，真可羞也。由是通今博古者少，而师传遂绝。《灵枢经》谓：刺与汗虽久，犹可拔而雪；结与闭虽久，犹可解而决。去腰脊胯痛者，足太阳膀胱经也。胯痛，足少阳胆经之所过也。《难经》曰：诸痛为实。

《内经》曰：诸痛痒疮疡，皆属心火。注曰：心寂则痛微，心躁则痛甚。人见巫觋僧道禁师至，则病稍去者，心寂也。然去其后来者，终不去其本也。古之称痛随利减，不利则痛何由去？病者既痊，乃寿八十岁。故凡燥证，皆三阳病也。

张从正·儒门事亲

寒　形

因寒腰强不能屈伸九十四

北人卫德新，因之析津，冬月饮寒则冷，病腰常直，不能屈伸，两足沉重，难于行步。途中以床舁递，程程问医，皆云肾虚，以苁蓉、巴戟、附子、鹿茸皆用之，大便反秘，潮热上周，将经岁矣。乃乞拯于戴人。戴人曰：此疾十日之效耳！卫曰：一月亦非迟。戴人曰：足太阳经血多，病则腰似折，如结，如裂。太阳所至为屈伸不利。况腰者：肾之府也，身中之大关节，今既强直而不利，宜咸以软之，顿服则而和柔矣。《难经》曰：强力入房则肾伤而髓枯，枯则高骨乃坏而不用，与此用同。今君之证，太阳为寒所遏，血坠下滞腰间也，必有积血，非肾也。节次以药，可下数百行，约去血一二斗；次以九曲玲珑灶蒸之，汗出三五次而愈，初蒸时至五日，问曰：腹中鸣否？未也。至六日觉鸣，七日而起，以能揖人。戴人曰：病有热者勿蒸，蒸则损人目也。

寒疝亦名水疝九十五

律科王敏之，病寒疝，脐下结聚如黄瓜，每发绕腰急痛不能忍。戴人以舟车丸、猪肾散，下四五行，觉药绕病三五次而下，其泻皆水也。猪肾、甘遂皆苦寒。《经》言：以寒治寒，万举万全。但下后忌饮冷水及寒物，宜食干物，以寒疝本是水故也。即日病减八分，食进一倍。

又数日，以舟车丸百余粒，通经散四五钱，服之利下。候三四日，又服舟车丸七八十粒，猪肾散三钱，乃健步如常矣。

一僧病疝，发作冷气上贯齿，下贯肾，紧若绳挽两睾，时肿而冷。戴人诊两手，脉细而弱。断之曰：秋脉也。此因金气在上，下伐肝木，木畏金抑而不伸，故病如是。肝气磅因礴，不能下荣于睾丸，故其寒，实非寒也。木受金制，传之胃土，胃为阳明，故上贯齿，病非齿之病。肝木者，心火之母也，母既不伸，子亦屈伏，故下冷而水化乘之。《经》曰：木郁则达之，土郁则泄之。令涌泄四次，果觉气和，睾丸痒而暖。戴人曰：气已入睾中矣。以茴香、木茂之药，使常服之，首尾一月而愈。

感风寒九十六

戴人之棠溪也，雪中冒寒，入浴重感风寒，遂病不起。但使煎通圣散单服之，一二日不食，惟渴饮水，亦不多饮，时时使人捶其股，按其腹，凡三四日不食，日饮水一二十度，至六日，有谵语妄见。以调胃承气汤下之，汗出而愈。戴人常谓人曰：伤寒勿妄用药，惟饮水最为妙药，但不可使之伤，常令揉散，乃大佳耳！至六七日，见有下证，方可下之，有变异哉？奈何医者禁人饮水，至有渴死者。病人若不渴，强与饮水，亦不肯饮耳！戴人初病时，鼻塞声重头痛，小便如灰淋汁，及服调胃承气一两半，觉欲呕状，探而出之，汗出然，须臾下五六行，大汗一日乃瘳。当日饮冰水时，水下则痰出，约一二碗，痰即是病也，痰去则病去也。戴人时年六十一。

冻疮九十七

戴人女僮，足有寒疡，俗云冻疮。戴人令服舟车丸、浚川散，大下之，其疮遂愈。人或疑之。戴人曰：心火降则寒消，何疑之有？

寒痰九十八

一妇人，心下脐上结硬如斗，按之如石。人皆作病胎，针灸毒药，祷祈无数，如捕风然。一日，戴人见之曰：此寒痰。诊其两手，寸脉皆沉，非寒痰而何？以瓜蒂散吐之，连吐六七升，其块立消过半。俟数日后再吐之，其涎沫类鸡黄，腥臭特殊，约二三升。

凡如此者三。后以人参调中汤、五苓散调之，腹已平矣。

泻利恶寒九十九

东门一男子，病泻利不止，腹鸣如雷，不敢冷坐，坐则下注如倾。诸医例断为寒证。干姜、官桂、丁香、豆蔻之属；枯矾、龙骨，皆服之矣。何针不燔！何艾不灸！迁延将二十载矣。一日，问于戴人。戴人曰：两手寸脉皆滑，余不以为寒。然其所以寒者，水也。以茶调散，涌寒水五七升；无忧散，泻积水数十行。乃通因通用之法也。次以五苓散淡剂，渗泻利之道；又以甘露散止渴。不数日而冷食寒饮皆如故。此法王启玄稔言之矣，奈何无人用之哉？

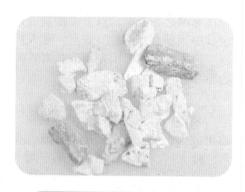

内伤形

因忧结块一百

息城司侯，闻父死于贼，乃大悲哭之，罢，便觉心痛，日增不已，月余成块，状若覆杯，大痛不住，药皆无功。议用燔针炷艾，病人恶之，乃求于戴人。戴人至，适巫者在其旁，乃学巫者，杂以狂言以谑病者，至是大笑，不忍回。面向壁，一二日，心下结块皆散。戴人曰：《内经》言：忧则气结，喜则百脉舒和。又云：喜胜悲。《内经》自有此法治之，不知何用针灸哉？适足增其痛耳！

病怒不食一百一

项关令之妻，病食不欲食，常好叫呼怒骂，欲杀左右，恶言不辍。众医皆处药，几半载尚尔。其夫命戴人视之。戴人曰：此难以药治。乃使二娼，各涂丹粉，作伶人状，其妇大笑；次日，又令作角抵，又大笑，其旁常以两个能食之妇，夸其食美，其妇亦索其食，而为一尝。不数日，怒减食增，不药而瘥，后得一子。夫医贵有才，若无才，何足应变无穷？

不寐一百二

一富家妇人，伤思虑过甚，二年不寐，无药可疗。其夫求戴人治之。戴人曰：两手脉俱缓，此脾受之也。脾主思故也。乃与其夫，以怒而激之。多取其财，饮酒数日，不处一法而去。其人大怒汗出，是夜困眠，如此者，八九日不寤，自是而食进，脉得其平。

惊一百三

卫德新之妻，旅中宿于楼上，夜值盗劫人烧舍，惊坠床下，自后每闻有响，则惊倒不知人，家人辈蹑足而行，莫敢冒触有声，岁余不痊。诸医作心病治之，人参、珍珠及定志丸，皆无效。戴人见而断之曰：惊者为阳，从外入也；恐者为阴，从内出也。惊者，

張从正·儒门事亲

129

为自不知故也；恐者，自知也。足少阳胆经属肝木。胆者，敢也。惊怕则胆伤矣。乃命二侍女执其两手，按高椅之上，当面前，下置一小儿。戴人曰：娘子当视此。一木猛击之，其妇人大惊。戴人曰：我以木击儿，何以惊乎？伺少定击之，惊也缓。又斯须，连击三五次；又以杖击门；又暗遣人画背后之窗，徐徐惊定而笑曰：是何治法？戴人曰：《内经》云：惊者平之。平者，常也。平常见之必无惊。是夜使人击其门窗，自夕达曙。夫惊者，神上越也。从下击儿，使之下视，所以收神也。一二日，虽闻雷而不惊。德新素不喜戴人，至是终身厌服，如有言戴人不知医者，执戈以逐之。

儿寐不寤一百四

陈州长吏一小儿，病寐而不寤。一日，诸医作睡惊治之，或欲以艾火灸之，或以大惊丸，及水银饼子治之。其父曰：此子平日无疾，何骤有惊乎？以子之病，乃问于戴人。戴人诊其两手，脉皆平和。戴人曰：若惊风之脉，当洪大而强，今则平和，非惊风也。戴人窃问其乳母：尔三日前曾饮醉酒否？遽然笑曰：夫人以煮酒见饷，酒味甚美，饮一罂而睡。陈酒味甘而恋膈，酒气满，乳儿亦醉也。乃锉甘草、干葛花、缩砂仁、贯众煎汁使饮之，立醒。

孕妇下血一百五

刘先生妻，有娠半年，因伤损下血，乞药于戴人，戴人诊之，以三和汤（一名玉烛散）、承气汤、四物汤对停，加朴硝煎之。下数行，痛如手拈，下血亦止。此法可与智识高明者言。膏粱之家，慎勿举似，非徒骇之，抑又谤之。呜呼！正道难行，正法难用，古今皆然。

收产伤胎一百六

一孕妇，年二十余，临产召稳媪三人，其二媪极拽妇之臂，其一媪头抵妇之腹，更以两手扳其腰，极力为之。胎死于腹，良久乃下，儿亦如血，乃稳媪杀之也。岂知瓜熟自落，何必如此乎？其妇因兹经脉断闭，腹如刀剜，大渴不止，小溲闭绝。主病者禁水不与饮，口舌枯燥，牙齿黧黑，臭不可闻，食饮不下，昏愦欲死。戴人先以冰雪水恣意饮之，约二升许，痛缓渴止；次以舟车丸、通经散，前后五六服，下数十行，食大进；仍以桂苓甘露散、六一散、柴胡饮子等调之，半月获安。

又一妇人，临产，召村妪数人侍焉。先产一臂出，妪不测轻重拽之，臂为之断，子死于腹。其母面青身冷，汗不绝，时微喘。呜呼！病家甘于死。忽有人曰：张戴人有奇见，试问之。戴人曰：命在须臾，针药无及。急取秤钩，续以壮绳，以膏涂其钩，令其母分两足向外偃坐，左、右各一人脚上立足；次以钩其死胎，命一壮力妇，倒身拽出死胎，下败血五七升，其母昏困不省；待少顷，以冰水灌之，渐咽二口，大醒食进；次日四物汤调血，数日方愈。戴人常曰：产后无他事，因侍妪非其人，转为害耳。

怀恐胁痛一百七

洛阳孙伯英，因诬狱，妻子被系，逃于故人，是夜觉胃胁痛，托故人求药。故人曰：有名医张戴人适在焉，当与公同往。时戴人宿酒未醒，强呼之。故人曰：吾有一亲人，病，欲求诊。戴人隔窗望见伯英曰：此公伏大惊恐。故人曰：何以知之？戴人曰：面青脱色，胆受怖也。后会赦乃出，方告戴人。

背疽一百八

一富家女子,十余岁,好食紫樱,每食即二三斤,岁岁如此,至十余年。一日潮热如劳。戴人诊其两手脉,皆洪大而有力。谓之曰:他日必作恶疮肿毒,热上攻目,阳盛阴脱之证。其家大怒,不肯服解毒之药。不一二年,患一背疽如盘,痛不可忍。其女忽思戴人曾有是言,再三悔过,请戴人。戴人以针绕疽晕,刺数百针,去血一斗。如此三次,渐渐痛减肿消,微出脓而敛。将作痂时,使服十补内托散,乃痊。终身忌口。然目亦昏,终身无子。

肺痈一百九

舞水一富家有二子,长者年十三岁,幼者十一岁,皆好顿食紫樱一二斤,每岁须食半月。后一二年,幼者发肺痈,长者发肺痿,相继而死。戴人常叹曰:人之死者,命耶?天耶?古人有诗:爽口味多终作疾。真格言也。天生百果,所以养人,非欲害人。然富贵之家,失教纵欲,遂至于是。

咽中刺塞一百十

戴人过阳,强家一小儿,约五六岁,同队小儿,以蜀黍秸相击,逆芒倒刺于咽中,数日不下粥药,肿大发。其家告戴人[1]。

《夷坚志》云:小儿误吞稻芒着咽喉中,不能出者,名曰谷贼,惟以鹅涎灌之即愈。盖鹅涎化谷相制耳。

误吞物咽中一百十一

一小儿误吞一钱,在咽中不下。诸医皆不能取,亦不能下。乃命戴人。戴人熟思之,忽得一策:以净白表纸,令卷实如箸,以刀纵横乱割其端,作之状;又别取一箸,缚针钩于其端,令不可脱,先下咽中,轻提轻抑,一探之,觉钩入于钱窍;然后以纸卷纳之咽中,与钩尖相抵,觉钩尖入纸卷之端,不碍肌肉,提之而出。

肠下血一百十二

棠溪栾彦刚,病下血。医者以药下之,默默而死。其子企,见戴人而问之曰:吾父之死,竟无人知是何证?戴人曰:病锉其心也。心主行血,故被锉则血不禁,若血温身热者死。火数七,死必七日,治不当下,若下之,不满数。企曰:四日死,何谓病锉心?戴人曰:智不足而强谋,力不足而强与,心安得不锉也?栾初与邢争屋不胜,遂得此病。企由是大服,拜而学医。

水肿睾丸一百十三

霍秀才之子,年十二岁,睾丸一旁肿。

见之曰:此因惊恐得之。惊之为病,上行则为呕血,下则肾伤而为水肿。以琥珀通经散,一泻而消散。

伏惊一百十四

上渠卜家一男子,年二十八岁,病身弱,四肢无力,面色苍黄,左胁下体侧,上下如臂状,每发则痛无时,食不减,大便如常,小便微黄,已二三载矣。诸医计穷,求戴人治之。视其部分,乃足厥阴肝经,兼足少阳胆经也。张曰:甲胆乙肝故青。其黄者,脾也。

诊胆脉小,此因惊也。惊则胆受邪,腹中当有惊涎绿水。病人曰:昔曾屯

---

[1] 戴人:下脱一法,涉及迷信内容,已删。

金元四大家

奇方妙治

军被火，自是而疾。

戴人夜以舟车百五十丸，浚川散四五钱，加生姜自然汁，平旦果下绿水四五行。或问大加生姜何也？答曰：辛能伐木也。下后觉微痛，令再下之，比前药减三之一，又下绿水三四行。

痛止思食，反有力。戴人谓卜曰：汝妻亦当病。卜曰：太医未见吾妻，何以知之？曰：尔感此惊几年矣？卜省曰：当被火时，我正在草堂中熟寐，人惊唤，我睡中惊不能言，火已塞门，我父拽出我火中，今五年矣。张曰：汝胆伏火惊，甲乙乘脾土，是少阳相火乘脾，脾中有热，故能食而杀谷。热虽能化谷，其精气不完，汝必无子。盖败经反损妇人，汝妻必手足热，四肢无力，经血不时。卜曰：吾妻实如此，亦已五年矣。他日，门人因观《内经》，言先泻所不胜，次泻所胜之论，其法何如，以问张。张曰：且如胆木乘胃土，此土不胜木也。不胜之气，寻救于子，己土能生庚金。庚为大肠，味辛者为金，故大加生姜使伐木。然先不开脾，土无由行也。遂用舟车丸，先通其闭塞之路，是先泻其所不胜；后用姜汁调浚川散大下之，次泻其所胜也。大抵阳干克阳干，腑克腑，脏克脏。

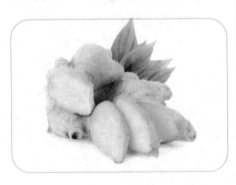

外伤形

孕作病治一百十五

一妇人，年四十余得孕。自以为年衰多病，故疾复作，以告医氏。医者不察，加燔针于脐两旁，又以毒药攻磨。转转腹痛，食减形赢，已在床枕。来问戴人。戴人诊其脉曰：六脉皆平，惟右尺脉洪大有力，此孕脉也，兼择食，为孕无疑。左右皆笑之。不数月，生一女子，两目下各有燔针痕，几丧其明。凡治病妇，当先问娠，不可仓卒矣。

杖疮一百十六

戴人出游，道经故息城，见一男子被杖，疮痛发，毒瓦斯入里，惊涎堵塞，牙禁不开，粥药不下，前后月余，百治无功，甘分于死。戴人先以三圣散，吐青苍惊涎，约半大缸；次以利膈丸百余粒，下臭恶燥粪，又一大缸；复煎通圣散数钱，热服之；更以酸辣葱醋汤，发其汗。斯须汗吐交出，其人活矣。此法可以救冤。

落马发狂一百十七

一男子落马发狂，起则目瞪，狂言不识亲疏，弃衣而走，骂言涌出，气力加倍，三五人不能执缚。烧符作醮，问鬼跳巫，殊不知顾；丹砂、牛黄、犀、珠、脑、麝，资财散去，室中萧然。不远二百里，而求戴人一往。戴人以车轮埋之地中，约高二丈许，上安之中等车轮，其辋上凿一穴，如作盆之状，缚狂病人于其上，使之伏卧，以软衬之，令一大人于下，坐机一枚，以捧搅之，转千百遭。病人吐出青黄涎沫一二斗许。绕车轮数匝，其病人曰：我不能任，可解我下。从其言而解之。索凉水，与之，冰水饮数升，狂方罢矣。

太阳胫肿一百十八

麻先生兄村行为犬所啮，舁至家，胫肿如罐，坚若铁石，毒气入里，呕不下食，头痛而重，往问戴人。女僮曰：痛随利减。以槟榔丸下之，见两行不瘥。适戴人自舞阳回，谓麻曰：胫肿如此，足之二阴三阳可行乎？麻曰：俱不可行。如是，何不大下之？乃命夜临卧服舟车丸百五十粒，通经散三四钱。比至夜半，去十四行，肿立消，作胡桃纹，反细于不伤之胫。戴人曰：慎勿贴膏纸，当令毒气出，流脓血水常行。又一日，戴人恐毒气未尽，又服舟车丸百余粒，浚川散三四钱，见六行。病人曰：十四行易当，六行反难，何也？戴人曰：病盛则胜药，病衰则不胜其药也。六日其脓水尽。戴人曰：脓水行时不畏风，尽后畏风也。乃以愈风饼子，日三服之。又二日，方与生肌散，一敷之而成痂。呜呼！用药有多寡，使差别相悬，向使不见戴人，则利减之言非也。以此知知医已难，用医尤难。

足闪肭痛一百十九

谷阳镇酒监张仲温，谒一庙，观匠者砌露台，高四尺许，因登之，下台，或肭一足，外踝肿起，热痛如火。一医欲以针刺肿出血。戴人急止之曰：肭已痛矣，更加针，二痛俱作，何以

忍也？乃与神祐丸八九十丸，下二十余行。禁食热物。夜半肿处发痒，痛止行步如常。戴人曰：吾之此法，十治十愈，不诳后人。

膝肭跛行一百二十

葛冢冯家一小儿，七八岁，膝被肭跛行，行则痛数日矣。闻戴人不医，令人问之。戴人曰：小病耳，教来。是夜以舟车丸、通经散，温酒调而下之。夜半涌泄齐行，上吐一碗，下泄半缶。既上床，其小儿谓母曰：膝膑痒，不可往来。日使服乌金丸，壮其筋骨。一月疾愈而走矣。

杖疮入水一百二十一

小渠袁三，因强盗入家，伤其两丁外臁，作疮数年不已，脓血常涓涓然，但饮冷则疮间冷水浸淫而出，延为湿疮，来求治于戴人。曰：尔中焦当有绿水二三升，涩数掬。袁曰：何也？戴人曰：当被盗时，感惊气入腹，惊则伤足少阳经也，兼两外臁皆少阳之部，此胆之甲木受邪，甲木色青，当有绿水。少阳在中焦如沤，既伏惊涩在中焦，饮冷水，咽为惊涩所阻，水随经而旁入疮中，故饮水则疮中水出。

乃上涌寒痰，汗如流水；次下绿水，果二三升，一夕而痂干，真可怪也。

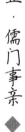

张从正·儒门事亲

133

内积形

伤冷酒一百二十二

戴人出游，道经阳夏，问一旧友，其人病已危矣。戴人往视之。其人曰：我别无病。三年前，当隆暑时出村野，有以煮酒馈予者，适村落无汤器，冷冻饮料数升，便觉左胁下闷，渐痛结硬，至今不散。针灸磨药，殊不得效。戴人诊其两手，脉俱沉实而有力。先以独圣散吐之，一涌二三升，色如煮酒，香气不变；后服和脾散、去湿药。五七日，百脉冲和，始知针灸无功，增苦楚矣。

心下沉积一百二十三

显庆寺僧应公，有沉积数年，虽不卧床枕，每于四更后，心头闷硬，不能安卧，须起行寺中，习以为常，人莫知为何病，以药请于戴人。戴人令涌出胶涎一二升，如黑矾水，继出黄绿水，又下脓血数升。自尔胸中如失巨山，饮饵无算，安眠至晓。

茶癖一百二十四

一缁侣，好茶成癖，积在左胁。戴人曰：此与肥气颇同。然痎疟不作，便非肥气。虽病十年，不劳一日。况两手脉沉细，有积故然。吾治无针灸之苦，但小恼一饷，可享寿尽期。先以茶调散，吐出宿茶水数升；再以木如意揾之，又涌数升，皆作茶色；次以三花神祐丸九十余粒，是夜泻二十余行，脓水相兼，燥粪瘀血，杂然而下；明日以除湿之剂，服十余日，诸苦悉蠲，神清色莹。

腹胀水气一百二十五

蹩蹰张承应，年几五十，腹如孕妇，面黄食减，欲作水气。或令服黄芪建中汤及温补之剂，小溲涸闭，从戴人疗焉。戴人曰：建中汤，攻表之药也。古方用之攻里，已误也，今更以此取积，两重误也。先以涌剂吐之，置火于其旁，大汗之；次与猪肾散四钱，以舟车丸引之，下六缸，殊不困；续下两次，约三十余行，腹平软，健啖如昔。常仲明曰：向闻人言，泻五六缸，人岂能任？及闻张承应，渠云诚然。乃知养生与攻疴，本自不同。今人以补剂疗病，宜乎不效。

气一百二十六

王亭村一童子，入门，状如鞠恭而行。戴人曰：痃气也。令解衣揣之，二道如臂。其家求疗于戴人。先刺其左，如刺重纸，剥然有声而断。令按摩之，立软。其右亦然。观者感嗟异之。或问，曰：石关穴也。

胸膈不利一百二十七

沈丘王宰妻，病胸膈不利，口流涎沫，自言咽下胃中常雷声，心间作微痛，又复发昏，胸乳之间灸瘢如棋。化痰利膈等药，服之三载，病亦依然。其家知戴人痰药不损，来求之。一涌而出雪白虫一条，长五六寸，有口鼻牙齿，走于涎中，病者忿而断之，中有白发一茎。此正与徐文伯所吐宫人发瘕一同，虫出立安。

冷疾一百二十八

戴人过醮都营中饮会，邻席有一卒，说出妻事。戴人问其故。答曰：吾妇为室女，心下有冷积如覆杯，按之如水声，以热手熨之如水聚，来已十五年矣。恐断我嗣，是故弃之。戴人曰：公勿黜也。如用吾药，病可除，孕可得。卒从之。戴人诊其脉沉而迟，尺脉洪大而有力，非无子之候也，可不逾年而孕。其良人笑曰：试之。先以三圣散吐涎一斗，心下平软；次服白术调中汤、五苓散；后以四物汤和之。不再月，气血合度，数月而娠二子。戴人常曰：用吾此法，无不子之妇，此言不诬矣。

积块一百二十九

果菌刘子平妻，腹中有块如瓢，十八年矣。经水断绝，诸法无措。戴人令一月之内，涌四次，下六次，所去痰约一二桶。其中不化之物，有如葵菜者，烂鱼肠之状，涌时木如意揃之，觉病积如刮，渐渐而平。及积之既尽，块痕反洼如臼，略无少损，至是而面有童色，经水既行。若当年少，可以有子。

肥气积一百三十

阳夏张主簿之妻，病肥气，初如酒杯，大发寒热。十五余年后，因性急悲感，病益甚。惟心下三指许无病，满腹如石片，不能坐卧，针灸匝矣，徒劳力耳。乃敬邀戴人而问之。既至，断之曰：此肥气也。得之季夏戊己日，在左胁下，如覆杯。久不愈，令人发疟。

散投之，五更，黄涎脓水相半五六行，凡有积处皆觉痛；后用白术散、当归散、和血流经之药。如斯涌泄，凡三四次而方愈。

伏瘕一百三十一

汴梁曹大使女，年既笄，病血瘕数年。太医宜企贤，以破血等药治之，不愈。企贤曰：除得陈州张戴人方愈。一日，戴承语至汴京，曹大使乃邀戴人问焉。戴人曰：小肠遗热于大肠，为伏瘕，故结硬如块，面黄不月。乃用涌泄之法。数年之疾，不再旬而效，女由是得聘。企贤问谁治之？曹大使曰：张戴人。企贤立使人邀之。

停饮一百三十二

一妇从年少时，因大哭罢，痛饮冰水困卧，水停心下，渐发痛闷。医氏咸以为冷积，治之以温热剂，及禁食冷物。一闻茶气，病辄内作，如此数年。燎针烧艾，疮孔数千。

十余年后，小便赤黄，大便秘闷，两目加昏，积水转甚，流于两胁。世谓水癖，或谓支饮，磙、漆、棱、莪，攻磨之药，竟施之矣。食日衰，积日茂，上至鸠尾，旁至两胁及脐下，但发之时，按之如水声，心腹结硬，手不可近者。月发五七次，甚则欲死，诸药皆厌，二十余年。求戴人发药。诊其脉，寸口独沉而迟，此胸中有痰。先以瓜蒂散涌痰五七升；不数日，再越痰水及斗；又数日，上涌数升。凡三涌三下，汗如水者亦三，其积皆去。以流湿饮之药调之，月余大瘥。

积气一百三十三

寄西华县庠山东颜先生，有积二十年。目视物不真，细字不睹，当心如顽石，每发痛不可忍，食减肉消，黑䵟满面，腰不能直。因遇戴人。令涌寒痰一大盆，如片粉；夜以舟车丸、通经散，下烂鱼肠、葵菜汁七八行，病十去三四；以热浆粥投之，复去痰

张从正·儒门事亲

135

一盆，次日又以舟车丸、通经散，前后约百余行，略无少困。不五六日，面红黚去，食进目明，心中空旷，遂失顽石所在，旬日外来谢。

沉积疑胎一百三十四

修弓杜匠，其子妇年三十，有孕已岁半矣。每发痛则召侍媪待之，以为将产也。

一二日复故，凡数次，乃问戴人。戴人诊其脉涩而小，断之曰：块病也，非孕也。《脉诀》所谓涩脉如刀刮竹形，主丈夫伤精，女人败血。治之之法，有病当泻之。先以舟车丸百余粒；后以调胃承气汤加当归、桃仁，用河水煎，乘热投之；三两日，又以舟车丸、桃仁承气汤泻，青黄脓血，杂然而下，每更衣，以手向下推之揉之则出；后三二日，又用舟车丸，以猪肾散佐之；一二日，又以舟车丸，通经如前，数服，病十去九；俟晴明，当未食时，以针泻三阴交穴。不再旬，块已没矣。此与隔腹视五脏者，复何异哉？

是胎非积一百三十五

胡王之妻，病脐下积块，呕食面黄，肌瘦而不月。或谓之干血气，治之无效。

戴人见之曰：孕也。其人不信，再三求治于戴人。与之平药以应其意，终不肯下毒药。

后月到，果胎也。人问何以别之？戴人曰：尺脉洪大也。《素问·阴阳别论》所谓阴搏阳别之脉。

外积形

瘤一百三十六

戴人在西华，众人皆讪以为吐泻。

一日，魏寿之与戴人入食肆中，见一夫病一瘤，正当目之上网内眦，色如灰李，下垂，覆目之睛，不能视物。戴人谓寿之曰：吾不待食熟，立取此瘤。魏未之信也。戴人曰：吾与尔取此瘤何如？其人曰：人皆不敢割。戴人曰：吾非用刀割，别有一术焉。其人从之。乃引入一小室中，令俯卧一床，以绳束其，刺乳中大出血，先令以手揉其目，瘤上亦刺出雀粪，立平。

胶瘤一百三十七

郜城，戴人之乡也。一女子未嫁，年十八，两手背皆有瘤，一类鸡距，一类角丸，腕不能钏，向明望之，如桃胶然。夫家欲弃之。戴人见之曰：在手背为胶瘤，在面者为粉瘤，此胶瘤也。以针十字刺破，按出黄胶脓三两匙，立平，瘤核更不再作。婚事复成。非素明者，不敢用此法矣。

瘿一百三十八

新寨妇人，年四十余，有瘿三瓣。戴人令以咸吐之，三涌三汗三下，瘿已半消，次服化瘿之药，遂大消去。夫病在上者，皆宜吐，亦自有消息之法耳。

痔一百三十九

赵君玉常病痔，凤眼草、刺皮、槐根、狸首之类皆用之。或以干姜作末，涂猪肉炙食之，大便燥结不利，且痛。后数日，因病黄，大涌泻数次，不言痔作。麻先生偶记而书之。君玉自识戴人之后，痔更不发耳。

杂记九门

误中涌法

嗽

张板村鹿子春,一小儿七八岁,夏月病嗽,羸甚。戴人欲涌之。子春以为儿幼弱,惧其不胜,少难之。一日,因饮酒,家人与之酒,伤多乃大吐,吐定而嗽止。盖酒味苦,苦属涌剂。子春乃大悟戴人之言也。

疥

货生药焦百善云:有茓夫来买苦参,欲治疥。不识药性缓急,但闻人言可治,浓煎一碗服之。须臾,大吐涎一盆,三二日疥作痂矣。

赤目

一小儿名德孙,眼发赤。其母买铜绿,欲洗儿目。煎成,家人误与儿饮之。须臾大吐,吐讫立开。

感风寒

焦百善,偶感风寒,壮热头痛。其巷人点蜜茶一碗,使啜之。焦因热服之讫,偶思戴人语曰:凡苦味皆能涌。百善兼头痛,是病在上,试以箸探之毕,其痛立解。

误中寒凉

经闭

一妇人年二十余岁,病经闭不行,寒热往来,咳嗽潮热。庸医禁,切无物可食。

一日当暑出门,忽见卖凉粉者,以冰水和饮,大为一食,顿觉神清骨健,数月经水自下。

下血

一男子脏毒下血,当六月间,热不可堪,自甘于死。忽思冰蜜水,猛舍性命,饮一大盂,痛止血住。

痢

一男子病脓血恶痢,痛不可忍。忽见水浸甜瓜,心酷喜之,连皮食数枚,脓血皆已。

人言下痢无正形,是何言也?人止知痢是虚冷,温之、燥之、涩之、截之,此外无术矣。岂知风、暑、火、湿、燥、寒六者,皆为痢。此冰蜜甜瓜所以效也。

临变不惑

涌法

戴人在西华夏公宅,其仆郑驴病,法当吐。命女僮下药,药失不制,又用之太多,涌之不出,反闷乱不醒,乃告戴人。戴人令以薪实马槽,既平,异郑驴卧其上,倒垂其头。须臾大吐,吐讫而快。戴人曰:先宜少进,不涌旋加。

西华一老夫病,法当吐。令门人栾景先下药。景先初学,其人不吐,反下走二行,乃告戴人。戴人令取温菌汁,饮二碗,再下涌药一钱,以鸡翎探之乃吐,既药行,方大吐。吐讫又安。戴人曰:凡用吐药,先以菌汁一碗横截之。药既咽下,待少倾,其鸡翎勿令离口。酸苦咸虽能吐人,然不撩何由出也?李仲安宅四妇人病同,日下涌剂,置燠室中火两盆,其一妇人发昏,众人皆惊。戴人笑曰:内火见外火故然。异之门外,使饮冰雪水立醒。时正雪晴。戴人曰:热见寒则醒。

张从正·儒门事亲

众由是皆服。非老手谙练，必不能镇众人之惊也。

诵嗽

杨寿之妻，病嗽十余年，法当吐之。一日不止，以麝香汤止之；夜半犹不定，再止之；明旦，颇觉恶心，更以人参汤止之，二日稍宁。自下药凡三，来问戴人。罔顾，谓栾景先曰：病久嗽，药已擒病，自然迟解。涌后调理，数日乃止。戴人常言：涌后有顿快者；有徐快者；有反困闷者，病未尽也；有反热者，不可不下也。大抵三日后无不快者。凡下不止者，以冰水解之。凡药热则行，寒则止矣。

当禁不禁

（病愈后犯禁而死）

孟太亨，病肿既平，当节食及盐血房室等。不慎病再，适戴人归家，无救之者，乃死。

郾城董德固，病劳嗽。戴人曰：愈后当戒房事。其病愈，恃其安，触禁而死。死后妻生一子，正当病瘵之日也。董初坚讳，至是乃彰。

一宦家小儿病痫，自郾头车载至朱葛寺，入门而死。戴人曰：有病远行，不可车载马驮。

病已扰矣，又以车马动摇之，是为重扰，其即死。

阳夏韩氏，为犬所啮，大痛不可忍，偏痒燥，自庄头载至家，二十里，一夕而死。时人皆不知车之误也。戴人常言：伤寒之后，忌荤肉、房事劳；水肿之后，禁房及油盐滋味等三年；滑泄之后，忌油腻。此三者，决不可不禁也。戴人常曰：病久痞闭，忽得涌泄，气血冲和，心肾交媾，阳事必举，尤切戒房室，元气新至。犯之则病再作，恐罪于涌泄。

不忌反忌

不忌口得愈

一男子，病泄十余年。豆蔻、阿胶、诃子、龙骨、枯矾，皆用之矣。中脘、脐下、三里，岁岁灸之。皮肉皱槁，神昏足肿，泄如泔水，日夜无度。戴人诊其两手脉，沉且微，曰：生也。病人忽曰：羊肝生可食乎？戴人应声曰：羊肝止泄，尤宜服。病人悦而食一小盏许，可以浆粥送之。病人饮粥数口，几半升，续又食羊肝（生）一盏许，次日泄几七分。如此月余安。此皆忌口太过之罪也。

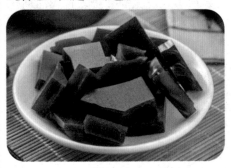

戴人常曰：胃为水谷之海，不可虚怯，虚怯则百邪皆入矣。或思荤茹，虽与病相反，亦令少食，图引浆粥，此权变之道也。若专以淡粥责之，则病人不悦而食减，久则病增损命，世俗误人矣。

不可忌口

戴人常曰：脏毒酒毒；下血呕血；妇人三十以下血闭；六月七月间脓血恶痢，疼痛不止；妇人初得孕择食者，以上皆不忌口。

高技常孤

戴人常曰：人言我不接众工。戴人曰：余岂不欲接人，但道不同，不相为谋。医之善，惟《素问》一经为祖。有平生不识其面者，有看其文，不知其义者，此等虽曰相亲，欲何说？止不过求一二药方而已矣。大凡药方，前人所以立法，病有百变，岂可执方？设于富贵之家病者，数工同治，戴人必不能从众工，众工亦不能从戴人，以此常孤。惟书生高士，推者复来，日不离门。戴人又曰：我之术，止可以教，书生不能受医者忽授老书生曰：我是书生，岂不知书生？书生固多许可，以易慢。戴人问之，曰：彼未尝见予治病，故有是言。若亲见予治病数十人，自反思矣。凡谤我者，皆望风取信于群医之口也。孔子曰：浸润之谮，肤受之愬，不行焉。可谓明也已矣。

群言难正

谤吐

或言：人有病，不可吐，人身骨节间皆有涎，若吐出骨节间涎，令人偏枯。戴人闻之曰：我之药，止是吐肠胃间久积，或膜盲间宿沫，皆是胃膈中溢出者，天下与吐一理也。但病有上下，故用药有逆顺耳。

谤之法

或言：戴人汗、下、吐三法，欲该天下之医者，非也。夫古人医法未备，故立此三法。后世医法皆备，自有成说，岂可废后世之法，而从远古？譬犹上古结绳，今日可废书契而从结绳乎？戴人问之曰：易之法虽多，不离八卦五行；刑章虽多，不过笞杖徒流。岐伯知其要者，一言而终。然则岐伯亦诳人乎？大抵举纲则简，计目则繁。

谤峻药

或言：戴人用药皆峻激，乃《本草》中下品药也，岂可服哉？戴人曰：甚矣！人之不读书。《本草》言上药为君，中品为臣，下品为佐使者，所以辨其性刚柔也。《内经》言：所谓君臣佐使者，非本草中三品之谓也。主治之为君，次君之谓臣，应臣之为佐使。假如大黄能治此病，则大黄为君；甘遂能治此病，则甘遂为君矣。若专以人参、黄芪治人之邪气，此庸工所以常误人命也。

李嗣荣言：京中闲人云戴人医杀二妇，遂辞太医之职而去。又有人云：昔曾医杀颍守，私遁而去。麻知几初闻亦疑之，乃载见戴人于颍阳。观其用药，百发百中，论议该赡，应变无穷。其所治之疾，则不三二十年，即十年，或五六年，应手辄愈。群医之领袖，无以养生。及其归也，谤言满市，皆曰：戴人医杀仓使、耿四而去。时仓使以病卒，与余未尝通姓名。耿四病嗽咯血，曾问戴人。戴人曰：公病消困，不可峻攻，宜以调养。戴人已去，后而卒矣。麻先生乃肖李嗣荣所言，皆诬也，凡余所治之病，皆众坏之证，将危且死而治之，死则当怨于戴人。又戴人所论按经切理，众误皆露，以是嫉之。又戴人治病，多用峻激之药，将愈未愈之间，适戴人去。群医毁之曰：病为戴人攻损，急补之。遂用相反之药。如病愈，则我药可久服，攻疾之药可暂用。我方攻疾，岂欲常服哉？疾去则止药。若果欲养气，五谷、五肉、五菜，非上药耶？亦安在枯草死木之根核哉？

病人负德，愈后吝财

南乡刀镊工卫氏病风，半身无汗，已再中矣。戴人以三法疗之，寻愈。恐其求报，乃曰：余夜梦一长髯人，针余左耳，故愈。

139

张从正·儒门事亲

巫者武媪，年四十，病劳三年，嬴瘦不足观，诸医技绝。适五六月间求治，愿奉白金五两。戴人治之，五六日而安。止答曰：白金三两。乃曰：一道士投我一符，焚而吞之，乃痊。如此等人，不可胜计。若病再作，何以求治？至有耻前言，而不敢复求治疗，而杀其身者。此所以世之庸工，当正病时，以犀、珠、龙、麝、丁、沉、木、乳，乘其急而巧取之。然君子博爱，贤愚亦不当效若辈也。

同类妒才，群口诬戴人

有扶救之功，如死，我则有攻击之罪，明者不可不察也。麻先生常见他医言戴人能治奇病，不能治常病；能治杂病，不能治伤寒。他日见戴人，问以伤寒事。超然独出仲景言外之意，谓余曰：公慎勿仲景纸上语，惑杀世人。

余他日再读仲景，方省其旨。戴人云：人常见伤寒疫气动时辄避，曰：夫伤寒多变，须朝夕再视。若十人病，已不能给，况阖郡之中，皆亲故人乎？其死生常在六七日之间，稍不往视，别变矣。以此他医咸诮之，以为不能治伤寒。盖未常窥其涯诶，浪为之訾云。

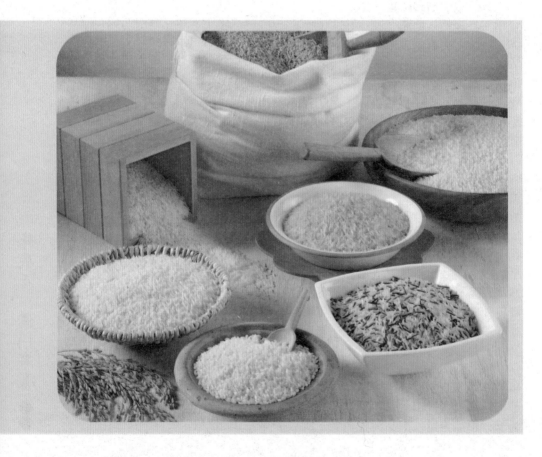

卷十

撮要图

戴人张子和 著

新安吴勉学 校

难素撮要究治识病用药之图

太易 未见气也	太初 气之始也	太极	太始 行之始也	太素 质之始也
甲 乙 胆 肝	丙 丁 小肠 心	戊 己 胃 脾	庚 辛 大肠 肺	壬 癸 膀胱 肾
三 大 小 包 焦 肠 肠 络	心 肺 	胆 胃 膀 胱	肝 肾 	脾
寅手 卯手 辰手 巳手 相少 燥阳 寒太 风厥 火阳 金明 水阳 木阴	午手 未手 君少 湿太 火阴 土阴	申足 酉足 相少 燥阳 火阳 金明	戌足 亥足 寒太 风厥 水阳 木阴	子足 丑足 君少 湿太 火阴 土阴

从其气则和，违其气则病

是动则病者，气之所感也。	天之邪，感则害人五脏。肝心脾肺肾，实而不满，可下之而已也。	水谷之寒热，感则害人六腑。胆胃三焦膀胱大肠小肠，满而不实，可吐之而已也。	地之湿气，感则害人皮肉筋脉肌肤，从外而入，可汗①之而已也。	所生病者，血之所成也。

---

① 汗：原作"下"，与前例不合，据四库本改。

张从正·儒门事亲

天地六位藏象之图

此论元无此图添之

属上二位①天	太虚	金金火合德	燥②金主清	肺 上象焦天	下络大肠
属	天面	火	君火主热	心 包络	下络小肠
属中二位人	风云之路	木③木火合德	风木主温	肝 中象焦人	下络胆经
属	万物之路	火	相火主极热	胆次	卷终
属中二位地	地面	土土④水合德	湿土主凉	脾 下象焦地	下络胃⑤
属	黄泉	水	寒水主寒	肾 黄泉	旁⑥络膀胱

①二位：原作"在二"，与下例不合，据四库本改。

②燥：原作"为"，与下例不合，据文义改。

③木：原作"水"，与上下例不合，据四库本改。

④土水：原作"水二"，与上例不合，据四库本改。

⑤胃：原作"肾"，与例不合，据文义改。

⑥旁：四库本作"下"。

四因气动

外有风寒暑湿，属天之四令，无形也。内有饥饱劳逸，属天之四令，有形也。

一者，始因气动而内有所成者，痛积聚、癥瘕、瘤气、瘿起、结核、狂瞀、癫痫。疏曰：癥，坚也，积也；瘕，气血也。

二者，始因气动而外有所成；谓痈肿疮疡、疥癣、疽痔、掉瘈、浮肿、目赤、瘭瘰、胕肿、痛痒之类是也。

三者，不因气动而病生于内者，谓留饮、癖食、饥饱、劳损、宿食、霍乱、悲恐、喜怒、想慕、忧结之类是也。

四者，不因气动而病生于外者，谓瘴气、贼魅、虫蛇、蛊毒、伏尸、鬼击、冲薄、坠堕、风寒、暑湿、斫射、割刺之类是也。

风木郁之病

故民病胃脘当心而痛，四肢、两胁、咽膈不通，饮食不下，甚则耳鸣眩转，目不识人，善僵仆，筋骨强直而不用，卒倒而无所知也。

暑火郁之病

故民病少气、疮疡、痈肿、胁肋、胸背、首面、四肢、䐃胀，疡痱呕逆，瘛疭，骨痛节疼，及有动泄注下，温疟，腹中暴痛，血溢流注，精液衰少，目赤心热，甚则瞀闷，懊憹善暴死也。

湿土郁之病

故民病心腹胀，肠鸣而为数后，甚则心痛，胁膜、呕逆、霍乱、饮发注下、胕肿、身重、脾热之生也。

燥金郁之病

故民病咳逆，心腹满引少腹，善暴痛，不可反侧，嗌干，面尘色恶，金胜而木病也。

寒水郁之病

故民病寒客心痛，腰椎痛，大关节不利，屈伸不便，善厥，痞坚腹满，阴乘阳故也。

初之气

自大寒至立春、春分，厥阴风木之位，阳用事而气微。故曰：少阳得甲子，元头常准，以大寒交初之气，分以六周，甲子以应六气，下傲一月。正月、二月少阳，三阴三阳亦同。

二之气

春分至小满，少阴君火之位。阳气清明之间，又阳明之位。

三之气

小满至大暑，少阳相火之位。阳气发，万物俱成，故亦云太阳旺。其脉洪大而长，天气并万物，人脉盛衰。造物造化亦同。

四之气

大暑至秋分，太阴湿土之位。天气吉感，夏后阴已用事，故曰：太阴旺。此三阴三阳，与天气标本阴阳异矣。脉缓大而长。燥金旺，紧细短涩。以万物干燥，明可见矣。

五之气

秋分至小雪，阳明燥金之位。气衰阴盛，故云金气旺，其脉细而微。

终之气

小雪至大寒，太阳寒水之位。阴极而尽，天气所收，故曰：厥阴旺。厥者，

张从正·儒门事亲

143

尽也。

风木肝酸达针

与胆为表里，东方木也，色青，外应目，主治血。芍药味酸微寒，泽泻咸平，乌梅酸热。

诸风掉眩，皆属于肝，木主动。治法曰：达者，吐也。其高者，因而越之。可刺大敦，灸亦同。

暑火心苦发汗

与小肠为表里，南方火色，外应舌，主血运诸经。大黄苦寒，木香苦温，黄连苦凉，没药苦热。

诸痛痒疮疡，皆属于心火。治法曰：热者汗之，令其疏散也。可刺少冲，灸之亦同。

湿土脾甘夺针

与胃为表里，中央土也，色黄应唇，主肌肉，应四时。蜜甘凉，甘草甘平。

诸湿肿满，皆属于脾土。治法曰：夺者，泻也。分阴阳，利水道。可刺隐白，灸亦同。

燥金肺辛清针

与大肠为表里，西方金也，色白，外应皮毛、鼻，亦行气。干姜辛热，生姜辛温，薄荷辛凉。

诸气愤郁，皆属于肺金。治法曰：清者，清膈、利小便、解表。可刺少商，灸亦同。

寒水肾咸折针

与膀胱为表里，北方水也，色黑，外应耳，主骨髓。牡蛎咸寒，水蛭咸寒。

诸寒收引，皆属于肾水。治法曰：折之，谓抑之，制其冲逆。可刺涌泉，灸亦同。

大寒子上初之气

初之气为病，多发咳嗽、风痰、风厥、涎潮痹塞、口喝、半身不遂、失音、风癫、风中、妇人胸中留饮、两脐腹微痛、呕逆恶心、旋运惊悸、狂惕、心风、搐搦、颤掉。初之气病，宜以瓜蒂散吐之，在下泄之。

春分卯上二之气

二之气为病，多发风温、风热。《经》曰：风伤于阳，湿伤于阴。微头痛身热，发作风温之候。风伤于卫气也，湿伤于脾气也。是以风温为病，阴阳俱自浮，汗出，身重，多眠，鼻息，语言难出。此以上二证，不宜下。若与巴豆大毒丸药，热证并生，重者必死。二之气病，宜以桂枝麻黄汤，发汗而已。

小满巳上三之气

三之气为病，多发热，皆传足经者多矣。太阳、阳明、少阳、太阴、少阴、厥阴。太阳者，发热恶寒、头项痛、腰脊强；阳明者，身热、目疼、鼻干、不得卧；少阳者，胸胁痛、耳聋、寒热往来而呕。此三阳属热。太阴者，腹满、咽干、手足自温、自利不渴，或腹满时痛；少阴者，故口燥舌干而渴；厥阴者，腹满囊缩、喘热闷乱、四肢厥冷、爪甲青色。三之气病，宜以清凉，上温下养，不宜用巴豆丸下之。

大暑未上四之气

四之气为病，多发暑气、头痛、身热、发渴。不宜作热病治，宜以白虎汤。得此病不传染，次发脾泄、胃泄、大肠泄、小肠泄、大瘕泄、霍乱吐泻、下痢及赤白相杂、水谷不分消、肠鸣切痛、面浮足肿、目黄口干、胀满气痞、手足无力。小儿亦如此。四之气病，宜渗泄，五苓散之类也。

秋分酉上五之气

五之气为病，多发喘息、呕逆、咳嗽及妇人寒热往来，瘰疬痃痔，消渴中满，小儿斑瘾疮疱。五之气病，宜以大、小柴胡汤，宜解治表里之类。

小雪亥上终之气

终之气为病，多发风痰、风寒湿痹四肢。秋收多，冬水复旺，水湿相搏，肺气又衰。冬寒甚，故发则收，则痿厥弱，无以运用，水液澄清冷，大寒之疾。积滞、瘕块、寒疝、血瘕，凡气之疾。终之气病，宜破积发汗之类。

肝之经足厥阴风乙木

是动则病腰痛不可以俯仰、丈夫㿉疝，妇人少腹肿，甚则嗌干、面尘脱色。是肝所、生病者，胸满、呕逆、飧泄、狐疝、遗溺、闭癃。为此诸病。

胆之经足少阳风甲木

是动则病口苦、善太息、心胁痛、不能转侧，甚则面微有尘、体无膏泽、足外反热，是为阳厥。是主骨所生病者，头痛、颔痛、目内眦痛、缺盆中肿痛、腋下肿、马刀挟瘿、汗出振寒、疟、胸胁肋髀膝外至胫绝骨外踝前及诸节皆痛、小指次指不用。为此诸病。

心之经手少阴暑丁火

是动则病嗌干、心痛、渴而欲饮，是为臂厥。是主心所生病者，目黄、胁痛臂内后廉痛厥、掌中热痛，为此诸病。

小肠经手太阳暑丙火

是动则病嗌痛颔肿、不可以顾、肩似拔、臑似折。是主液所生病者，耳聋，目黄，颊肿，颈、颔、肩、臑、肘、臂外后廉痛。为此诸病。

脾之经足太阴湿己土

是动则病舌本强、食则呕、胃脘痛、腹胀、善噫、得后与气则快然，如衰，身体皆重。是主脾所生病者，舌本痛、体不能动摇、食不下、烦心、心下急痛、溏瘕泄、水闭、黄疸、不能卧、强立、股膝内肿厥、足大指不用。为此诸病。

胃之经足阳明湿戊土

是动则病洒洒振寒、善呻数欠、颜黑、至则恶人与火、闻木声则惕然而惊、心欲动、独闭户塞牖而处，甚则欲上高而歌、弃衣而走，贲响腹胀，是为骭厥。是主血所生病者，狂疟、温淫、汗出、鼽衄、口㖞、唇胗、颈肿、喉痹、大腹水肿、膝膑肿痛、循膺乳气冲股、伏兔、骭外廉、足跗上皆痛、中指不用，气盛则身以前皆热。其有余于胃，则消谷善饥、溺色黄；气不足，则身以前皆寒慄、胃中寒则胀满。为此诸病。

心包络手厥阴为母血

是动则病手心热、臂肘挛急、腋肿，甚则胸胁支满、心中憺憺大动、面赤目黄、喜笑不休。是主脉所生病者，烦心、心痛、掌中热。为此诸病。

三焦经手少阳为父气

是动则病耳聋、浑浑焞焞、嗌肿、喉痹。是主气所生病者，汗出、目锐眦痛，耳后、肩臑、肘臂外皆痛，小指次指不用。为此诸病。

大肠经手阳明燥庚金

是动则病齿痛、颈肿。是主津液所生病者，目黄、口干、鼽衄、喉痹、肩前臑痛、大指次指痛不用。气有余，则当脉所过者热肿；虚则寒栗不复。为此诸病。

肺之经手太阴燥辛金

是动则病肺胀满膨膨而喘咳、缺盆中痛，甚则交两手而瞀，此为臂厥。是主肺所生病者，咳、上气喘、渴、烦心、胸满、臑臂内前廉痛厥、掌中热。气盛有余，则肩背痛、风寒汗出中风、小便数而欠；气虚则肩背痛寒、少气不足以息、溺色变。为此诸病。

肾之经足少阴寒癸水

是动则病饥不欲食、面如漆柴、咳唾则有血、喝喝①、坐而欲起、目䀮䀮如无所见、心如悬、若饥状。气不足则善恐、心惕惕如人将捕之，是为骨厥。是主肾所生病者，口热舌干、嗌肿上气、嗌干及痛、烦心、心痛、黄疸、肠澼、脊股内后廉痛、痿厥、嗜卧、足下热而痛。为此诸病。

膀胱经足太阳寒壬水

是动则病冲头痛、目似脱、项如拔、脊痛、腰似折、髀不可以曲、腘如结、踹如裂，是为踝厥。是主筋所生病者，痔、疟、狂、癫疾、头囟项痛、目黄泪出、鼽②衄，项、背、腰、尻、腘、踹、脚皆痛，小指不用。为此诸病。

风治法 风淫于内，治以辛凉，佐以甘苦③，以甘缓之，以辛散之。

防风通圣散 天麻散 防风汤 祛风汤 小续命汤 消风散 排风汤

暑治法 热淫于内，治以咸寒，佐以甘苦，以酸收之，以苦发之。

白虎汤 桂苓汤 玉壶丸 碧玉散 玉露散 石膏汤

湿治法 湿淫于内，治以苦热，佐以咸淡，以苦燥之，以淡泄之。

白术木香散 桂苓白术丸 五苓散 葶苈木香散 益元散 神助散

火治法 火淫于内，治以咸寒，佐以甘④辛，以酸收之，以苦发之。

凉膈散 解毒丸 神功丸 八正散 调胃散 大小承气汤

燥治法 燥淫于内，治以苦温，佐以甘辛，以辛润之，以苦下之。

神功丸 麻仁丸 脾约丸 润体丸 润肠丸 四生丸 葶苈散

寒治法 寒淫于内，治以甘热，佐以苦辛，以辛散之，以苦坚之。

姜附汤 四逆汤 二姜汤 术附汤 大戊己丸 附子理中汤

---

① 喝：此下《灵枢·经脉》有"而喘"二字。

② 鼽：原作"鼾"，据四库本改。

③ 苦：原作"草"，据四库本改。

④ 甘：《素问·至真要大论》作"苦"。

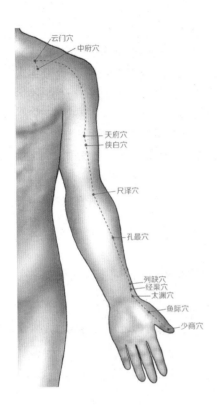

云门穴
中府穴
天府穴
侠白穴
尺泽穴
孔最穴
列缺穴
经渠穴
太渊穴
鱼际穴
少商穴

六门病证药方

风门独治于内者

防风通圣散 防风天麻丸 防风汤小续命汤 消风散 祛风丸 承气汤 陷胸汤 神芎丸 大黄丸 备急丹

暑门独治于外者

白虎汤 桂苓甘露散 化痰玉壶丸益元散 玉露散 石膏散 拔毒散 水澄膏 鱼胆丸 金丝膏 生肌散

湿门兼治于内者

五苓散 葶苈木香散 白术木香散益元散 大橘皮汤 桂苓白术丸 神助散 大柴胡汤 小柴胡汤 柴胡饮子 防风通圣散 防风当归饮子

火门兼治于外者

凉膈散 黄连解毒汤 泻心汤 神芎丸 正八散 调胃散 调胃承气汤 桂苓汤 麻黄汤 小建中汤 升麻汤 五积散

燥门先治于内，后治于外者

神芎丸 脾约丸 麻仁丸 润体丸四生丸

谓寒药攻其里，大黄兼牵牛之类。

谓热药攻其表，桂枝、麻黄、升麻之类。

姜附汤 四逆汤 二姜汤 术附汤

寒门先治于外，后治于内者

大已寒丸 理中丸

谓热药攻其表，谓寒药攻其里。

《内经》湿变五泄

六气属天，无形，风、暑、湿、火、燥、寒。

五形湿属戊己，湿入肺经为实。

六味属地，有质，酸、苦、甘、辛、咸、淡。

五脏湿属脾胃，湿入大肠为虚。

胃泄风湿

夫胃泄者，饮食不化，完谷出，色黄，风乘胃也，宜化剂之类。

脾泄暑湿

夫脾泄者，腹胀满，注[1]，实则生呕逆。三证宜和剂、淡剂、甘剂、清剂之类。

大肠泄燥湿

夫大肠泄者，肠鸣切痛。先宜寒剂夺之，次甘剂分其阴阳也。

小肠泄热湿

夫小肠泄者，溲而便脓血，少腹痛。

①注：此上《难经·五十七难》有"泄"字。

147

张从正·儒门事亲

宜寒剂夺之，淡剂、甘剂分之。

大瘕泄塞湿

夫里急后重，数至圊而不能便。先宜清剂、寒剂夺之，后以淡剂、甘剂分之。或茎中痛亦同。

《金匮》十全之法

飧泄 春伤于风，夏必飧泄。暮食不化，亦成飧泄。风而飧泄者，先宜发剂，次宜淡剂、甘剂、分剂之类。

洞泄 春伤于风，邪气留连，乃为洞泄。泻下褐色。治法同上。又宜灸分水穴。湿气在下，又宜以苦剂越之。

洞泄寒中 洞泄寒中，俗呼曰休息痢。洞泄，属甲乙风木，可灸气海、水分、三里，慎勿服峻热之药。小便涩则生；足肿、腹胀满者，死于庚辛之日；如屎①臭者，不治。

霍乱 吐泻，水谷不化，阴阳错乱。可服淡剂，调以冰水，令顿服之则愈。

注下 火气太过，宜凉剂，又宜淡剂，调冰水，令顿服之则愈。此为暴下不止也。

肿蛊 三焦闭溢，水道不行，水满皮肤，身体否肿。宜越剂、发剂、夺剂。

䐜胀 浊气在上不散，可服木香槟榔丸、青皮、陈皮。属大肠，为浊气逆；肺金，为清气逆。气化则愈矣。

肠鸣 燥湿相搏，为肠鸣；中有湿，亦为肠鸣；火湿相攻，亦为肠鸣。治法同上，治之大效。

支满鹜溏 上满而后泄，下泄而后复上满。治法同上。久则反寒，治法同寒中。如鹜溏而肠寒者，亦斯义。

风湿亦有支满者。

肠澼 大、小便脓血。治法同上。又宜不二丸、地榆散、驻车丸及车前子等药，次宜淡剂、甘剂、分剂之类。

脏毒 下血，治法同上。又宜苦剂、夺剂，以苦燥之。如酒毒下血同。

大、小便血 大、小便治法同上。血温身热者死。火之成数，七日而死。如尸臭者，不治。

脱肛 大肠热甚也。用酸浆水煎三五沸，稍热溧洗三五度，次以苦剂坚之则愈。

广肠痛 治法同上，又大黄牵牛丸、散，夺之法，燥涩亦同。痔漏、广肠痛、肠风下血，皆同脏毒治法。

乳痔肠风 必肛门左右有核。《内经》曰：因而饱食，筋脉横解，肠澼为痔。属大肠经，可服枳壳之属。大癣生肠风，乳痔相连。

《金匮》十全五泄法后论

天之气，一也。一之用为风、火、燥、湿、寒、暑。故湿之气，一之一也，相乘而为五变，其化在天为雨，在地为泥，在人为脾，甚则为泄。故风而湿，其泄也胃；暑而湿，其泄也脾；燥而湿，其泄也大肠；热而湿，其泄也小肠，寒而湿，其泄也大瘕。

若胃泄②不已，变而为飧泄；飧泄不已，变而为洞泄；洞泄不已，变而为脾泄、寒中。此风乘湿之变也。若脾泄不已，变而为霍乱；霍乱不已，变而为注下；注下不已，变而为肿蛊。此暑乘湿之变也。若大肠泄不已，变

---

① 屎：[批]"屎"一作"尸"。

② 泄：原脱，据下文文例补。

而为䐜胀；䐜胀不已，变而为肠鸣；肠鸣不已，变而为支满鹜溏。此燥湿乘①之变也。若小肠泄不已，变而为肠澼；肠澼不已，变而为脏毒；脏毒不已，变而为前后便血。此热乘湿之变也。若大瘕泄不已，变而为脱肛；脱肛不已，变而为广肠痛；广肠痛不已，变而为乳痔肠风。此寒乘湿之变也。凡此二十五变，若无湿则终不成疾。况脾胃二土，共管中州，脾好饮，脾亦恶湿，此泄之所由生也。

凡下痢之脉，微且小者生，浮大者死。水肿之②反是，浮大者生，沉细者死。夫病在里脉沉，在表脉浮。里当下之，表当汗之。下痢而脉浮滑，水肿者脉沉细，表里俱受病，故不治也。凡下血便血，两手脉俱弦者死绝③，俱滑大者生，血温身热者死。王太仆则曰：若下血而身热血温，是血去而外逸也，血属火故也。七日而死者，火之成数也。

夫飧泄得之于风，亦汗可愈。或伏惊怖，则胆木受邪，暴下绿水。盖谓戊己见伐于甲木也。婴儿泄绿水，《素问》有婴儿风，理亦如之。洞泄者，飧泄之甚，但飧泄近于洞泄，洞泄久则寒中，温之可也。治法曰：和之则可也，汗之则不可。盖在腑则易治，入脏则难攻。洞泄、寒中，自腑而入脏，宜和解而勿争。

水肿之作者，未遽而然也。由湿遍于大肠，小溲自涩，水湿既潴，肿满日倍，面黄腹大，肢体如泥，湿气周身，难专一法。越其高而夺其下，发其表而渗其中，酸收而辛散，淡渗而苦坚，用攻剂以救其甚，缓剂以平其余。如是则孤精得气，独魄反阳，亦可保形，陈莝去而净府洁矣。

彼豆蔻、乌梅、罂粟囊勿骤用也。设病形一变，必致大误。或通而塞，或塞而通，塞塞通通，岂限一法？世俗止知塞剂之能塞，而不知通剂之能塞者，拘于方也。凡治湿，皆以利小溲为主。诸泄不已，宜灸水分穴，谓水谷之所别也。脐之上一寸半，灸五七壮。腹鸣如雷，水道行之候也。凡湿勿针。《内经》虽云缪刺其处，莫若以张长沙治伤寒法治之。盖泄者，亦四时伤寒之一也。仲景曰：上涌而下泄，表汗而里攻；半在表，半在里，则宜和解之；表里俱见，随证渗泄。此虽以治伤寒，其于治湿也同。仍察脉以视深浅，问年壮以视虚实，所投必如其意矣。

顷商水县白堤酒监单昭信，病飧泄逾年不愈。此邑刘继先命予药之。为桂枝麻黄汤数两，一剂而愈。因作五泄图，撮《难》《素》本意，书录于上，刊而行之，诚有望于后之君子。

戴人张子和述已上之图，校改为篇法。芎丸五七十丸，利三五行则愈。

---

① 湿乘：［批］"湿乘"疑当作"乘湿"。
② 之：［批］"之"字下疑当有"脉"字。
③ 绝：据文义，似当在"弦"字下。

张从正·儒门事亲

金元四大家

奇方妙治

治法杂论

（戴人张子和著　新安吴勉学校）

风论

论曰：人之生也，负阴而抱阳。人居一气，道在其中矣。外有八邪之相荡，内有喜怒之交侵，真气内弱，风邪袭之。风之伤人，或为寒热，或为疼痛，或为偏枯，或为拘挛，其候不一。风者，善行而数变。此乃风者，百病之始，万病之长也。盖内不得通，外不得泄，此谓之病生于变乱也。或失音而昏冒，或口目而㖞斜，可用三[①]圣散吐之；或不知人事者，或牙关紧急者，粥不能下、不能咽者，煎三圣散，鼻内灌之，吐出涎沫，口自开也；次服无忧散、通解丸、通圣、凉膈、人参半夏丸、桂苓甘露散、消风散，热除湿润，养液之寒[②]药，排而用之。切忌鸡、猪、鱼、兔、油腻、酒醋、荞面动风之物及引痰之食。

大凡头风眩运，手足麻痹，胃脘发痛，心酸满闷，按之有声，皆因风。风、寒、湿三气杂至，合而为痹也。在上谓之停饮，可用独圣散吐之；吐讫，后服清上辛凉之药，通圣散加半夏之辛。仲景云：此痰结胸中而致也。

大凡风痫病发，项强直视，不省人事，此乃肝经有热也。或有咬牙者，先用葶苈苦酒汤吐之；吐后，可服泻青丸下之；次服加减通圣散。显咬牙证，用导赤散治之则愈。如病发者，可用轻粉、白矾、礞石、代赭石，发过米饮调之。《经》云：重剂以镇之。

大凡人病雷头懒干，俗呼之谬名也。头痛昏眩，皆因浴发而得之，即为首风，此因邪风在于胸中，热甚化而为痰，风之所致也。可以茶调散吐之；吐讫，次用藏用丸下之；后可服乌荆丸。若是雷头者，上部多有赤肿结核，或面热无汗。《经》云：火郁发之、开导之、决之。可用䤵针出血则愈。《灵枢经》云：夺血者无汗，夺汗者无血。血汗俱荡，岂不妙哉！衰老者，可用凉膈解毒，消风散热为治；年壮者，可以荡涤积热，大黄、牵牛，气血宣通，便无壅滞而愈。

凡人患目肿，经年不瘥，俗言头风所注。更加头痛者，岂非头风者欤？此乃足厥阴肝之经，手少阴心之经，兼五脏俱有大热也。可先用通解丸，通利大、小便，大黄越桃饮子，治肝热者，羌活决明散服之，大有神效验矣。

---

① 三：原作"二"，［批］"二疑当作三"，二圣散非吐剂，故据下文改。

② 寒：四库本无。

凡目有泪出，俗言作冷泪者，非也。《内经》曰肝液不禁，此大热熏蒸于肝也。热极生风，风冲于外，火发于内，风热相搏，此大泪出也。内外皆治，可以愈也。治外以贝母一枚，白腻者，加胡椒七枚，不犯铜铁，细研，临卧点之；治内者，去风散热之剂，可用当归饮子服之；阳热极甚者，目睛发痛不可忍者，可用四物汤加汉防己、草龙胆，送下神芎丸五七十丸，利三五行则愈。

凡人病痰发者，其证不一，盖有五焉：一曰风痰，二曰热痰，三曰湿痰，四曰酒痰，五曰食痰。诸痰在于膈上，使头目不能清利，涕唾稠粘，或咳唾喘满，或时发潮热，可用独圣散吐之，次服加减饮子，或疏风丸，间而服之。《内经》曰：所谓流湿润燥之义也。

凡人但冒风邪温病，前三日在表，未入于里。其候头项强痛，身热恶风寒，有汗无汗，腰痛不得俯仰，可用益元散五钱，通圣散五钱，相合服之，名曰"双解散"。用水一大碗，生姜十余片，连须葱白五七茎，豆豉一撮，煎至三五沸，去滓，先服大半；良久，以钗子探咽喉中，吐出痰涎，不可嗽口；次又服少半投之；如未汗出，更用葱醋酸辣汤，再投之；衣被盖覆，汗出则愈矣。《气交变大论》云：岁火太过，炎暑流行，火气太剧，肺金受邪，上应荧惑，大而明现。其病热郁，可用辛凉之剂，万举万全。夫扰攘之世，药宜辛凉以解火。治世民众安静，如用升麻葛根汤、败毒散，辛温之剂，亦无加害。亦可加葱白、盐、豉，上而越之，表而解之。《内经》曰：因其轻而扬之。扬者，发扬也。吐、汗之后，宜大将息，旬日之后，不可犯之，犯之其病复作也。

凡伤寒疫疠一法：若无药之处，可用酸齑汁一大碗，煎三五沸，去菜叶，饮讫；候少时，用钗子咽喉中探吐，如此三次；再煎葱醋汤投之；衣被盖覆，汗出而瘥。《内经》曰：酸苦涌泄为阴。伤寒三日，头痛身热，病在上，宜涌之，涌后以淡粥养之。

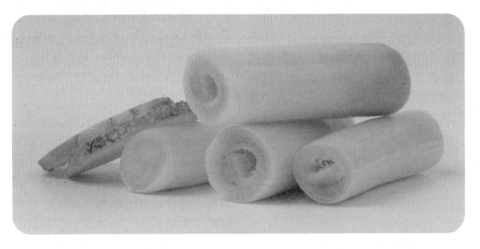

又一法：用凤凰台散，嗅于鼻内，连嚏二三十次。

嗅药时，坐于暖室中。嚏罢，以浆水粥投之，衣被盖之，汗出而愈。嚏法同吐法用之。

一法：导引，若无药处用之。令人盘两足而坐，以两手交十指，攀头后风池、风府二穴，此风之门也，向前仰首，数至于地，如此连折，点地一百二十数；急以酸醋白汤投之，汗出即解。

凡男子妇人小儿，手足麻痹，肌肉不仁者，风、寒、湿三气相杂至，合为痹。先用黄芩芍药汤吐之；吐讫，次用通解丸，通经而泻之；泻讫，更用辛甘之剂汗之；汗泻之后，可用当归清凉饮子，兼乌荆丸、除湿丹，和血行经之药则愈矣。

凡人病痰证发者，比前论更多，有三证显，证共成五也：一曰风痰，二曰热痰，三曰湿痰，四曰酒痰，五曰食痰。诸痰在口，上焦毒熏于头者，诸阳之会首也。故令病人头重目涩，涕唾稠粘，或咳嗽喘满，时发寒热。可用赤小豆汤吐之；吐后，各随其证而治。可服消风去热。导湿化痰者，

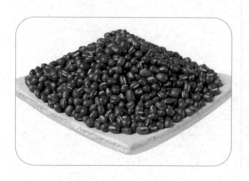

可服通圣加半夏导气之剂，岂不妙哉！如新暴风痰者，形寒饮冷；热痰者，火盛制金；湿痰者，停饮不散。可服加减连翘饮子、除湿丹、无忧散。亦有酒痰者，解毒三圣丸主之。五者食痰，可用汉防己丸，丹砂选而用之。若根据法服之，决有神效。

论火热二门

凡伤寒、中风、温疫、时气、冒暑，感四时不正之气。若邪毒之气，人或感之，始于巨阳受之，二日阳明受之。三日少阳受之，前三日在于表阳也，后三日在于里阴也。《内经·热论》，通谓之伤寒。热病者，言一身之热气也；伤寒者，外感于寒邪也。夫伤寒之寒热者，恶寒为表热里和，故恶寒脉浮大也；发热为里热表和，故发热脉滑实也。可以吐法而解之，用拔雪汤主之。生姜、葱白、豆豉同煎葶苈苦酒汤，上而越之。若病人脉沉实者，或不大便，喘满谵语，不必拘日数，急攻于里，可用通解丸；胃中渴燥者，大承气汤下之。慎不可用银粉、巴豆粉霜、杏仁、芫花热性之药，用之必致危殆。仲景云：调理伤寒者，皆在汗、下之理。当明表里，无不愈矣！差之毫厘，失之千里，深可慎之。汗、下之后，切宜慎口，可服淡粥而养之，不然，其病复作。

又论伤寒七八日，潮热腹满，发黄有斑者，何脏使然？《内经》云：手太阴肺经，足太阴脾经，足阳明胃经，手少阴心经，此四经受病也，仲景云，两寸口脉俱浮滑，胸中有痰攻上者，可用瓜蒂散吐之；吐后，随证调治处药。发黄之证，皆因阳明中风，太阳中湿，瘀血与宿谷相搏，令人发黄。煎栀子茵陈蒿汤，调加减五苓散服之

后，利小便快者，如皂角色汁，此为效矣。发斑者，心经受热，故有此证。详斑轻重用药之理：轻者斑红，可用越桃饮子；重者斑紫，毒瓦斯胃中盛也，大青四物汤、元参升麻汤主之。潮热腹满者，谓邪热在胃中也，可以荡涤邪热，流湿润燥，宜急治之。杂病寸口脉沉实者，亦在胸中。有启玄子注云：上盈不愈者，吐而夺之，此病乃瘳矣。斑黑者，危而难治也。黄病血病，问其小便利与不利也，验又有头痛数日不止者，此乃六阳受病也。手之三阳，从手走至于头；足之三阳，从上走至于下。盖六阳之聚会也。久痛不愈者，令人丧目，以胸膈亦有宿痰故也。先以羌活散涌之，以川芎石膏散、白虎汤，选而服之则愈矣。

又一法：治头痛不愈者，可煎连须葱白豆豉汤，多服之，后吐为效；吐后，可服川芎薄荷汤，辛凉之剂，清上之药，疏风丸散之类。仲景云：伤寒头痛，脉寸口急而头痛是也。

凡男子有病，面黄身热，肌瘦，寒热往来如疟状，更加涎嗽不止，或喘满，面目浮肿者，或身体俱热，或有自汗。《内经》云：病名伤寒夹劳之证也。治之奈何？病在上者，其高者因而越之。可用防己散吐之；吐后，初用通解丸一服；次服人参黄芪散、当归饮子、加减小柴胡汤，择而用之。《内经》谓：男女之证，皆同类，用其治法也。根据此调治，无不取效矣。

凡人病心胸痞闷，不欲饮食，身体壮热，口燥舌干，大小便不利。有一工治之，说下元虚冷，便投暖药十数服，其病不愈。又一医所论与前亦同，又投暖药五七日，其证转加困弱。请余治之。诊脉而说曰：审问日数、饮食、

大小便何似？小便赤色，大便黑色。便言伤寒瘀血之证，初用大黄芍药汤二剂，次服犀角地黄汤二服，后用通经丸一服，换过大便黄色，以为效验。此药服十余服，方可病瘳矣。

凡男子妇人，所显证候，皮肤发热，肌肉消瘦，四肢倦怠，兼有头痛颊赤，心忪，唇干舌燥，日晡潮热，夜有盗汗，涕唾稠粘，胸膈不利，或时喘嗽，五心烦热，睡卧不安，饮食减少，多思水浆，经脉不通，病名曰何病？《奇病论》曰：女子不月，血滞之病也；男子肾虚，精不足也。凡治此证，降心火、益肾水，此之谓也。可先用通解丸，泻三二行，次服当归饮子，又用加减五苓散、木香三棱丸、人参黄芪散、犀角散之类，详其虚实，选而用之。若咯脓咯血，大小便血，但亡血者，不可宣吐，勿服酸辛热物姜附之类药，不可不戒慎。若犯诸亡血之证者，不可发汗，不可温补。脾胃之药若服之，虽进饮食，不生肌肉，此病转加危笃，乃成虚劳之病也。

凡医人不明发表攻里，乱投汤剂，有误性命。更大忌夏月燔灸中脘、脐下、关元、气海、背俞、三里等。

燔灸千百壮者，全无一效，使病者反受其殃，岂不痛哉？虚劳之疾，私嗜肉、食、面、辛酸之物，不可食之。但可食者，谨按神农食疗而与之。菠棱葵菜、冰水清凉之物，不可禁也。且图寒凉滑利肠胃，使气血并无壅碍燥涩。《经》曰：谷入于胃，脉道乃行；水入于经，其血乃成。若不忌慎，致令病人胃口闭涩，则形体渐瘦，此乃死之由也。诸劳皆仿此。但诸人咯脓血、衄血、大小便血者，可服三黄丸、黄连解毒丸、凉膈散加桔梗、当归、

张从正·儒门事亲

大黄、芍药、犀角地黄汤，大作剂料，时时呷之。《内经》曰：所谓邪热伤于肝心之病，根据此调治，万举万全矣。

凡人年四十以上，日久多言，以致虚损，面色黧黑，饮食无味，心胸痞闷，四肢倦怠，肌体余热，大小便不利，治之奈何？《内经》曰：不可热补之。夫男子肾虚，水不足也，凡补虚之剂，多用乌、附、天雄之类，岂知肾恶燥也！女子阴虚，血不足也。凡补虚多以阳剂，是以知阳胜而阴亏也。不可用性热之药补之，空心可服加减八物丸、当归饮子、减桂五苓散。烦渴，加益元，名曰淡渗散。更服通解丸，显仁丸亦可服之，大有神效。

凡人有脏毒下血，何谓也？《生气通天论》曰：邪热伤肝，因而大饱，筋脉横解，肠为痔。故脓血者，血随热行，参差入于肠胃之间，乃成泻血也。若身体壮热，则为难治；身凉者，可治也。可先调中消血，荡除积血，泻之三二行；泻后，服芍药柏皮丸、黄连解毒汤、五苓散、益元散各停，新汲水调下五七钱。甚者取地黄汁半盏，服之则愈矣。

凡下利脓血，腹痛不止者，何也？诸痛痒皆属于心火也。可用通解丸加减泻之，量其虚实用之；次用消湿散加生姜、大枣、芍药服之；泻讫，又

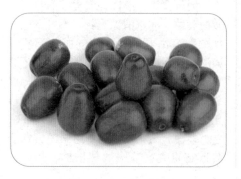

用新水调五苓散服之。又一法，煎灯心汤，调下益元散五七钱。此病大忌油腻腥荤热物。

湿热门

凡吐呕而泻，病名曰何也？《内经·热论》云：此乃转筋霍乱之证也。何气使然？此乃邪气在于中焦，使阴阳二气，不能升降。其证心痛而吐，吐则先腹痛而泻，心腹俱痛则吐泻并作，使致挥霍之间，自然撩乱。此证喜寒凉之物，可用冰水调五苓、益元则愈矣。大忌热物。转筋之病，治之奈何？《经》曰：劳者温之。温者，温存之意也。

又一法：生姜汤、益元散、白术散、禹功散，加冰沉冷，细细呷之。渴未止者，频频饮之。如无冰，新汲水亦得。用之，大忌白粥米汤。桂附种种之燥药，不可服之，服之必死。如无药处，可服地浆。地浆者，掘地作坑，注新水于其中搅浑，旋旋取澄清者，饮三五盏，立愈。

凡大人、小儿，暴注水泻不止，《内经》曰：此病暴速注泻。久而不愈者，为涌泄注下。此乃火运太过之病也，火注暴速故也。急宜用新汲水调下甘露饮子、五苓散、天水散；或用井华水煎此药，放冷服之，病即瘥矣。不可用御米壳、干姜、豆蔻、圣散子之类，纵然泻止，肠胃气滞不通，变为腹胀。此法宜分阴阳，利水道，乃为治法之妙也。

《上古天真论》云：一阴一阳之谓道。故男女有阴阳之质不同，则天癸精血之形亦异，阴静而海满血溢，阳动而应合精泄。二者通和，故能有子。《易·系辞》曰：男女媾精，万物化生，人禀天地而成形也。

风门

凡中风，失音闷乱，口眼㖞斜。《内经》曰：风之为病，善行而数变。感则害人，有仓卒之变，故百病皆生于风也。可用三圣散，鼻内灌之，吐出涎，口自开也。如不省人事，牙关紧闭，粥药不能下者，用此药。如无此证，可三圣散吐之；次服通圣、凉膈、人参半夏丸、桂苓甘露散等。切忌鸡、猪、鱼、兔、酒、醋、荞面动风之物、引痰之食。吐痰之法，在凡头风眩运，手足麻痹，胃脘发痛，心腹满闷，按如水声，可用独圣散吐之，吐讫，可用清上辛凉之药。仲景曰：此寒痰结在胸中而致然也。

凡痫病至于呆证者，用三圣散吐之，于暖室中勿令透风，可以汗、下、吐三法俱行；次服通圣散，百余日则愈矣。

凡雷头懒干，俗呼之谬名也。此疾胸中有寒痰，由多沐之所致也。可以茶调散吐讫三二升，次用神芎丸下讫三五行；然后服愈风饼子则愈矣。此雷头者，是头上有赤肿结核，或如酸枣状，可用针出血则愈。

凡赤目经年不愈，是谓头风所注，

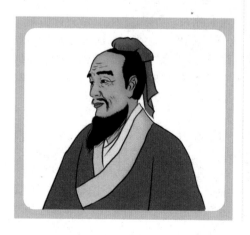

更加头痛，可用独圣散吐之；次服洗心散、八正散之类。

赤目肿作，是足厥阴肝经有热，用利小便、泻肝经、除风热之寒药则愈矣。

凡风冲泣下，俗呼为冷泪者，谬也。《内经》曰：太阳不能禁固，因风冲于外，火焚于内，热相抟，由此泣下。《内经》曰：热则五液皆出。热甚则泪出，治之以贝母一枚，白腻者佳，胡椒七枚，不犯铜铁，研细点之，临卧。治法曰：风宜辛散，寒宜甘发。气遇寒则凝，血得热则散。

凡诸痰在于膈上，使头目不能清利，涕唾稠粘，或咳嗽喘满，时发潮热，可用独圣散吐之；次服搜风丸之类。《内经》曰：所谓流湿润燥之义也。

凡冒风、时气、温病、伤寒，三日以里，头痛，身热恶寒。可用通圣散、益元散各五七钱，水一大碗，入生姜十余片，连须葱白十余茎，豆豉一撮，同煎三五沸，去滓，先服多半；良久，以钗子探于咽中吐了，不得漱口；次用少半投之；更用酸辛葱醋汤投之；衣被盖覆，汗出则解。夫扰攘之世，常与《内经》岁火太过同法。岁火太过，炎暑流行，火气大剧，金肺受邪，上应荧惑，大而明显。若用辛凉之剂解之，万举万全。民众安静，则便同水化，可以升麻汤、葛根汤、败毒散辛温之剂解之。虽有潮热，亦无加害。亦可加豆豉、葱白，上涌而表汗自出。《内经》曰：因其轻而扬之。扬者，发扬也。吐、汗者，以发寒热之邪也。吐、汗之后，必大将息，旬日之后，其邪不复作也。

凡大人、小儿，风、湿、寒三气合而为痹，及手足麻痹不仁。《内经》曰：荣虚卫实。皮肤不仁，痹而不知痒痛，可用郁金散吐之；次服导水丸，轻寒之药泄之；泄讫，次以辛温之剂，发散汗出；后常服当归、芍药、乌、附行经活血之药则愈矣。

凡风蛀牙疼久不愈者，用针签巴豆一枚，以灯燎之，烟尽存性，于牙根盘上熏之则愈。

凡泄泻米谷不化，日夜无度，腹中雷鸣，下利完谷，可用导水丸、禹功散泄之。或病人老弱气虚，可用无忧散泄之。再观病势强弱，候一二，可服胃风汤以治其风。如不愈者，更服桂枝麻黄汤，汗之则愈。《内经》曰：夫风之中为肠风飧泄。启玄子云：风入胃中，上熏于胃，故食不化而下泄。又云：暮食不化为飧泄。又《经》云：春伤于风，夏为飧泄。故风宜出汗。肠中鸣者，风以动之，动而有声。慎不可用罂粟、豆蔻、干姜太燥之药。病渐者燥之，去其湿则愈。病甚者攻之，不动反能为害。《经》曰：其减则渐，其加则甚。可用五苓散去猪苓加人参散服之。

凡富贵膏粱之家病疟，或间日，或频日发，或热多寒少，或寒多热少，宜大柴胡汤，下过三五行；次服白虎汤，或玉露散、桂苓甘露散之类。如不愈者，是积热太甚，以神芎三花神佑丸、调胃承气汤等，大作剂料下之；下后以长流水煎五苓散服之。或服小柴胡汤亦可。或先以常山散吐之；后服凉膈、白虎之类必愈矣。大忌发热之物，猪、鸡、鱼、兔五辛之物，犯之则再发也。

凡田野贫寒之家病疟，为饮食粗，衣服寒薄，劳力动作，不与膏粱同法。临发日，可用野夫多效方中温脾散治之。如不愈，服辰砂丹治之，必愈矣。如吃罢此药，以长流水煎白虎汤服之，

不服食热物，为疟疾是伤暑伏热故也。《内经》曰：夏伤于暑，秋必病疟。

凡男子妇人，骨蒸热发，皮肤枯干，痰唾稠粘，四肢疼痛，面赤唇焦，盗汗烦躁，睡卧不安，或时喘嗽，饮食无味，困弱无力，虚汗黄瘦等证，《内经》曰：男子因精不足，女子因血不流，而得此证。可以茶调散，轻涌讫；次以导水丸、禹功散，轻泻药三五行；后服柴胡饮子、桂苓甘露散、犀角散之类。大搜风丸、白术丸、调中汤、木香槟榔丸、人参散，量虚实选而用之。或咯血、便血，诸亡血者，并不宜吐，不可不知。慎勿服峻热姜、附之药。若服之，饮食难进，肌肉消减，转加危笃。五劳之病，今人不明发表攻里，遂误至此。大忌暑月于手腕、足踝上着灸。以其手足者，诸阳之表，起于五指之外。《内经》曰：诸阳发四肢。

此穴皆是浅薄之处，灸疮最难痊也。及胸穴、中脘、脐下、背俞、三里等穴，或有灸数百壮者，加以燔针，略无寸效，病人反受苦楚，可不思之？劳疾多馋，所思之物，但可食者，宜照食疗本草而与。菠菜、葵羹、冰水凉物，慎不可禁。且因水谷入胃，脉道乃行也。若遇禁则胃口闭而形体渐瘦而脉大，乃死之候也。诸劳皆仿此。

凡病人虚劳，多日无力，别无热证者，宜补之，可用无比山药丸则愈矣！

凡痔瘘肿痛，《内经》曰：因而大饱，筋脉横解，肠澼为痔而不愈，变为漏。痔与漏，其治同法。《至真要大论》云：太阳之胜，凝凛且至，非时水冰，痔疟乃发。注云：水气太胜，阳火不行，此言阳火畏水郁而为痔。又少阴之复，骶痃疮疡，痈疽痤痔。注云：火气内蒸，金气外拒，阳热内郁，故为骶痃疮疡。

疹甚亦为疮也。热少则外生痱疹，热多则内结痈痤。小肠有热，则中外为痔。其复热之变，皆病于身后及外侧也。又《灵枢》云：太阳经虚则为痔疟癫疾。盖水虚则火所乘故也。可先用导水丸、禹功散；泻讫，次服枳壳丸、木香槟榔丸；更以葵羹、菠菜，通利肠胃。大忌房室及鸡、鱼、酒、醋辛热之物。

凡富贵之人痰嗽，多是厚味所致。《内经》云：所谓味浓则发热。可服通圣散加半夏以止嗽；更服人参半夏丸，以化痰坠涎、止嗽定喘。贫乏之人，多感风冷寒湿。《内经》曰：秋伤于湿，冬生咳嗽。可服宁神散宁肺散加白术之类。若咳极面赤，烦冤半响者，此火化乘肺也。宜详辨之。

凡大人、小儿，病沙石淋及五种淋涩癃闭并脐腹痛，益元散主之。以长流水调下。盖因热在膀胱，燥其津液，故俗谓冷淋者，天下之通弊也。五苓散减桂加益元散，名曰淡渗散。

凡两目暴赤痛者，肿不止，睛胀胬肉，结成翳膜，速宜用秆草，左右鼻窍内弹之，出血立愈。病甚，人囟上百会穴、攒竹、眉间皆可，出血则愈矣。口噙水，紧扣衣领，不可便喷水。

候血尽便吐了水，盖暴赤肿痛，肿乃龙火之疾，养成之热也。《难经》曰：目得血而能视。不得已而用之。血化泪，痛而所出。《经》曰：本病相传，先以治其气。急则治其标，缓则治其本。

又一法：两目赤肿，发痛不止，用长流水煎盐汤吐之；次服神芎丸、四物汤之类。《经》曰：暴病暴死，皆属于火也。又曰：治病有缓急，急则治其标，缓则治其本。标者，赤肿也本者火热也。盐汤咸寒，所以制火。两目赤肿，痛不能开者，以青金散鼻

内嗅之嚏之，真气上涌，邪气自出矣。

凡大人、小儿，口疮唇紧，用酸浆水洗去白痂，临卧贴赴筵散。如不愈，贴铅白霜散，必愈矣。

凡妇人、男子，喉闭肿痛不能言者，刺两手大拇指爪甲如韭叶，少商井穴也。以针浅刺去血，立愈。如不愈，以温血汤口中含漱，是以热导热。凡头肿痛瘰疬，及胸臆肐胁之间，或有疮痂肿核不消，及脓水不止，可用沧盐一二两，炒过，以长流水一大碗煎之，放温，作三五次顿服讫；良久，于咽喉中以钗股探引吐之，去冷痰三二升；次服和血通经之药。《内经》曰：咸味涌泄为阴。《铜人》记：少阳起于目锐眦，行耳后，下胁肋，过期门。瘰疬、结核、马刀挟瘿，足少阳胆经多气少血之病也。

凡瘿袋胀闷，《养生论》云：两山挟水，其人多瘿疾；土浓水深，其人多瘿。地势使然也。

此可服人参化瘿丹自消。瘿药多用海藻、海带味属咸寒。

凡背疮初发，便可用藏用丸、玉烛散，大作剂料，下脏腑一二十行；次用针于肿焮处，循红晕周匝内，密刺三层，出血尽，以温软帛拭去血，甚者，百会委中皆出；后用阳起散敷之。不可便服十味内托散，其中犯官桂，更用酒煎。男子以背为阳，更以热投热，无乃太热乎？凡便痛者，谬名也，乃男子血疝也，《难》《素》所不载。然而是厥阴肝之经络，乃血流行之道路也。冲脉、任脉、督脉，亦属肝经之旁络也。《难经》曰：男子七疝。血疝者，乃七疝之一也。治以导水丸、桃仁承气汤，或抵当汤，投之同瘀血法。聚而不散，可以大作剂料，大泻

张从正·儒门事亲

一二十行；次以玉烛散，和血通经之类是也。世人多用大黄、牡蛎，间有不愈者，是不知和血通经之道也。

凡下疳久不愈者，俗呼曰䐃疳。可以导水丸、禹功散，先泻肝经讫；以木香散敷之，日上三两度；后服淡粥一二日止。

凡一切恶疮久不愈者，以木香槟榔散贴之则愈矣。凡男子、妇人咳逆，俗呼曰吃忒，乃阴阳不和之故。火欲上行，为寒所抑，寒不胜火，故作凝滞之声。伤寒亦有此证，并宜既济散治之。

湿门

凡男子、妇人，病水湿泻注不止，因服豆蔻、乌梅、姜、附酸热之剂，《经》曰：阳气耗减于内，阴精损削于外，三焦闭塞，水道不行。水满皮肤，身体痞肿，面黄腹大，小便赤色，两足按之，陷而不起。《内经》曰：诸湿肿满，皆属脾土。可用独圣散吐之。如时月凉寒，宜于煅室不透风处，用火一盆，借火力出汗；次以导水、禹功，量病人虚实，泻十余行，湿去肿减则愈矣。是汗、下、吐三法俱行。三法行毕，脏腑空虚，先宜以淡浆粥，养胃肠三两日；次服五苓、益元同煎，或灯心汤调下亦可。如大势未尽，更服神功散，可以流湿润燥，分阴阳，利水道。既平之后，宜大将息。慎忌油、盐、酒、果、房室等事三年，则不复作矣。

凡上喘中满，酸心腹胀，时时作声，痞气上下不能宣畅，叔和云：气壅三焦不得昌是也。可用独圣散吐之；次用导水禹功散，轻泻药三四行，使上下无碍，气血宣通，并无壅滞；后服平胃散、五苓散、益元、甘露散，分阴阳，利水道之药则愈矣。

凡老人久病，大便涩滞不通者，可用神功丸、麻仁丸，时时服葵羹、菠菜，自然通利也。

凡三消者，《内经》所谓肺消渴等，可取生藕汁服则愈。

寒门

《经》曰：寒疡流水，俗呼为冻疮。因冬月行于冰雪中而得此证。或经年不愈者，用坡野中净土晒干，以大蒜研如泥，捏作饼子，如大观钱厚薄，量疮口大小贴之，以火艾加于饼上灸之，不计壮数，以泥干为度，去干饼子，再换湿饼灸，不问多少，直至疮痂觉痛痒，是疮活也。然后口含浆水洗渍，用鸡翎一二十茎，缚作刷子，于疮上洗刷净。以此洗刷，不致肌肉损伤也。以软帛拭干。次用木香槟榔散敷之。如夏月医之更妙。

内伤

凡一切冷食不消，宿食不散，亦类伤寒，身热、恶寒战栗、头痛、腰脊强。不可用双解散，止可导饮丸、木香槟榔丸五六十丸，量虚实加减，利五七行，所伤冷物宿酒推尽，头痛病自愈矣。次以五苓散，生姜、枣煎，用长流水煎取五六钱。不可服酒症丸、进食丸，此药皆犯巴豆，有大毒故也。

凡膏粱之人，起居闲逸，奉养过

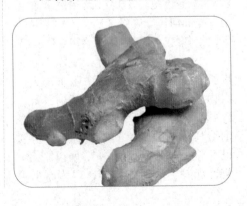

度，酒食所伤，以致中脘留饮、恶闷、痞满、醋心，可服木香导饮丸治之。若田野刍荛之人，食疏衣薄，动作劳役，若酒食所伤，心腹满闷、醋心、时时吐酸水，可用进食丸，以其胜毒也。病甚者，每月泻三五次。

凡一切沉积，或有水不能食，使头目昏眩，不能清利，可茶调散吐之；次服七宣丸、木香槟榔丸。

凡人咳嗽一声，或作悲笑啼泣，抬舁重物，忽然腰痛气刺，不能转侧，或不能出气者，可用不卧散嚏之，汗出痛止。

外伤治法

凡一切刀器所伤，用风化石灰一斤，龙骨四两，二味为细末，先于端四日，采下刺蓟菜，于端午日五更合捣，和成团子，中间穿眼，悬于背阴处，阴干，捣罗为末，于疮上掺贴。亦得里外疮，并诸杂疮皆效。

凡犬咬蛇伤，不可便贴膏药及生肌散之类。《内经》云：先治内而后治外可也。先当用导水丸、禹功散之类。可泻惊恐不散、毒气。或泻十余行，实时痛减肿消，然后可用膏药生肌散之类，敷之则愈矣。

凡一切虫兽所伤及背疮肿毒，杖疮发，或透入里，可服木香槟榔丸

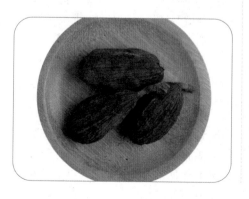

七八十丸，或至百余丸，生姜汤下五七行，量虚实加减用之。《经》曰：先治内而后治外是也。

凡落马坠井，因而打扑，便生心恚，是痰涎散于上也。《内经》曰：所谓因气动而病生于外。宜三圣散，空心服之。如本人虚弱瘦瘁，可用圣独散吐之；后服安魄之药，如定志丸之类，牛黄、人参、朱砂之属。

妇人风门

凡妇人头风眩运，登车乘船，眩运眼涩，手麻发脱，健忘喜怒，皆胸中宿痰所致。可用瓜蒂散吐之；次以长流水煎五苓散、大人参半夏丸。

凡妇人腰胯痛，两脚麻木，恶寒喜暖，《内经》曰：风寒湿合而为痹。先可服除湿丹七八十丸，量虚实以意加减；次以禹功散投之，泻十余行，清冷积水，清黄涎沫为验；后用长流水煎生姜、枣，同五苓散服之，风湿散而气血自和也。

凡妇人乳痈发痛者，亦生于心也，俗呼吹奶是也。吹者，风也。风热结于乳房之间，血脉凝注，久而不散，溃腐为脓。宜用益元散，生姜汤调下，冷服；或新汲水，时时呷之勿辍，昼夜可三五十次，自解矣；或煎解毒汤，顿服之。

火类门

凡妇人月事沉滞，数月不行，肌肉渐减，《内经》曰：小肠热已满，移热于大肠，则伏瘕为沉。沉者，月事沉滞不行，故云"伏瘕"。急宜桃仁承气汤加当归，大作剂料煎服，不过三服立愈。后用四物汤补之，更宜服宣明中槟榔丸。

凡妇人血崩，或年及四十以上，

张从正·儒门事亲

159

或悲哀太甚故然。《内经》曰：悲哀太甚，则心系急，心系急，则肺举而上焦不通，热气在中。故《经》云：血崩下，心系者，血山也。如久不愈，则面黄、肌热、瘦弱，慎不可以热治之。盖血得热而散，故禁之。宜以当归散等药治之。

凡妇人年五十以上，经脉暴下。妇人经血，终于七七之数。数外暴下者，此乃《内经》所谓火主暴速，亦因暴喜暴怒，忧愁惊恐致然。慎勿作冷病治之。如下峻热药治之必死。止宜黄连解毒汤以清上，更用莲壳、棕毛灰以渗其下，然后用四物汤、玄胡索散，凉血和经之药也。

凡妇人月事不来，室女亦同，《内经》曰：谓月事不来，皆是胞脉闭也。胞脉者，属心而络于胞中。

令气上通于肺，心下不通，故月事不来也。可用茶调散吐之；次用玉烛散、芎䓖汤、三和汤、桂苓白术散之类，降心火，益肾水，开胃进食，分阴阳，利水道之药皆是也。慎勿服峻热有毒之药。若服之，变成肺痿，骨蒸潮热，咳嗽咯脓，呕血喘满，小便不利，寝汗不止，渐至形瘦脉大，虽遇良医，亦成不救。呜呼！人之死者，岂命使之然也。

凡怀孕妇人病疟，可煎白虎汤、小柴胡、柴胡饮子等药。如大便结硬，可用大柴胡汤下。微利过，不可大吐泻，恐伤其孕也。《经》曰：夏伤于暑，秋必病疟。

凡双身妇人，伤寒、时气、温疫，头痛身热，可用升麻散一两，水半碗，大作剂料，去滓，分作二服，先一服吐了，后一服勿吐；次以长流水加生姜、枣，煎五苓散，热服之，汗尽其痛立止。

凡妇人双身，大、小便不利，可用八正散，大作剂料，去滑石，加葵菜子煎服。《经》曰：膀胱不利为癃。癃者，小便闭而不通也。如八正散加木香取效更捷。《经》曰：膀胱气化则能出焉。然后服五苓散，三五服则愈矣。

凡妇人身重，九月而喑哑不言者，是胞之络脉不相续也，故不能言。《经》曰：无治也。然有是言，不若煎玉烛散二两，水半碗，同煎至七分，去滓，入蜜，放温，时时呷之，令火下降，肺金自清，故声复出也。肺主声音也。

凡妇人难产者，皆因燥涩紧敛，故产户不得开通。宜先于降诞之月，自月之日，用长流水调益元散，日三服，产必易。产后亦无一切虚热气血不和之疾。如未入月，则不宜服之，以滑石滑胎故也。

凡妇人大产后，或脐腹腰痛，乃败血恶物之致然也。医者便作虚冷，以燥热药治之，误已久矣！《难经》曰：诸痛为实。实者，热也。可用导水丸、禹功散，泻三五行；然后以玉烛血通经、降火益水之药治之。独不可便服黑神散燥热之药，当同半产治之。

凡妇人产后心风者，不可便作风治之。宜调胃承气汤二两，加当归半两，细锉，用水三四盏，同煎去滓，分作二服，大下三五行则愈矣。如未愈，以三圣散吐之。盖风狂便属阳。

凡妇人产后一二日，渐热口干，可用新汲水调玉烛散，或水调甘露散亦妙。勿作虚寒治之。

湿门

凡妇人赤白带下，或出白物如脂，可服导水丸、禹功散，或单用无忧散，量虚实加减；泄泻，服桂苓散、五苓散、葶苈木香散，同治湿法。或用独圣散上涌亦是。室女白带茶调散吐之；吐讫，可服导水丸、禹功散泻之；次服萆荙木香散、四物汤、白术散之类则愈矣。治白带者，同泻湿法则是也。妇人有浊污水不止，亦同此法也。

寒门

凡妇人年二三十，无病而无子，经血如常，或经血不调者，乃阴不升而阳不降，此上下不得交通，有所滞碍，不能为用故也。可用独圣散，涌讫寒痰二三升；后用导水丸、禹功散，泄三五行或十余行；单用无忧散，泄十余行，见寒热虚实用之；次服葱白粥三五日。胃气宣通，肠中得实，可服玉烛散，更助白术散、茯苓之类。降火益水，既济之道，当不数月而有孕。《内经》曰：妇人有癃、痔、遗溺、嗌干诸症，虽服妙药针灸，亦不能孕。盖冲脉、督脉、任脉有此病不能孕故也。

半产

凡妇人半产，俗呼曰"小产"。或三四月，或五六个月，皆为半产，以男女成形故也。或因忧恐暴怒、悲哀太甚，或因劳力扑打损伤，及触冒暑热。慎勿用黑神散，以其犯热药，恐转生他疾。止宜用玉烛散、和经汤之类。凡妇人天生无乳者，不治。或因啼泣、暴怒、郁结，气血闭塞，以致乳脉不通，用精猪肉清汤，调和美味，于食后调益元散五七钱，连服三五服；更用木梳梳乳房周回，则乳汁自下也。

又一法：猪蹄调下益元散，连服之。

又一法：针肩井二穴，良验。

小儿风门

凡小儿三五岁，或七八岁，至十余岁，发惊涎潮，抽搦如拽锯，不省人事，目瞪喘急，将欲死者，《内经》曰：

此者得之在母胎。胞之所受悸惕、惊骇、恐惧之气，故令小儿轻者为惊风天吊，重者为痫病风搐。胎中积热者为脐风。以上诸风症，可用吐涎散吐之；吐讫，宜珠、犀、龙、麝，清凉坠痰之药。其食乳子母，皆宜服之。

安魂定魄之药，定志丸之类是也。故妇人怀孕之月，大忌悲忧惊怖，纵得子，必有前疾。小儿风热涎嗽者，可以通圣加半夏，同煎温服。

凡小儿疳涩眼，数日不开，皆风热所致。可服凉膈散，泻肝经风热郁甚，郁结散而自开也。

凡小儿通身浮肿，是风水肿也。小便不通者，宜利小便则愈。《内经》曰：三焦闭塞，水道不利。水满皮肤，身体痞肿，是乘之故。可用长流水加灯心，煎五苓散，时时呷之；更于不透风处浴之，汗出则肿消。一汗减半，再汗减七八分，三汗消尽。内外俱行也。

二火类

凡小儿疮疱瘾疹，麸疮丹燥等疾，如遇火胜时，荧惑乱行之者，不可便用升麻散解之。升麻汤味辛性温，《内经》曰：积温而成热，是谓重火。止可以辛凉之剂解之。如遇平时，可以辛温。盖平时无事，便同水化。然而更宜审察病机，甚者亦不可以辛温。但发散之后，便以凉膈散加当归，及白虎汤、玉露散煎服之。更甚者，解毒汤、调胃散下之。古人云：斑疹疮，首尾俱不可下。皆误矣。岂不闻扬汤止沸，不如抽薪。《内经》曰：五寅五申之岁，多发此病者，盖明相火之所为也。又曰：少阳客气胜，丹疹外发。又曰：诸痛痒疮疡，皆属心火。王太仆又谓：百端之起，皆自心生。岂可便用辛温发散乎？致热势增剧，

张从正·儒门事亲

渐成脏毒下血，切牙发搐，大热明矣。如白虎加人参，凉膈散加当归、桔梗，勿问秋冬，但见疮疹，用之神良。

凡小儿疮疱瘾疹，麸疮丹熛斑毒之后，脏毒下血，《内经》曰：少阳客气胜，则丹疱疮疹发于外也。盖余热不解，故脏毒下血。治以黄连解毒汤、白虎汤、凉膈散，临证选而用之。所谓白虎，旧说秋冬勿用，皆误也。但有此症便用之。盖其证属相火故也。大人亦同。

凡小儿丹瘤浮肿，毒赤走引遍身者，乃邪热之毒也。可用瓷片拨出紫血，其病立愈。如不愈者，后用凉膈散加大黄、芒硝，利三五行为妙；次用拔毒散，扫三五度必愈矣。《经》曰：丹熛赤瘤，火之色也，相火主之。

凡小儿有赤瘤暴肿，可先用牛黄通膈丸泻之；后用阳起石散敷之，则肿毒自消。如不消，可用针砭刺，血出而愈矣。

凡小儿甜疮久不愈者，俗呼为香疮是也。多在面部两耳前。一法：令母口中嚼白米成膏，子卧涂之，不过三上则愈矣。小儿并母，皆忌鸡、猪、鱼、兔、酒、醋动风发热之物。

如治甜指，亦同此法。

凡小儿面上疮；谓眉炼疮，耳上谓之辙耳；足上疮谓之靴癣。此三者一究其本，皆谬名也。《经》曰：诸痛疮疡，皆属心火。乃血热剧而致然也。或谓《内经》曰：大概不可使热，以为皆然。此不明造化之道也，慎勿妄信。可用针刺之出血。一刺不愈，当复刺之；再刺不愈，则三刺必愈矣。《内经》曰：血实者决之。眉炼不可用药敷之，以其疮多痒，痒则爬矣，药入眼则目必损矣。

凡小儿牙疳齿龋者，是龈腐烂也。下牙属手阳明大肠之经，燥金为主；上牙属足阳明胃经湿土，上下是肠胃二经也。或积热于内，或因服银粉、巴豆大毒之药，入于肠胃，乳食不能胜其毒，毒瓦斯循经而至于齿龈、牙缝嫩薄之分，反为害也。可以麝香、玉线子治之。乳母临卧，常服黄连解毒汤一服，牙疳病则愈矣。

凡小儿身热，吐泻腹满，不进饮食，可急与牛黄通膈丸，下过四五行，则自愈矣。盖乳食便属水，甚则成湿，以治湿法治之，用燥热之药非也。

凡小儿水泄不止，可用五苓散与益元散各停，用新汲水调下三二钱，频服，不拘时候。若暴速注下，甚者属火，凉膈通圣等散治之。用者勿轻，非深于造化者，未易此语。

凡小儿、大人，小便不通，《内经》谓三焦约。约者，不行也。可用长流水煎八正散，时时灌之，大、小便利则止。若不因热药所攻而致此者，易治。或因多服热药而燥剧至此者，非惟难治，不幸夭耳。亦可用蜜水调益元散，送通膈丸。

凡小儿久泻不止，至八九月间，变为秋深冷痢者，泄泻清白，时时撮痛，乳癖不化。可用养脾丸，如黍米大，每服二三十丸，米饮送下，日进三服则愈。益黄散亦可用之。

凡治小儿之法，不可用极寒极热之药及峻补峻泻之剂，或误用巴豆、杏仁、硫黄、腻粉之药。若用此药，反生他病。小儿易虚易实，肠胃嫩弱，不胜其毒。若治之，用分阴阳，利水道，最为急，用桂苓甘露散之类。

必损矣。

吐 剂

◆ 三圣散

防风（三两，去芦） 瓜蒂（三两，剥尽，碾破，以纸卷定，连纸锉细，去纸，用粗箩子箩过，另放，末将渣炒微黄，次入末，一处同炒黄用） 藜芦（去苗及心，加减用之，或一两，或半两，或一分）

上各为粗末。每服约半两，以齑汁三茶盏，先用二盏，煎三五沸，去齑汁，次入一盏，煎至三沸，却将原二盏，同一处熬二沸，去滓，澄清，放温，徐徐服之。不必尽剂，以吐为度。

◆ 瓜蒂散

瓜蒂（七十五个） 赤小豆（七十五粒） 人参（半两，去芦） 甘草（半两或三钱五分）

上为细末。每服一钱，或半钱，或二钱，量虚实加减用之，空心，齑汁调下服之。

◆ 稀涎散

猪牙皂角（不蛀者，去皮、弦，称一两，炙用之） 绿矾 藜芦（各半两）

上为细末。每服半钱，或一二钱，斡开牙关，浆水调下灌之。

◆ 郁金散

郁金 滑石 川芎（各半两）

上为细末。每服一二钱，量虚实加减，以齑汁调下，空心服之。

◆ 茶调散

（亦名二仙散）

瓜蒂（不以多少，好茶中停）

上为细末。每服二钱，齑汁调下，空心用之。

◆ 独圣散

瓜蒂（不以多少）

上为细末。每服一钱，或二钱，齑汁调下服之。胁痛，加全蝎；头痛，加郁金。

◆ 碧云散

治小儿惊风有涎。

胆矾（半两） 铜青（一分） 粉霜（一钱） 轻粉（一分）

上研为细末。每服一字，薄荷汤调下用之，如中风用浆水调服。

◆ 常山散

常山（二两） 甘草（二两半）

上为细末。水煎，空心服之。

◆ 青黛散

猪牙、皂角（二个） 玄胡索（一个） 青黛（少许）

上为细末。鼻内灌之，其涎自出。

汗 剂

◆ 防风通圣散

防风 川芎 当归 芍药 大黄 薄荷 麻黄（去根不去节） 连翘 芒硝（以上各半两） 石膏 黄芩 桔梗（以上各二两） 滑石（三钱） 甘草（二两） 荆芥 白术 山栀子（以上各一两）

上为粗末。每服五七钱，水一大盏，生姜三片，煎至七分，去滓，热服。如涎嗽，加半夏五钱，生姜制过。

◆ 双解散

通圣散与益元散相合中停，水一

钟，生姜、豆豉、葱白同煎。

◆ 浮萍散

治癞风。

浮萍（一两） 荆芥 川芎 甘草 麻黄（去根，以上各一两）

或加当归、芍药。

上为粗末。每服一两，水二盏，煎至七分，去滓，温服，汗出则愈。

◆ 升麻汤

升麻（去土） 葛根 芍药 甘草（炒，以上各一两）

上为粗末。每服三钱，水一盏半，煎至七分，去滓温服，不拘时候。

◆ 麻黄汤

麻黄（一两，去根） 官桂（七钱） 甘草（三钱半，炙） 杏仁（二十二个，去皮、尖，麸炒黄色）

上为粗末。每服三钱，水一钟，煎至七分，去滓温服，汗出自解。

◆ 桂枝汤

桂枝（一两） 茯苓（半两） 芍药（一两） 甘草（七钱）

上为粗末。每服三钱，水一盏，生姜枣一同煎，温服。

下 剂

◆ 导水丸

大黄（二两） 黄芩（二两） 滑石（四两） 黑牵牛（四两，另取末用）

加甘遂一两，去湿热腰痛，泄水湿肿满；久病，则加。白芥子一两，去遍身走注疼痛；或加朴硝一两，退热，散肿毒，止痛；久毒，宜加。郁李仁一两，散结滞，通关节，润肠胃，行滞气，通血脉；或加樟柳根一两，去腰腿沉重。

上为细末，滴水丸梧桐子大。每服五十丸，或加至百丸，临卧温水下。

◆ 禹功散

黑牵牛（头末四两） 茴香（一两，炒，或加木香一两）

上为细末。以生姜自然汁调一二钱，临卧服。

◆ 通经散

陈皮（去白） 当归（各一两） 甘遂（以面包，不令透水，煮百余沸，取出，用冷水浸过，去面）

上为细末。每服三钱，温汤调下，临卧服。

◆ 神祐丸

甘遂（根据前制用） 大戟（醋浸煮，焙干用） 芫花（醋浸煮，各半两） 黑牵牛（一两） 大黄（一两）

上为细末，滴水丸小豆大。每服五七十丸，临卧温水下。

◆ 琥珀丸

上为前神佑丸加琥珀一两是也。

◆ 益胃散

甘遂（根据前制过用）

上为细末。每服三钱，以猪腰子，细批破，以盐椒等物淹透，烂切，掺药在内，以荷叶裹，烧熟，温淡酒调服。

◆ 大承气汤

大黄（半两） 浓朴（一两） 枳实（一枚，麸炒） 芒硝（半两）

上为粗末。每服三五钱，水一盏，煎至七分，去滓服。以意加减。

◆ 小承气汤

大黄 浓朴（以上各一两） 枳实（一枚）

上为粗末。同前煎服。

◆ 调胃承气汤

大黄 甘草（炙） 朴硝（以上各半两）

上为粗末。每服五七钱，水一盏，煎三五沸，去滓温服，食后。

◆ 桃仁承气汤

桃仁（十二个，去皮、尖） 官桂 甘草 芒硝（以上各半两）

上锉如麻豆大。每服三五钱，水一大盏，煎至七分，去滓，温服。

◆ 玉井散

栝楼根（二两） 甘遂（一两，制用）

上为细末。以麝香汤调下三钱，临卧服。

◆ 水煮桃红丸

黑牵牛（头末半两） 瓜蒂末（二钱） 雄黄（一钱，水飞过用之） 干胭脂（少许）

上以黄酒调面为丸，以水煮，令浮熟取出，冷水拔过。麝香汤水下。

◆ 无忧散

黄芪 木通 桑白皮 陈皮（以上各一两） 胡椒 白术 木香（各半两） 牵牛（头末四两）

上为细末。每服三五钱，以生姜自然汁调下，食后。

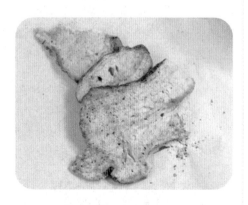

◆ 泄水丸

大戟 芫花 甘遂 海带 海藻 郁李仁 续随子（以上各半两） 樟柳根（一两）

上为细末，水煮枣肉为丸，如小豆大。每服五七十丸，水下。

又方：

藏用丸（一料） 芒硝（半两） 商陆（半两）

为末，水丸。根据前服之。

◆ 牛黄通膈丸

黑牵牛 大黄 木通（以上各半两，各另取末）

上为细末，水丸，如黍粒大。量儿大小，三五十丸，或百丸，水下。

◆ 四生丸

（一名润肠丸）

黑牵牛 大黄 朴硝 皂角（去皮、弦，蜜炙，以上各等分）

上为细末，水丸，如梧桐子大。每服七八十丸，食后温水下。

◆ 内托散

大黄 牡蛎（以上各半两） 甘草（三钱） 栝楼（二个）

上为末，水一大盏，煎三五沸。去滓，露冷服。

◆ 藏用丸

大黄 黄芩（以上各二两） 滑石黑牵牛（各四两）

上为末，水丸，桐子大。每服五七十丸，食后温水下。

◆ 神芎丸

藏用丸一料，内加黄连、薄荷、川芎各半两，水丸，桐子大。水下。

◆ 进食丸

牵牛（一两） 巴豆（三粒，去油、心、膜）

上为末，水丸。每服二三十丸，食后，随所伤物送下。

◆ 牛黄白术丸

治腰脚湿。

张从正·儒门事亲

黑牵牛末　大黄（以上各二两）　白术（一两）

上为末，滴水丸桐子大。每服三十丸，食前生姜汤下。要利，加至百丸。

◆ 玉烛散

以四物汤、承气汤、朴硝各等分。水煎，去滓，食前服之。

◆ 三和汤

以四物汤、凉膈散、当归各中停，水煎服。

◆ 丁香化癖散

治小儿脾。

白丁香　密陀僧　舶上硫黄（以上各一钱）　硇砂（半钱）　轻粉（少许）

上为细末。每儿一岁服半钱，男病女乳调，女病男乳调，后用通膈泄。

◆ 抵当汤

水蛭（十个）　虻虫（十个，去翅、足，熬）　大黄（一两）　桃仁（七枚，去皮、尖，捶）

上锉如麻豆。作一服，水二盏，煎至七分，去滓，温服。

◆ 抵当丸

虻虫（五个）　桃仁（六枚）　大黄（三分）　水蛭（五个）

上为细末，只作一丸。水一大盏，

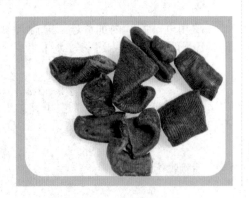

煮一丸，至七分，顿服之。

◆ 十枣汤

紫芫花（醋浸煮）　大戟　甘遂（制，以上各等分）

上为末。每服半钱，水一盏，枣十枚，同煎，取半盏服。

◆ 除湿丹

槟榔　甘遂　威灵仙　赤芍药　泽泻　葶苈（以上各二两）　乳香（另研）　没药（另研，以上各一两）　黑牵牛末（半两）　大戟（三两，炒）　陈皮（四两，去白）

上为细末，面糊和丸，如桐子大。每服三五十丸，水送下。

◆ 利膈丸

牵牛（四两，生）　槐角子（一两，炒）　木香（一两）　青皮（一两）　皂角（去皮，酥炙）　半夏（洗，各二两）

上为细末，生姜、面糊为丸，桐子大。每服四五十丸，水送下。

◆ 三一承气汤

大黄　芒硝　厚朴（去皮）　枳实（以上各五两）　甘草（一两）

上锉如麻豆大。每服半两，水一大盏，生姜三片，煎至六分，入硝，去滓，热服。

◆ 大陷胸汤

大黄（一两半）　芒硝（一两八钱半）　甘遂末（一字）

上以水一盏，煮大黄至八分，去滓，入硝一沸，下甘遂末，温服。

◆ 小陷胸汤

半夏（汤洗，一钱五分）　黄连（一分）　栝楼实（一枚，用四分之一）

上锉麻豆大。水二盏，先煮栝楼实至一盏半，下诸药，取八分，去滓，温服未利再服。

◆ 握宣丸

槟榔 肉桂 干姜 附子 甘遂
良姜 韭子 巴豆（以上各等分，入硫黄一钱）

上为细末，软米和丸，桐子大。
早晨先椒汤洗手，放温揩干，用生油
少许泥手心，男左女右，磨令热，握
一丸，宣一二行。

风　门

◆ 防风通圣散

（方在汗剂中附。）

◆ 防风天麻散

防风　天麻　川芎　羌活　白芷
草乌头　荆芥　当归（焙制）　甘草
滑石　白附子（以上各等分）

为末。热酒化蜜少许，调药半钱，
加至一钱，少时觉药行，微麻为度。
如作丸，炼蜜和弹子大。热酒化下一丸，
或半丸。

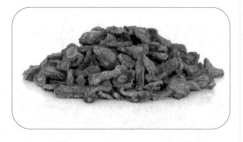

◆ 防风汤

防风　麻黄　独活　秦艽（去芦）
黄芩　石膏　当归　白术（以上各半两）

上为粗末。入半夏片子，令搅匀，
每服四钱，水二中盏，入生姜七片，
煎至一盏，去滓，取清汁六分，入麝
香少许，带热食后服。

◆ 祛风丸

川乌（炮，去皮、脐）　草乌（炮）
天南星　半夏（姜制）　蒸豆粉　甘草
川芎　僵蚕　藿香　零陵香　地龙（去
土）　蝎梢（炒，以上各一两）　川姜（半两）

上为细末，药末一两，用蒸豆粉
一两，以白面二两，滴水和丸，如桐
子大，阴干。细嚼，茶清下三五丸至
五七丸，食后初服三丸，以渐加之。

◆ 排风汤

当归（去芦）　杏仁（去皮、尖，麸炒）
防风（去芦）　白藓皮　白术　芍药　官
桂（去粗皮）　川芎　甘草（炒，各三两）
独活　麻黄（去节）　茯苓（去皮，各三两）

上为粗末。每用三钱水一盏半，
入生姜四片，同煎至八分，去滓，温服，
不拘时候。

◆ 小续命汤

麻黄（去节）　人参（去芦）　黄芩
芍药　川芎　甘草（炙）　杏仁（汤泡，
去皮、尖，炒）　防己　官桂（去皮）　防
风（去芦，各一两）　附子（半两，去皮、脐）

上除附子、杏仁外，合捣为粗末，
后入二味搅匀。每服三钱，水一盏半，
生姜五片，煎至一盏，去滓，少热服，
食后。

◆ 消风散

川芎　羌活（去芦）　人参（去芦）
白茯苓（去皮）　白僵蚕（炒）　蝉壳（去
土，以上各一两）　陈皮（去白）　浓朴（去
粗皮，姜制，以上各一两）

上为细末，每服二钱，茶清调下。

◆ 川芎散

川芎　荆芥　甘菊　薄荷　蝉壳
蔓荆子（以上各二两）　甘草（一两，炙）

上为细末。茶酒任下三二钱，食
后服。

张从正·儒门事亲

◆ 搜风丸

（一名人参半夏丸）

人参　茯苓　南星（以上各半两）半夏　干生姜　白矾（生）　凝水石（以上各一两）　蛤粉（二两）　薄荷（半两）藿香（半两）

上为细末，与藏用丸末各中停，水丸如豌豆大。每服三十丸，生姜汤送下。

◆ 当归川芎散

当归　川芎（以上各半两）　甘草（二两）　黄芩（四两）　薄荷（一两）　缩砂仁（一分）

上为细末。温水调下一二钱。

◆ 愈风饼子

川乌（半两，炮制）　川芎　甘菊白芷　防风　细辛　天麻　羌活　荆芥薄荷　甘草（炙，各一两）

上为细末，水浸蒸饼为剂，捏作饼子。每服三五饼子，细嚼，茶酒送下，不拘时候。

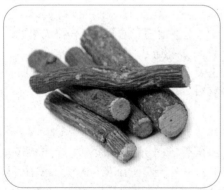

◆ 疏风丸

通圣散（一料）　天麻　羌活　独活　细辛　甘菊　首乌（各半两）

上为细末，炼蜜和丸，弹子大，朱砂为衣。每服一丸，细嚼，茶酒下。

◆ 通顶散

石膏　川芎　瓜蒂（以上各等分）藜芦（少许）

上为细末。鼻内嗅之。

◆ 胃风汤

人参（去芦）　茯苓（去皮）　川芎官桂　当归　芍药　白术

上药各等分，为末。每服三钱，水一盏，入陈粟米煎，空心服之。

◆ 香芎散

香附子（炒）　川芎　石膏（水飞）白芷　甘草　薄荷（以上各一两）　川乌（半两，炒，去皮、脐）

上为细末。每服二钱，温酒茶清调下，无时。

◆ 铁弹丸

地龙（去土）　防风　白胶香没药　木鳖（去皮）　草乌头（水浸炮）白芷　五灵脂　当归（以上各一两）细墨（三钱）　麝香（另研）　乳香（另研）　升麻（各二钱）

上为末，糯粥丸弹子大。每服一丸，生姜酒下。

暑门（疟附）

◆ 白虎汤

知母（一两半，去皮）　甘草（一两）糯米（一合）　石膏（四两，乱纹者，另研为末）

上锉如麻豆大，粳米拌匀，另水一盏，煎至六分，去滓。温服，无时，日三四或眩呕者，加半夏半两，姜汁制过用之。

◆ 桂苓甘露散

官桂（半两）　人参、藿香（以上各半两）　茯苓　白术　甘草　葛根　泽泻　石膏　寒水石（以上各一两）　滑石（二两）　木香（一分）

上为细末。每服三钱，白汤点下，新水或生姜汤亦可用之。

◆ 化痰玉壶丸

南星　半夏（并生用）　天麻（以上各半两）　白面（三两）

上为细末，滴水丸，如桐子大。每服三十丸，用水一大盏，先煎令沸，下药煮，候浮即熟，漉出放温，另用生姜汤下，不拘时服。

◆ 益元散

滑石（六两）　甘草（一两）

上为细末。每服三钱，蜜调，新水送下。

◆ 玉露散

治暑。

寒水石　滑石　石膏　栝楼根（以上各四两）　甘草（二两）

上为细末。每服五钱，新水调下。

◆ 石膏散

石膏（一两）　人参（去芦）　甘草（炙，各半两）

上为细末。新水蜜水调三钱，生姜汤亦可。

◆ 辰砂丹

治疟。

信（一钱）　雄黑豆（六十个或二两重）

上为细末，朱砂为衣，端午日合。不令鸡犬妇人见。每服一丸，无根水下。

◆ 温脾丸

信（一钱）　甘草（二钱）　紫河车（三钱）　豆粉（四两）

上为末，滴水丸。每服半钱，作十丸，临卧，无根水下。

◆ 温脾散

紫河车　绿豆（以上各一两）　甘草（半两）　砒（一钱，另研）

上为细末，后入砒，研匀。每服半钱，新水一盏调下。如是隔日发，直待临睡服药；如频日发，只夜深服。忌荤、酒、鱼、兔等。

● 湿门（嗽附）

◆ 五苓散

官桂　泽泻　猪苓（去黑皮）　茯苓（去皮）　白术（各半两）

上为细末。每服二钱，热汤，或新水调下。

◆ 葶苈木香散

苦葶苈　茯苓（去皮）　猪苓（去皮，以上各一分）　木香（半钱）　泽泻　木通　甘草（各半两）　官桂（一分）　滑石（三钱）

上为细末。每服三钱，生姜汤调下，食前服。

◆ 白术木香散

白术　猪苓　泽泻　赤茯苓（各半两）　木香　槟榔（各三钱）　陈皮（二两，去白）　官桂（一钱）　滑石（三两）

上为细末。每服五钱，水一盏，生姜三片，同煎至六分，温服，食后。

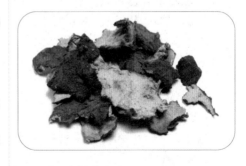

◆ 大橘皮汤

橘皮（一两半）　木香（一分）　滑石（六两）　槟榔（三钱）　茯苓（一两）　猪苓（去黑皮）　泽泻　白术　官桂（以

上各半两） 甘草（二钱）

上为末。每服五钱，水一盏，生姜五片，煎至六分，去滓，温服，食后。

◆ 神助散

苦葶苈（二两，炒） 黑牵牛（三两半，微炒，取头末用之） 泽泻（二两） 猪苓（二两，去皮） 椒目（半两）

上为细末。每服，葱白三茎，浆水一盏，煎至半盏，入酒半盏，调药三钱，绝早面东服之。

◆ 桂苓白术丸

官桂 茯苓 半夏（以上各一两）白术 干生姜（一分） 橘皮（去白）泽泻 黄连（各半两） 黄柏（二两）

上为末，面糊为丸，如小豆大。每服三五十丸，姜汤，食后服之。

◆ 桂苓白术散

官桂 茯苓 白术（以上各半两）甘草 泽泻 石膏 寒水石（以上各一两） 滑石（二两）

上为细末。热汤调三钱，新水生姜汤亦可，食后服。

◆ 白术调中汤

白术 茯苓 橘皮（去白） 泽泻（以上各半两） 甘草（一两） 干姜（炒）官桂 缩砂仁 藿香（以上各一分）

上为末。白汤化蜜少许，调下二钱，无时。炼蜜每两作十丸，名曰白术调中丸。

◆ 宁神散

治嗽。

御米壳（二两，蜜炙） 人参 苦葶苈（以上各一两）

上为末。入乌梅同煎三五沸，去滓，稍热服，食后。

◆ 宁肺散

御米（蜜炒，去穰） 甘草 干姜

当归 白矾 陈皮（以上各一两）

上为末。煎蔛汁调三钱。

◆ 人参补肺散

人参 麻黄（去节） 白术 防己防风（各等分） 桑白皮（倍加）

上锉咬咀。以浆水一碗，煎至半，去滓热服。

◆ 白术汤

白术 甘草 当归 陈皮 桔梗枳壳（各等分）

上为粗末。水煎，去滓，温服三五钱。

◆ 薏苡仁汤

桔梗（一两） 甘草（二钱） 薏苡仁（三两）

上锉如麻豆大。每服五钱，水煎，入糯米为引，米软为度，食后服之。

◆ 益黄散

治小儿痢。

陈皮（一两） 青皮 诃子肉 甘草（以上各半两） 丁香（二钱）

上为细末。每服二钱，水煎，食前服之。

◆ 香连丸

木香 诃子肉（面炒） 黄连（炒，以上各半两） 龙骨（二钱）

上为细末，饭丸如黍米大。每服二十丸，米饮汤下。

火 门

◆ 凉膈散

大黄（一两） 连翘（四两） 甘草黄芩 薄荷 朴硝 山栀（以上各一两）

上为粗末。每服三五钱，水一盏，入蜜竹叶煎三五沸，去滓，温服，无时。

◆ 黄连解毒汤

黄连　黄柏　黄芩　大栀子（以上各等分）

上锉为麻豆大。每服五钱，水二盏，煎至八分，去滓，温服之。

◆ 泻心汤

大黄　甘草（炙）　当归　芍药　麻黄　荆芥（以上各一两半）　白术（二钱半）

上为细末。每服二钱，水一盏，生姜、薄荷少许，同煎至七分，去滓，温服。

◆ 八正散

大黄　瞿麦　木通　蓄扁　车前子　甘草　山栀子（以上各一两）　滑石（二两）

加木香（一两）尤佳

上为粗末。每服三五钱，水一盏，入灯心，煎至七分，去滓，温服。

◆ 调胃散

治伤寒吐逆，四肢厥冷。

水银　舶上硫黄（各半两）

上二味，先研硫黄极细，次入水银，同研至深黑。每服一钱，病重者二钱，温米饮，调服，不拘时。

◆ 三黄丸

大黄　黄芩　黄柏（以上各等分）

上为末，水丸。每服三十丸，水下。

又方：去黄芩用黄连。

◆ 芍药柏皮丸

芍药（白者）　黄柏（去皮，各一两）　当归　黄连（各半两）

上为末，水丸桐子大。每服三十丸，水下，食前。

◆ 大金花丸

黄连　黄柏　黄芩　大黄（各等分）

上为末，水丸。新水下三十丸。

加栀子、减大黄，名栀子金花丸。

◆ 清凉饮子

大黄（蒸）　赤芍药　当归　甘草（炒，以上各等分）

上为末。每服一二钱，水一盏煎至七分，去滓，温服，食后，以意加减。

◆ 黄连清心汤

凉膈散加黄连半两是也。

◆ 犀角散

黄连　大黄　芍药　犀角　甘草（各等分）

上为粗末。每服五钱，水一盏煎至七分，去滓，无时温服之。

◆ 黄连木通丸

治心经蓄热，夏至则甚。

黄连（二两）　木通（半两）

上为末，生姜汁打面糊和丸。每服三十丸，食后，灯心汤下，日三服。

燥　门

◆ 神功丸

大黄（面裹，蒸）　诃子皮　麻子仁（另捣）　人参（去芦，以上各一两）

上为细末，入麻子仁捣，研匀，炼蜜丸如桐子大。每服二十丸，温水下，或米酒饮下，食后临卧。如大便不通，加服。

◆ 脾约丸

麻仁（一两二钱半）　枳实（麸炒）　浓朴（去粗皮）　芍药（以上各二两）　大黄（四两，蒸）　杏仁（去皮、尖，炒黄，一两二钱）

上为细末，炼蜜为丸，桐子大。每服二十丸，临卧温水送下。

◆ 麻仁丸

郁李仁（去皮，另捣）　火麻仁（另

张从正·儒门事亲

捣，二味各二两）　大黄（二两，半生半熟）
槟榔（半两）　干山药　防风（去芦）
枳壳（炒，去穰，七钱半）　羌活　木香（各
五钱半）

上为细末，入另捣者，三味搅匀，
炼蜜丸如桐子大。每服二十丸至三十
丸，温水下，食后。牵牛、滑石亦少。

◆ 润体丸

郁李仁　大黄　桂心　黑牵牛
当归　黄柏（并生用，各半两）　轻粉（少许）

上为细末，滴水丸如桐子大。每
服三十丸至四十丸，温水或生姜汤下。

● 寒　门 ●

◆ 姜附汤

干姜（二两，另为粗末）　附子（一两，
生用，去皮、脐，细切）

上二味，搅匀。每服三钱，水一
盏半，煎至一盏，去滓，温服，食前。

◆ 四逆汤

甘草（三两）　干姜（半两）　附子（半
两，生用，去皮、脐，切作片子）

上为粗末。每服三五钱，水一盏
半，煎至一盏，去滓，温服，无时。

◆ 二姜汤

良姜　干姜（炮，二味各三两）

上为细末，酒煮糊为丸桐子大。
每服三十丸，空心米饮汤下。

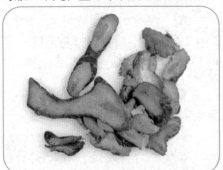

◆ 术附汤

黑附子（一两）　白术（一两半）
甘草（七钱半，炙）

上为细末。每服三五钱，水一盏半，
生姜五片，枣二枚，劈破，同煎至一盏。

◆ 大已寒丸

附子（炮，去皮、脐）　川乌头（炮，
去皮、脐，作豆大，再炒黄）　干姜（炮制）
良姜（炒）　官桂（去粗皮）　吴茱萸（以
上各一两）

上为细末，醋糊为丸，桐子大。
每服五七十丸，米饮下，食前。

◆ 理中丸

人参（去芦）　白术　干姜　甘草
（炙）　附子（炮，去皮、脐，以上各一两）

上为细末，炼蜜为丸，每两作十
丸，弹子大。每服一丸，以水一盏化破，
煎至七分，稍热，空心服之。

◆ 平胃散

浓朴（姜制）　陈皮（二味各三两）
苍术（五两，泔浸）　甘草（三两，炒）

上为末。每服二钱，水一盏，生
姜三片，枣二枚，煎至七分，去滓，食前，
温服。

◆ 养脾丸

干姜（炮）　缩砂（各二两）　茯苓
（去皮）　人参（去芦）　麦蘖（炒，各一两）
白术（半两）　甘草（炒，一两半）

上为细末，炼蜜为丸，每两作八丸。
每服一丸，细嚼，生姜汤下。

● 兼治于内者 ●

◆ 大柴胡汤

柴胡（四两）　黄芩　赤芍药（各一
两半）　半夏（一两二钱半）　枳实（二钱半）
大黄（一两）

上为粗末，入半夏片子。每服三钱，水一盏半，入生姜五片，枣一枚，煎至一中盏，滤去滓，温服，食后。

◆ 小柴胡汤

柴胡（四两，去芦）　黄芩　人参　半夏（汤洗七次，切片）　甘草（以上各一两半）

上为粗末。每服三钱，水一盏半，生姜五片，枣一枚，劈破，同煎至七分，去滓，温服，不计时候。

◆ 柴胡饮子

柴胡　人参　黄芩　甘草　大黄　当归　芍药（以上各半两）

上为粗末。每服三钱，水一盏，生姜三片，煎至七分，去滓温服。

◆ 防风当归饮子

柴胡　人参　黄芩　防风　甘草　芍药　大黄　当归　滑石（以上各一两）

上为粗末。每服三五钱，生姜三片，水一盏，煎至七分，去滓，温服，不拘时候。

◆ 白术汤

治孕妇痢呕吐血。

白术　黄芩　当归（各等分）

上为末。每服二三钱，水煎，食前服。

兼治于外者

◆ 五积散

苍术（二两四钱）　桔梗（一两四钱）　枳壳（麸炒）　陈皮（二味各六钱）　白芷　川芎　当归　甘草（炙）　官桂（去粗皮）　半夏（汤浸）　茯苓（各三钱）　麻黄（一钱，去节）　浓朴　干姜（各四钱）

上除官桂、枳壳别为末外，以慢火炒，令黄色，为末，与官桂等搅匀。每服三钱，水一盏半，入生姜五片，

葱白三寸，盐、豉七粒，同煎至七分。去滓温服，无时。

◆ 青衿散

治咽喉。

益元散加薄荷、青黛，生蜜丸如弹子大。嚼化。

独治于内者

◆ 陷胸汤

大黄（二两半）　芒硝（一两八钱半）　甘遂（一字，另为末）

上以水三盏，先煮大黄至一盏，去滓，下芒硝，令沸，次下甘遂末，放温服之。

◆ 大黄丸

大黄　黑牵牛　枳壳　木通（以上各一两）

上为末，滴水为丸，如桐子大。每服三十丸，食后，以生姜汤下。

◆ 备急丸

巴豆（去皮油）　大黄　干姜（炮，以上各一两）

上为细末，炼蜜丸，桐子大。每服三丸，温水下，不拘时服之。

◆ 枳壳丸

商枳壳（一两，麸炒）　牵牛头末（四两）

上为细末，水丸如桐子大。每服三十丸，食前，温酒或生姜汤下。

◆ 莲壳散

治血崩。

棕皮（烧灰）　莲壳（烧灰存性，二味各半两）　香附（三两，炒）

上为末。米饮调下三四钱，食前。

◆ 木香槟榔丸

木香　槟榔　青皮　陈皮　广术

张从正·儒门事亲

（烧） 黄连（麸炒，以上各一两） 黄柏 大黄（各三两） 香附子（炒） 牵牛（各四两）

上为细末，水丸如小豆大。每服三十丸，食后，生姜汤送下。

◆ 导饮丸

青皮 陈皮 京三棱（炮） 广术（炮） 黄连 枳壳（麸炒，以上各一两） 大黄 黄柏（以上各三两） 香附子（炒） 黑牵牛（以上各四两）

上为细末，桐子大，用水丸。每服三五十丸，食后，生姜汤下。

◆ 五香连翘散

丁香 青木香 沉香 熏陆香 麝香 木通 连翘 桑寄生 独活 升麻 大黄（以上各等分）

上为粗末，以竹沥煎五七钱。未利，加大黄。去滓，稍热，以利为度。

◆ 四物汤

川芎 当归 熟地黄 芍药（以上各等分）

上为粗末。每服三四钱，水一盏，煎三五沸，去滓，温服，空心。加草龙胆、防己，名"一醉散"，治目暴发；加蒲黄，治娠妇漏血。

◆ 当归散

治血崩。

当归（一两） 龙骨（二两，炒赤） 香附子（三钱，炒） 棕毛灰（五钱）

上为末。米饮调三四钱，空心服。

又一方：

当归 白芍药 香附（炒，各等分）为末。米饮汤调下，食前服。

◆ 又当归散

行经。

当归 杜蒺藜（各等分）

上为末。米饮汤调服，食前。

◆ 葛根散

解酒毒。

甘草 干葛花 葛根 缩砂仁 贯众（各等分）

上为粗末。水煎三五钱，去滓，服之。

◆ 定志丸

柏子仁 人参 茯苓 远志（去心） 茯神 酸枣仁

上为末，酒糊丸，小豆大。每服五七十丸，生姜汤下。

◆ 槟榔丸

槟榔（一钱半） 陈皮（一两） 木香（二钱半） 牵牛（半两）

上为末，醋糊丸，桐子大。每服三十丸，生姜汤下。

◆ 小槟榔丸

枳壳 陈皮 牵牛（以上各等分）

上为细末，水丸。食后，生姜汤下三四十丸。

◆ 瞿麦散

治酒积。

甘遂（半两，制） 瞿麦 葛根 麦蘖（以上各一两）

上为末。每服二钱，酒调服。

◆ 治气积方

香附子为末，生姜汤调下三二钱。

独治于外者

◆ 青金散

芒硝（半钱） 青黛（半钱） 乳香 没药（各少许）

上为细末。鼻内嗅之。

◆ 拔毒散

寒水石（不以多少，烧令赤）

上研为末。以新水调，鸡翎扫痛处。

174

◆ 水澄膏

雄黄（水飞，三钱）　黄连（半两）
郁金（二钱）　黄柏（半两）　大黄（半两）
黄丹（半两，水飞）

上为细末，量所肿处用药多少，
新汲水半盏，炒药在内，须臾药沉，
慢去其澄者，水尽，然后用槐柳枝搅
药数百余转，如面糊相似匀。以小纸
花子摊药，涂肿处。更以鸡翎捺冷水，
不住扫之。

◆ 鱼胆丸

草龙胆　青盐　脑子（以上各半两）
黄连（一两，去须）　硇砂　南硼砂　麝
香　鲤鱼胆

以上各上锄草龙胆、鲤鱼胆外，
同为细末，先将草龙胆同微研破，以
河水三升浸，春秋二宿，夏一宿，冬
三宿。将浸者摩揉极烂，用绢袋滤去滓，
于瓷器内，慢火熬成膏子，点于水内，
不散，用指头捏开有丝，乃膏子成，
然后入鱼胆拌匀，将膏上件和药末作
剂，丸如粟米，徐徐点可视之。

◆ 金丝膏

黄丹　代赭石　玄精石（以上各半
两）　炉甘石（一两，烧）　脑子（半钱）
黄连　蕤仁（去皮、油，二味各三钱）　白
丁香　南硼砂（二味各一钱）

上除硼砂、脑子外，同为细末，
以河水一升，白砂蜜三两，同熬三五
沸，然后入药末，再熬至半茶盏，以
上用绵子滤过，去滓，次入硼砂脑末，
搅匀定，瓷器内放，徐徐点眼。

◆ 生肌散

黄连（三钱）　密陀僧（半两）　干
胭脂（二钱）　雄黄（一钱）　绿豆粉（二
钱）　轻粉（一钱）

上为细末。以温浆水洗过，用无
垢软帛，搵净，药贴之，大有效矣。

◆ 赴筵散

五倍子　密陀僧（以上各等分）
上为细末。先入浆水漱过，干贴。

◆ 麝香玉线子

豆粉（半两）　信（一钱）　枯白矾（一
钱半）

上三件，同研入麝香半钱，再研
为细末，滴水和于手背上，捻作线。
如用时，先以浆水嗽了口，用毛翎撩
缝中净，临卧干贴。或为线子，住于
缝中。

◆ 化瘿丹

治赘。

海带　海藻　海蛤　昆布（以上四
味皆焙）　泽泻（炒）　连翘（以上并各等分）
猪靥　羊靥（各十枚）

上为细末，蜜丸，如鸡头大。临
卧嚼化一二丸。

◆ 通气丸

同上所治。

海藻　海带　昆布　木通　甘草
（以上各一两）　诃子　薄荷（以上各半两）
杏仁（少许，煮，浸去皮、尖，用之）

上为细末，炼蜜和丸。每夜嚼化
一丸。忌油腻物。

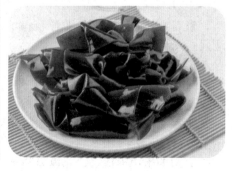

张从正·儒门事亲

又方：

海藻　海带　昆布　泽泻　木通　猪靥　羊靥（各五枚）　海蛤　连翘

上为细末，研靥为丸，如鸡头大。每服一丸，临卧噙化下，效。

◆ 消毒散

治喉肿。

当归　荆芥　甘草（各等分）

上为末。水煎三五钱，去滓，热漱之。

◆ 煮肝散

治雀目。

青蛤粉　夜明砂　谷精草（各等分）

上为细末。每服五七钱，猪肝内煮熟，细嚼，茶清下。

◆ 枯瘤方

硇砂　粉霜　雄黄（以上各二钱）　轻粉　没药　乳香（以上各一钱）　土黄（三钱）　麝香（少许）

上为细末。以津调涂瘤顶，外边歇一韭叶，先花纸贴之，上以小黄膏贴之。

◆ 小黄膏

黄柏　黄芩　大黄（以上各等分）

上为细末。以水调为糊，比前药大一遭，三日一易，至八九上不取，直候可取。

◆ 刀箭药

锻石（一斤，陈年者）　龙骨（四两）　刺蓟（一小束）

上为末，杵作泥，为饼子，或为散。贴，端午日合。

◆ 木香槟榔散

木香　槟榔　黄连　乳香　轻粉　密陀僧（以上各等分）

上为细末。干掺之，先以口噙浆水洗之。

又方加黄柏、麝香。

◆ 阳起石散

阳起石（烧）

上研末。新水调涂肿痛处。

◆ 铅白霜散

铅白霜　干胭脂　寒水石（以上各等分）　脑子　轻粉（各少许）

上为末。掺之。

◆ 雄黄散

雄黄　乳香　没药　麝香（少许）

上为末。量疮大小干贴。

◆ 化斑汤

紫草　升麻　甘草（炙，各半两）

上锉麻豆大。水一盏，糯米二十粒，煎至一盏，去滓，温服。

调　治

◆ 无比山药丸

干山药（二两）　肉苁蓉（四两，锉，酒浸，焙）　五味子（六两，拣净）　菟丝子（三两，酒浸）　杜仲（三两，去粗皮，炒）　牛膝（一两，酒浸）　泽泻（一两）　熟地黄（干，一两）　山茱萸（一两）　茯苓（一两，去皮）　巴戟（一两，去心）　赤石脂（一两）

上为细末，炼蜜和丸，桐子大。每服二三十丸，食前温酒下，米饮亦可。

◆ 当归丸

当归　香附子（炒）　杜蒺藜　芍药（各等分）

上为末，酒糊为丸，如小豆大。每服三五十丸，米饮送下。

◆ 香薷汤

香薷（五钱，去土）　厚朴（五钱，姜制）　白扁豆（二钱半，生炒）

上为末。每服三钱，水一盏，入酒煎，去滓，温服。

◆ 石苇散

石苇（去毛） 木通（各二两） 当归 甘草 王不留行（以上各一两） 滑石 白术 瞿麦 葵子 芍药（以上各三两）

上为细末。每服二钱，煎小麦汤调下。

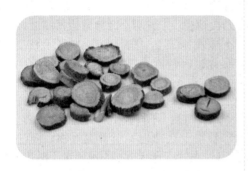

◆ 妙功丸

京三棱（一两，炮） 川乌（四钱，生，去皮） 大黄（一两）

以上同为细末，好醋半升，熬膏。可破积，水丸。

◆ 积水丸

神曲麦（以上各一两） 干姜（二钱，炒裂用） 巴豆（两个，去皮油心） 半夏（半两） 茴香（一两，炒香） 官桂 牵牛（三两，拣净）

上为细末，用膏丸小豆大。生姜汤下十丸、十五丸。温凉水亦可。以意加减，以利为度。

◆ 人参散

石膏 甘草（以上各一两） 滑石（四两） 寒水石（二两） 人参（半两）

上为末。每服二钱，温水调下，食后。

◆ 茴香丸

茴香（八两，炒） 川楝子（炒）

川乌（炮去皮） 威灵仙（洗去土） 防风（去芦） 陈皮（以上各三两） 地龙（一两，去土，微炒） 乌药（五两） 赤小豆（八两）

上为末，酒糊为丸。每服三五丸，茶酒下。

◆ 七宣丸

大黄（湿纸裹，煨） 枳实（麸炒） 木香 柴胡（去芦） 诃子肉（各五两） 桃仁（六两，炒，去皮、尖） 甘草（四两，炒）

上为末，炼蜜和丸，如桐子大。每服三十丸，酒下。

◆ 人参调中汤

沉香（二两） 木香（半两） 白豆蔻（一两，用仁） 甘草（一分） 脑子（一钱） 麝香（半钱） 人参（半两）

上为细末。每服半钱，用沸汤点服。或入生姜盐少许，食后服。

◆ 乌金散

当归（一两） 自然铜（金色者，为末，醋熬，一两） 乌金石（三两，铁炭是也） 大黄（一两，童子小便浸用）

上为末。每服二钱，红花酒半盏，童子小便半盏，同调下，食前，日二服。

◆ 沉香降气丸

沉香 木香 缩砂仁 白豆蔻仁 青皮（去白） 陈皮（去白） 广术（煨） 枳实（麸炒，以上各一两） 萝卜子（一两，另末） 黑牵牛（二两，末） 大黄（二两，炒）

上为末，生姜汁浸，蒸饼为丸，如桐子大。每服三十丸，橘皮汤下。

◆ 枳术丸

治气不下降，胸膈满闷。

枳实（麸炒） 白术（各半两）

上为细末，烧饭为丸，如桐子大。每服五十丸，诸饮送下。

张从正·儒门事亲

刘河间先生三消论

《易》言天地，自太虚至黄泉，有六位。《内经》言人之身，自头至足，亦有六位。今余又间，自肺至肾，又有六位。人与天地造化五行，同一炉，知彼则知此矣。故立天之气，曰金与火，立地之气曰土与水，立人之气曰风与火。故金与火合，则热而清；水土合则湿而寒；风火合则温而炎。人胸腹之间，亦犹是也。肺最在上，为金主燥；心次之，为君火主热；肝又次之，为风木主温；胆又次之，为相火主极热；脾又次之，为湿土主凉；肾又次之，黄泉为寒水主寒。故心肺象天，脾肾象地，肝胆象人。不知此者，不可与论人之病矣。夫土为万物之本，水为万物之元。水土合德，以阴居阴，同处乎下，以立地为气，万物根于地，是故水土湿寒。若燥热阳实，则地之气不立，万物之根索泽，而枝叶枯矣。

《五常政大论》曰：中者，命曰神机。是为动物，根本在于中也。根本者，脾、胃、肾也。食入胃，则脾为布化气味，荣养五脏百骸。故酸入肝而养筋膜；苦入心而养血脉；甘入脾而养肌肉；辛入肺而养皮毛；咸入肾而养骨髓。五气亦然。故清养肺，热养心，温养肝，湿养脾，寒养肾也。凡此五味五气，太过则病，不及亦病，惟平则常安矣。故《六节藏象论》曰：五味入口，藏于肠胃。味有所藏，以养五气，气和而生，津液相成，神乃

自生。是其理也。又《太阴阳明论》云：脾病而不用者，何也？岐伯曰：四肢皆禀气于胃，而不得至经，必因于脾乃得禀也。今脾病不能为胃行其津液，不得禀水谷气，气日以衰，脉道不利，筋骨肌肉，皆无气以生，故不用焉。帝曰：脾不主时，何也？岐伯曰：脾者，土也，治中央，常以四时长四脏，各十八日寄治，不得独主于时也。脏藏者，常着胃土之精也。土者生万物，而法天地。故上下至头足，不得独主于时也。

帝曰：脾与胃，以膜相连尔，而能行其津液，何也？岐伯曰：足太阴者，三阴也，其脉贯胃，属脾络嗌。故太阴为之行气于三阴。足阳明者，表也，五脏六腑之海也，亦为之行气于三阳。脏腑各因其经而受气，以益阳明，故为胃行其津液。四肢不得禀水谷，气日以衰，阴道不利，筋骨肌肉，皆无气以生，故不用焉。不用者，谓不能为之运用也。由是观之，则五脏六腑，四肢百骸，皆禀受于脾胃，行其津液，相与濡润滋养矣。后之医者，欲以燥热之剂，以养脾胃，滋土之气，不亦外乎？况消渴之病者，本湿寒之阴气极衰，燥热之阳气太甚，更服燥热之药，则脾胃之气竭矣。叔世不分五运六气之虚实，而一概言热为实，而虚为寒，彼但知心火阳热一气之虚实，而非脏腑六气之虚实也。盖肺本清，虚则温；心本热，虚则寒；肝本温，虚则清；脾本湿，虚则燥；肾本寒，虚则热。假若胃冷为虚者，乃胃中阴水寒气实

甚，而阳火热气衰虚也，非胃土湿气之本衰，故当温补胃中阳火之衰，退其阴水寒气之甚。又如胃热为实者，乃胃中阳火实而阴水虚也，故当以寒药，泻胃中之实火，而养其虚水。然此皆补泻胃中虚热，水火所乘之邪，非胃为湿者之本。其余例同法。

夫补泻脾胃湿土之水气者，润其湿者是补湿，燥其湿者是泻湿，土本湿故也。

凡脏腑诸气，不必肾水独当寒，心火独当热，要知每脏每腑，诸气和同，宜而平之可也。故余尝谓：五常之道，阴中有阳，阳中有阴。孤阴不长，独阳不成。但有一物皆备，五行递相济养，是谓和平。

交互克伐，是谓衰兴。变乱失常，患害由行。故水少火多，为阳实阴虚而病热也；水多火少，为阴实阳虚而病寒也。其为治者，泻实补虚，以平为期而已矣。故治消渴者，补肾水阴寒之虚，而泻心火阳热之实，除肠胃燥热之甚，济人身津液之衰，使道路散而不结，津液生而不枯，气血利而不涩，则病日已矣。况消渴者，本因饮食服饵失宜，肠胃干涸，而气液不得宣平；或耗乱精神，过违其度；或因大病，阴气损而血液衰虚，阳气悍而燥热郁甚之所成也。

故济众云：三消渴者，皆由久嗜咸物，恣食炙爆，饮酒过度；亦有年少服金石丸热，结于胸中，下焦虚热，血气不能制石热，燥甚于胃，故渴而引饮。若饮水多而小便多者，名曰消渴；若饮食多而不甚饥，小便数而渐瘦者，名曰消中；若渴而饮水不绝，腿消瘦而小便有脂液者，名曰肾消。如此三消者，其燥热一也，但有微甚耳。

余闻世之方，多一方而通治三消渴者，以其善消水谷而喜渴也。然叔世论消渴者，多不知本。其言消渴者，上实热而下虚冷。上热故烦渴多饮，下寒故小便多出。本因下部肾水虚，而不能制其上焦心火，故上实热而下虚冷。又曰：水数一，为物之本，五行之先。故肾水者，人之本，命之元，不可使之衰弱。根本不坚，则枝叶不茂；元气不固，则形体不荣。消渴病者，下部肾水极冷，若更服寒药，则元气转虚，而下部肾水转衰，则上焦心火亢甚而难治也。但以暖药补养元气，若下部肾水得实而胜退上焦火，则自然渴止，小便如常而病愈也。若此之言，正与仲景相反。

所以巧言似是，于理实违者也。非徒今日之误，误已久哉！又如蒋氏《药证病原》中，论消渴、消中、消肾病曰：三焦五脏俱虚热，惟有膀胱冷似冰。又曰：腰肾虚冷日增重。又曰：膀胱肾脏冷如泉。始言三焦五脏俱虚热，惟有膀胱冷似冰，复言五脏亦冷，且肾脏水冷言为虚，其余热者，又皆言其虚。夫阴阳兴衰，安有此理？且其言自不相副，其失犹小，至于寒热差殊，用药相反，过莫大焉！或又谓：肾与膀胱属水，虚则不能制火。虚既不能制火，故小便多者远矣。彼谓水气实者，必能制火，虚者不能制火。故阳实阴虚，而热燥其液，小便淋而常少；阴实阳虚，不能制水，小便利而常多。岂知消渴小便多者，非谓此也。何哉？盖燥热太甚，而三焦肠胃之腠理，怫郁结滞，致密壅塞，而水液不能渗泄浸润于外，荣养百骸。故肠胃之外燥热太甚，虽复多饮于中，终不能浸润于外，故渴不止。小便多

张从正·儒门事亲

出者，如其多饮，不能渗泄于肠胃之外，故数溲也。故余尽言《原病式》曰：皮肤之汗孔者，谓泄汗之孔窍也。

一名气门者，谓泄气之门户也。一名腠理者，谓气液之隧道纹理也。一名玄府者，谓玄微之府也。然玄府者，无物不有。人之脏腑皮毛，肌肉筋膜，骨髓至于万物，悉皆有之，乃出入升降，道路门户也。故《经》曰：出入废则神机化灭，升降立孤危。故非出入，则无以生长壮老已；非升降，则无以生长化收藏。是知出入升降，无器不有。故知人之眼、耳、鼻、舌、身、意、神、识，能为用者，皆有升降出入之通利也。有所闭塞，则不能用也。若目无所见，耳无所闻，鼻不闻香，舌不知味，筋痿骨痹，爪退齿腐，毛发堕落，皮肤不仁，肠胃不能渗泄者，悉有热气怫郁，玄府闭塞，而致津液血脉，荣卫清气，不能升降出入故也。各随郁结微甚，而有病之大小焉。病在表则怫郁，腠理闭密，阳气不能散越，故燥而无汗，而气液不能出矣。叔世不知其然，故见消渴数溲，妄言为下部寒尔。

岂知肠胃燥热怫郁使之然也？予之所以举此，世为消渴之证，乃肠胃之外燥热，痼闭其渗泄之道路，水虽入肠胃之内，不能渗泄于外，故小便数出而复渴。此数句，足以尽其理也。

试取《内经》凡言渴者，尽明之矣。有言心肺气厥而渴者；有言肝痹而渴者；有言脾热而渴者；有言肾热而渴者；有言胃与大肠热结而渴者；有言脾痹而渴者；有言小肠瘅热而渴者；有因病疟而渴者；有因肥甘石药而渴者；有因醉饱入房而渴者；有因远行劳倦遇大热而渴者；有因伤害胃干而渴者；有因肾热而渴者；有因病风而渴者。

虽五脏之部分不同，而病之所遇各异，其归燥热一也。

所谓心肺气厥而渴者，《厥论》曰：心移热于肺，传为膈消。注曰：心热入肺，久而传化，内为膈热饮也。所谓肝痹而渴者，《痹论》曰：肝痹者，夜卧则惊，多饮，数小便。如脾热而渴者，《痿论》曰：脾气热则胃干而渴，肌肉不仁，发为肉痿。

所谓肾热而渴者，《刺热论》曰：肾热病者，络于肺，系舌本，故口燥舌干而渴。叔世惟言肾虚不能制心火，为上实热而下虚冷，以热补肾水，欲令胜退心火者，未明阴阳虚实之道也。夫肾水属阴而本寒，虚则为热；心火属阳而本热，虚则为寒。若肾水阴虚，则心火阳实，是谓阳实阴虚，而上下俱热明矣。故《气厥》曰：肾气衰，阳气独胜。《宣明五气论》曰：肾恶燥，由燥肾枯水涸。《藏气法时论》曰：急食辛以润之。夫寒物属阴，能养水而泻心；热物属阳，能养火而耗水。今肾水既不胜心火，则上下俱热，奈何以热药养肾水？欲令胜心火，岂不谬哉？又如胃与大肠热结而渴者，《阴阳别论》：二阳结为之消。注曰：阳结，胃及大肠俱热结也。肠胃藏热，善消水谷。又《气厥论》曰：大肠移热于胃，善食而瘦。《脉要精微论》曰：瘅成为消中，善食而瘦。

如脾痹而渴者，多者，止是三焦燥热怫郁，而气衰也明矣。岂可以燥热毒药，助其强阳，以伐衰阴乎？此真实实虚虚之罪也！夫消渴者，多变聋、盲、疮、癣、痤、痱之类，皆肠胃燥热怫郁，水液不能浸润于周身故也；或热甚而膀胱怫郁，不能渗泄，水液妄行而面上肿也。

如小肠瘅热而渴者，《举痛论》曰：热气留于小肠，肠中痛，瘅热焦渴，则便坚不得出矣。注曰：热渗津液而小便坚矣。

如言病疟而渴者，《疟论》曰：阳实则外热，阴虚则内热，内外皆热，则喘而渴，故欲饮冷也。然阳实阴虚而为病热，法当用寒药养阴泻阳，是谓泻实补衰之道也。

如因肥甘石药而渴者，《奇病论》曰：有口甘者，病名为何？岐伯曰：此五气之所溢也，病名脾瘅。瘅为热也，脾热则四脏不禀，故五气上溢。先因脾热，故曰脾瘅。又《经》曰：五味入口，藏于胃，脾为之行其精气，津液在脾，故令人口甘也。此肥美之所发也。此人必数食甘美而多肥也。肥者令人内热，甘者令人中满，故其气上溢，转而为消渴。《通评虚实论》曰：消瘅仆击，偏枯痿厥，气满发逆，肥贵之人，膏粱之疾也。或言人惟胃气为本。脾胃合为表里，脾胃中州，当受温补以调饮食。今消渴者，脾胃极虚，益宜温补。若服寒药，耗损脾胃，本气虚乏而难治也。此言乃不明阴阳寒热虚实补泻之道，故妄言而无畏也。岂知《腹中论》云：帝曰：夫子数言热中消中，不可服芳草石药。石药发癫，芳草发狂。注言：多饮数溲，谓之热中；多食数溲，谓之消中。多喜曰癫，多怒曰狂。芳，美味也。石，谓英乳。乃发热之药也。《经》又曰：热中消中，皆富贵人也。

今禁膏粱，是不合其心；禁芳草石药，是病不愈，愿闻其说。岐伯曰：芳草之味美，石药之气悍，二者之气，急疾坚劲，故非缓心和人，不可服此二者。帝曰：何以然？岐伯曰：夫热气悍，药气亦然。所谓饮一溲二者，当肺气从水而出也，其水谷之海竭矣。凡见消渴，便用热药，误人多矣。故《内经》应言：渴者皆如是。岂不昭晰欤？然而犹有惑者，诸气过极反胜也者，是以人多误也。如阳极反似阴者是也。若不明标本，认似为是，始终乖矣。故凡见下部觉冷，两膝如冰，此皆心火不降，状类寒水，宜加寒药，下之三五次，则火降水升，寒化自退。然而举世皆同执迷，至如《易》《素》二书，弃如朽坏，良可悲夫！故处其方，必明病之标本，达药之所能，通气之所宜，而无加害者，可以制其方也已。所谓标本者，先病而为本，后病而为标，此为病之本末也。标本相传，先当救其急也。又云：六气为本，三阴三阳为标。盖为病，脏病最急也。又云：六气为胃之本。假若胃热者，胃为标，热为本也。处其方者，当除胃中之热，是治其本也。故六气乃以甚者为邪，衰者为正，法当泻甚补衰，以平为期。养正除邪，乃天之道也。为政之理，补贱之义也。

大凡治病，明知标本，按法治之，何必谋于众？《阴阳别论》曰：谨熟阴阳，无与众谋。《标本病传论》曰：知标知本，万举万当。不知标本，是谓妄行。《至真要大论》曰：知标知本，用之不殆。明知逆顺，正行无问。不知是者，不足以言诊，适足以乱经。故《大要》曰：粗工嘻嘻，以为可知，言热未已，寒病复起，同气异形，迷诊乱经，此之谓也。

夫标本之道，要而博，小而大，可以言一而知百。言标与本，易而弗损。察本与标，气可令调。明知胜复，为万民式，天之道毕矣。《天元纪大论》曰：至数极而道不惑。可谓明矣。所谓药之巧能者，温凉不同，寒热相反，燥湿本异云云，前已言之矣。斯言气也，至于味之巧能，如酸能收，甘能缓，辛能散，苦能坚，咸能软，酸属木也。燥金主于散落而木反之，土湿主于缓而水胜之，故能然也。若能燥湿而坚火者，苦也。《易》曰：燥万物者，莫燥乎火。凡物燥则坚也。甘能缓苦急而散结。甘者，土也。燥能急结，故缓则急散也。辛能散抑、散结、润燥。辛者，金也。金主散落，金生水故也。况抑结散，则气液宣行而津液生也。《藏气法时论》曰：肾苦燥，急食辛以润之。开腠理，致津液，通气也。咸能软坚。咸者，水也。水润而柔，故胜火之坚矣。此五脏之味也。其为五味之本也淡。淡，胃土之味也。胃土者，地也。地为万物之本，胃为一身之本。《天元纪大论》曰：在地为化，化生五味。故五味之本淡也。

以配胃土，淡能渗泄利窍。夫燥能急结，而甘能缓之；淡为刚土，极能润燥，缓其急结，令气通行，而致津液渗泄也。故消渴之人，其药与食，皆宜淡剂。《至真要大论》曰：辛甘发散为阳，酸苦涌泄为阴；咸味涌泄为阴，淡味渗泄为阳。六者，或散，或收，或缓，或急，或燥，或润，或坚，或软，所以利而行之，调其气也。《本草》云：药有三品：上品为君，主养命，小毒，以应天；中品为臣，主养性，常毒，以应人；下品为佐使，主治病，大毒，以应地。

不在三品者，气毒之物也。凡此君臣佐使者，所以明药之善恶也。处方之道，主治病者为君，佐君者为臣，应臣之用者为佐使。适其病之所根，有君、臣、佐、使、奇、偶、小、大之制；明其岁政君臣脉位，而有逆、顺、反、正、主疗之方，随病所宜以施用。

其治法多端，温者清之，清者温之，结者散之，散者收之，微者逆而制之，甚者从而去之，燥者润之，湿者燥之，坚者软之，软者坚之，急者缓之，客者除之，留者却之，劳者温之，逸者行之，惊者平之，衰者补之，甚者泻之，吐之下之，摩之益之，薄之劫之，开之发之，灸之制之，适足为用，各安其气，必清必净，而病气衰去，脏腑和平，归其所宗，此治之大体也。

《阴阳应象大论》曰：治不法天之纪，不明地之理，则灾害至矣。又《六节脏象论》曰：不知年之所加，气之所衰，不可以为功也。

今集诸经验方附于篇末。

◆ 神白散

治真阴素被损虚，多服金石等药，或嗜炙煿咸物，遂成消渴。

桂府滑石（六两）　甘草（一两，生用）

上为细末。每服三钱，温水调下。或大渴欲饮冷者，新汲水尤妙。

◆ 猪肚丸

治消渴、消中。

猪肚（一枚）　黄连（五两）　栝楼（四两）　麦门冬（四两，去心）　知母（四两，如无，以茯苓代之）

上四味（猪肚除外）为末，纳猪肚中，线缝，安置甑中，蒸极烂熟，就热于木臼中捣，可丸。如硬，少加蜜，丸如桐子大。每服三十丸，渐加至四五十丸，渴则服之。如无木臼，于沙盆中用木杵研亦可，以烂为妙矣。

◆ 葛根丸

治消渴、消肾。

葛根（三两） 栝楼（三两） 铅丹（二两） 附子（一两者，炮，去皮、脐用）

上四味，捣罗为细末，炼蜜为丸，如梧桐子大。每服十丸，日进三服。治日饮硕水者。春夏去附子。

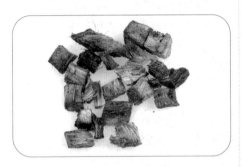

◆ 胡粉散

治大渴，百方疗不瘥者，亦治消肾。

铅丹 胡粉（各半两） 栝楼（一两半）甘草（二两半，炙） 泽泻 石膏 赤石脂 白石脂（各半两）

上八味为细末。水服方寸匕，日二服。壮者一匕半。一年病，一日愈；二年病，二日愈。渴甚者二服；腹痛者减之。如丸服亦妙，每服十丸，多则腹痛也。

◆ 三黄丸

主治男子妇人，五劳七伤，消渴，不生肌肉，妇人带下，手足发寒热者。

春三月：黄芩（四两） 大黄（二两）黄连（四两）

夏三月：黄芩（六两） 大黄（一两）黄连（一两）

秋三月：黄芩（六两） 大黄（二两）黄连（三两）

冬三月：黄芩（三两） 大黄（五两）黄连（二两）

上三味，随时加减，捣为细末，炼蜜和丸，如大豆大。每服五丸，日三服。不去者加七丸。服一月病愈，尝试有验矣。

◆ 人参白术散

治胃膈瘅热，烦满不欲食；或瘅成为消中，善食而瘦；或燥郁甚而消渴，多饮而数小便；或热病；或恣酒色，误服热药者，致脾胃真阴血液损虚。肝心相搏，风热燥甚，三焦肠胃燥热怫郁，而水液不能宣行，则周身不得润湿，故瘦瘅黄黑。而燥热消渴，虽多饮，而水液终不能浸润于肠胃之外，渴不止，而便注为小便多也。叔世俗流，不明乎此，妄为下焦虚冷，误死多矣。又如周身风热燥郁，或为目瘅、痈疽、疮疡，上为喘嗽，下为痿痹，或停积而湿热内甚，不能传化者，变水肿腹胀也。

凡多饮数溲为消渴；多食数溲为消中；肌肉消瘦，小便有脂液者为消肾。此世之所传三消病也。虽无所不载，以《内经》考之，但燥热之微甚者也。此药兼疗一切阳实阴虚，风热燥郁，头目昏眩，风中偏枯，酒过积毒，一切肠胃涩滞壅塞，疮癣痿痹，并伤寒杂病烦渴，气液不得宣通，并宜服之。

人参 白术 当归 芍药 大黄 山栀子 泽泻（以上各半两） 连翘 栝楼根 干葛 茯苓（以上各一两） 官桂 木香 藿香（各一分） 寒水石（二两）甘草（二两） 石膏（四两） 滑石 盆硝（各半两）

上为粗末。每服五钱，水一盏，生姜三片，同煎至半盏，绞汁，入蜜少许，温服。渐加十余钱，无时，日三服。或得脏腑疏利亦不妨，取效更妙；

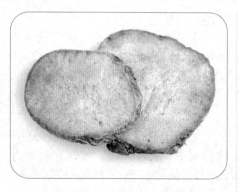

后却常服之，或兼服消痞丸；似觉肠胃结滞，或湿热内甚自利者，去大黄、芒硝（盆硝）。

◆ 人参散

治身热头痛；或积热黄瘦；或发热恶寒，蓄热寒战；或膈痰呕吐，烦热烦渴；或燥湿泻痢；或目疾口疮；或咽喉肿痛；或中风昏眩；或蒸热虚汗，肺痿劳嗽，一切邪热变化，真阴损虚，并宜服之。

石膏（一两） 寒水石（二两） 滑石（四两） 甘草（二两） 人参（半两）

上为细末。每服二钱，温水调下。或冷水亦得。

三消之论，刘河间之所作也。因麻征君寓汴梁，暇日访先生后裔，或举教医学人，即其人矣。征君亲诣其家，求先生平昔所着遗书。乃出《三消论》《气宜》《病机》三书未传于世者。文多不全，止取《三消论》，于卷首增写六位藏象二图，其余未遑润色，即付友人穆子昭。子昭乃河间门人，穆大黄之后也，时觅官于京师，方且告困，征君欲因是而惠之。由是余从子昭授得一本。后置兵火，遂失其传。偶于乡人霍司承君祥处，复见其文。然传写甚误，但根据仿而录之，以待后之学人，详为刊正云。时甲辰年冬至日，锦溪野老，书续方柏亭东，久亭寺僧，悟大师传经验方。

治饮水百杯，尚犹未足，小便如油，或如杏色。服此药三五日，小便大出，毒归于下，十日永除根本。此方令子和辨过，云是重剂可用，悟公师亲验过矣。

水银（四钱） 锡（二钱，用水银研成砂子） 牡蛎（一两） 密陀僧（一两） 知母（一两） 紫花苦参（一两）

上为细末，男子用不生儿猪肚一个，纳药，妇人用猪肚一个，麻线缝之，新瓦一合，绳系一两遭，米一升，更用栝楼根末半斤，却于新水煮熟，取出放冷，用砂盆内研烂，就和为丸。如猪肚丸法用之。

扁鹊华佗察声色定死生诀要

病人五脏已夺，神明不守，声嘶者，死。

病人循衣缝，语者，不可治。

病人阴阳俱绝，撆衣撮空，妄言者，死。

病人妄语错乱，及不能言者，不治；热病者，可治。

病人阴阳俱绝，失音不能言者，三日半死。

病人两目有黄色起者，其病方愈。

病人面黄目青者，至期而死，重出在下文。

病人面黄目赤，不死；赤如血者，死。

病人面黄目白者，不死；白如枯骨者，死。

病人面黄目黑者，不死；黑如炲，死。

病人面黑目青者，不死。

病人面目俱黄者，不死。

病人面青目白者，死。

病人面黑目白者，不死。

病人面赤目青者，六日死。

病人面黄目青者，九日必死。是谓乱经。饮酒当风，邪入胃经，胆气妄泄，目则为青，虽天救亦不可生。

病人面赤目白者，十日死；忧、恚、思，心气内索，面色反好，急棺椁。

病人面白目黑者，死。此谓荣华已去，血脉空索。

病人面黑目白，八日死。肾气内伤，病因留积。

病人面青目白，五日死。

病人着床，心痛短气，脾气内竭，后百日复愈。能起彷徨，因坐于地，其上倚床，能治此者也。

病人耳目鼻口，有黑色起入于口者，必死。

病人目无精光，若土色不受饮食者，四日死。

病人目无精光，及牙齿黑色者，不治。

病人耳目及颧颊赤者，死在五日中。

病人黑色出于额上发际，直鼻脊两颧上者，亦死在五日中矣。

病人黑色出天中，下至上颧上者，死。

病人及健人黑色，若白色起，入目及鼻口者，死在三日中矣。

病人及健人面忽如马肝色，望之如青，近之如黑者，必死矣。

病人面黑，直视恶风者，死。

病人面黑唇青者，死。

病人面青唇黑者，死。

病人面黑，两胁下满，不能自转反者，死。

病人目不回，直视者，一日死。

病人头目久痛，卒视无所见者，死。

病人阴结阳绝，目睛脱，恍惚者，死。

病人阴阳结绝，目眶陷者，死。

病人眉系倾者，七日死。

病人口如鱼口，不能复闭，而气出多不返者，死。

张从正·儒门事亲

病人卧，遗尿不觉者，死。

病人尸臭者，不可治。

肝病皮白，肺之日，庚辛死。

心病目黑，肾之日，壬癸死。

脾病唇青，肝之日，甲乙死。

肺病颊赤目肿，心之日，丙丁死。

肾病面肿唇黄，脾之日，戊己死。

青欲如苍璧之泽，不欲如蓝。

赤欲如帛裹朱，不欲如赭。

白欲如鹅羽，不欲如枯骨。

黑欲如黑漆，不欲如炭。

黄欲如罗裹雄黄，不欲如土。

目赤色者病在心，白在肺，黑在肾，黄在脾，青在肝，黄色不可名者，病在胸中。

诊目病，赤脉从上下者，太阳病也；从下上者，阳明病也；从外入内者，少阳病也。

诊寒热瘰疬，目中有赤脉，从上下至瞳子，见一脉，一岁死；见一脉半，一岁半死；见二脉，二岁死；见二脉半，二岁半死；见三脉，三岁死。

诊牙齿痛，按其阳明之脉来太过者，独热在右，右热；热在左，左热；热在上，上热；热诊血者，脉多赤多热，多青多痛，多黑多黄，多痹多赤，多黑多青，皆见者，寒热身痛，面色微，齿垢，黄爪甲上，黄疸也。安卧少黄赤，脉小而涩者，不嗜食。

诊百病死生诀

诊伤寒热盛，脉浮大者，生；沉小者，死。

伤寒已得汗，脉沉小者，生；浮大者，死。

温病三四日以下，不得汗，脉大疾者，生；脉细小难得者，死不治。

温病穰穰（《千金》穰穰作时行）大热，其脉细小者，死。温病下痢，腹中痛甚者，死不治。

温病汗不出，出不至足者，死。

厥逆汗出，脉坚强急者，生；虚缓者，死。

温病二三日，身体热，腹满，头痛，食如故，脉直而疾者，八日死；四五日，头痛，腹痛而吐，脉来细强，十二日死；八九日，头不痛，身不痛，目不变，色不变而反利，脉来喋喋，按之不弹手，时时，心下坚，十七日死。

热病七八日，脉不软（一作喘）、不散（一作数）者，当有喑，喑后三日，热病七八日，其脉微细，小便不利，加暴口燥，脉代，舌焦干黑者，死。

热病未得汗，脉盛躁疾，得汗者，生；不得汗者，难瘥。

热病已得汗，脉静安者，生；脉躁者，难治。

热病已得汗，大热不去者，亦死。

热病已得汗，热未去，脉微躁者，慎不得刺治。

热病发热，热甚者，其脉阴阳皆竭，慎勿刺，不汗出，必下利。

诊人被风，不仁，痿蹶，其脉虚者，生；坚急疾者，死。

诊癫病，虚则可治，实则死。

诊癫病，脉实坚者，生；脉沉细者，死。

又癫疾，脉得大滑者，久而自已，其脉沉小急实，不可疗；小坚急者，亦不可疗也。

诊头痛目痛，久视无所见者，死。

诊人心腹积聚，其脉坚强急者，生；虚弱者，死。又实强者，生；沉者，死。其脉大，腹大胀，四肢逆冷，其人脉形长者，死；腹胀满，便血，脉大时绝，极下血，小疾肠便血，身热则死，寒则生。

肠澼下白沫，脉沉则生，浮则死。

肠澼下脓血，脉悬绝则死，滑大则生。

肠澼之属，身热，脉不悬绝，滑大者，生；悬涩者，死。以脏期之。

肠澼下脓血，脉沉小留连者，生；数疾且大，有热者，死。

肠澼筋挛，其脉小细安静者，生；浮大紧者，死。

洞泄食不化，不得留，下脓血，脉微小者，生；紧急者，死。

泄注，脉缓时小结者，生；浮大数者，死。

䘌蚀阴注，其脉虚小者，生；紧急者，死。

咳嗽，脉沉紧者，死；浮直者，浮软者，生；小沉伏匿者，死。

咳嗽羸瘦，脉形坚大者，死。

咳，脱形发热，脉小坚急者，死；肌瘦下脱，形热不去者，必死。

咳而呕，腹胀且泄，其脉弦急欲绝者，死。

吐血、衄血，脉滑小弱者，生；实大者，死。

汗若衄，其脉小滑者，生；大躁者，死。

吐血脉紧强者，死；滑者，生。

吐血而咳上气，其脉数有热，不得卧者，死。

上气脉数者，死，谓损形故也。

上气喘息低昂，其脉滑，手足温者，生；脉涩，四肢寒者，必死。

上气面浮肿，肩息，其脉大，不可治，加利必死。

上气注液，其脉虚宁伏匿者，生；坚强者，死。

寒气上攻，脉实而顺滑者，生；实而逆涩死。（《太素》云：寒气在上，脉满实何如？曰：实而滑则生，实而逆则死矣。其形尽满何如？曰：举形尽满者，脉急大坚，尺满而不应。如是者，顺则生，逆则死。何谓顺则生，逆则死？所谓顺者，手足温也；逆者，手足寒也。）病瘅，脉实大，病久可治；脉弦小坚急，病久不可治。

消渴，脉数大者，生；细小浮短者，死。

消渴，脉沉小者，生；实坚大者，死。

水病，脉洪大者，可治；微细，不可治。

水病胀闭，其脉浮大软者，生；沉细虚小者，死。

水病腹大如鼓，脉实者，生；虚则死。

卒中恶咯血数升，脉沉数细者，死；浮大疾快者，生。

卒中恶腹大，四肢满，脉大而缓者，生；紧大而浮者，死；紧细而微，亦生。

疮、腰脊强急、瘛疭，皆不可治。

寒热瘛疭，其脉代绝者，死。

金疮血出太多，其脉虚细者，生；数实大者，死。

金疮出血，脉沉小者，生；浮大者，死。

斫疮出血一二升，脉来大，二十日死。

斫刺俱有病，多少血出不自止者，其脉来大者，七日死，滑细者生。

从高顿仆，内有血，腹胀满，其脉坚强者，生；小弱者，死。

人为百药所中伤，脉涩而疾者，生；微细者，死；洪大而迟（《千金》迟作速）者，生。

人病甚而脉不调者，难治；脉洪大者，易瘥。

张从正·儒门事亲

人内外俱虚，身体冷而汗出，微呕而烦扰，手足厥逆，体不得安静者，死。

脉实满，手足寒，头热，春秋生，冬夏必死矣。

老人脉微，阳羸阴强者，生；脉大加息者，死；阴弱阳强，脉至而代，期月而焱尺脉涩而坚，为血实气虚也。其发病，腹痛逆满，气上行。此为妇人胞中绝伤，有恶血，久则成结瘕，得病以冬时，黍赤而死。

尺脉细而微者，血气俱不足；细而来有力者，是谷气不充；病得节辄动，枣叶生而死。此病秋时得之。

左手寸口脉偏动，乍大乍小不齐，从寸至关，关至尺，三部之位，其脉动，各异不同，其人病仲夏得之，此脉桃花落而死。

右手寸口，脉偏沉伏，乍小乍大，朝浮大，而暮沉伏。浮大即太过，上出鱼际；沉伏即下，不至关中。往来无常，时复来者，榆叶枯落而死。

右手尺部脉，三十动一止，有顷更还，二十动一止，乍动乍疏，连连相因，因不与息数相应，其人虽食谷，犹不愈，蘩草生而死。

右手尺部脉，四十动而一止，止而复来，来逆如循张弓弦，

病机

诸风掉眩，皆属于肝。甲乙木也，木郁达之。

诸寒收引，皆属于肾。壬癸水也，水郁泄之。

诸气膹郁，皆属于肺。庚辛金也，金郁折之。

诸湿肿满，皆属于脾。戊己土也，土郁夺之。

诸痛痒疮疡，皆属于心。丙丁火也，火郁发之。

诸热瞀瘛，皆属于火。

诸厥固泄，皆属于下（下，谓下焦，肝肾气也。夫守司于下，肾之气也。门户束要，肝之气也。故厥、固、泄、皆属下也。厥谓气逆也。固谓禁固也。满气逆上行，反谓固不禁，出入无度，燥湿不恒，皆由下焦主守也）。诸痿喘呕皆属于上（上，谓上焦心肺气也。炎热薄烁，承热分化，肺之气也）。

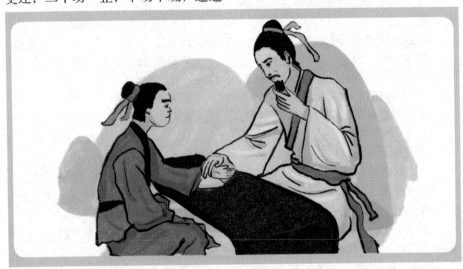

诸禁鼓栗，如丧神守，皆属于火。热之内作。

诸颈项强，皆属于湿。太阳伤湿。

诸逆冲上，皆属于火。炎上之性用也。

诸胀腹大，皆属于热。热郁于内，肺胀于上。

诸躁狂越，皆属于火。热盛于胃及四末也。

诸暴强直，皆属于风。阳内郁而阴行于外。

诸病有声，鼓之如鼓，皆属于热。

诸热胕肿，疼酸惊骇，皆属于火。

诸转反戾，水液混浊，皆属于热。反戾，筋转也。水液，小便也。

诸病水液，澄沏清冷，皆属于寒。上下所出，及吐出、溺出。

诸呕吐酸，暴注下迫，皆属于热。

故《大要》曰：谨守病机，各司其属。有者求之，无者求之。盛者责之，虚者责之。必先五胜，疏其血气，令其调达，而致和平。此之谓也。五胜，谓五行更胜也。

标本中气歌

少阳从本为相火，太阴从本湿上坐；
厥阴从中火是家，阳明从中湿是我；
太阳少阴标本从，阴阳二气相包裹；
风从火断汗之宜，燥与湿兼下之可。
万病能将火湿分，彻开轩岐无缝锁。

辨十二经水火分治法

胆与三焦寻火治，肝和包络都无异；
脾肺常将湿处求，胃与大肠同湿治；
恶寒表热小膀温，恶热表寒心肾炽。
十二经，最端的，四经属火四经湿。
四经有热有寒时，攻里解表细消息。
湿同寒，火同热，寒热到头无两说。
六分分来半分寒，寒热中停真浪舌。

休治风，休治燥，治得火时风燥了。
当解表时莫攻里，当攻里时莫解表，
表里如或两可攻，后先内外分多少。
敢谢轩岐万世恩，争奈醯鸡笑天小。

治病

不读《本草》，焉知药性。专泥药性，决不识病。假饶识病，未必得法。识病得法，工中之甲。

六陈

药有六味，陈久为良，狼茱半橘，枳实麻黄。

十八反

《本草》名言十八反，半蒌贝蔹及攻乌，藻戟遂芜俱战草，诸参辛芍叛藜芦。

运气歌

病如不是当年气，看与何年运气同。
只向某年求治法，方知都在《至真》中。

五不及

坎一丁三土五中，一七癸九是灾宫。
胜复都来十一位，谁知脏腑与宫同。

断病人生死

《灵枢经》云：人有两死；而无两生。阳气前绝，阴气后竭，其人死，身色必青；阴气前绝，阳气后竭，其人死，身色必赤。故阴竭则身青而冷，阳竭则身赤而温。

四因

夫病生之类，其有四焉：一者，始因气动而内有所成；二者，始因气动而外有所成；三者，不因气动而病生于内；四者，不因气动而病生于外。

夫因气动而内成者，谓积聚、癥瘕、瘤气、瘿起、结核、癫痫之类是也。

因气动而外成者，谓痈肿疮疡、痂疥疽痔，掉瘛浮肿，目赤瘭胗，胕肿痛痒之类也。

张从正·儒门事亲

不因气动而病生于内者，谓留饮、澼食、饥饱、劳损、宿食、霍乱、悲恐、喜怒、想慕、忧结之类。

不因气动而病生于外者，谓瘴气、贼魅、虫蛇、蛊毒、蜚食、鬼击、冲薄、坠堕、风寒、暑湿、矿射、刺割、挞朴之类也。如此四类，有独治内而愈者；有兼治内而愈者；有独治外而愈者；有兼治外而愈者；有先治内后治外而愈者；有先治外后治内而愈者；有须解毒而攻击者；有须无毒而调引者。凡此之类，方法所施，或重或轻，或缓或急，或收或散，或润或燥，或软或坚。方士之用，见解不同，各擅

己心，好丹非素，故复问之。

五苦六辛

五苦六辛，从来无解，盖史家阙其疑也。一日，麻征君以此质疑于张先生。先生亦无所应。

行十五里，忽然有所悟，欣然回告于麻征君。以为五苦者，五脏为里属阴，宜用苦剂，谓酸苦涌泄为阴；六辛者，六腑为表属阳，宜用辛剂，谓辛甘发散为阳。此其义也。征君大服其识见深远，凿昔人不传之妙。故曰知其要者，一言而终；不知其要者，流散无穷。

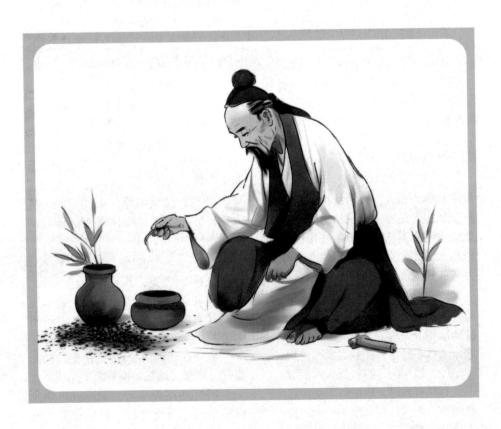

疮疡痈肿第一

◆ 治蝼蛄疮

良姜　白及　沥青（以上各等分）

上为细末，嚼，芝麻水同熬为膏，入冷水，共定用绯绢片，火熨斗作膏药。贴疮上。

又方：

千年石灰　茜根（烧灰）

上为细末。用水调，鸡翎涂上。

◆ 水沉金丝膏

贴一切恶疮。

沥青　白胶（以上各一两，春秋宜用油，夏宜油蜡二钱半，冬宜用油蜡四钱）

上件熔开油蜡，下沥青、白胶，用槐枝搅匀，绵子滤过，入冷水中，扯一千余遍。如疮透了，吃数丸，作剂于疮口填者，亦妙。摊纸上贴。勿令火炙。

◆ 乳香散

治下疳。

乳香　没药　轻粉　黄丹　龙骨　乌鱼骨　黄连　黄芩　铜绿（以上各等分）麝香（少许）

上为细末。先以温浆水洗过，贴疳疮上。

◆ 治蛇伤方

上用蒲公英棵根，作望，贴于伤处，用白面膏药贴之，大效。

◆ 紫金丹

治疔疮。

白矾（四两）　黄丹（二两）

上用银石器内熔矾作汁，下丹，使银钗子搅之，令紫色成也。用文武火，无令太过不及。如有疮，先以周遭挑破，上药，用唾津涂上数度，着无令疮干，其疮溃动，取疔出也，兼疮颜色红赤为效。如药未成就，再杵碎，炒令紫色。

◆ 治疔疮

生蜜与隔年葱，一处研成膏。

上先将疮周回，用竹针刺破，然后用疮药于疮上摊之，用绯绢盖覆，如人行二十里觉疔出，然后以热醋汤洗之。

◆ 千金托里散

治一切发背疔疮。

连翘（一两二钱）　黄芪（一两半）厚朴（二两）　川芎（一两）　防风（一两）桔梗（一两）　白芷（一两）　芍药（一两）官桂（一两）　木香（三钱）　乳香（三钱半）当归（半两）　没药（三钱）　甘草（一两）人参（半两）

上为细末。每服三钱，用酒一碗，盛煎三沸，和滓温服，膏子贴之。

◆ 二圣散

治诸疮肿。

黄丹（二两）　白矾（二两，飞）

上为细末。每服干掺疮口上，后用保生锭子，捏作饼子贴之。

◆ 保生锭子

巴豆（四十九个，另研，文武火烧热）金脚信（二钱）　雄黄（三钱）　轻粉（半匣）　硇砂（二钱）　麝香（二钱）

上件为末，用黄蜡一两半化开，将药和成锭子，冷水浸少时，取出，旋捏作饼子，如钱眼大。将疮头拨破，每用贴一饼子，次用神圣膏药封贴，然后服托里散。若疮气透里，危者服破棺散，用神圣膏贴之。

◆ 神圣膏药

贴治一切恶疮。

当归（半两） 没药（三钱） 白及（二钱半） 乳香（三钱） 藁本（半两） 琥珀（二钱半） 黄丹（四两） 木鳖子（五个，去皮） 胆矾（一钱） 粉霜（一钱） 黄蜡（二两） 白胶（三两） 巴豆（二十五个，去皮） 槐柳枝（一百二十条，各长一把） 清油（一斤）

上件一处，先将槐柳枝下油内，煮焦取出，次后下其余药物，煮得极焦，亦捞出，却将油澄清，再熬成膏子。用绯绢上摊贴之。

◆ 破棺丹

大黄（一两半） 甘草（二两） 荆三棱（一两半） 山栀子（二两半） 牵牛末（二两）

上为细末，炼蜜为丸，如弹子大。每服半丸，食后，酒半盏，研化服之。忌冷水

◆ 三圣散

治膁疮疔疮，搭手背疽等疮。

葱白（一斤） 马苋（一斤） 石灰（一斤）

上三味，湿捣为团，阴干为细末。贴疮。如有死肉者，宜先用溃死肉药。

◆ 溃死肉药方

炊饭尖半两，各三等（一等半两，入巴豆二个；一等半两，入巴豆三个；一等半两，入巴豆五个。各捻作白锭子）

上先用二巴豆纳疮，如不溃，再用纳三巴豆，又不溃，用五巴豆者，更用丹砂炒红色，掺疮口，追出清水，其恶肉未尽至，追出赤水，是恶肉尽。更用三圣散贴之，用膏药敷之。

◆ 治疮久不愈者

用川乌头、黄柏各等分为末，用唾津调涂纸上贴之，大有效矣。

◆ 治一切恶疮方

以天茄叶贴之。或为细末贴之，亦妙。

又方：用腊月人中白烧灰，油调，涂疮疥上。

又方：以瓦松（不拘多少），阴干为末，先用槐枝葱白汤洗之过，掺之，立效。灸疮久不敛者，更妙。

又方：以蒲公英捣之，贴一切恶疮诸刺。

◆ 替针丸

治一切恶疮。

川乌（二钱） 草乌（二钱） 五灵脂（二钱） 轻粉（一分） 粉霜（一分）

又方：加斑蝥（二十个，去足翅用） 巴豆（二十个，去皮用）

上将三件为末，研令匀，次入轻粉粉霜研匀，又入斑蝥、巴豆，以水调糊为锭子。（如作散，名"针头散"。）

◆ 悬蒌散

治发背恶疮。

悬蒌（一个） 大黄（一两） 金银花（一两） 当归（半两） 皂角刺（一两）

上锉碎，用酒一碗，煎至七分。去滓，温服。如有头者，加黍粘子。

◆ 治附骨疽及一切恶疮

当归（半两） 甘草（一两） 山栀子（十二个） 木鳖子（一个）

上为细末。每服三五钱，冷酒调服之。

◆ 治诸恶疮

白僵蚕（直者） 大黄（二味各等分）

上为细末，生姜自然汁与蜜同和为剂，丸如弹子大。每服一丸，细嚼。

◆ 治恶疮死肉铤子

巴豆（一钱，去皮油）　五灵脂（半两）黄丹（二钱，飞，加枯白矾一钱）

上为细末，以糊和丸。铤子入疮内用之。

◆ 当归活血散

治疮疡未发出，内痛不可忍，及妇人产前后腹痛。

当归（二钱）　没药（一钱半）　乳香（半钱）　白芍药（三钱）

疮疡者，加人参、木香；妇人，加赤芍药。

上为细末。每服一钱，水一中盏，煎至七分，和滓温服，日二服。妇人酒煎；疮既发，不须用。

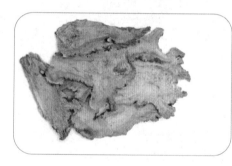

◆ 熏恶疮方

紫花地丁（一名米布袋收）

上取根晒干，用四个半头砖，垒成炉子，烧着地丁，用络垤砖一枚盖了，使令砖眼内烟出。熏恶疮，出黄水自愈。

◆ 治蛇疮

用蒲公英棵根作望。贴于伤处，用白膏药封之。

◆ 接骨散

并治恶疮。

金头蜈蚣（一个）　金色自然铜（半两，烧红，醋碎，研为细末用之）　乳香（二钱，为细末用之）　铜钱（重半两者取三文或五文，烧红，醋淬研细）　金丝水蛭（一钱半，每个作三截，瓦上爆去气道为度）　没药（三钱，研细）

上为细末。如疮肿处，津调半钱，涂，立止痛。如见得出脓，先用粗药末少许，小油少半匙，同打匀，再入少半匙，再打匀，又入前药接骨散半钱，再都用银钗子打成膏子，用鸡翎扫在疮肿处，立止痛，天明一宿自破，便效；如打折骨头并损伤，可用前项接骨散半钱，加马兜铃末半钱，同好酒一大盏，热调，连滓温服；如骨折损，立接定不疼；如不折了，吃了药，立便止住疼痛，此方屡经效验，不可具述。服药，觑可以食前服，食后服。又外用接骨药。

陈烂麻根（两把）　羊耳朵（一对）乱丝（一握，多者更妙）

上取肥松节劈碎，约量多少，先放三两根于新瓦上，都于上外三味，在上烧着存性，就研为末，如生，再烧研为度，后入五灵脂半两。如疼，入好乳香少许，和药如茶褐色为度。用布条子约缠一遭，先摊小黄米粥匀，上撒药末匀，缠定折处，上又用软帛三五重，上又竹算子缠，勒得紧慢得中。初，三日换上一次；再后，五日换一次；又七日再换上一次，无有不接者。

◆ 赤龙散

消散一切肿毒。

用野葡萄根，红者，去粗皮，为末。新水调涂肿上，频扫新水。

◆ 便痈方

（本名血疝）

牡蛎　大黄　甘草（以上各半两）悬蒌（一个）

上酒浸，露一宿，服之，以利为度。

又方：冬葵子为末，酒调下三两服。

又方：皂角不蛀者，烧过阴干为细末，酒调服之，立效。又皂角子七个，水调服之，亦效。

又方：胡桃七个，烧过阴干，研为末，酒调服之，不过三服，大效。

又方：生蜜米粉调服，休吃饭，利小便为度。

◆ 治疮无头者

蛇蜕皮，于肿处贴之。

又方：皂角刺，烧灰阴干。

上为末。每服三钱，酒调，嚼葵菜子三五个，前药送下，大效。

◆ 生肌敛疮药

白蔹　定粉（各等分）　黄丹（少许）

上同为细末。洗净疮口，干贴之。

◆ 治诸疮水度肿者

生白矾末，水调涂之，自消。

◆ 接骨药

铜钱（半两，醋浸淬焦烧，研为末）
木香（一钱）　自然铜（一钱）　麝香（少许）

上为极细末。如在上，食后每服三匙头，嚼丁香一枚，乳香一粒，无灰酒一小盏；在下，食前。如不折，其药反出。服罢，其痛不可当，勿疑，待一日，如骨未接，再服如前。老者十余日，少者不过五七日。

◆ 万圣神应丹

出箭头。

莨菪棵（一名天仙子，取着中一棵，根、本、枝、叶、花、实全者佳）

上于端午日前一日，持不语，寻见莨菪棵言道：先生你却在这里。那道罢，用柴灰自东南为头围了，用木子撅取了根周回土，次日端午，日未

出时，根据前持不语，用净水洗了，不令鸡犬妇人见，于净室中以石臼捣为泥，丸如弹子大，黄丹为衣，以纸袋封了，悬于高处阴干。如有人着箭，不能出者，用绯绢盛此药讫，放脐中，用绵裹肚系了，先用象牙末于疮口上贴之，后用前药。如疮口生合，用刀子利开贴之。

◆ 治冻疮

腊月雀脑子。烧灰研细。小油调，涂冻疮口上。

又方：以正黄柏为细末，用乳汁调，涂疮口上。

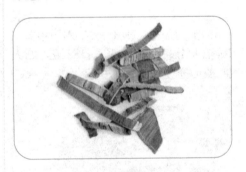

又方：以山药少许，生于新瓦上磨为泥，涂疮口上。

治手足裂白及，不以多少，为末，水调，涂裂处。

◆ 治面上疮

用镦子底黑煤，于小油中，以匙打成膏子，摊在纸上，贴疮神效。

◆ 治金疮血不止

用白薇末贴之，立止。

◆ 善应膏药

黄丹（二斤）　南乳香（另研）　没药（另研）　当归　木鳖子（生用）　白蔹（生用）　白矾（生用）　官桂（三寸）　杏仁（生）　白芷（以上各一两）　新柳枝（一斤，各长一寸）

上除黄丹、乳、没等外，八件用芝麻油五斤，浸一宿，用铁锅内煎，令黄色；药不用，次入黄丹锅内，柳条搅，令黄色，方可掇下；用柳枝搅出大烟，入乳没匀，令冷；倾在瓷盆内，候药硬，用刀子切作块，油纸裹。

◆ 接骨丹

五灵脂（一两）　茴香（一钱）

上二味为细末，另研乳香为细末。于极痛处掺上，用小黄米粥涂了，后用二味药末掺于上，再用帛子裹了，用木片子缠了。少壮人二日效，老者五六日见效矣。

◆ 治癣如圣丸

黄柏　黄芩　黄连　防风（以上各半两）　白僵蚕（一两）　全蝎（三分）轻粉（半钱）

上为细末，羊蹄根汁浸，蒸饼为丸，如梧桐子大。每服二三十丸，嚼羊蹄根汁送下。随病人上下，分食前后。又羊蹄汁涂癣。

◆ 治小儿癣杂疮

白胶香　黄柏　轻粉

上为细末。羊骨髓调涂癣上。

◆ 治瘰疬方

斑蝥（去头翅足）　赤小豆　白僵蚕　苦丁香　白丁香　磨刀泥

上各等分为细末。十岁以上，服一钱；二十岁以上，服二钱。五更用新汲水一盏调下，比至辰时见效。女人小便见赤白色，三两次；男子于大便中，见赤白色，为效。当日服白粘粥，不得吃别物，大忌油腻。患三四年者，只一服；七八年者，再一服。

◆ 玉饼子

治瘰疬、一切恶疮软疖。

上用白胶一两，瓷器内溶开，去滓，再于溶开后，以蓖麻子六十四个，作泥，入胶内搅匀，入小油半匙，头柱点水中，试硬软添减胶油。如得所，量疮大小，以绯帛摊膏药贴之，一膏药可治三五疖。

又方治瘰疬：

小龙肚肠（一条，炮干）　鳖壳裙襕（炮）　川楝子（五个）　牡蛎、大黄、牛蒡子（烧，存性）　皂角子（五十个）

上为细末，蒸饼为丸，如绿豆大。每服十五丸，食后艾汤下，日三服。

又方：将腊月猫粪，用新瓦两个，合在内，外用盐泥固济，烧成灰。以小油调，涂疮口上。

又方：取小左盘龙，不以多少，为末，陈米饭搜和得所，丸如梧桐子大。每服三五十丸，却用陈米汤送下。

◆ 治眉炼头疮

小麦不以多少，烧令黑色，存性为末。以小油调，涂疮上。

◆ 治小儿疮

羊粪熬汤，洗去痂，用屋悬煤，炒罗为末。以小油涂疮上。

◆ 圣灵丹

治打扑朒损，痛不可忍者。

乳香（三钱，另研）　乌梅（五个，去核，细切，焙干，为末）　白萹苣子（二两八钱，炒黄，捣为末）　白米（一捻，另研细末）

上再入乳钵内，研数百下，炼蜜为丸，如粟大。细嚼，热汤下。病在上，食后服，病在下，空腹时服。

◆ 出䤵方

上用荞麦秸一担，不烂者，烧灰存性，入锻石半斤，同灰一齐过，令火灭，然后以热水淋灰窝，淋下灰水，用铁器内煮，以撩起搅成膏子。于䤵上点，自出。或先以草茎刺破亦可。

张从正·儒门事亲

又方：桑柴灰、锻石，淋汁熬成膏。草茎刺破，点，以新水沃之。忌油腻等物。

◆ 烧烫火方

多年庙上蚓，与走兽为末。小油调，涂烧汤火疮，立效。

又方：生地黄汁，入小油、蜡同熬成膏，瓷器内盛。用鸡翎扫烫处。

又方：培上青苔，烧灰。小油调，涂烧烫处。

◆ 治烧烫方

生地黄，旋取新者，烂捣，取自然汁，入小油、黄蜡少许，银石器中熬成膏子。用鸡翎扫疮上。

又方：血余灰，用腊猪脂调涂。

又方：寒水石，烧过为细末。水调涂之。

◆ 枯瘤方

砒砂　黄丹　雄黄　粉霜　轻粉（以上各等一钱）　斑蝥（二十个，生用）朱砂（一钱）　乳香（三钱）　没药（一钱）

同研为末，粥糊为丸，捏作棋子样，爆干。先灸破瘤顶，三炷为则，上以疮药饼盖上，用黄柏末，以水调贴之。数日，自然干枯落下。

又方：以铜绿为末，草刺破瘤，掺在上，以膏药涂之。

治头面生瘤子，用蛛丝勒瘤子根。三二日，自然退落。

◆ 乳香散

贴杖疮肿痛。

大黄　黄连　黄柏　黄芩（以上各三钱）　乳香（另研）　没药（另研，以上各一钱）　脑子（少许）

上四味为末，后入三味，冷水调匀。摊于绯绢上，贴杖疮上。

◆ 治疳疮

马明退（烧灰，三钱）　轻粉（少许）乳香（少许）

上研为细末。先以温浆水洗净，干掺之。

◆ 治疳疮久不愈者

海浮石（烧红，醋淬数次）　金银花上海石（二停）　金银花（一停）

同为细末。每服二钱半，如签茶一般，日用二服。疮在上，食后；在下，食前服；如病一年，服药半年则愈。

◆ 泻肺汤

治肺痈喘急，坐卧不安。

桑白皮（锉烧）　甜葶苈（隔纸焙，各一两）

上二味为粗末。每服三钱，水一盏，煎至六分，去滓，食后温服。以利为度。

◆ 桔梗汤

治肺痈吐脓。

桔梗（锉炒，一两半）　甘草（炙锉，半两）

上为粗末。每服六七钱，水二盏，煎至半盏，去滓，空心服，须臾，吐脓立愈。

◆ 黄柏散

治鹏窠微腰等疮。

黄柏　白及　白蔹（以上各等分）黄丹（少许）

上为细末。凉水调涂。

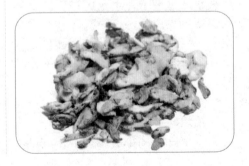

口齿咽喉第二

◆ 地龙散

治牙痛。

地龙（去土） 玄胡索 荜茇（以上各等分）

上为细末。每用一字，用绵子裹，随左右痛，于耳内塞之，大效。

◆ 牙宣药

荜茇 胡椒 良姜 乳香（另研）麝香 细辛 青盐 雄黄（以上各等分）

上为细末。先以温浆水刷净，后用药末于痛处擦，追出顽涎，休吐了，漱数十次，痛止。忌油腻一二日。

◆ 仙人散

（刷牙）

地骨皮（二两，酒浸二宿） 青盐（一两）黍粘子（一两半，炒） 细辛（一两，酒浸）

上为细末，入麝香少许。每用一字，临卧擦牙，茶酒漱，良久吐出。

又方：石膏 细辛 柳楼（以上各等分）

上为末。擦之。

◆ 治牙疳

米（二停） 盐（一停） 盆碱 麝香（少许） 白矾

上相合，水拌匀，纸包裹，烧黑焦为末。贴疮上，立愈。

◆ 治牙痛

口噙冰水一口，用大黄末纸捻，随左右痛处，鼻内嗅之，立止。

又方：韶粉（二钱） 好朱砂（一钱）

上为末。每用少许，擦痛处。

又方：好红豆（二钱） 花碱（少许）

上为末。随牙痛处，左右鼻内嗅之。

又方：华细辛（去苗） 白茯苓（去皮）川升麻 荜茇 青盐 明石膏 川芎不蛀皂角（去皮、弦，酥炙黄色，以上各等分）

上为细末。早晚刷牙，温水漱之，牙痛处，更上少许。

又方：以巴豆去皮，用针刺于灯焰上，炙令烟出，熏牙痛处，熏三五上。

又方：高良姜（一块） 全蝎（一只）

上为细末。先用酸浆水漱牙，次用药末擦之，流下涎水即愈。

又方治牙痛：花椒研掺牙坑，痛立止。

又方：枯白矾热水漱之。

◆ 治走马咽瘩

上用巴豆去皮，以绵子微裹，随左右塞于鼻中，立透。如左右俱有者，用二枚。

又方：用生白矾研细，涂于绵针上，按于喉中，立破。绵针，以榆条上用绵缠作枣大是也。

又一法：如左右喉瘩，于顶上分左右头发，用手揪拔之，剥然有声，立效。此法年幼时常见郑六嫂救人甚多，不得其诀，近与子正话及，方得其传。

又一法：以马勃吹咽喉中，立止。

◆ 治喉瘩

大黄 朴硝 白僵蚕

上件同为细末，水煎。量虚实用，以利为度。

◆ 口疮方

白矾（一两，飞至半两） 黄丹（一两，炒红色放下，再炒紫色为度）

上二味，为细末。掺疮上，立愈。

目疾证第三

◆ 治倒睫拳毛

将穿山甲，以竹算子刮去肉，用羊腰窝脂，去皮膜，仍将穿山甲于炭上炙去山甲上，如此数遍，令酥，为末。随左右眼噙水，鼻内闻嗅一字，一月余见效。

又方：木鳖子（三个，干炒）　木贼（一百二十节）　地龙（二条，去土）　赤龙爪（一百二十个，则勾刺也）

上为细末。摘去倒睫，每日以纸捻蘸药闻之，一日三五次。

又方：穿山甲（炮）　地龙（去皮）蝉壳　五倍子（以上各等分）

上为细末。如用药时，先将拳毛摘尽，后用药一字，随左右鼻内嗅之。次日目下如线样微肿是验也。

◆ 贴赤眼

取青泥中蛆，淘净熬干为末。赤眼上干贴之，甚妙。

◆ 贴赤瞎

炉甘石（二两）　密陀僧（一两）黄连　朴硝

上方，先将黄连用水熬成汁，入童子小便，再同熬，后下硝，又熬少时，用火炉甘石红，黄连汁内淬七次，与密陀僧末同为末。临卧贴之。

◆ 贴赤眼

铜绿　轻粉　牙硝　脑子（少许）麝香

上为细末。干贴之。

◆ 截赤眼方

黄连　绿矾　杏子　甘草　铜绿（各等分）

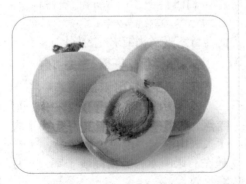

上为粗末。水煎洗，甚效。

◆ 碧霞丹

治赤眼暴发，并治赤瞎。

铜绿　白土　芒硝

上件各分为末，丸如皂子大。每用白汤研化一丸，洗之，立效。

◆ 汾州郭助教家神圣眼药

蕤仁（一两）　金精石（二两）　银精石（二两）　炉甘石（四两，烧）　赤石脂（一两）　滑石（二两）　密陀僧（二两）高良姜（三两）　秦皮（一两）　黄丹（一两，飞过）　铜绿（三钱）　硇砂（三钱）　硼砂（一钱半）　乳香（三钱）　盆硝（少用）　青盐　脑子　麝香（以上并少用之）

上用东流水三升，先入蕤仁，次下余味等，白沙蜜一斤，熬至二升，以线绢细滤过，澄清，入前药搅之。匀点，大效。

◆ 视星膏

白沙蜜（一斤，拣去蜜滓，可秤十四两）密陀僧（一两，金色者，研极细，水淘可得六、七钱）　新柳算子（四两，去皮心，半干半炒）

上用腊雪水五升，与蜜溶调入药，与柳算子同贮于瓷瓶中，以柳木塞瓶口，油绢封勒，于黑豆锅中熬，从朝至暮，仍用柳棒阁瓶，防倾侧；用文武火，另添一锅，豆水滚下，旋于另锅中取水添之；熬成，用重绵滤净，却入瓶中，用井水浸三两日，埋在雪中更妙。

◆ 复明膏

治外障。

白丁香（腊月收者尤佳，水飞，秤八钱）拣黄连（一两）　防风（去芦，锉一指许，一两）新柳枝（方一寸者三片）

上药四味，用新水一升半，雪水更妙，春秋两三时，冬月一宿，以银石器内，熬至六分，滤去滓，另用蜜一斤，密陀僧研极细末三字，入蜜搅匀另熬，以无漆匙撩点，下蜜中急搅，候沸汤定，一人搅蜜，一人旋又搅药汁，都下在内搅匀，再熬三两沸，色稍变，用新绵三两，重滤去滓，盛器内。点眼如常。本方每药半合，用片脑一麦粒大，不用亦可。

◆ 锭子眼药

黄丹（一两，飞） 黄柏（半两，去皮） 黄连（半两，去须） 枯白矾（半两） 炉甘石（半两，用黄连制） 铜绿（半两） 硇砂（三钱） 川乌（三钱，炮） 干姜（二钱） 蝎梢（一钱） 信（半钱，火煅） 乳香（少许） 没药（少许）

上为细末，入豆粉四两，浇蜜和就，如大麦许铤。

◆ 治冷泪目昏

密蒙花 甘菊花 杜蒺藜 石决明 木贼（去节） 白芍药 甘草（各等分）

上为细末。茶清调下一钱，服半月后，加至二钱。

又方：干姜，肥者，为末。每用一字，浸汤点洗。

又方：贝母一枚，腻白者，胡椒七粒，为末。点之。

◆ 单治目昏

荆芥穗 地骨皮 楮实（以上各等分）

上为细末，炼蜜为丸，桐子大。每服二十丸，米汤下。

◆ 治一切目昏

川椒（一斤，微炒，捣取椒红约取四两） 甘菊花（四两，末之） 生地黄（一斤，取新者，杵作泥极烂）

上将地黄泥，与前药末同和作饼子，透风处阴干，再为末，以蜜为丸，如梧桐子大。每服三十丸，食后茶清送下。

◆ 洗眼黄连散

当归 赤芍药 黄连 黄柏（各等分）

上细锉，以雪水或甜水，浓煎汁。热洗，能治一切风毒赤目。

◆ 诸物入眼中

好墨清水研，倾入眼中，良久即出。

◆ 点攀睛瘀肉

黄丹（一两二钱，水飞过，候干） 白矾（一两，银器内化成汁）

上将白矾，于银器内化成汁，入黄丹末在内，以银匙儿搅匀，更入乳香、没药各一钱，慢火不住手搅，令枯干为粉，候冷，研极细，熟绢罗过，后入鹰条一钱半，血竭二分，麝香少许，轻粉三分，粉霜二分，共研极匀如粉，再以熟绢罗过。细末点之，大有神效。

◆ 青金散

芒硝（一两） 螺青 没药 乳香（以上各少许）

上为细末。每用少许，鼻内嗅之。

◆ 治雀目

真正蛤粉

炒黄色，为细末。上油腊就热和为丸，如皂子，纳于猪腰子中，麻缠。蒸熟食之。可配米粥。

头面风疾第四

◆ 治䵟风刺方

苦参（一斤） 红芍药 冬瓜（二味各四两） 玄参（一两）

上为末。每用一字，用手洗面上。

◆ 猪蹄膏

洗面上皶药。

张从正·儒门事亲

上用猪蹄一副，刮去黑皮，切作细片，用慢火熬如膏粘，用罗子滤过，再入锅内，用蜜半盏。

又用：

白芷　黑豆（去皮）　栝楼（一个）
白及　白蔹　零陵香　藿香（各一两）
鹅梨（二个，细切）

上将（前）七味药为末，同梨入药一处，再熬，滴水不散方成。以绢滤过，临卧涂面，次日用浆水洗面。

◆ 治面风

益母草灰，面汤和，烧七遍。洗面用之。

◆ 治面黑斑点方

白附子（一两）　白及　白蔹
密陀僧　胡粉　白茯苓（以上各等分）

上为细末。洗净，临卧以乳汁调一钱，涂面，但洗光净。牛乳亦可。

◆ 治头风

苦丁香　川芎　藜芦（各等分）

上为细末。嚏水，鼻内嗅之。

◆ 芎黄汤

治头目眩运。

大黄　荆芥穗　贯芎　防风（以上各等分）

上为粗末，大作剂料，水煎。去滓服之。以利为度。

◆ 耳聋方

蓖麻子（五十个，去皮）

上与熟枣一枚，同捣，丸如枣子大，更入小儿乳汁就和。每用一丸，绵裹，纳于聋耳内，觉热为度，一日一易。如药难丸，日中曝干。

又方：口嚼甘草一枚，耳中塞二块，用绵裹，立通。

◆ 脑宣方

皂角不蛀者，去皮、弦、子，蜜炙捶碎，水中揉成浓汁，熬成膏子。鼻内嗅之，口中咬箸，良久涎出为度。

◆ 治耳底方

枯白矾

为末，填于耳中，立效。

◆ 治鼻中肉蝼蛄

赤龙爪　苦丁香（以上各三十个）
苦葫芦子（不以多少）　麝香（少许）

上为末。用纸捻子，点药末用之。

◆ 臭方

乌鱼骨（三钱）　枯白矾（三钱）
密陀僧（一钱）

上为末。先用药水洗臭处，后用药末擦之。

又方：密陀僧（不以多少）

研细。先以浆水洗臭处，干擦。

◆ 乌头药

细针砂（炒）　荞面（炒，以上各一盏）
大麦（亦同）

酽醋半升，与前二味打糊。

凡用先使皂角水热洗净时，前二味糊，稀稠得所，用温浆水洗了，却收取元针砂，其髭发净后，用黑药涂之。

◆ 黑药方

没食子　石榴皮　干荷叶（另捣，以上各一两）　五倍子　诃子皮　百药煎
金丝矾　绿矾（另研，旋点诸药）

上将七味（干荷叶除外）为细末。炒熟面五六匙，入好醋，打面糊，和药末再涂髭发，又用荷叶封裹，后用皮帽裹之，三五时间，洗净甚黑。若更要黑光，用猪胆浆水泽洗，如鸦翎。

又方：

酸石榴　五倍子　芝麻叶

上同杵碎。用绢袋盛之，于铁器内水浸，掠发自黑。

◆ 治大头病兼治喉痹方

歌曰：

人间治疫有仙方，一两僵蚕二大黄，姜汁为丸如弹大，井花调蜜便清凉。

又法：以砭针刺肿处出血，立效。

◆ 治时气

马牙硝　寒水石　黍粘子　鬼臼　川大黄　鬼箭草（以上各等分）　脑子（少许）

上（前）六味为细末。用新井花水一盏，药末一二钱，入脑子吃；外一半留用，新水得稠，鸡翎扫在肿处，有风凉处坐。

解利伤寒第五

◆ 双解丸

巴豆（六个，去皮油）　天麻（二钱半）　胭脂（少许）

上将巴豆、天麻为末，滴水丸，如秫米大，胭脂为衣。一日一丸，二日二丸，三日三丸。已外不解，先吃冷水一口，后用热水下。如人行十里，以热汤投之。

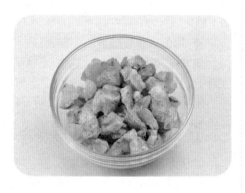

又一法：无药处可用两手指相交，紧扣脑后风府穴，向前礼百余拜，汗出自解。

又一法：适于无药处，初觉伤寒、伤食、伤酒、伤风，便服太和汤、百

沸汤是，避风处先饮半碗，或以齑汁亦妙；以手揉肚，觉恍惚，更服半碗；又用手揉至恍惚，更服，以至厌饫，心无所容，探吐汗出则已。

◆ 不卧散

川芎（一两半）　石膏（七钱半）　藜芦（半两，去土）　甘草（二钱半，生）

上为细末。口噙水，鼻内各嗅之，少时，吃白汤半碗，汗出解之。

◆ 川芎汤

解利一切伤寒。

川芎　藁本　苍术

上三件为细末。沸汤点三钱，须臾，觉呕逆便解；如不解，再服之。

诸腰脚疼痛第六

◆ 皂角膏

醇酒（二大碗）　皂角（一斤，去皮、弦，捣碎）

熬至一半，沸去滓，再用前汁，入银石器熬为膏子。随痛处贴之。

◆ 治腰脚疼痛方

天麻　细辛　半夏（以上各二两）

上用绢袋二个，各盛药三两，煮熟。交互熨痛处，汗出则愈。

◆ 牛黄白术丸

治腰脚湿。

黑牵牛　大黄（各二两）　白术（一两）

上为细末，滴水丸，桐子大。每服三十丸，食前生姜汤下。如要快利，加至百丸。

妇人病证第七

◆ 如圣丹

治妇人赤白带下，月经不来。

枯白矾　蛇床子（以上各等分）

上为末，醋打面糊丸，如弹子大。以胭脂为衣，绵子裹，纳于阴户。如

张从正·儒门事亲

热极再换。

◆ 诜诜丸

疗妇人无子。

当归 熟地黄（以上各二两） 玄胡索 泽兰（以上各一两半） 川芎 赤芍药 白薇 人参 石斛 牡丹皮（各一两）

上为末，醋糊为丸。每服五十丸，桐子大，空心酒下。

◆ 当归散

治月经欲来前后，腹中痛。

当归（以米醋微炒） 玄胡索（生用） 没药（另研） 红花（生用）

上为末，温酒调下二钱，服之。

◆ 治产妇横生

蓖麻子（三十个）

研烂。妇人顶上剃去发少许，以上药涂之，须臾，觉腹中提正，便刮去药，却于脚心涂之，自然顺生也。

◆ 治血崩

蚕砂（不以多少）

上为末。每服三五钱，热酒调下服。

又方：贯众（去须，锉碎）

或用酒、醋煎三钱，煎至七分，去滓，温服，一服立止。

◆ 当归散

治血崩。

当归（一两） 龙骨（一两，烧赤） 香附子（三钱，炒） 棕毛灰（半两）

上为细末。空心米饮调下三四钱。忌油腻、鸡、猪、鱼、兔等物。

◆ 莲壳散

干莲蓬（烧灰存性） 棕榈皮及毛（各烧灰，以上各半两） 香附子（二钱，炒）

上为细末。每服三四钱，空心米饮汤调下服之。

◆ 治妇人血枯

川大黄

上为末，醋熬成膏，就成鸡子大，作饼子。酒磨化之。

◆ 三分散

治产后虚劳，不进饮食，或大崩后。

白术 茯苓 黄芪 川芎 芍药 当归 熟干地黄（以上各一两） 柴胡 人参（以上各一两六钱）

上为粗末。每服一两，水一大盏，煎至半盏，去滓，温服，日二服。

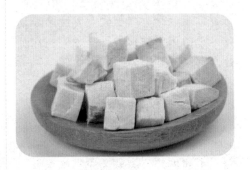

◆ 治产后恶物上潮、痞结，大、小便不通

芒硝 蒲黄 细墨（各等分）

上为末。用童子小便半盏，水半盏，调下服之。

◆ 治妇人产后虚弱，和血通经

当归（一两，焙） 芍药（二两） 香附子（三两，炒）

上为细末。每服一二钱，米饮调下，服之无时。

◆ 治妇人产后恶物不出，攻心痛

赤伏龙肝（灶底焦土，研细）

用酒调三五钱，泻出恶物，立止。

◆ 治娠妇下痢脓血及咳嗽

白术 黄芩 当归（各等分）

上为末。每服三五钱，水煎，去滓，食前，加桑皮止嗽。

◆ 百花散

治妇人产中咳嗽。

黄柏　桑白皮（用蜜涂，慢火炙黄色为度，二味各等分）

上为细末。每服一二钱，水一盏，入糯米二十粒，同煎至六分，以款冬花烧灰六钱，搅在药内同调，温服之。

◆ 治妇人吹奶

以桦皮烧灰存性，热酒调下三钱，食后服之。

又方：马明退（五钱，烧灰）　轻粉（三钱）　麝香（少许）

上为细末。每服二钱，热酒调下服之。

又方：以皂角烧灰，蛤粉和，热酒将来调数字，下得喉咙笑呵呵。

又方：以淘米木杓上砂子七个，酒下。以吹帚枝透乳孔，甚妙。

咳嗽痰涎第八

◆ 九仙散

九尖蓖麻子叶（三钱飞过）　白矾（二钱）

上用猪肉四两，薄批，棋盘利开掺药，二味荷叶裹，文武火煨热。细嚼，白汤送下后，用干食压之。

◆ 止嗽散

半夏（一两半，汤洗七次）　枯白矾（四两）

上二味为末，生姜打面糊和丸，桐子大。每服三二十丸，空心温酒送下。

◆ 八仙散

款冬花　佛耳草　甘草　钟乳鹅管石　白矾　官桂　井泉石（以上各等分）

上为细末。每服三钱，水煎服之。（又一方掺咽喉中。）

◆ 三才丸

治嗽。

人参　天门冬（去心）　熟干地黄（以上各等分）

上为细末，炼蜜为丸，如樱桃大。含化服之。

◆ 三分茶

茶（二钱）　蜜（二两）　荞麦面（四两）

上以新水一大碗，约打千余数。连饮之。饮毕，良久，下气不可停，人喘自止。

◆ 石膏汤

治热嗽。

石膏（乱文者，一两）　人参（半两，去芦）　甘草（半两，炙）

上为末。每服三钱，新水或生姜汁；蜜调下亦可。

◆ 三生丸

治嗽。

胡桃仁（一两）　生姜（一两，去皮，细切）　杏仁（一两）

上二味，同研为泥，就和作剂，可得十三四丸。临卧烂嚼一丸，可数服即止。

◆ 化痰延寿丹

天麻（半两）　枸杞子（二两半）白矾（一两半，半生半熟）　半夏（一两半，汤洗七次）　干生姜（一两半）　人参（一两）

上为细末，好糯酒拌匀如砂糖，用蒸饼剂蒸熟，去皮，杵臼捣四五十杵，便丸。如干，入酒三点，丸如小豆大。每服三五十丸，生姜汤下。

◆ 半夏汤

治哕欲死者。

半夏（一两，洗）　生姜（二两）

上二味，细切。水二盏，煎至八分，去滓，作二服，食后。

张从正·儒门事亲

◆ 治肺痿喘嗽

汉防己

上为细末。每服三钱，浆水一盏，同煎至七分，和滓温服之。

◆ 治年高上气喘促，睡卧难禁

上萝卜子捣罗为末，白汤浸调五七钱，食后服之。或炒，或用糖蜜作剂，为丸服之。

◆ 麻黄汤

治因风寒、衣服单薄致嗽。

麻黄（不去节） 甘草（生用） 杏仁（生用）

上为粗末。每服三二钱，水煎，食后温服。

心气疼痛第九

◆ 失笑散

治急心痛，并男子小肠气。

五灵脂（半两） 蒲黄（半两，炒）

上为末。每服三钱，醋半盏，煎二沸，再入水半盏，再煎二沸，空心，食前，和滓温服之。

又方：醋（一盏） 生白矾（一小块）

如皂子大，同煎至七分，温服，立愈。

又方：高良姜（半两） 山栀子（半两） 郁金（半两）

又方：新嫩槐枝（一握，切去两头）

水二盏，煎至一盏，去滓，分作二服，热服之。

又方：没药 乳香 姜黄 玄胡索（以上各等分）

上为末。每服三钱，水煎，食后服之。

小肠疝气第十

◆ 抽刀散

川楝子（一两，破，四分，进巴豆三个，

同炒黄色，去巴豆用之） 茴香（一两，盐炒黄色，去盐用之）

上为细末。每服三钱，葱白酒调下，空心服之。

◆ 治阴痛不可忍

吴茱萸（二两，洗七遍，焙干微炒）槟榔（一两） 茴香（一两）

上为细末，醋糊为丸。热酒送下十丸，食前服之。

◆ 治偏肿

茴香 甘遂（上二味各等分）

为末。酒调二钱，食前服之。

又方：巴戟（去心） 川楝（炒）茴香（炒，各等分）

为末。温酒调二钱，服之。

◆ 治小儿疝气肿硬

地龙（不去土）

为末。唾津调涂病处。

◆ 治小肠气痛

全蝎（一两） 茴香（一两，炒黄）

上为细末，醋糊和丸，如梧桐子大。如发时，每服五七十丸，温酒送下，食前服之。

◆ 治小便混浊如精之状

没药 木香 当归（以上各等分）

上为末，以刺棘心自然汁为丸，如梧桐子大。每服五七丸，食前，盐汤下。

◆ 治小便频滑数不禁

知母 黄柏（以上各等分）

上锉碎，酒浸透，炒微黄为末，水丸，梧桐子大。如服药前一日，休吃夜饭，来日空心，立服米饮汤下一百丸。只用一服效，后吃淡白粥一顿。

◆ 荡疝丹

川楝子（炒） 茴香（炒） 破故

纸（炒，以上各半两）　黑牵牛（二钱）
青皮　陈皮（以上各三钱）　广术（四钱）
木香（四钱）

上八味为细末，用好酒打面糊为丸，如梧桐子大。空心食前温酒下三十丸。

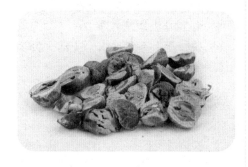

◆ 灸疝法

放疝边竖纹左右交弦，灸七壮。

肠风下血第十一

◆ 神应散

治肠风痔漏。

牛头角腮（一只，酌中者）　猪牙皂角（七锭）　穿山甲（四十九片，或圆取，或四方取，或一字取之）　猬皮（一两）蛇蜕皮（一条）

上五味，锤碎，盛在小口瓷器内，盐泥固定，日中曝干，瓶口微露出烟，用文武火烧红，赤烟微少，取出放冷为细末。如服药日，先一日临卧，细嚼胡桃仁半个如糊，用温醇糯酒一盏送下，不语便睡，至次日交五更服药，验病年月远近，或秤三钱，五七钱，用水半大碗，醇糯酒半大盏，相合热，和药服之，至辰时再服。

又一服，再根据前服药，不须用胡桃仁。久病不过七服。忌油腻、鱼、鳖、鸡、兔、猪、犬等物。大有神效。

◆ 温白丸

治脏毒下血。

椿根白皮（凡引者，去粗皮，酒浸，晒干服）

上为末，枣肉为丸，如梧桐子大。每服三五十丸，淡酒送。或酒糊丸。

◆ 治脱肛痔

胡荽子（一升）　乳香（少许）　粟糠（半升或一升）

上先泥成炉子，止留一小眼，可抵肛门大小，不令透烟火，熏之。

◆ 治脱肛

蔓陀罗花子　莲壳（一对）　橡碗（十六个）

上捣碎，水煎三五沸，入朴硝，热洗，其肛自上。

◆ 治痔漏下血不止

紫皮蒜（十个，独棵者妙）　大椒（六十个）　豆豉（四两）

上捣烂为泥丸，弹子大。空心细嚼一丸，盐汤下，日进三服，效。

◆ 治痔漏

白牵牛头末（四两）　没药（一钱）

上同为细末。如欲服药，先一日不食晚饭，明日空心，将猿猪精肉四两，烧令香熟，薄批，掺药末在内，裹之，渐又细嚼，食尽，然后用宿蒸饼压之，取下脓血为效，量病大小虚实，加减服之。忌油腻、湿面、酒色，三日外不忌。一服必效。或用淡水煮肉熟，用上法亦可。又云：服前一日，不食午饭并夜饭，明日空心用之。

又方：黑白牵牛一合，炒黄为末，

张从正·儒门事亲

猪肉四两，切碎炒熟，与药末搅匀，只作一服，用新白米饭三二匙压之，取下白虫为效。

又坐药：黑鲤鱼鳞二三甲，以薄编裹，如枣核样纳之，痛即止。

◆ 净固丸

治痔漏下血痒痛。

槐花（炒） 枳壳（去穰，以上各一两）

上为细末，醋糊为丸，如梧桐子大。每服二十丸，米饮汤下，空心，食前。十服见效。

◆ 黄连贯众散

治肠风下血。

黄连 鸡冠花 贯众 大黄 乌梅（以上各一两） 甘草（三钱，炙） 枳壳（炮） 荆芥（以上各一两）

上为细末。每服二三钱，温米饮调服，食前。

◆ 槐荆丸

治痔漏。

荆芥 槐花（等分）

为末。水煎一大碗。服丸亦可。

又方：豆豉（炒） 槐子（炒，各等分）

上为末。每服一两，水煎，空心下。

◆ 熏渫药

凤眼草 赤皮 葱椒

三味捣粗，同浆水滚过。坐盆，令热气熏痔，但通手渫之。如此不过三次愈矣。

小儿病证第十二

◆ 治小儿脾疳

芦荟 使君子（以上各等分）

上为细末。米饮调下一二钱，服之。

◆ 玉箸散

治小儿马脾风。

甘草（一寸，煎水） 甘遂末（一字）

上同油、蜜、生姜，银钗儿搅。调下后，用冷水半盏，调夺命散。

◆ 夺命散

治小儿胸膈喘满。

槟榔 大黄 黑牵牛 白牵牛（各等分，皆当各半生熟用之）

上为细末。蜜水调服之。

◆ 治小儿斑疮入眼

麸炒蒺藜 炙甘草 羌活 防风（等分）

捣。每服二钱浆水下，拨云见日直到老。

◆ 治疮疹黑陷

铁脚威灵仙（一钱，炒末） 脑子（一分）

上为末。用温水调下服之，取下疮痂为效。

◆ 治小儿黄瘦腹胀

干鸡粪（一两） 丁香末（一两）

上为末，蒸饼为丸，如小豆大。每服二十丸，米汤下。

◆ 黄连散

治小儿头疮。

川黄连 黄柏（去粗皮用） 草决明 轻粉（以上各等分）

上为细末。用生小油调药，于疮上涂之，立愈。

◆ 治斑疮倒压方

胡桃（一个，烧灰存性） 干胭脂（三钱）

上为末。用胡荽煎酒，调下一钱服之。

又方：人牙烧灰存性，研入麝香少许。每服三钱，温酒调下。少许服之，不拘时。

又方：小猪儿尾尖，取血三五点，研入脑子少许，新水调下，食后与服之。

又方：人中白，腊月者最佳，通

风处，以火煅成煤。水调三五钱，陷者自出。

◆ 消毒散

治疮疹已未出，咽喉肿痛。

牛蒡子（二两，炒）　甘草（半两，锉，炒）　荆芥（一分）

上为粗末。每服三钱，水一盏半，煎至七分，去滓，温服，无时。

◆ 治小儿斑疮入眼

猪悬蹄甲（二两，坩埚内盐泥固济，烧焦为末用）　蝉壳（二两，去土，取末一两）　羚羊角（镑为细末，研之用）

上二味为末，研入羚羊角细末一分，拌匀。每用一字；百日外儿，服半钱；三岁以上，服三钱。新水或温水调下，日三四服，夜一二服。一年以外，则难治之。

◆ 透耳药

朱砂（一钱）　粉霜（八分）

上研为细末。水调少许，用匙杓头倾一两点于耳内中。

后用：白菊花　绿豆皮　谷精草　夜明砂

上四味为末，用米泔半碗熬成，去滓，入干柿十余个，再同熬。每日吃三两个，仍饮煮干柿汤。

又方：治小儿斑疮入眼。

朱砂　脑子　水银　麝香（以上各等分）

上四味，研为细末。用水银调，滴入耳中。

◆ 发斑药

珠子（七个）

研碎，用新水调匀服之。

破伤风邪第十三

（阴毒伤寒亦附于此）

◆ 辰砂夺命丹

凤凰台　川乌头（生，以上各二钱）　麝香（少许）　朱砂（少许）

上为细末，枣肉和为丸，如弹子大，朱砂为衣。鳔酒送下。量病人年甲虚实，加减用之；小儿半丸，以吐为度；不止，以葱白汤解之。

◆ 治破伤风

病人耳塞，并爪甲上刮末，唾津调涂疮口上，立效。无疮口者难用。

◆ 治破伤风

乌梢尾（一个）　两头尖（四个）　全蝎（四个）

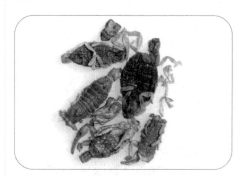

上三味为细末，另用锻石五升，柴灰五升，沸汤五升，淋灰水澄清，下药熬之，铁锅器内搅成膏子，如稠，用唾津调。先用温浆水洗净疮口，后涂药。实时药行，吐黄水一日，以新水漱口，即愈。

又方：天南星（半生半熟）　防风（去芦，二味各等分）

上为末。清油调，涂疮上，追去黄水为验。

又方：白芷（生用）　草乌头（尖，生用，去皮，二味等分）

上为末。每用半钱，冷酒一盏，入葱白少许，同煎服之。如人行十里，以葱白热粥投之，汗出立愈。甚者不过二服。

◆ 蜈蚣散

蜈蚣头　乌头尖　附子底　蝎梢（四味各等分）

上为细末。每用一字，或半字，热酒调下。如禁了牙关，用此药斡开灌之。

◆ 治阴毒伤寒破伤风

草乌头（七个，文武火烧熟，去牙头）麝香（半钱）　朱砂（一钱）

上为细末。每服一字，以热酒调下，食前服之，汗出为度。忌猪、兔、鱼、鳖、黏毅肉。

◆ 治阴毒病者

用芥末，以新水调膏药，贴脐上，汗出为效。

又方：牡蛎，干姜末，新水调涂，手心握外肾，汗出为效。

诸风疾症第十四

◆ 不老丹

治一切诸风，常服乌髭驻颜，明目延年。

苍术（四斤，米泔水浸软，竹刀子刮去皮，切作片子。内一斤，用椒三两去白，炒黄去椒；一斤，盐三两炒黄，去盐；一斤，好醋一升煮汁尽；一斤，好酒一升，煮令汁尽）　何首乌（二斤，米泔水浸软，竹刀子刮去皮，切作片子，用瓦甑蒸，先铺黑豆三升，干枣二升，上放何首乌，上更铺枣二升，黑豆三升，用炊单复着，上用盆合定，候豆枣香熟取出，不用枣豆）　地骨皮（去粗皮，重二斤）

上件于石臼内，捣为细末，候有椹汁搜和，如软面剂相似，瓷盆内按平，上更用椹汁，药上高三指，用纱绵帛覆护之，昼取太阳，夜取太阴，使干再捣，罗为细末，炼蜜和丸，如梧桐子大。空心温酒下六十丸。忌五辛之物。

◆ 四仙丹

春甲乙采杞叶，夏丙丁采花，秋庚辛采子，冬壬癸采根皮。上为末，以桑椹汁为丸。每服五十丸，茶清酒任下。

◆ 起死神应丹

治瘫痪、四肢不举、风痹等疾。

麻黄（去根节，河水五升熬，去滓，可成膏子，五斤）　白芷（二两）　桑白皮（二两）　苍术（二两，去皮）　甘松（二两，去土）　川芎（三两）　苦参（三两半，加浮萍二两）

以上各为细末，用膏子和丸，如弹子大。每服一丸，温酒一盏化下，临卧服之。

微汗出，勿虑；如未安，隔三二日再服，手足实时软快；及治卒中风邪，涎潮不利，小儿惊风，服之立效。

◆ 愈风丹

芍药　川芎　白僵蚕（炒）　桔梗　细辛（去叶）　羌活（以上各半两）　麻黄（去节）　防风（去芦）　白芷　天麻　全蝎（炙，以上各一两）　甘草（三钱）　南星（半两，生姜制用）　朱砂（半两，为衣）

上为末，炼蜜丸，如弹子大。每服一丸，细嚼，茶酒吞下。

◆ 香芎散

治偏正头风。

贯芎　香附子（炒）　石膏（乱纹者良，水飞）　白芷　甘草　薄荷（以上各一两）

一方：川乌头（半两，炮去脐皮用之）

上为细末。每服二钱，温酒或茶清调下服之。

◆ 妙功十一丸

治痫。

208

丁香　木香　沉香　乳香　麝香　荆三棱（炮）　广术（炮）　黑牵牛（微炒）　黄连　雷丸（炒）　鹤虱（炒）　胡黄连　黄芩　大黄（焙）　陈皮　青皮　雄黄　熊胆　甘草（炙，各二钱半）　赤小豆（三百六十粒，煮）　白丁香（直尖者，三百六十个）　轻粉（四钱）　巴豆（七粒）

上二十二味（赤小豆除外），为细末，赤小豆烂煮研泥，同荞面打糊，和作十一丸，朱砂为衣，阴干。服时水浸一宿，化一丸。大便出，随病各有形状，取出为验；或作化一番，不可再服；曾经火灸者，不治远年愈效。

◆ 朱砂滚涎散

治五痫。

朱砂（水飞）　白矾（生用）　赤石脂　硝石（以上各等分）

上同为细末，研蒜膏如丸，绿豆大。每服三十丸，食后，荆芥汤下。

又方：朱砂（不以多少，水飞，研为细末）

上用猪心血浸，蒸饼为丸，如绿豆大。每服二十丸，空心，金银汤下之。

◆ 治诸风疥癣及癞

浮萍（一两）　荆芥　川芎　甘草　麻黄（以上各半两）

或加芍药、当归。

上为粗末。每服一两，水一碗，入葱白根、豆豉，同煎至一半，无时服，汗出为度。

◆ 治癞涂眉法

半夏（生用）　羊粪（烧，以上各等分）

上为末。生姜自然汁调涂。

◆ 五九散

治癞。

地龙（去土）　蝉壳　白僵蚕　凌霄　全蝎（以上各等九个）

上同为末。只作一服，热酒调下。

浴室中汗出粘臭气为效。

◆ 苦参散

治疠风。

苦参（取头末，秤，二两）　猪肚（一个，去脂）

上以苦参末掺猪肚内，用线缝合，隔宿煮软，取出，洗去元药。先不吃饭五顿，至第二日，先饮新水一盏，后将猪肚食之，如吐了，再食之，食罢，待一二时，用肉汤调无忧散五七钱，取出小虫一二万，为效。后用皂角一斤，不蛀者，去皮、弦及子，捶碎，用水四碗，煮至一碗，用生绢滤去滓，再入苦参末搅，熟稀面糊膏子相似。取出放冷，后入余药相和。

药附后：何首乌（二两）　防风（一两半）　芍药（五钱）　人参（三钱）　当归（一两，焙）

上为细末，入皂角膏子为丸，如桐子大。每服三五十丸，温酒或茶清送下，不拘时候，日进三服。后用苦参、荆芥、麻黄煎汤洗冷。

水肿黄疸第十五

◆ 治通身黄肿

瓜蒂（焙干，三四钱）

上为细末。每用半字，于鼻内吹上，日一度，并吹三日。如不愈，后用黄芩末之，煎汤五钱下。

◆ 治蛊气

取环肠草，不以多少，曝干，水煎，利小便为度。

◆ 治黄疸面目遍身如金色

瓜蒂（一十四个）　母丁香（一个）　黍米（四十九粒）

上先捣瓜蒂为末，次入二味，同为细末。每用半字，夜卧，令病人先噙水一口，两鼻内各半字，吐了水，

209

张从正·儒门事亲

令病人便睡，至夜或明日，取下黄水，旋用熟帛了，直候取水定，便服黄连散。病轻者五日，重半月。

◆ 黄连散

治黄疸，大小便秘涩壅热。

黄连（三两）　川大黄（一两，锉碎，醋拌，炒过用之）　黄芩　甘草（炙，各一两）

上为细末。每服二钱，食后温水调下，一日三服。

治水肿，不利小便，非其法也。故《内经》云：湿气在上，以苦吐之；湿气在下，以苦泻之。吐泻后，长服益元散加海金沙，煎以长流水服之，则愈矣。大忌脚膝上针刺出水，取一时之效，后必死矣；尤忌房室、湿面、酒、醋盐味，犯之必死。

◆ 木通散

治水肿。

海金沙　舶上茴香　巴戟　大戟　甘遂　芫花　木通　滑石　通草（以上各等分）

上为细末。每服三钱，以大麦面和作饼子，如当二钱大，烂嚼，生姜汤送下。

下痢泄泻第十六

◆ 治痢

紫菀　桔梗　赤芍药　白术（以上各等分）

上为细末。每服三五钱，细切，羊肝拌之，作面角儿烧服之，后用白汤送下，食前。

杜蒺藜炒碾为末，酒调下，三两服。

◆ 蒜豉丸

治痢。

蒜（为泥）　豉（为末）

上二味相和作丸，如梧桐子大。

米饮汤下五七十丸，食前服之。

◆ 治大人小儿吐泻腹胀、胸膈痞闭

五灵脂　青皮　陈皮　硫黄　芒硝（以上各等分）

上将硝黄于铫子内，以文武火熔开，用匙刮聚，自然结成砂子，取出研碎，与前三药同末，面糊为丸，如绿豆大，小儿麻子黄米大。每服二十丸，量虚实加减，米饮汤送下，无时。

又方治泻：

车前子（不以多少）

上为细末。每服二钱，米饮汤调下服之。水谷分，吐泻止。

诸杂方药第十七

◆ 治消渴

拣黄连（二两，八九节者良）

上锉如咬咀。以水一碗，煎至半碗，去滓顿服，立止。

◆ 百日还丹

佛茄子　樟柳根（以上各等分）

上为末，枸杞汁和丸，如鸡头大。每服十丸，新水送下。

◆ 酒症丸

巴豆（十六个）　全蝎（十五个）　雄黄（一块）　白面（五两）

上为末，滴水丸，如豌豆大。每一丸；如痛饮者，二丸。

◆ 立应丸

治脏腑泄痢，脓血不止，腹中疼痛。

干姜（一两，炮，另末）　百草霜（一两）　巴豆连皮（一两，炒用）　杏仁（一两，同巴豆和皮炒黑色，杵为泥，后入霜研用）

上用黄蜡四两，熔开蜡，次入前四味，用铁器搅匀，旋丸桐子大。每服三五丸，甘草汤下。白痢，用干姜汤下，食前；若水泻，温水下。

◆ 反胃

黄柏末，热酒调三五钱，食后服之。

◆ 治小便多，滑数不禁

金刚骨为末，以好酒调下三钱，服之。

又方：白茯苓（去黑皮） 干山药（去皮，白矾水内湛过，慢火焙干用之）

上二味各等分，为细末。稀米饮调下，服之。

◆ 治卒淋痛

芫花（三钱） 茴香（二钱，微炒黄色）

上为细末。水煎服之。

◆ 治趼方

以水调白面，稀稠得所。糊趼上以纸封之，明日便干。如不曾破者，剥去面便行。

◆ 治大便秘

生麻子不以多少，研烂，水调服之。

◆ 坐剂

治大便久秘，攻之不透者用之。

又用蜜，不计多少，慢火熬令作剂，稀则粘手，硬则脆，稀稠得所，堪作剂，搓作剂样，如枣核大，粗如箸，长一寸许。蘸小油，内于肛门中，坐良久自透。有加盐少许，以《素问》咸以软之。

◆ 交加饮子

治久疟不已，山岚瘴气。

肉豆蔻（十一个，面裹烧一个） 草豆蔻（二个，同上法用） 浓朴（二寸，一半生用，一半用生姜汁制过用） 甘草（二寸半，一半生用，一半炙用） 生姜（二块，如枣，纸裹煨过，半生半熟）

上为末。每服分一半，水一碗，银石器内，煎至一大盏，去滓，温服。

发日，空心。未愈，则再服。

◆ 天真丸

补虚损。

佛袈裟（男用女，女用男，以新水四担，洗尽血水，以酒煮烂为泥） 威灵仙（一两）当归（半两） 缩砂（一两，炒熟） 莲子肉（二两，炒熟） 干地黄（一两，酒浸） 广术（半两）甘草（二两） 牡丹皮（一两） 牛膝（一两，酒浸） 木香（半两） 白术（一两） 白茯苓（一两）

上为细末，与君主同捣罗为细末，酒浸蒸饼为丸，如桐子大。每服三五十丸，三进服。

◆ 取雕青

水蛭，取阴干为末。先以白马汗擦青处，后用白马汗调药涂之。

◆ 治蚰蜒入耳中

上用猫尿灌耳中，立出。取猫尿，用盆盛猫，以生姜擦牙大妙。

又方：黑驴乳灌耳中，亦出。

又方：以湿生虫研烂涂于耳边，自出。

辟谷绝食第十八

◆ 辟谷方

大豆（五升，洗净，蒸三遍，去皮为细末）大麻子（五升，汤浸一宿，漉出，蒸三遍，令口开，去皮为细末用） 糯米（五升，淘净，同白茯苓一处蒸熟用之） 白茯苓（五两，去皮。同上糯米处蒸熟为用）

上将麻仁末一处捣烂如泥，渐入豆黄末，同和匀，便团如拳大，再入甑蒸，从初更着火至半后夜住火，至寅时出甑，午时曝干，捣为末。服之，以饱为度。不得吃一切物，用麻子汁下。第一顿，一月不饥；第二顿，四十日不饥；第三顿，一千日不饥；第四顿，永不饥。颜色日增，气力加倍。如渴，饮麻仁汁，转更不渴，滋润五脏，若待吃食时分，用葵菜子三合为末，煎汤放冷服之。取其药如后，初间吃三五日，白米稀粥汤，少少吃之。三日后，诸般食饮无避忌。此药大忌欲事。

◆ 茯苓饼子

白茯苓（四两,为末） 头白面（一二两）

上同调水煎饼，面稀调，以黄蜡代油，煿成煎饼，蜡可用三两。饱食一顿便绝食。至三日觉难受，三日后，气力渐生，熟果芝麻汤、米饮凉水微用些，小润肠胃，无令涸竭开食时，用葵菜汤，并米饮稀粥，少少服之。

◆ 保命丹

人参（五两） 麻子仁（二两，炒，去皮） 干地黄 栝楼子（炒） 菟丝子（酒浸,以上各二两） 生地黄 干大枣（各三两） 大豆黄卷（一升，煮，去沫） 黑附子（一两生用，一两炮去皮用之） 白茯苓 茯神 地骨皮（去粗皮） 蔓荆子（煮熟用） 杏仁（去皮、尖用） 麦门冬（炒，去心用） 地肤子（蒸七遍） 黍米（作粉） 粳米（作粉） 白糯米（作粉） 天门冬（去心） 车前子（蒸） 侧柏叶（煮三遍,以上各二两五钱）

上同为细末，各拣选精粹者，腊月内合者妙。他时不可合，日月交蚀不可合。如合时，须拣好日，净室焚者，志心修合，勿令鸡犬妇人见。又将药末用蜡一斤半，滤去滓，白蜜一斤，共二斤半，一处溶开，和匀，入臼杵二千下，微入酥油，丸如梧桐子大。每服十丸，服至五日。如来日服药，隔宿先吃糯米一顿，粳米白面皆可，次日空心，用糯米粥饮送下；如路行人服，如遇好食吃不妨，要止便止；如吃些小蒸饼，嚼烂咽，或干果子，以助药力，不吃更妙。忌盐醋。日后退下药来，于长流水中洗净，再服。

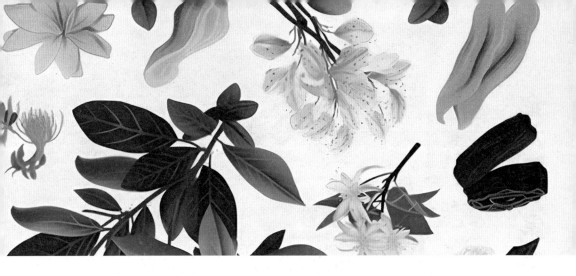

李东垣·兰室秘藏

序

　　《兰室秘藏》六卷，吾师李东垣先生所辑也。不肖读之而曰：至矣哉！吾师之学术贯天人，洞微奥也。其论饮食劳倦，人所日用而不知者，故首及之。次中满腹胀，胃脘酒渴，至于眼耳鼻舌齿喉，血分腰痛，大小便，痔漏泻痢，疮疡，妇儿科，皆穷其旨要。而论脉法尤详悉而切当，言病证变换万状皆形见于脉，按其弦长、滞缩、清浊，伸引无尽。吾师尝云：至微者，理也；至著者，象也。体用一源，显微无间，得其理则象可得而推矣。是吾师有不言，言辄应，与是编相符合，非口所辩说，纸上陈言，不能施用者欤！然则人之欲自颐真精，顺时却病，与医家溯流穷源，不拘执古方而收功者，舍是奚观焉？夫吾师合生气之和，道五常之性，使疾疢不作而无妖褾短折，起死扶伤，令六合咸宁，万世攸赖，非古圣王亨嘉之致治乎？圣王之世，即喙息蠕动之细，莫不禀仰太和，沐浴玄泽。若吾师殚厥心思以较雠是编，濯瘝煦寒，如《洪范》所谓：身其康强，子孙逢吉，曰寿、曰康宁、曰考终者，是编之效也。吾师弗自私藏，以公诸人。不止一身行之，欲人人行之，又欲天下万世行之；不止一方蒙泽，欲举世蒙泽，又欲千世亿世蒙泽也。吾师嘉与无穷者，吾师心思之所流而精神之所聚也。不肖何敢序，但忝衣钵之传，若太史公云：岩穴之人，欲砥行立名，非附青云之士，恶能声施后世，则序之之鄙意云尔。

至元丙子三月上巳门人罗天益百拜书

李东垣·兰室秘藏

饮食劳倦门

饮食所伤论

《阴阳应象论》云：水谷之寒热，感则害人六府。《痹论》云：阴气者，静则神藏，躁则消亡，饮食自倍，肠胃乃伤。此乃混言之也。分之为二：饮也，食也。饮者，水也，无形之气也。因而大饮则气逆，形寒饮冷则伤肺，病则为喘咳，为肿满，为水泻。轻则当发汗，利小便，使上下分消其湿。解酲汤、五苓散、生姜、半夏、枳实、白术之类是也。如重而蓄积为满者，芫花、大戟、甘遂、牵牛之属利下之，此其治也。食者，物也，有形之血也。如《生气通天论》云：因而饱食，筋脉横解，肠澼为痔。又云：食伤太阴、厥阴，寸口大于人迎两倍三倍者，或呕吐，或痞满，或下痢肠澼，当分寒热轻重而治之。轻则内消，重则除下。如伤寒物者，半夏、神曲、干姜、三棱、广术、巴豆之类主之；如伤热物者，枳实、白术、青皮、陈皮、麦蘖、黄连、大黄之类主之。亦有宜吐者。《阴阳应象论》云：在上者，因而越之。瓜蒂散之属主之。然而不可过剂，过剂则反伤肠胃。盖先因饮食自伤，又加之以药过，故肠胃复伤而气不能化，食愈难消矣，渐至羸困。故《五常政大论》云：大毒治病，十去其六，小毒治病，十去其七，凡毒治病，不可过之。此圣人之深戒也。

劳倦所伤论

《调经篇》云：阴虚生内热奈何？岐伯曰：有所劳倦，形气衰少，谷气不盛，上焦不行，下脘不通，而胃气热，热气熏胸中，故内热。《举痛论》云：劳则气耗。劳则喘且汗出，内外皆越，故气耗矣。夫喜怒不节，起居不时，有所劳伤，皆损其气。气衰则火旺，火旺则乘其脾土，脾主四肢，故困热，无气以动，懒于语言，动作喘乏，表热自汗，心烦不安。当病之时，宜安心静坐，以养其气，以甘寒泻其热火，以酸味收其散气，以甘温补其中气。《经》言劳者温之，损者温之者是也。《金匮要略》云：平人脉大为劳，脉极虚亦为劳矣。夫劳之为病，其脉浮大，手足烦热，春夏剧，秋冬差。脉大者，热邪也，极热者，气损也。春夏剧者，时助邪也，秋冬瘥者，时胜邪也。以黄芪建中汤治之，此亦温之之意也。夫上古圣人，饮食有节，起居有常，不妄作劳，形与神俱，百岁乃去，此谓治未病也。今时之人，去圣人久远则不然，饮食失节，起居失宜，妄作劳役，形气俱伤，故病而后药之，是治其已病也。推其百病之源，皆因饮食劳倦而胃气、元气散解，不能滋荣百脉，灌溉脏腑，卫护周身之所致也。故苍天之气贵清静，阳气恶烦劳。噫！饮食喜怒之间，寒暑起居之际，可不慎欤？

◆ 调中益气汤

治因饥饱劳役，损伤脾胃，元气不足，其脉弦洪缓而沉，按之中之下得，时一涩。其证四肢满闷，肢节疼痛，难以屈伸。身体沉重，烦心不安，忽肥忽瘦，四肢懒倦，口失滋味，腹难舒伸，大小便清利而数，或上饮下便，或大便涩滞，或夏月飧泄，米谷不化，或便后见血，或便见白脓，胸满短气，咽膈不通，痰唾稠粘，口中沃沫，食入反出，耳鸣耳聋，目中流火，视物昏花，胬肉红丝，热壅头目，不得安卧，不思饮食，并皆治之。

橘皮（如腹中气不转运，加木香一分，如无此证不加）　黄柏（酒洗，各二分）升麻（此一味为上气不足，胃气与脾气下流，乃补上气，从阴引阳）　柴胡（各三分）人参（有嗽者去之）　炙甘草　苍术（各五分）　黄芪（一钱）

如时显热躁，是下元阴火蒸蒸然发也，加生地黄二分，黄柏三分。

如大便虚坐不得，或大便了而不了，腹中常常逼迫，皆是血虚血涩，加当归身三分，无此证则去之。

如身体沉重，虽小便数多，亦加茯苓二分，黄柏三分，泽泻五分，苍术一钱，时暂从权而去湿也，不可常用。兼足太阴已病，其脉亦络于心中，故显湿热相合而生烦乱。

如胃气不和，加汤洗半夏五分，生姜三片。有嗽者加生姜、生地黄二分，以制半夏之毒。

如痰厥头痛，非半夏不能除，此足大阴脾邪所作也。

如无以上证，只服前药。

上件锉如麻豆大，都作一服，水二大盏，煎去渣，稍热，食远服之。宁心绝虑，静坐少语，药必为效耳。

如夏月须加白芍药三分，如春月腹中痛尤宜加。

如恶热而渴，或腹痛者，更加芍药五分，生黄芩二分。

如恶寒腹痛，加中桂三分，去黄芩，谓之桂枝芍药汤。亦于前药中加之。

如冬月腹痛，不可用芍药，盖大寒之药也。只加干姜二分，或加半夏五七分，以生姜少许制之。

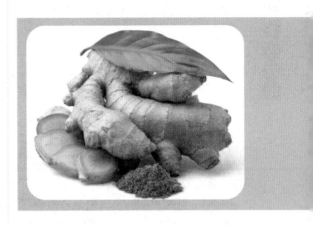

如秋冬之月，胃脉四道为冲脉所逆，胁下少阳脉二道而反上行，名曰厥逆。其证气上冲咽不得息，而喘息有音不得卧，加吴茱萸五分至一钱，汤洗去苦，观厥气多少而用之，亦于前药中作一服服之。

如夏月有此证，为大热也。此病随四时为寒热温凉也，宜以：

黄连（酒洗）　黄柏（酒浸）　知母（酒浸，各等分）

上药为细末，熟汤为丸，如梧桐子大，每服一百丸或二百丸，白汤送下，空心服。仍多饮热汤，服毕少时，便以美食压之，使不令胃中停留直至下元，以泻冲脉之邪也。大抵治饮食劳倦所得之病，乃虚劳七损证也，常宜以甘温平之，甘多辛少，是其治也。

◆ 宽中喜食无厌丸

（一名宽中进食丸）

木香（五分）　青皮　人参　干生

姜（各一钱） 炙甘草（一钱五分） 白茯苓 泽泻 槟榔 橘皮 白术（各二钱） 缩砂仁 猪苓（各二钱半） 半夏（七钱） 枳实（四钱） 草豆蔻仁（五钱） 神曲（五钱半，炒） 大麦蘗面（一两，炒）

上药为细末，汤浸蒸饼为丸，如梧桐子大，每服三五十丸，米汤下，食远。

◆ 交泰丸

升阳气，泻阴火，调荣气，进饮食，助精神，宽腹胁，除怠惰嗜卧，四肢沉困不收。

干姜（炮制，三分） 巴豆霜（五分） 肉桂（去皮捣一钱） 人参（去芦一钱） 柴胡（去苗） 白术 小椒（炒，去汗子并闭目，各一钱五分） 厚朴（去皮，炒，三钱，秋冬加七钱） 苦楝（酒煮） 白茯苓 缩砂仁（各三钱） 知母（四钱，一半酒炒，一半酒洗，春夏用，秋冬去） 川乌（炮制，去皮肤，四钱五分） 吴茱萸（汤洗七次，五钱） 皂角（水洗，煨去皮、弦） 紫菀（去苗，各六钱） 黄连（去须，七钱，秋冬减一钱五分）

上除巴豆霜另研外，同为极细末，炼蜜为丸，如梧桐子大，每服十丸，温水送下，食远，虚实加减。

◆ 木香人参生姜枳术丸

开胃进饮食。

干生姜（二钱五分） 木香（三钱） 人参（三钱五分） 陈皮（四钱） 枳实（一两，炒） 白术（一两五钱）

上药为细末，荷叶裹，烧饭为丸，如梧桐子大，每服三五十丸，温水下，食前。

◆ 木香干姜枳术丸

破除寒滞气，消寒饮食。

木香（三钱） 干姜（五钱炮） 枳实（一两炒） 白术（一两五钱）

上药为细末，荷叶裹，烧饭为丸，如梧桐子大，每服三五十丸，温水送下，食前。

◆ 扶脾丸

治脾胃虚寒，腹中痛，溏泻无度，饮食不化。

干生姜 肉桂（各五分） 干姜 藿香 红豆（各一钱） 白术 茯苓 橘皮 乌梅肉 诃子皮 炙甘草 半夏（各二钱） 神曲（炒） 大麦蘗（炒，各四钱）

上药为细末，荷叶裹，烧饭为丸，如梧桐子大，每服五十丸，白汤送下，食前。

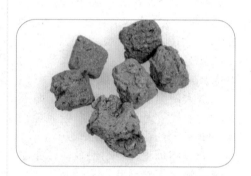

◆ 和中丸

补胃进食。

人参 干生姜 陈皮（各一钱） 干木瓜（二钱） 炙甘草（三钱）

上药为细末，汤浸蒸饼为丸，如梧桐子大，每服五十丸，白汤送下，食前。

◆ 槟榔丸

破滞气，消饮食。

炙甘草（一钱） 木香 人参 槟榔（各二钱） 陈皮（五钱）

上药为细末，汤浸蒸饼为丸，如梧桐子大，每服五十丸，白汤下，食前。

◆ 消积滞集香丸

治伤生冷硬物不消。

京三棱　广术　青皮　陈皮　丁香皮　益智　川楝子　茴香（各一两）巴豆（和皮米炒，焦五钱）

上药为细末，醋糊为丸，如绿豆大，每服五七丸，温水、生姜汤送下，食前服。

◆ 黄芪汤

补胃除湿，和血益血，滋养元气。

木香（气通者去之）　藿香叶（各一钱）当归（酒洗）　陈皮（各二钱）　人参　泽泻（各五钱）　黄芪（一两）

上药㕮咀，每服五钱，水二大盏，煎至一盏，如欲汗，加生姜煎，食远，热服之。

◆ 黄芪当归汤

治热上攻头目，沿身胸背发热。

当归身（一钱，酒洗）　黄芪（五钱）

上药㕮咀，作一服，水二大盏，煎至一盏，食前热服。

◆ 参术汤

治脾胃虚弱，元气不足，四肢沉重，食后昏闷。

黄柏（酒浸）　当归（各二分）　柴胡升麻（各三分）　人参　陈皮　青皮（各五分）　神曲末（七分）　炙甘草　苍术（各一钱）　黄芪（二钱）

上药㕮咀，都作一服，水二大盏，煎至一盏，食远服。

◆ 益智和中丸（李秋合）

木香　黄连　生地黄（各二分）　黄芪　人参　麦门冬　神曲末　当归身干生姜　陈皮　姜黄（各五分）　缩砂仁（七分）　桂花（一钱）　桂枝（一钱五分）益智仁（二钱二分）　炙甘草（二钱五分）麦蘖面（三钱）　草豆蔻仁（四钱）

上药为细末，汤浸蒸饼为丸，如梧桐子大，每服五十丸，白汤下，细嚼亦当。

◆ 益胃散

治因服寒药过多，以致脾胃虚损，胃脘疼痛。

人参　甘草　缩砂仁　浓朴（各二钱）　白豆蔻　姜黄　干生姜　泽泻（各三钱）　益智仁（六钱）　黄芪　陈皮（各七钱）

上药为粗末，每服三钱，水二盏，生姜五片，煎至一盏，去渣，食前温服。

脾胃虚损论

易水张先生常戒不可峻利，食药下咽，未至药丸施化，其标皮之力始开，便言快也，所伤之物已去。若更待一两时辰许，药尽化开，其药峻利，必有情性，病去之后，脾胃既损，是真气、元气败坏，促人之寿。当时设下一药，枳实一两，麸炒黄色为度，白术二两。只此二味，荷叶裹，烧饭为丸。以白术甘温，甘温补脾胃之元气，其苦味除胃中之湿热，利腰脐间血，故先补脾胃之弱，过于枳实克化之药一倍。枳实味苦寒，泄心下之痞闷，消化胃中所伤。此一药下胃，其所伤不能即去，须侍一两时辰许，食则消化，是先补其虚而后化其所伤，则不峻利矣。当是之时，未悟用荷叶烧饭为丸之理，老年味之始得，可谓奇矣。荷叶之物，中央空，象震卦之体。震者，动也，人感之生足少阳甲胆者。甲胆者，风也，生化万物之根蒂也。《内经》云：履端于始，序则不愆。人之饮食入胃，营气上行，即少阳甲胆之气也。其手少阳三焦经，人之元气也。手足经同法，便是少阳元气生发也。胃气、谷

李东垣·兰室秘藏

气、元气、甲胆上升之气一也，异名虽多，只是胃气上升者也。荷叶之体，生于水土之下，出于污秽之中，不为所染，挺然独立，其色青，形乃空，青而象风木者也。食药感此气之化，胃气何由不上升乎？其主意用此一味为引用，可谓远识深虑，合于道者也，更以烧饭和药，与白术协力，滋养谷气而补令胃厚，再不至内伤，其利广矣、大矣。若内伤脾胃辛热之物、酒肉之类，自觉不快，觅药于医，医者亦不问所伤，敷之集香丸、小丁香丸、巴豆大热药之类下之，大便下则物去，遗留食之热性、药之热性，重伤元气，则七神不炽。《经》云热伤气，正谓此也。其人必无气以动而热困，四肢不举，传变诸疾不可胜数，使人真气自此衰矣。若伤生冷硬物，世医或用大黄、牵牛二味大寒药投之，随药下所伤去矣，遗留食之寒性、药之寒性重泻其阳。阳去则皮肤筋肉血脉无所依倚，便为虚损之证，论言及此，令人寒心。夫辛辣薄味之药，无故不可乱服，非止牵牛而已。《至真要大论》云：五味入口，各先逐其所喜攻。攻者，克伐，泻也。辛味下咽，先攻泻肺之五气。气者，真气，元气也。其牵牛之辛辣猛烈，伤人尤甚。饮食所伤肠胃，当以苦泄其肠胃可也。肺与元气何罪之有？用牵牛大罪有五，此其一也。况胃主血所生病，为所伤物者，有形之物也，皆是血病，泻其气，其罪二也。且饮食伤之于中焦，只合克化消导其食，重泻上焦肺中已虚之气，其罪三也。食伤肠胃，当塞因塞用，又曰寒因寒用，枳实、大黄苦寒之物以泄有形是也，反以辛辣牵牛散泻真气，大禁四也。殊不知《针经》有云：

外来客邪风寒伤人五脏，若误泻胃气必死，误补亦死。其死也，无气以动，故静。若内伤肠胃，而反泻五脏，必死，误补亦死。其死也，阴气有余，故躁。今内伤肠胃，是谓六腑不足之病，反泻上焦虚无肺气。肺者，五脏之一数也。虽不即死，若更旬日之间，必暗损人寿数。谓如人寿应百岁，为牵牛之类朝损暮损，其元气消耗，不得终其天年，但人不觉耳，将为天年已尽，此乃暗里折人寿数，大禁五也。故特著此论并方，庶令四海闻而行之，不至夭横耳，此老夫之用心也。

胃气不可不养，复明养胃之理。《内经》云：安谷者昌，绝谷者亡。水去则荣散，谷消则卫亡，荣散卫亡，神无所倚。仲景云：水入于经，其血乃成；谷入于胃，脉道乃行。故血不可不养，胃不可不温。血养胃温，荣卫将行，常有天命。谷者，身之大柄也。《书》与《周礼》皆云：金、木、水、火、土，谷惟修以奉养五脏者也。内伤饮食，固非细事，苟妄服食药，而轻生殒命，其可乎哉？《黄帝针经》有说：胃恶热而喜清冷，大肠恶清冷而喜热，两者不和，何以调之？岐伯曰：调此者，食饮衣服亦欲适寒温，寒无凄泄，暑无汗。饮食者，热无灼灼，寒无凄凄，寒温中适，故气将持，乃不致邪僻也。是必有因用，岂可用俱寒俱热之药仓卒致损，与以刃杀人者何异？《内经》说：内伤者，其气口脉反大于人迎一倍、二倍、三倍，分经用药。又曰：上部有脉，下部无脉，其人当吐不吐者死。如但食不纳，恶心欲吐者，不问一倍、二倍，不当正与瓜蒂散吐之，但以指或以物探去之。若所伤之物去不尽者，更诊其脉，问其所伤，以食

218

药去之，以应塞因塞用，又谓又寒因寒用，泄而下降，乃应太阴之用。其中更加升发之药，令其元气上升，塞因通用，因曲而为直。何为曲？内伤胃气是也。何为直？因而升发胃气是也。因其饮食之内伤，而使生气增益，胃气完复，此乃因曲而为之直也。若分经用药，其所伤之物，寒热温凉，生硬柔软，所伤不一，难立定一法，只随所伤之物不同，各立治法，临时加减用之。其用药，又当问病人从来禀气盛衰，所伤寒物热物，是喜食之邪，不可服破气药。若乘饥因而伤之邪，当益胃气。或为人所勉劝强食之，宜损血而益气也。诊其脉候，伤在何脏，可与对病之药，岂可妄泻天真元气，以轻丧身宝乎？且如先食热物而不伤，继之以寒物，因后食致前食亦不消化而伤者，当问热食、寒食孰多孰少，斟酌与药，无不当矣。喻如伤热物二分，寒物一分，则当用寒药二分，热药一分，相合而与之，则荣卫之气必得周流。更有或先饮酒而后伤寒冷之食，及伤热食、冷水与冰，如此不等，皆当验其节次所伤之物，酌量寒热之剂分数，各各对证与之，无不取效。自忖所定药方，未敢便谓能尽药性之理，姑用指迷辩惑。

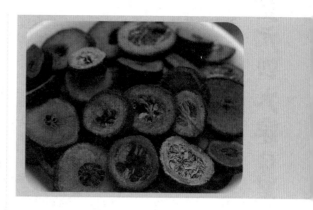

◆ 巴豆三棱丸

（一名木香见现丸）

治伤生冷硬物，心腹满闷疼痛。

巴豆霜（五分）　木香（二钱）　升麻　柴胡（各三钱）　草豆蔻（面裹，煨熟，用仁）　香附子（炒，各五钱）　神曲（炒黄色）　石三棱（去皮煨）　京三棱（煨，各一两）

上药为细末，汤浸蒸饼为丸，如绿豆一倍大，每服一二十丸，温白汤下，量所伤多少，加减服之。

◆ 白术丸

治伤豆粉、湿面、油腻之物。

白矾（枯，三钱）　黄芩（五钱）　橘皮（七钱）　神曲（炒黄色）　半夏（汤洗七次）　白术（各一两）　枳实（麸炒黄色，一两一钱）

上药为极细末，汤浸蒸饼为丸，如绿豆大，每服三五十丸，白汤下。素食多用干姜，故加黄芩以泻之。

◆ 草豆蔻丸

治秋冬伤寒冷物，胃脘当心而痛，上肢两胁，咽膈不通。

炒盐（五分）　干生姜　青皮　橘皮（各二钱）　麦面（炒黄色）　生黄芩（冬月不用）　半夏（汤洗七次）　神曲（炒，各五钱）　草豆蔻（面裹，煨，去皮取仁）　白术（各一两）　枳实（麸炒，二两）

上为极细末，汤浸蒸饼为丸，如

◆ 三黄枳术丸

治伤肉湿面、辛辣味浓之物，填塞闷乱不快。

枳实（麸炒，五钱）　黄连（去须，酒洗）　大黄（湿纸裹，煨）　神曲（炒）　橘皮　白术（各一两）　黄芩（二两）

上药为极细末，汤浸蒸饼为丸，如绿豆一倍大，每服五十丸，白汤下，临时量所伤多少，加减服之。

李东垣·兰室秘藏

绿豆大，每服五十丸，白汤下。

中满腹胀门

中满腹胀论

《六元政纪论》云：太阴所至为中满，太阴所至为蓄满。诸湿肿满，皆属脾土。《论》云：脾乃阴中之太阴，同湿土之化。脾湿有余，腹满食不化。天为阳、为热，主运化也；地为阴、为湿，主长养也。无阳则阴不能生化。故云脏寒生满病。《调经篇》云：因饮食劳倦，损伤脾胃，始受热中，未传寒中，皆由脾胃之气虚弱，不能运化精微而制水谷，聚而不散，而成胀满。《经》云：腹满肿胀，支膈胁，下厥上冒，过在太阴阳明，乃寒湿郁过也。《脉经》所谓胃中寒则胀满者是也。《针经》三卷杂病第八：腹满大便不利，上走胸嗌，喘息喝喝然，取足少阴。又云：胀取三阳。三阳者，足太阳寒水为胀，与《通评虚实论》说"腹暴满，按之不下，取太阳经络，胃之募也"，正同。取者，泻也，《经》云"中满者，泻之于内"者是也。宜以辛热散之，以苦泻之，淡渗利之，使上下分消其湿。正如开鬼门，洁净府，温衣缪刺其处，是先泻其血络，后调其真经，气血平，阳布神清，此治之正也。或曰：诸胀腹大皆属于热者，何也？此乃病机总辞。假令外伤风寒有余之邪，自表传里，寒变为热，而作胃实腹满，仲景以大承气汤治之。亦有膏粱之人，湿热郁于内，而成胀满者，此热胀之谓也。大抵寒胀多而热胀少，治之者宜详辨之。

诸腹胀大皆属于热论

诸腹胀大，皆属于热。此乃八益之邪，有余之证，自天外而入，是感风寒之邪传里，寒变为热，作胃实，日晡潮热，大渴引饮，谵语，是太阳阳明并大实大满者，大承气下之。少阳阳明微满实者，小承气下之。泄之则胀已，此之谓也。假令痎疟为胀满，亦有寒胀、热胀，是天之邪气，伤暑而得之，不即时发，至秋暑气衰绝，而疟病作矣，知其寒也，《局方》用交解饮子者是也。

内虚不足，寒湿令人中满，及五脏六腑俱有胀满，更以脉家寒热多少较之，胃中寒则胀满，浊气在上则生膜胀，取三阳。三阳者，足太阳膀胱寒水为胀，腹暴满，按之不下，取手太阳经络者，胃之募也正同。腹满膜胀，支膈肤胁，下厥上冒，过在太阴阳明，胃中寒湿郁遏也。太阴膜胀，复不利，不欲食，食则呕，不得卧，按所说寒胀之多如此。

中满治法，当开鬼门，洁净府。开鬼门者，谓发汗也；洁净府者，利小便也。中满者，泻之于内。谓脾胃有病，当令上下分消其湿，下焦如渎，气血自然分化，不待泄渎秽。如或大实大满，大小便不利，从权以寒热药下之。或伤酒、湿面及味厚之物，膏粱之人，或食已便卧，使湿热之气不得施化，致令腹胀满，此胀亦是热胀。治热胀，分消丸主之。

如或多食寒凉，及脾胃久虚之人，胃中寒则胀满，或脏寒生满病，以治寒胀，中满分消汤主之。

◆ 中满分消丸

治中满热胀、鼓胀、气胀、水胀，此非寒胀类。

白术　人参　炙甘草　猪苓(去黑皮)　姜黄(各一钱)　白茯苓(去皮)　干

生姜　砂仁（各二钱）　泽泻　橘皮（各三钱）　知母（炒，四钱）　黄芩（去腐，炒，夏用一两二钱）　黄连（净炒）　半夏（汤洗七次）　枳实（炒，各五钱）　厚朴（姜制，一两）

上除茯苓、泽泻、生姜外，共为极细末，入上三味和匀，汤浸蒸饼为丸，如梧桐子大。每服一百丸，焙热，白汤下，食远服，量病人大小加减。

◆ 中满分消汤

治中满寒胀，寒疝，大小便不通，阴躁，足不收，四肢厥逆，食入反出，下虚中满，腹中寒，心下痞，下焦躁寒沉厥，奔豚不收。

川乌　泽泻　黄连　人参　青皮　当归　生姜　麻黄　柴胡　干姜　荜澄茄（各二分）　益智仁　半夏　茯苓　木香　升麻（各三分）　黄芪　吴茱萸　厚朴　草豆蔻仁　黄柏（各五分）

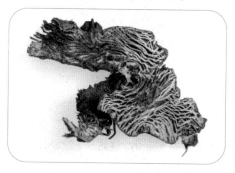

上药锉如麻豆大，都作一服，水二大盏，煎至一盏，食前热服。忌房室、酒、湿面、生冷及油腻等物。

◆ 广茂溃坚汤

治中满腹胀，内有积聚，坚硬如石，其形如盘，令人不能坐卧，大小便涩滞，上喘气促，面色痿黄，通身虚肿。

广术　红花　吴茱萸　升麻（各二

分）　半夏（七分）　柴胡　泽泻　神曲　青皮　陈皮（各三分）　厚朴（生用）　黄芩　黄连　益智仁　草豆蔻仁（五分）　生甘草（三分）　当归梢（五分）

如渴加葛根（四分）

上药锉如麻豆大，水二大盏，煎至一盏，稍热服，食远。忌酒、醋、湿面。服二服之后，中满减半，止有积不消，再服后药。

◆ 半夏厚朴汤

诸腹胀大皆属于热论。

红花　苏木（各半分）　吴茱萸　干生姜　黄连（各一分）　木香　青皮（各二分）　肉桂　苍术　白茯苓　泽泻　柴胡　生甘草　生黄芩　草豆蔻仁　陈皮（各三分）　京三棱　猪苓　当归梢　升麻（各四分）　神曲（六分）　厚朴（八分）　半夏（一钱）　桃仁（七个）　昆布（少许）

如渴加葛根（三分）

上药㕮咀，作一服，水三盏，煎至一盏，去渣，稍热服。此药二服之后前证又减一半，却于前药中加减服之。

◆ 破滞气汤

（一名木香化滞散）

破滞气，治心腹满闷。

炙甘草（四分）　白檀　藿香　陈皮　大腹子　白豆蔻仁　白茯苓　桔梗（各五分）　砂仁　人参　青皮　槟榔　木香　姜黄　白术（各二钱）

上药㕮咀，每服三钱，水二盏，煎至一盏，去渣，温服，不拘时。

◆ 草豆蔻汤

治腹中虚胀。

李东垣·兰室秘藏

泽泻(一分)　木香(三分)　半夏(制四分)　枳实　草豆蔻仁　黄芪(春夏去之)　益智　甘草(各五分)　青皮　陈皮(各六分)　茯苓　当归(各七分)　神曲(四分)

上药为粗末，都作一服，水二大盏，生姜三片，煎至一盏，去渣，温服。冬月加黄芪五七分，春夏止服正药，食远。

心腹痞闷门

消痞闷方

◆ 消痞丸

治心下痞闷，一切所伤，及积年不愈者。

干生姜　神曲(炒)　炙甘草(各二分)　猪苓(二钱五分)　泽泻　厚朴　砂仁(各三钱)　半夏(汤洗七次)　陈皮　人参(各四钱)　枳实(五炒)　黄连(净炒)　黄芩(各六钱)　姜黄　白术(各一两)

上药为细末，汤浸饼为丸，如梧桐子大，每服五七十丸至百丸，白汤送下，食远服。

◆ 失笑丸

（一名枳实消痞丸）

治右关脉弦，心下虚痞，恶食懒倦，开胃进饮食。

干生姜(一钱)　炙甘草　麦蘗面　白茯苓　白术(各二钱)　半夏曲　人参(各三钱)　厚朴(四钱炙)　枳实　黄连(各三钱)

上药为细末，汤浸饼为丸，梧桐子大，每服五七十丸，白汤下，食远服。

◆ 黄连消痞丸

治心下痞满，壅滞不散，烦热喘促不安。

泽泻　姜黄(各一钱)　干生姜(二钱)　茯苓　炙甘草　白术(各三钱)　陈皮　猪苓(各五钱)　枳实(七钱，炒)　半夏(九钱)　黄连(一两)　黄芩(二两，炒)

上药为细末，汤浸饼为丸，如梧桐子，每服五十丸，温汤下，食远。

◆ 消痞汤

（一名木香化滞汤）

治因忧气郁结中脘，腹皮里微痛，心下痞满，不思饮食。

枳实(炒)　当归梢(各二分)　陈皮　生姜　木香(各三分)　柴胡(四分)　炙甘草(各五分)　红花(少许)　草豆蔻(五分)　半夏(一钱)

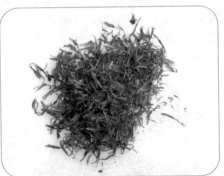

上为粗末，作一服，水二盏，生姜三片，煎至一盏，食远服，忌酒、湿面。

◆ 葶苈丸

治心下痞，胸中不利。

半夏(洗)　厚朴(炙)　石膏　青皮(各五分)　当归身(七分)　白豆蔻仁　缩砂　茵陈(酒制)　干葛(各一钱)　炙甘草　羌活　黄芩(一半酒洗，一半炒)　苦葶苈(酒洗，炒)　人参　柴胡　独活(各三钱)

上药为细末，汤浸饼和匀，筛子内擦如米大，每服二钱，临卧用一口汤下。

胃脘痛门

◆ 草豆蔻丸

治脾胃虚弱，而心火乘之，不能滋荣上焦元气，遇冬肾与膀胱寒水旺时，子能令母实，以致肺金大肠相辅而来克心乘脾胃，此大复仇也。《经》云：大胜必大复，理之常也。故皮毛血脉分肉之间，元气已绝于外，又大寒大燥二气并乘之，则苦恶风寒，耳鸣及腰背相引而痛，鼻息不通，不闻香臭，额寒脑痛，大恶风寒，目时眩，不欲开。腹中为寒水反乘，痰唾沃沫，食则反出，腹中常痛，心胃作痛，胁下缩急，有时而痛，腹不能努，大便多泻而少秘，下气不绝，或腹中鸣，此脾胃虚之至极也。胸中气乱，心烦不安，而为霍乱之渐，咽膈不通，极则噎塞有声，喘喝闭塞，或于日阳处，或于暖室中少缓，口吸风寒之气，则复作。四肢厥逆，身体沉重，不能转侧，头不可以回顾，小便溲而时躁，此药主之。秋冬寒凉大复气之药也。

神曲末　柴胡（详胁下痛多少用之）　姜黄（各四分）　当归身　青皮（各六分）　黄芪　人参　益智仁　吴茱萸（汤洗，焙干）　陈皮　白僵蚕（各八分）　泽泻（小便数减半）　半夏（各一钱，洗）　甘草（生六分，熟六分）　麦蘖面（一钱五分，炒）　草豆蔻仁（面裹烧熟为度，一钱四分）　桃仁（七个，汤浸，去皮、尖）

上除桃仁另研如泥，余为细末，同研匀，汤浸蒸饼为丸，如梧桐子大，每服五七十丸，白汤下，食远服。

◆ 神圣复气汤

治复气乘冬足太阳寒水、足少阴肾水之旺，子能令母实，手太阴肺实，反来克土，火木受邪。腰背胸膈闭塞疼痛；善嚏，口中涎，目中泣，鼻中流浊涕不止，或如息肉，不闻香臭，咳嗽痰沫。上热如火，下寒如冰。头作阵痛，目中溜火，视物䀮䀮，耳聋耳鸣，头并口鼻大恶风寒，喜日晴暖，夜卧不安，常觉痰塞，咽膈不通，口不知味，两胁缩急而痛，牙齿动摇不能嚼物，脐腹之间及尻足膝不时寒冷，前阴冷而多汗，行步欹侧，起居艰难，麻木风痹，小便数，气短喘喝，少气不足以息，遗失无度，及妇人白带，阴户中大痛牵心，面色黧黑，男子控睾，痛牵心腹，或面色如赭，食少，大小便不调，烦心霍乱，逆气里急，腹不能努，或肠鸣，膝下筋急，肩脾大痛，此皆寒水来复火土仇也。

干姜（炮）　黑附子（炮，各三分）防风　人参　郁李仁（另研，各五分）　半夏（汤洗研）　升麻（各七分）　藁本　甘草（各八分）　当归身（六分，酒洗）　柴胡羌活（各一钱）　白葵花（五朵，去心剪碎）

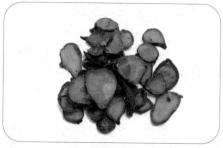

上药都作一服，水五大盏，煎至二盏，入黄芪一钱，橘红五分，草豆蔻仁一钱，面裹煨熟去皮一钱，同煎至一盏。再入下项药：黄柏三分，酒浸；黄连三分，酒浸；枳壳三分；生地黄

223

李东垣·兰室秘藏

三分，酒洗。此四味，预一日另用新水浸。又以华细辛二分，川芎细末三分，蔓荆子三分，作一处浸。此三味并黄柏等，煎正药作一大盏，不去渣。入此所浸之药，再上火同煎至一大盏，去渣，热服空心。又能治啮颊、啮唇舌、舌根强硬等证如神。忌肉汤，及食肉，不使助经络中火邪也。大抵肾元与膀胱经中有寒，气不足者，并宜服之。于月生月满时食，隔三五日一服，如病急不拘时候。

◆ 麻黄豆蔻丸

治客寒犯胃，心胃大痛不可忍。

木香　青皮　红花　厚朴（各二分）苏木（三分）荜澄茄（四分）升麻　半夏（汤洗）麦蘖面　缩砂仁　黄芪　白术　陈皮（去白）柴胡　炙甘草　吴茱萸　当归身（各五分）益智仁（八分）神曲末（二钱，炒）麻黄（不去节，三钱）草豆蔻仁（五钱）

上药为细末，汤浸蒸饼为丸，如梧桐子大，每服五十丸，白汤下，或细嚼汤下亦可。

酒客病论

论酒大热有毒，气味俱阳，乃无形之物也。若伤之，则止当发散，汗出则愈矣，此最妙法也。其次莫如利小便，二者乃上下分消其湿，何酒病之有？今之酒病者，往往服酒症丸，大热之药下之，又有牵牛、大黄下之，是无形元气受病，反下有形阴血，乖误甚矣。酒性大热，已伤元气，而复重泻之，况亦损肾水真阴，及有形阴血俱为不足，如此则阴血愈虚，真水愈弱，阳毒之热大旺，反增其阴火，是谓元气消亡，七神何依？折人长命，虽不即死，而虚损之病成矣。《金匮要略》云：酒疸下之，久久为黑疸，慎不可犯此戒。不若令上下分消其湿，当以葛花解醒汤主之。

◆ 葛花解醒汤

木香（五分）人参（去芦）猪苓（去黑皮）白茯苓　橘皮（各一钱五分）白术　干生姜　神曲（炒）泽泻（各二钱）莲花青皮（三钱）缩砂仁　白豆蔻仁　葛花（各五钱）

上药为极细末，和匀，每服三钱七，白汤调下，但得微汗，酒病去矣。

此盖不得已而用，岂可恃赖日日饮酒？此药气味辛辣，偶因酒病服之，则不损元气，何者？敌酒病故也，若频服之，损人天命。

◆ 枳术丸

治痞，消食强胃。

枳实（麸炒黄色，一两）白术（二两）

上药为极细末，荷叶裹，烧饭为丸，如绿豆一倍大，每服五十丸，白汤下，不拘时候，量所伤多少，加减服之。

◆ 半夏枳术丸

治因冷物内伤。

半夏（汤洗七次，一两）枳实（麸炒黄色）白术（各二两）

上三味为极细末，荷叶裹，烧炊饭为丸，如绿豆一倍大，每服五十丸，白汤下，量所伤加减服之。

◆ 橘皮枳术丸

治元气虚弱，饮食不消，或脏腑不调，心下痞闷。

橘皮　枳实（麸炒黄色，各一两）白术（二两）

上药为极细末，荷叶裹，烧饭为丸，如绿豆一倍大，每服五十丸，白汤下，量所伤加减服之。

◆ 除湿益气丸

治伤湿面，心腹满闷，肢体沉重。

红花（三分）　萝卜子（炒熟，五钱）
枳实（麸炒黄色）　黄芩（生用）　神曲（炒黄色）　白术（各一两）

上药同为细末，荷叶裹，烧饭为丸，如绿豆一倍大，每服五十丸，白汤下，量所伤加减服之。

◆ 除湿散

治伤马奶子并牛羊酪水，一切冷物。

甘草（炙）　红花（各二钱）　半夏（汤洗七次三钱）　茯苓（七钱）　干生姜（三钱）
车前子　泽泻（各五钱）　神曲（炒黄色，一两）

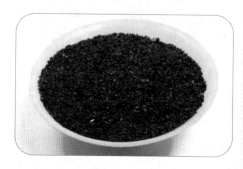

上药为极细末，每服三钱匕，白汤调下，食前。

◆ 升麻黄连丸

治多食肉，口臭，不欲闻其秽恶气，使左右不得近。

白檀（二钱）　生甘草（三钱）　生姜（取自然汁）　升麻（五钱）　莲花青皮（五钱）
黄连（去须，一两）　黄芩（去腐，酒洗，二两）

上药为极细末，汤浸饼为丸，如弹子大，每服一丸，细嚼，白汤下，食后。

◆ 上二黄丸

治伤热食，痞闷，兀兀欲吐，烦乱不安。

甘草（二钱）　升麻　柴胡（各三钱）
黄连（酒洗，一两）　黄芩（二两）

一方加枳实（五钱）

上药为细末，汤浸饼为丸，如绿豆大，每服五十丸，白汤下，食远。

治伤冷饮者，以五苓散，每服二钱，三钱匕，加生姜煎服之。

治伤食兼伤冷饮者，煎五苓散送半夏枳术丸。

治伤冷饮不恶寒者，腹中亦不觉寒，惟觉闷，身重食不化者，或小便不利，煎去桂五苓散，依前斟酌服之。

◆ 瓜蒂散

上部有脉，下部无脉，其人当吐不吐者死。何谓下部无脉？此谓木郁也。饮食过饱，填塞胸中。胸中者，太阴之分野。《经》曰：气口反大于人迎三倍，食伤太阴。故曰木郁则达之，吐者是也。

瓜蒂　赤小豆（各等分）

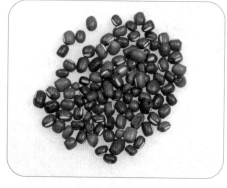

上二味为极细末，每服二钱匕，温浆水调下，取吐为度。

李东垣·兰室秘藏

若不至两手尺脉绝无，不宜便用此药，恐损元气，令人胃气不复。若止是胸中窒塞，闷乱不通，以指探去之。如不得吐者，以物探去之，得吐则已，如食不去，用此药吐之。

解云：盛食填塞于胸中，为之窒塞，两寸脉当主事，两尺脉不见，其理安在？胸中有食，故以吐出之。食者，物也。物者，坤土也，是足太阴之号也。胸中者，肺也，为物所填。肺者，手太阴金也。金主杀伐也，与坤土俱在于上，而旺于天，金能克木，故肝木生发之气伏于地下，非木郁而何？吐去上焦阴土之物，木得舒畅，则郁结去矣。

食塞于上，脉绝于下，若不明天地之道，无由达此至理。水火者，阴阳之征兆，天地之别名也。故曰：独阳不生，独阴不长。天之用在于地下，则万物生长矣；地之用在于天上，则万物收藏矣。此乃天地交而万物通也，此天地相根之道也。故阳火之根本于地下，阴水之源本于天上，故曰：水出高源。故人五脏主有形之物，物者，阴也。阴者，水也。右三部脉主之，偏见于寸口。食塞其二，是绝五脏之源，源绝则水不下流，两尺竭绝，此其理也，何疑之有？

假令所伤前后不同，以分为率，伤热物二分，伤生冷硬物一分，用寒药三黄丸二停，热药巴豆三棱丸一停，合而服之。如热物伤少而寒物伤多，则寒药少而热药多也。假令夏月大热之时，伤生冷硬物，当用热药巴豆三棱丸治之，须加三黄丸，谓天时不可伐，故加寒药以顺时令。若热物只用三黄丸何谓？此三黄丸，时药也。假令冬天大寒之时，伤羊肉湿面等热物，当用三黄丸治之，须加热药少许，草豆蔻丸之类是也，为引用，又为时药。《经》云：必先岁气，无伐天和，此之谓也。余皆仿此。

消渴门

消渴论

《阴阳别论》云：二阳结谓之消。《脉要精微论》云：瘅成为消中。夫二阳者，阳明也。手阳明大肠主津，病消则目黄口干，是津不足也；足阳明胃主血，热则消谷善饥，乃血不足也。结者，津液不足，结而不润，皆燥热为病也。此因子食甘美而多肥，故其气上溢，转为消渴，治之以兰，除陈气也，不可服膏粱芳草石药，其气剽悍，能助燥热也。越人云：邪在六腑，则阳脉不和，阳脉不和，则气留之，气留之则阳脉盛矣，阳脉大盛，则阴气不得营也，故皮肤肌肉消削是也。《经》云：凡治消瘅、仆击、偏枯、痿厥、气满发逆，肥贵人则膏粱之疾也。岐伯曰：脉实病久可治，脉弦小病久不可治。后分为三消。高消者，舌上赤裂，大渴引饮，《逆调论》云：心移热于肺，传于膈消者是也，以白虎加人参汤治之；中消者，善食而瘦，自汗，大便硬，小便数，叔和云：口干饶饮水，多食亦饥，虚瘅成消中者是也，以调胃承气、三黄丸治之；下消者，烦躁引饮，耳叶焦干，小便如膏。叔和云：焦烦水易亏，此肾消也，以六味地黄丸治之。《总录》所谓未传能食者，必发脑疽背疮，不能食者，必传中满鼓胀，皆谓不治之证。洁古老人分而治之，能食而渴者，白虎加人参汤；不能食而渴者，钱氏

226

方白术散倍加葛根治之。上中既平，不复传下消矣。前人用药厥有旨哉！或曰：未传疮疽者何也？此火邪胜也，其疮痛甚而不溃，或赤水者是也。《经》云：有形而不痛，阳之类也，急攻其阳，无攻其阴，治在下焦，元气得强者生，失强者死。未传中满者何也？以寒治热，虽方士不能废其绳墨而更其道也。然脏腑有远近，心肺位近，宜制小其服；肾肝位远，宜制大其服，皆适其至所为故。如过与不及，皆诛罚无过之地也。如高消、中消，制之太急，速过病所，久而成中满之病，正谓上热未除，中寒复生者也。非药之罪失，其缓急之制也，处方之制，宜加意焉。

◆ 和血益气汤

治口干、舌干，小便数，舌上赤脉，此药生津液，除干燥，生肌肉。

柴胡 炙甘草 生甘草（此味治口干、舌干也） 麻黄根（各三分） 酒当归梢（四分） 酒知母 酒汉防己 羌活（各五分） 酒生地黄（七分） 升麻（一钱）杏仁 桃仁（各六个） 红花（少许） 酒黄连（八分，治舌上赤脉也） 石膏（六分，治小便赤色） 酒黄柏（一钱）

上药㕮咀，都作一服，水二大盏，煎至一盏，去渣，温服，忌热湿面、酒、醋等物。

◆ 当归润燥汤

治消渴，大便闭涩，干燥结硬，兼喜温饮，阴头退缩，舌燥口干，眼涩难开，及于黑处见浮云。

细辛（一分） 生甘草 炙甘草（各三分） 柴胡（七分） 熟地黄（三分） 黄柏 知母 石膏 桃仁（泥子） 当归身 麻子仁 防风 荆芥穗（各一钱） 升麻（一钱五分） 红花（少许） 杏仁（六个）小椒（三个）

上药㕮咀，都作一服，水二大盏，煎至一盏，去渣，热服，食远，忌辛热物。

◆ 生津甘露汤

（一名清凉饮子）

治消中能食而瘦，口舌干，自汗，大便结燥，小便频数。

升麻（四分） 防风 生甘草 汉防己 生地黄（各五分） 当归身（六分）柴胡 羌活 炙甘草 酒黄芩 酒知母 黄芩（各一钱） 石膏 酒龙胆草黄柏（各一钱五分） 红花（少许） 桃仁（五个） 杏仁（十个）

上药㕮咀，都作一服，水二盏，酒一匙，煎至一盏，稍热服，食远。

◆ 辛润缓肌汤

（一名清神补气汤）

前消渴证才愈，只有口干，腹不能努，此药主之。

生地黄 细辛（各一分） 熟地黄（三分） 石膏（四分） 黄柏（酒制） 黄连（酒制） 生甘草 知母（各五分） 柴胡（七分）当归身 荆芥穗 桃仁 防风（各一钱）升麻（一钱五分） 红花（少许） 杏仁（六个）小椒（二个）

上药㕮咀，都作一服，水二大盏，煎至一盏，食远，稍热服之。

◆ 甘草石膏汤

渴病久愈，又添舌白滑微肿，咽喉咽津觉痛，嗌肿，时时有渴，喜冷饮，口中白沫如胶。

生地黄 细辛（各一分） 熟地黄黄连（各三分） 甘草（五分） 石膏（六分）

李东垣·兰室秘藏

柴胡（七分） 黄柏 知母 当归身 桃仁（炒，去皮、尖） 荆芥穗 防风（各一钱） 升麻（一钱五分） 红花（少许） 杏仁（六个） 小椒（二个）

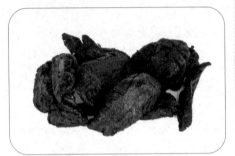

上药如麻豆大，都作一服，水二盏，煎至一盏，食后温服。

◆ 甘露膏

（一名兰香饮子）

治消渴，饮水极甚，善食而瘦，自汗，大便结燥，小便频数。

半夏（二分，汤洗） 熟甘草 白豆蔻仁 人参 兰香 升麻 连翘 桔梗（各五分） 生甘草 防风（各一钱） 酒知母（一钱五分） 石膏（三钱）

上药为极细末，汤浸蒸饼，和匀成剂，捻作薄片子，日中晒半干，擦碎如米大，每服二钱，淡生姜汤送下，食后。

◆ 生津甘露饮子

治消渴，上下齿皆麻，舌根强硬肿痛，食不能下，时有腹胀，或泻黄如糜，名曰殕泄。浑身色黄，目睛黄甚，四肢痿弱，前阴如冰，尻臀腰背寒，面生黧色，胁下急痛，善嚏，喜怒健忘。

藿香（二分） 柴胡 黄连 木香（各三分） 白葵花 麦门冬 当归身 兰香（各五分） 荜澄茄 生甘草 山栀子 白豆蔻仁 白芷 连翘 姜黄（各

一钱） 石膏（一钱二分） 全蝎（二个，去毒） 炙甘草 酒知母 升麻 人参（各二钱） 桔梗（三钱） 杏仁（去皮） 酒黄柏（各一钱五分）

上药为细末，汤浸蒸饼，和匀成剂，捻作片子，日中晒半干，擦碎如黄米大，每服二钱，津唾下，或白汤送下，食远服。

眼耳鼻门

诸脉者皆属于目论

《阴阳应象论》云：诸脉者皆属于目，目得血而能视，五脏六腑精气，皆上注于目而为之精。精之窠为眼，骨之精为瞳子，筋之精为黑眼，血之精为络，其窠气之精为白眼，肌肉之精则为约束，裹撷筋骨血气之精，而与脉并为系，上属于脑，后出于项中。故邪中于项，因逢其身之虚，其入深则即随眼系入于脑，则脑转，脑转则引目系急，目系急则目眩以转矣。邪中其精，其精所中，不相比也则精散，精散则视岐，故见两物。目者，五脏六腑之精，荣卫魂魄之所常营也，神气之所主也，故神劳则魂魄散、志意乱，是故瞳子黑眼发于阴，白眼赤脉发于阳，故阴阳合传而为精明也。目者，心之使也。心者，神之舍也。故神精乱而不转，卒然见非常之处，精神魂魄散不相得，故曰惑也。夫十二经脉，三百六十五络，其血气皆上走于面而走空窍，其清阳气上散于目而为精，其气走于耳而为听。因心事烦冗，饮食失节，劳役过度，致脾胃虚弱，心火大盛，则百脉沸腾，血脉逆行，邪害空窍，天明则日月不明矣。夫五脏六腑之精气，皆禀受于脾，上贯于目。脾者，诸阴之首也；目者，血脉之宗也。故脾虚则五脏之精气皆失所司，不能归明于目矣。心者，君火也，主人之神，宜静而安，相火化行其令。相火者，包络也，主百脉，皆荣于目。既劳役运动，势乃妄行，又因邪气所并而损血脉，故诸病生焉。凡医者不理脾胃及养血安神，治标不治本，是不明正理也。

内障眼论

凡心包络之脉出于心中，以代心君之行事也，与少阳为表里。瞳子散大者，少阴心之脉挟目系，厥阴肝之脉连目系，心主火，肝主木，此木火之势盛也。其味则宜苦、宜酸、宜凉，大忌辛辣热物，以助木火之邪也，饮食中常知此理可也。夫辛主散，热则助火，故不可食。诸酸主收心气，泻木火也，诸苦泻火热，则益水也，尤忌食冷水大寒之物，此则能损胃气不行，则元气不生，元气不行，胃气下流，胸中三焦之火及心火乘于肺，上入脑灼髓。火主散溢，瞳子开大，大热之物又助火邪，此盖不可食，验也。药中云：茺蔚子一味辛及主益睛，辛者，是助火也，故去之。乃加黄芩、黄连泻中焦之火，芩能泻上焦肺中之火，以酒洗之，乃寒因热用也，又去青葙子，为助阳火也，加五味子以收瞳人开大。且火之与气势不两立，故《内经》曰：壮火食气，气食少火，少火生气，壮火散气。诸酸之物能助元气，孙真人云：五月常服五味，助五脏气，以补西方肺金。法云以酸补之，以辛泻之，辛泻气则明矣。或曰药中有当归，其

味亦辛而甘，其不去者何？此辛甘一味，以其和血之圣药，况有甘味，又欲以为向导，为诸药之使耳。

◆ 芎辛汤

治两眼昼夜隐涩难开，羞明恶日，视物昏暗，赤肿而痛。

细辛（二分）　芎䓖　蔓荆子（各五分）　甘草　白芷（各一钱）　防风（一钱五分）

上药㕮咀，都作一服，水二盏，煎至一盏，临卧温服。

◆ 碧天丸

（一名井珠丸）

治目疾累服寒凉药不愈，两眼蒸热，如火之熏，赤而不痛，满目红丝，血脉贯睛，瞀闷昏暗，羞明畏日，或上下睑赤烂，或冒风沙而内外眦皆破，洗之神效。

枯白矾（二分）　铜绿（七分，研）瓦粉（炒黑，一两）

上先研白矾、铜绿令细，旋旋入粉同研匀，熟水和之，共为一百丸。每用一丸，热汤半盏，浸一二个时辰，洗至觉微涩为度，合半时辰许，临卧洗之，瞑目便睡。一丸可洗十遍，再用，汤内坐令热，此药治其标，若里实者不宜用。

◆ 广大重明汤

治两目睑赤烂，热肿疼痛并稍赤，及眼睑痒痛，抓之至破，眼弦生疮，目多眵泪，隐涩难开。

龙胆草　防风　生甘草　细辛（各一钱）

上药锉，如㕮咀，内甘草不锉，只作一折，先以水一大碗半，煎龙胆一味，至一半再入余三味，煎至少半碗，

滤去渣，用清带热洗，以重汤坐令热，日用五七次，但洗毕合眼一时，去肉泛长及痒亦验。

◆ **百点膏**

张济氏眼病翳六年，以至遮瞳人，视物不明，有云气之状，因用此药而效。

蕤仁（去皮、尖，三分）　当归身　甘草（各六分）　防风（八分）　黄连（拣净，二钱，锉如麻豆大，水一大碗，煎至一半，入药）

上药锉如麻豆大，蕤仁另研如泥，同熬，滴在水中不散，入去沫蜜少许，再熬少时为度。令病人心静点之，至目中微痛，日用五七次，临卧点尤疾效，名之曰百点膏。但欲多点，使药力相继也。

◆ **选奇汤**

治眉骨痛不可忍。

炙甘草（夏月生用）　羌活　防风（各三钱）　酒黄芩（一钱，冬月不用此一味，如能食，热痛，倍加之）

上药㕮咀，每服五钱，水二盏，煎至一盏，去渣，食后服之。

◆ **神效明目汤**

治眼楞紧急，致倒睫拳毛，及上下睑昏赤烂，睛疼昏暗，昼则冷泪常流，夜则眼涩难开。

细辛（二分）　蔓荆子（五分）　防风（一钱）　葛根（一钱五分）　甘草（二钱）　一方加黄芪（一钱）

上药㕮咀，作一服，水二盏，煎至一盏，去渣，稍热，临卧服。

◆ **羌活点翳膏**

（一名复明膏）

治足太阳寒水，膜子遮睛，白翳在上，视物不明。

藁本　汉防己（各二分）　黄连　防风　麻黄（去根节）　柴胡　升麻　生地　羌活（七分）　生甘草（四分）　当归身（六分）　蕤仁（六个）　椒树（东南根二分，西北根二分）

上用净水一大碗，先煎汉防己、黄连、生甘草、当归、生地黄，煎至一半下余药，再煎至一盏，去渣，入银石器中再熬之，有力为度。

◆ **明目细辛汤**

治两目发赤微痛，羞明畏日，怯风寒，怕火，眼睫成纽，眵糊多，隐涩难开，眉攒肿闷，鼻塞，涕唾稠粘，大便微硬。

微硬川芎（五分）　生地黄（酒制）　蔓荆子（各六分）　当归梢　白茯苓　藁本（各一钱）　荆芥（一钱二分）　防风（二钱）　麻黄根　羌活（各三钱）　细辛（少许）　红花（少许）　椒（八个）　桃仁（二十个）

上药㕮咀，分作四服，每服水二盏，煎至一盏，去渣，稍热，临卧服之。忌酒、醋、湿面。

◆ **复明散**

治内瘴。

青皮（三分）　橘皮　川芎　苍术（各五分）　炙甘草　生地黄　连翘　柴胡（各一钱）　黄芪（一钱五分）　当归身（二钱）

上药锉如麻豆大，都作一服，水二大盏，煎至一盏，去渣，稍热服之，食后。忌酒、醋、湿面、辛热、大料物之类。

◆ **助阳和血汤**

治眼发之后，微有上热，白睛红，隐涩难开，睡多眵泪。

蔓荆子（二分）　香白芷（三分）　柴胡　黄芪　炙甘草　当归身（酒洗）　防风（各五分）　升麻（七分）

上药㕮咀，都作一服，水一盏半，煎至八分，去渣，稍热服，临卧避风寒处睡。

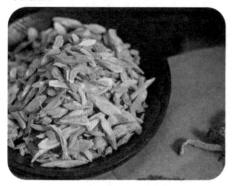

◆ 吹云膏

治目中泪及迎风寒泣，羞明畏日，常欲闭目，喜在暗室，塞其户牖，翳膜岁久遮晴，此药多点神验。

细辛（一分） 升麻 蕤仁（各三分） 青皮 连翘 防风（各四分） 柴胡（五分） 生甘草 当归身（各六分） 生地黄（一钱五分） 拣黄连（三钱） 荆芥穗（一钱，微取浓汁）

上药㕮咀，除连翘外，用澄清净水二碗，先熬余药至半碗，入连翘同熬，至一大盏许，去渣，入银石器内，文武火熬，滴入水成珠，不散为度，入炼去沫，熟蜜少许，熬匀用之。

◆ 防风饮子

治倒睫拳毛。

细辛 蔓荆子（各三分） 葛根 防风（各五分） 当归身（七分半） 炙甘草 黄连 人参（各一钱）

上药锉如麻豆大，都作一服，水二盏，煎至一盏，食远服，避风寒。

◆ 拨云汤

戊申六月，徐总管患眼疾，于上

眼皮下出黑白翳两个，隐涩难开，两目紧缩而无疼痛，两手寸脉细紧，按之洪大无力，知足太阳膀胱为命门相火煎熬，逆行作寒水翳及寒膜遮晴证，呵欠，善悲健忘，嚏喷眵泪，时自泪下，面赤而白，能食不大便，小便数而欠，气上而喘。

黄芪（一分） 细辛 生姜 葛根 川芎（各五分） 柴胡（七分） 荆芥穗 藁本 生甘草 升麻 当归身 知母（各一钱） 羌活 防风 黄柏（各一钱五分）

上药㕮咀，如麻豆大，都作一服，水二盏，煎至一盏，去渣，热服，食后。

◆ 神效黄芪汤

治浑身麻木不仁，或头面、手足、肘背，或腿脚麻木不仁，并皆治之。如两目紧急缩小，及羞明畏日，隐涩难开，或视物无力，睛痛昏花，手不得近，或目少精光，或目中热如火，服五六次可效。

蔓荆子（一钱） 陈皮（去白，五钱） 人参（八钱） 炙甘草 白芍药（各一两） 黄芪（二两）

上药㕮咀，每服五钱，水二盏，煎至一盏，去渣，临卧稍热服。

如小便淋涩，加泽泻五分，一服去则止。

如有大热证，每服加酒洗黄柏三分。

如麻木不仁，虽有热不用黄柏，止加黄芪一两，通用三两也。

如眼缩急，去芍药。忌酒、醋、面、大料物、葱韭蒜辛物。

如麻木甚者，加芍药一两，通用

二两。

◆ 圆明内障升麻汤

（一名冲和养胃汤）

治内障眼，得之脾胃元气衰弱，心火与三焦俱盛，饮食不节，形体劳役，心不得休息，故上为此疾。

干姜（一钱）　五味子（二钱）　白茯苓（三钱）　防风（五钱）　白芍药（六钱）柴胡（七钱）　人参　炙甘草　当归身（酒洗）　白术　升麻　葛根（各一两）　黄芪羌活（各一两五钱）

上药㕮咀，每服五七钱，水三大盏，煎至二大盏，入黄芩、黄连各二钱同煎数沸，去渣，煎至一盏，热服，食远。

◆ 黄芩黄连汤

黄芩（酒洗，炒）　黄连（酒洗，炒）龙胆草（酒洗四次，炒四次）　生地黄（酒洗，以上各一两）

上药㕮咀，每服二钱，水二盏，煎至一盏，去渣，热服。

◆ 蔓荆子汤

治劳役饮食不节，内障眼病，此方如神效。

蔓荆子（二钱五分）　黄柏（酒拌，炒四遍）　白芍药（以上各三钱）　炙甘草（八钱）　黄芪　人参（各一两）

上药㕮咀，每服三钱或五钱，水二盏，煎至一盏，去渣，临卧温服。

◆ 归葵汤

（一名连翘饮子）

治目中溜火，恶日与火，隐涩难开，小角紧，视物昏花，迎风有泪。

柴胡（二分）　生甘草　蔓荆子连翘　生地黄　当归身　红葵花　人参（各三分）　黄芪　酒黄芩　防风　羌活（各五分）　升麻（一钱）

上药㕮咀，每服五钱，水二盏煎至一盏，去渣，食后温服。

◆ 救苦汤

治眼暴发赤肿，睑高苦疼不任者。

桔梗　连翘　红花　细辛（各一分）当归身（夏月减半）　炙甘草（各五分）　龙胆草　苍术（各七分）　黄连　羌活（太阳）升麻（阳明）　柴胡（少阳）　防风　藁本（各一钱）　知母　生地黄　黄柏　黄芩（各一钱五分）　川芎（三钱）

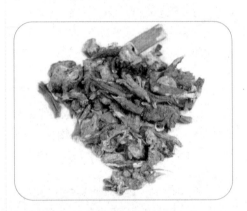

上药㕮咀，每服一两，水二盏，煎至一盏，去渣，食后温服。

若苦疼，则多用苦寒者兼治本经之药，再行加减，如睛昏，加知母、黄柏一倍。

◆ 熟干地黄丸

治血弱阴虚不能养心，致心火旺，阳火甚，瞳子散大，少阴为火，君主无为，不行其令，相火代之，兼心包络之脉出心系，分为三道，少阳相火之体无形，其用在其中矣。火盛则令母实，乙木肝旺是也。心之脉挟于目系，肝连目系，况手足少阳之脉同出耳中，至耳上角，斜起于目外眦，风热之盛，亦从此道而来，上攻头目，致偏头肿闷，瞳子散大，视物则花，此由血虚阴弱故也。法当养血、凉血、益血、收火之散大，除风之热则愈矣。

人参（二钱） 炙甘草 天门冬（汤洗去心） 地骨皮 五味子 枳壳（炒） 黄连（各三钱） 黄芩 当归身（酒洗，焙干，各五钱） 柴胡（八钱） 熟干地黄（一两） 生地黄（酒洗，七钱五分）

上件同为细末，炼蜜为丸如梧桐子大，每服一百丸，茶汤送下，食后，日进二服。

◆ 益阴肾气丸

此壮水之主，以镇阳光。

泽泻 茯苓（各二钱五分） 生地黄（酒洗干） 牡丹皮 山茱萸 当归梢（酒洗） 五味子 干山药 柴胡（各五钱） 熟地黄（二两）

上药为细末，炼蜜为丸，如梧桐子大，朱砂为衣，每服五十丸，淡盐汤下，空心。

◆ 羌活退翳丸

治内障，右眼小眦青白翳，大眦微显白翳，脑痛，瞳子散大，上热恶热，大便秘涩，小便如常，遇天气暄热，头痛睛胀，可服此药。翳在大眦，加葛根、升麻；翳在小眦，加柴胡、羌活是也。

黑附子（炮） 寒水石（各一钱） 酒防己（二钱） 知母（酒炒） 牡丹皮 羌活 川芎（各三钱） 酒黄柏 生地黄（酒洗炒） 丹参 茺蔚子 酒当归身 柴胡（各五钱） 熟地黄（八钱） 芍药（一两三钱）

上药为细末，炼蜜为丸如梧桐子大，每服五七十丸，白汤下，空心宿食未消，待饥则服之，药后省语言，以食压之。

◆ 当归龙胆汤

治眼中白翳。

防风 石膏（各一钱五分） 柴胡 羌活 五味子 升麻（各二钱） 甘草 酒黄连 黄芪（各三钱） 酒黄芩（炒） 酒黄柏（炒） 芍药 当归身 草龙胆（酒洗，各五钱）

上药㕮咀，每服五钱，水二盏，煎至一盏，去渣，入酒少许，临卧热服，忌言语。

◆ 补阳汤

治阳不胜其阴，乃阴盛阳虚，则九窍不通，令青白翳见于大眦，及足太阳、少阴经中郁遏，足厥阴肝经气不得上通于目，故青白翳内阻也。当于太阳、少阴经中，九原之下，以益肝中阳气，冲天上行，此乃先补其阳，后于足太阳、太阴标（标者，头也）中。泻足厥阴肝经火，下伏于阳中，乃次治也。《内经》云：阴盛阳虚，则当先补其阳，后泻其阴，此治法是也。每日清晨以腹中无宿食，服补阳汤，临卧服泻阴丸。若天色变经大寒大风，并劳役，预日饮食不调，精神不足，或气弱俱不可服。待体气和平，天气如常服之。先补其阳，使阳气上升，通于肝经之末，利空窍于目矣。

肉桂（一钱，去皮） 知母（炒） 当归身（酒洗） 生地黄（酒炒） 白茯苓 泽泻 陈皮（各三钱） 白芍药 防风（各

李东垣·兰室秘藏

五钱）黄芪 人参 白术 羌活 独活 熟地黄 甘草（各一两）柴胡（二两）

上药㕮咀，每服五钱，水二盏，煎至一大盏，去渣，空心服之。

◆ 泻阴火丸

（一名连柏益阴丸）

五味子 羌活 独活 甘草 当归梢 防风（各五钱）草决明 细黄芩 黄连（酒炒）黄柏 知母（各一两）石决明（三钱，炒存性）

上药为细末，炼蜜为丸，如绿豆大，每服五十丸至一百丸，茶清下。常多服补阳汤，少服此药，多则妨饮食。

◆ 升阳柴胡汤

肉桂（五分）柴胡（去苗，一钱五分）防风 白茯苓 泽泻 陈皮（各一钱）生地黄（酒炒）楮实（酒炒微润）黄芪 人参 白术（各五钱）甘草梢 当归身 羌活 熟地黄 独活 白芍药（各一两）知母（酒炒，如大暑者加作五钱）

上药锉，每服五钱，水二盏，煎至一盏，去渣，稍热，食远服。

别合一料，炼蜜为丸，如梧桐子大，每服五十丸，茶清下，每日与前药各一服，食远，不可饱服。

如天气热，加：

五味子（三钱）天门冬（去心）芍药 楮实（各五钱）

◆ 温卫汤

治鼻不闻香臭，目中流火，气寒血热，冷泪多，脐下冷，阴汗，足痿弱。

陈皮 青皮 黄连 木香（各三分）人参 甘草（炙）白芷 防风 黄柏 泽泻（各五分）黄芪 苍术 升麻 知母 柴胡 羌活（各一钱）当归身（一钱五分）

上药都作一服，水二盏，煎至一盏，去渣，食远服之。

◆ 圆明膏

治劳心过度，饮食失节，乃生内障，及瞳子散大，此方收晴圆明。

诃子皮（湿纸裹，煨）甘草（各二钱）当归身（三钱）柴胡 生地黄 麻黄（去节，捣开）黄连（各五钱）

上七味，先以水二碗，煎麻黄至一碗，掠去沫，外六味各㕮咀如豆大，筛去末，入在内同熬，滴水中不散为度，入熟蜜少许再熬，勤点眼。

◆ 嗜药麻黄散

治内外障眼。

麻黄（一两）当归身（一钱）

上二味同为粗末，炒黑色，入麝香、乳香少许，共为细末，含水鼻内嗜之。

◆ 疗本滋肾丸

黄柏（酒炒）知母（酒炒，以上各等分）

上药为细末，滴水为丸，如梧桐子大，每服一百丸至一百五十丸，空心，盐白汤下。

◆ 加味滋肾丸

肉桂（三分）黄连（一钱）姜黄（一钱五分）苦参（三钱）苦葶苈（酒洗，炒）石膏（觉肚冷勿用）黄柏（酒炒）知母（酒炒，各五钱）

上药为极细末，打薄面糊为丸，如梧桐子大，每服一百丸，空心服，白汤下，食压之。

◆ 退翳膏

治黑白翳。

蕤仁 升麻（各三分） 连翘 防风 青皮（各四分） 甘草 柴胡（各五分） 当归身（六分） 黄连（三钱） 生地黄（一钱五分） 荆芥穗（一钱，水半盏，别浸）

上用水一碗入，前药煎至半碗去渣，更上火煎至半盏，入荆芥水两匙，入蜜少许，再上火熬，匀点之。

◆ 龙胆饮子

治疳眼流脓主疳翳，湿热为病。

谷精草 川郁金 蛇蜕皮 炙甘草（各五分） 升麻（二钱） 麻黄（一钱五分） 青蛤粉 草龙胆 黄芩（炒） 羌活（各三钱）

上药为细末，每服二钱，食后，温茶清调服之。

◆ 柴胡聪耳汤

治耳中干结，耳鸣耳聋。

连翘（四钱） 柴胡（三钱） 炙甘草 当归身 人参（各一钱） 水蛭（五分，炒另研） 麝香（少许另研） 虻虫（三个，去翅足炒，另研）

上除三味另研外，生姜三片，水二大盏，煎至一盏，去渣，再下三味，上火煎一二沸，稍热服，食远。

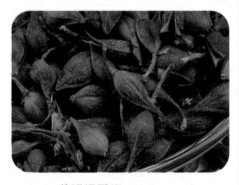

◆ 羌活退翳汤

治太阳寒水翳膜遮睛，不能视物。

羌活（一两五钱） 防风（一两） 酒生地黄（一钱） 薄荷叶 藁本（各七钱） 酒知母（五钱） 黄柏（四钱） 川芎 当归身（三钱） 小椒（五分） 细辛（少许） 麻黄（二钱，用根） 荆芥穗（煎成药加之）

上药㕮咀，每服三钱，水二大盏，煎至一盏，半入荆芥穗再煎至一盏，去渣，稍热服，食远，忌酒、醋湿面等物。

◆ 还睛紫金丹

治目眶岁久赤烂，俗呼为赤瞎是也。当以三棱针刺目眶外以泻湿热。如眼生倒睫拳毛，两目紧，盖内伏火热而攻阴气，法当去其热内火邪，眼皮缓则毛立出，翳膜亦退，用手法攀出内睑向外，以针刺之出血。

白沙蜜（二十两） 黄丹（六两水飞） 南乳香 当归（各三钱） 乌鱼骨（二钱） 麝香（一钱） 白丁香（直者五分） 轻粉（一字） 甘石（十两，烧七遍，碎，连水浸拌） 楝连（三两，小便浸，碎为末） 硇砂（一钱，小盏内放于瓶口上熏干）

上将白沙蜜于沙石器内，慢火去沫，下甘石，次下丹，以柳枝搅，次下余药，以粘手为度。作丸如鸡头大，每用一丸，温水化开洗。

◆ 丽泽通气汤

治鼻不闻香臭。

黄芪（四钱） 苍术 羌活 独活 升麻 葛根 防风（各三钱） 炙甘草（二钱） 川椒 麻黄（不去节，冬月加） 白芷（各一钱）

上药㕮咀，每服五钱，生姜三片，枣二枚，葱白三寸，同煎至一盏，去渣，温服，食远。忌一切冷物，及风寒凉处坐卧行立。

◆ 温肺汤

治鼻不闻香臭，眼多眵泪。

丁香（二分）　防风　炙甘草　葛根　羌活（各一钱）　升麻　黄芪（各二钱）麻黄（不去节，四钱）

上药为粗末，水二盏，葱白三根，煎至一盏，去渣，食后服。

◆ 御寒汤

寒气风邪伤于毛皮，令鼻壅塞，咳嗽上喘之证。

黄连　黄柏　羌活（各二分）　炙甘草　佛耳草　款冬花　白芷　防风（各三分）　升麻　人参　陈皮（各五分）　苍术（七分）　黄芪（一钱）

上药哎咀，都作一服，水二盏，煎至一盏，去渣，食后热服。

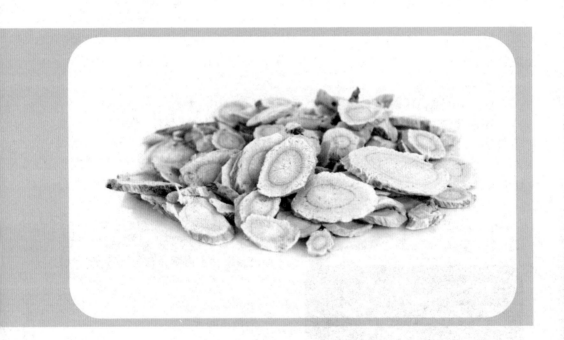

头痛门

头痛论

《金匮真言论》云：东风生于春，病在肝，俞在颈项，故春气者，病在头。又诸阳会于头面，如足太阳膀胱之脉起于目内眦，上额交颠，上入络脑，还出别下项，病冲头痛；又足少阳胆之脉起于目锐眦，上抵头角，病则头角额痛。夫风从上受之，风寒伤上，邪从外入，客于经络，令人振寒头痛，身重恶寒，治在风池、风府，调其阴阳，不足则补，有余则泻，汗之则愈，此伤寒头痛也。头痛耳鸣，九窍不利者，肠胃之所生，乃气虚头痛也。心烦头痛者，病在耳中，过在手巨阳少阴，乃湿热头痛也。如气上不下，头痛癫疾者，下虚上实也，过在足少阴巨阳，甚则入肾，寒湿头痛也。如头半边痛者，先取手少阳阳明，后取足少阳阳明，此偏头痛也。有真头痛者，所犯大寒，内至骨髓，髓者，以脑为主，脑逆故令头痛，齿亦痛。凡头痛皆以风药治之者，总其大体而言之也。高巅之上，惟风可到，故味之薄者，阴中之阳，乃自地升天者也，然亦有三阴三阳之异。故太阳头痛，恶风脉浮紧，川芎、羌活、独活、麻黄之类为主；少阳经头痛，脉弦细，往来寒热，柴胡为主；阳明头痛，自汗，发热，恶寒，脉浮缓长实者，升麻、葛根、石膏、白芷为主；太阴头痛，必有痰，体重，或腹痛，为痰癖，其脉沉缓，苍术、半夏、南星为主；少阴经头痛，三阴、三阳经不流行，而足寒气逆，为寒厥，其脉沉细，麻黄、附子、细辛为主；厥阴头项痛，或吐痰沫厥冷，其脉浮缓，吴茱萸汤主之。血虚头痛，当归、川芎为主；气虚头痛，人参、黄芪为主；气血俱虚头痛，调中益气汤少加川芎、蔓荆子、细辛，其效如神。白术半夏天麻汤，治痰厥头痛药也；清空膏，乃风湿热头痛药也；羌活附子汤，治厥阴头痛药也。如湿气在头者，以苦吐之，不可执方而治。先师尝病头痛，发时两颊青黄，晕眩，目不欲开，懒言，身体沉重，兀兀欲吐。洁古曰此厥阴、太阴合病，名曰风痰，以《局方》玉壶丸治之，更灸侠溪穴即愈。是知方者体也，法者用也，徒执体而不知用者弊，体用不失，可谓上工矣。

◆ 清空膏

治偏正头痛年深不愈者，善疗风湿热头上壅损目，及脑痛不止。

川芎（五钱） 柴胡（七钱） 黄连（炒） 防风（去芦） 羌活（各一两） 炙甘草（一两五钱） 细挺子黄芩（三两，去皮，锉。一半酒制一半炒）

上药为细末，每服二钱匕，于盏内入茶少许，汤调如膏，抹在口内，少用白汤送下，临卧。

如苦头痛，每服加细辛二分。

如太阴脉缓有痰，名曰痰厥头痛，减羌活、防风、川芎、甘草，加半夏一两五钱。

李东垣·兰室秘藏

如偏正头痛，服之不愈，减羌活、防风、川芎一半，加柴胡一倍。

如发热恶热而渴，此阳明头痛，只与白虎汤加好吴白芷。

◆ 彻清膏

蔓荆子　细辛（各一分）　薄荷叶　川芎（各三分）　生甘草　熟甘草（各五分）　藁本（一钱）

上药为细末，每服二钱，食后茶清调下。

◆ 川芎散

治头目不清利。

川芎（三分）　柴胡（七分）　羌活　防风　藁本　生甘草　熟甘草　升麻（各一钱）　酒生地黄（二钱）　酒黄连（炒）　酒黄芩（各四钱五分）

上药为细末，每服一钱或二三钱，食后茶清调下，忌酒、湿面。

◆ 治头痛

郁金（一钱）　香白芷　石膏（各二钱）　薄荷叶　芒硝（各三钱）

上药为极细末，口含水鼻内之。

◆ 白芷散

（一名郁金散）

治头痛。

细辛　郁金　芒硝（各一钱）　蔓荆子　川芎（各一钱二分）　石膏（一钱三分）　青黛（一钱五分）　薄荷叶（二钱）　红豆（一个）

上药为极细末，口噙水，鼻内嗜之。

◆ 羌活清空膏

蔓荆子（一钱）　黄连（三钱）　羌活　防风　甘草（各四钱）　黄芩（一两）

上药为细末，每服一钱，茶清调下，食后临卧。

◆ 清上泻火汤

昔有人年少时气弱，常于气海、三里灸之，节次约五七十壮。至年老添热厥头痛，虽冬天大寒，犹喜寒风，其头痛则愈，微来暖处，或见烟火，其痛复作，五七年不愈，皆灸之过也。

荆芥穗　川芎（各二分）　蔓荆子　当归身　苍术（各三分）　酒黄连　生地黄　藁本　甘草（各五分）　升麻　防风（各七分）　酒黄柏　炙甘草　黄芪（各一钱）　酒黄芩　酒知母（各一钱五分）　羌活（三钱）　柴胡（五钱）　细辛（少许）　红花（少许）

上药锉如麻豆大，分作二服，每服水二盏，煎至一盏，去渣，稍热服，食后。

◆ 补气汤

服前药之后服此药。

柴胡（二分）　升麻（三分）　黄芪（八分）　当归身（二钱）　炙甘草（四钱）　红花（少许）

上药㕮咀，作二服，水二盏，煎至一盏，去渣，稍热服，食后。

◆ 细辛散

治偏正头痛。

细辛　瓦粉（各二分）　生黄芩　芍药（各五分）　酒黄连　川芎（各七分）　炒黄芩　酒黄芩（各一钱）　炙甘草（一钱五分）　柴胡（二钱）

上药为粗末，每服三钱，水一大盏半，煎至一盏，取清，食后服之。

◆ 羌活汤

治风热壅盛，上攻头目，昏眩。

炙甘草（七分）　泽泻（三钱）　栝楼根（酒洗，五钱）　羌活（一两）　白茯

芩　酒黄柏（各五钱）　柴胡（七钱）　防风　细黄芩（酒洗）　酒黄连（各一两）

上药为粗末，每服五钱重，水二盏，煎至一盏，取清，食后临卧，通口热服之。

◆ 养神汤

治精神短，不得睡，项筋肿急难伸。禁甘温，宜苦味。

木香　橘皮　柴胡（各一分）　酒黄芩（二分）　人参　黄柏　白术　川芎（各三分）　升麻（四分）　苍术　麦柏　当归身　黄连（各五分）　甘草　半夏（各七分）　黄芪（一钱）

上药哎咀，每服五钱，水二大盏，煎至一盏，去渣，稍热服，不拘时候。

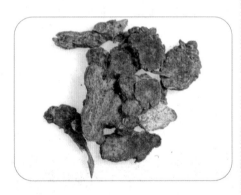

◆ 安神汤

治头痛，头旋眼黑。

生甘草　炙甘草（各二钱）　防风（二钱五分）　柴胡　升麻　酒生地黄　酒知母（各五分）　黄芪（二两）　酒黄柏　羌活（各一两）

上药为粗末，每服五钱，水二大盏半，煎至一盏半，加蔓荆子五分，川芎三分，再煎至一盏，去渣，临卧热服。

◆ 半夏白术天麻汤

范天骕之内有脾胃证，时显烦躁，胸中不利，大便不通，而又为寒气怫郁，闷乱大作，火不伸故也。疑其有热，服疏风丸，大便行，其病不减。恐其药少，再服七八十丸，大便复见两行，无证不瘳，增以吐逆，食不能停，痰唾稠粘，涌出不止，眼黑头旋，恶心烦闷，气短促上喘，无力以言，心神颠倒，目不敢开，如在风云中，头苦痛如裂，身重如山，四肢厥冷，不得安卧。余料前证是胃气已损，复下两次，则重虚其胃，而痰厥头痛作矣。与此药而治之。

黄柏（二分，酒洗）　干姜（三分）　泽泻　白茯苓　天麻　黄芪　人参　苍术（各五分）　炒神曲　白术（各一钱）　麦蘖面　半夏（汤洗）　橘皮（各一钱五分）

上药哎咀，每服五钱，水二大盏，煎至一盏，去渣，热服，食前，一服而愈。此头痛苦甚，谓之足太阴痰厥头痛，非半夏不能疗。眼黑头旋，风虚内作，非天麻不能除。黄芪甘温泻火，补元气，实表虚，止自汗；人参甘温泻火，补中益气；二术俱苦，甘温除湿，补中益气；泽泻、茯苓利小便导湿；橘皮苦温，益气调中升阳；神曲消食，荡胃中滞气；大麦面宽中助胃气；干姜辛热，以涤中寒；黄柏大苦寒，酒洗，以疗冬天少火在泉发躁也。

口齿咽喉门

口齿论

论曰：夫齿者肾之标，口者脾之窍。诸经多有会于口者，其牙齿是手足阳明之所过。上龈隶于坤土，乃足阳明胃之脉贯络也，止而不动；下龈嚼物，动而不休，手阳明大肠之脉所贯络也。手阳明恶寒饮而喜热，足阳明喜寒饮而恶热，其病不一。牙者肾之标，亦喜寒，寒者坚牢，为病不同，热甚则齿动龈龈袒脱，作痛不已，故所治疗不同也。有恶热而作痛者；有恶寒而作痛者；有恶寒恶热而作痛者；有恶寒饮少热饮多而作痛者；有恶热饮少寒饮多而作痛者；有牙齿动摇而作痛者；有齿龈肿起为痛者；有脾胃中有风邪，但觉风而作痛者；又有牙上多为虫所蚀，其齿缺少而色变，为虫牙痛者；有胃中气少，不能于寒，祖露其齿作痛者；有牙齿疼痛而秽臭之气不可近者。痛既不一，岂可一药而尽之哉！

◆ 羌活散

治客寒犯脑，风寒湿脑痛，项筋急，牙齿动摇，肉龈袒脱疼痛。

藁本　香白芷　桂枝（各三分）　苍术　升麻（各五分）　当归身（六分）　草豆蔻仁（一个）　羌活（一钱五分）　羊胫骨灰（二钱）　麻黄（去根节）　防风（各三钱）　柴胡（五钱）　细辛（少许）

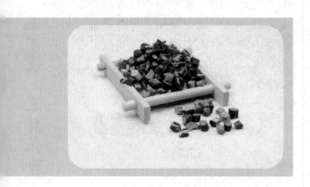

上药为细末，先用温水漱口净，

擦之，其痛立止也。

◆ 草豆蔻散

治寒多热少，牙齿疼痛。

细辛叶　防风（各二分）　羊胫骨灰　熟地黄（各五分）　当归（六分）　草豆蔻仁　黄连（各一钱三分）　升麻（二钱五分）

上药为细末，同前牙痛处擦之。

◆ 麻黄散

治冬寒时分，寒湿脑痛，项筋急，牙齿动摇疼痛。

防风　藁本（各三分）　羊胫骨灰　当归身　熟地黄（各六分）　草豆蔻仁　升麻　黄连（各一钱）　羌活（一钱五分）　麻黄（不去节）　草龙胆（酒洗）　生地黄（各二钱）　细辛（少许）

上药为细末，依前药法擦之。

◆ 热牙散

（一名麝香散）

治大热，牙齿瘠露根肉，龈脱血出，齿动欲落，疼痛妨食物凉，及忤热多。

熟地黄（二分）　益智仁（二分半）　当归身　生地黄　麻黄根　酒汉防己　人参（各三分）　升麻（一钱）　草豆蔻　黄连（各一钱五分）　羊胫骨灰（二钱）　麝香（少许）

上药为细末，如前药擦之。

◆ 治虫散

（一名白芷散）

治大寒犯脑，牙齿疼痛及虫痛，胃经湿热肿痛。

桂枝（一分）　熟地黄（二分）　藁本　白芷（各三分）　当归身　益智仁　黄连（各四分）　羌活（五分）　吴茱萸（八分）　草豆蔻　黄芪　升麻（各一钱）　羊胫骨灰（二钱）　麻黄（不去节，二钱五分）

上药为细末，同前擦之。

◆ 益智木律散

治寒热牙痛。

木律（二分）　当归　黄连（各四分）　益智仁（五分）　草豆蔻皮（一钱二分）熟地黄（五分）　羊胫骨灰（五分）　升麻（一钱五分）

上药为细末，用度如前擦之。如寒牙痛不用木律。

◆ 蝎梢散

治大寒风犯脑牙痛。

白芷　当归身　柴胡（各二分）桂枝　升麻　防风　藁本　黄芪（各三分）羌活（五分）　草豆蔻皮（一钱）　麻黄（去节一钱五分）　蝎梢（少许）　羊胫骨灰（二钱五分）

上药为细末，如前法用之。

◆ 白牙散

白芷（七分）　升麻（一钱）　羊胫骨灰（二钱）　石膏（一钱五分）　麝香（少许）

上药为细末，先用温水嗽口，擦之妙。

◆ 刷牙药

麝香（一分）　生地黄　酒防己熟地（各二分）　当归身　人参（各三分）草豆蔻皮（五分）　升麻（一钱）　羊胫骨灰　黄连（各二钱）　白豆蔻（三钱）　草豆蔻（三钱）　没石子（三个）　五倍子（一个）

上药为细末，如前法擦之妙。

◆ 独圣散

治一切牙痛风疳。

北地蒺藜（不拘多少，阴干）

上药为细末，每用刷牙，以热浆水漱牙，外粗末，熬浆水刷牙，大有

神效，不可具述。

◆ 当归龙胆散

治寒热，停牙痛。

香白芷　当归梢　羊胫骨灰　生地（各五分）　麻黄　草豆蔻皮　草龙胆升麻　黄连（各一钱）

上药为细末，如前法擦之神效。

◆ 牢牙地黄散

治脑寒痛及牙痛。

藁本（二分）　生地黄　熟地黄羌活　防己　人参（各三分）　益智仁当归身（各四分）　香白芷　黄芪（各五分）羊胫骨灰　吴茱萸　黄连　麻黄（各一钱）　草豆蔻皮（一钱二分）　升麻（一钱五分）

上药为细末，如前法擦之。

◆ 细辛散

治寒邪、风邪犯脑，牙齿痛。

柴胡　防风　升麻　白芷（各二分）桂枝（二分半）　麻黄（去节）　藁本　苍术（各三分）　当归身（四分）　草豆蔻（五分）　羊胫骨灰　羌活（各钱五分）　细辛（少许）

上药为细末，先漱后擦之佳。

◆ 立效散

治牙齿痛不可忍，及头脑项背痛，微恶寒饮，大恶热饮，其脉上中下三部阳虚阴盛，是五脏内盛，六腑阳道微脉微小，小便滑数。

细辛（二分）　炙甘草（三分）　升麻（七分）　防风（一钱）　草龙胆（酒洗，四钱）

上药咬咀，都作一服，水一盏，煎至七分，去渣，以匙抄在口中，煠痛处，待少时则止。

如多恶热饮，更加草龙胆一钱。

李东垣·兰室秘藏

241

此法不定，随寒热多少临时加减。

若更恶风作痛，加草豆蔻、黄连（各五分），勿加草龙胆。

◆ 牢牙散

治牙龈肉绽有根，牙疳肿痛，牙动摇欲落，牙齿不长，牙黄口臭。

羌活（一两） 草龙胆（酒洗，一两五钱）羊胫骨灰（二两） 升麻（一两）

上药为细末，以纱罗子罗骨灰，作微尘末和匀，卧时贴在牙龈上。

◆ 清胃散

治因服补胃热药，致使上下牙疼痛不可忍，牵引头脑，满面发热大痛。足阳明之别络入脑，喜寒恶热，乃是手阳明经中热盛而作也，其齿喜冷恶热。

当归身 择细黄连（夏月倍之） 生地黄（酒制，各三分） 牡丹皮（五分） 升麻（一钱）

上药为细末，都作一服，水一盏半，煎至一盏，去渣，带冷服之。

◆ 神功丸

治多食肉人，口臭不可近，牙齿疳蚀，牙龈肉将脱，牙齿落，血不止。

兰香叶（如无，用藿香叶代之） 当归身 木香（各一钱） 升麻（二钱） 生地黄（酒洗） 生甘草（各三钱） 黄连（去须择净，酒洗，称） 缩砂仁（各五钱）

上药同为细末，汤浸饼为丸，如绿豆大，每服一百丸，或加至二百丸止，白汤下，食远服。兼治血痢及血崩，及血下不止，血下褐色或紫色、黑色，及肠澼下血。空心服，米汤下。其脉洪大而缓者，及治麻木，厥气上冲，逆气上行，妄闻妄见者。

◆ 桔梗汤

治咽肿，微觉痛，声破。

当归身 马勃（各一分） 白僵蚕 黄芩（各三分） 麻黄（五分，不去节） 桔梗 甘草（各一钱） 桂枝（少许）

上药为粗末，作一服，水二大盏，煎至一盏，去渣，稍热服之，食后。

又方治口疮久不愈者：

黄柏（不计多少，真者蜜涂其上，炙黄色）

上药为细末，干糁疮上，临卧，忌醋酱盐。

◆ 神验法

治口疮，无问久新。

夜间将二丸勒紧，以左右手交揉三五十次，但遇睡觉行之，如此三五度。因湿而生者，一夜愈，久病诸般口疮，三二夜愈，如鼻流清涕者，历之二丸，揉之数夜可愈。

《内经》云，膀胱移热于小肠，膈肠不便，上口为糜，易老五苓散与导赤散合而饮之。

呕吐门

◆ 丁香茱萸汤

治呕吐哕，胃虚寒所致。

黄柏（三分） 炙甘草 丁香 柴胡 橘皮（各五分） 升麻（七分） 吴茱萸 苍术 人参（各一钱） 当归身（一钱五分） 草豆蔻仁 黄芪（各一钱）

上药为粗末，每服五钱，水二大盏，煎至一盏，去渣，稍热服，食前。

◆ 白术汤

（一名茯苓半夏汤）

治胃气虚弱，身重有痰，恶心欲吐，是风邪羁绊于脾胃之间，当先实其脾胃。

炒神曲（二钱）　陈皮　天麻（各三钱）　白术　白茯苓　麦面（炒黄色）　半夏（各五钱）

上药㕮咀，每服五钱，水二盏，入生姜五片，同煎至一盏，去渣，稍热服之。

◆ 补肝汤

（一名柴胡半夏汤）

治素有风证，不敢见风，眼涩，头痛，眼黑，胸中有痰，恶心，兀兀欲吐，遇风但觉皮肉紧，手足难举重物。如居暖室，少出微汗，其证乃减，再或遇风，病即复。

柴胡　升麻　藁本（各五分）　白茯苓（七分）　炒神曲　苍术（各一钱）　半夏（二钱）　生姜（十片）

上药为粗末，都作一服，水二大盏，煎至一大盏，去渣，稍热服。

◆ 吴茱萸丸

（一名木香利膈丸）

治寒在膈上，噎塞咽膈不通。

木香　青皮（各二钱）　白僵蚕　姜黄　泽泻　柴胡（各四分）　当归身　甘草（各六分炙）　麦蘖面（一钱五分）

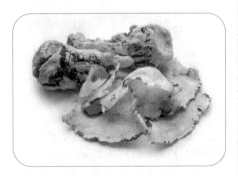

上药为细末，汤浸蒸饼为丸，如绿豆大，每服二三十丸，温水送下，

勿多饮汤，恐速下，细嚼亦得。

衄血吐血门

◆ 麦门冬饮子

治吐血久不愈，以三棱针于气街出血立愈。

黄芪（一钱）　麦门冬　当归身　生地黄　人参（各五分）　五味子（十个）

上药为粗末，都作一服，水二盏，煎至一盏，去渣，热服，不拘时。

◆ 人参饮子

治脾胃虚弱，气促气弱，精神短少，衄血吐血。

麦门冬（二分）　人参（去芦）　当归身（各三分）　黄芪　白芍药　甘草（各一钱）　五味子（五个）

上药为粗末，都作一服，用水二盏煎至一盏，去渣，稍热服。

一贫者有前证，以前药投之愈。继而至冬天，居旷室中，卧大热炕，而吐血数次，再来求治。料此病久虚弱，附脐有形，而有火热在内，上气不足，阳气外虚，当补表之阳气，泻其里之虚热，是其法也。冬天居旷室，衣盖单薄，是重虚其阳，表有大寒，壅遏里热，火邪不得舒伸，故血出于口。忆仲景《伤寒论》中一证，太阳伤寒，当以麻黄汤发汗，而不与之，遂成衄，却与麻黄汤立愈。此法相同，予遂用之。

◆ 三黄补血汤

治六脉俱大，按之空虚，心动面赤善惊上热，乃手少阴心脉也，此气盛多而亡血。以甘寒镇坠之剂大泻其气，以坠气浮，以甘辛温微苦峻补其血。

牡丹皮　黄芪　升麻（各一钱）　当

归　柴胡（各一钱五分）　熟地黄　川芎（各二钱）　生地黄（三钱）　白芍药（五钱）

上药咬咀，如麻豆大，每服五钱，水二大盏，煎至一大盏，去渣，稍热服，食前。

如两寸脉乳，血在上焦，或衄血，或呕血，与犀角地黄汤则愈。

◆ 救脉汤

（一名人参救肺散）

治吐血。

甘草　苏木　陈皮（各五分）　升麻　柴胡　苍术（各一钱）　当归梢　熟地黄　白芍药　黄芪　人参（各二钱）

上药为粗末，都作一服，水二大盏，煎至一盏，去渣，稍温，食前服。

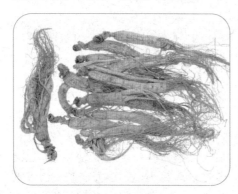

◆ 麻黄桂枝汤

人参（益上焦元气不足而实其表也）　麦门冬（保肺气，各三分）　桂枝（以补表虚）当归身（和血养血，各五分）　甘草（补其脾胃之虚）　麻黄（去根节）　黄芪（实表益卫）白芍药（各一钱）　五味子（五个，安其脉气）

上以水三盏，先煮麻黄一味，令沸，去沫，至二盏，入余药同煎至一盏，去渣，热服，临卧。只一服而愈，更不再作。

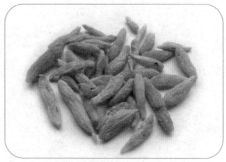

◆ 黄芍药汤

治鼻衄血多，面黄，眼涩多眵，手麻木。

葛根　羌活（各五钱）　升麻（一两）炙甘草（二两）　白芍药　黄芪（各三两）

上药咬咀，每服五钱，水二盏，煎至一盏，食后温服。

六脉弦细而涩，按之空虚，其色必白而夭不泽者，脱血也。此大寒证，以辛温补血益血，以甘温、甘热、滑润之剂以佐之则愈。此亡血亦伤精气。

◆ 止衄血法

治鼻血久不止，素有热而暴作者，诸药无验。神法以大纸一张，作八折或十折，于水内湿，置顶中，以热熨斗熨至一重或二重纸干，立止。

腰痛门

◆ 川芎肉桂汤

丁未冬，曹通甫自河南来，有役人小翟，露宿寒湿之地，腰痛不能转侧，两胁搐急作痛，已经月余不愈矣。

《腰痛论》中说：皆为足太阳、足少阴血络中有凝血作痛，间有一二证属少阳胆经外络脉病，皆去血络之凝乃愈。其《内经》有云：冬三月，禁不得用针，只宜服药，通其经络，破其血络中败血，以此药主之。

酒汉防己　防风（各三分）　炒神曲
独活（各五分）　川芎　柴胡　肉桂　当
归梢　炙甘草　苍术（各一钱）　桃仁（五
个，去皮、尖）　羌活（一钱五分）

上药㕮咀，都作一服，好酒三大
盏煎至一大盏，去渣，稍热，食远服。

◆ 独活汤

治因劳役，腰痛如折，沉重如山。

炙甘草（二钱）　羌活　防风　独
活　大黄（煨）　泽泻　肉桂（各三钱）
当归梢　连翘（各五钱）　酒汉防己　酒
黄柏（各一两）　桃仁（三十个）

上药㕮咀，每服五钱，酒半盏，
水一大盏半，煎至一盏，去渣，热服。

◆ 破血散疼汤

治乘马损伤，跌其脊骨，恶血流
于胁下，其痛苦楚，不能转侧，妨于
饮食。

羌活　防风　中桂（各一钱）　苏木
（一钱五分）　连翘　当归梢　柴胡（各二
钱）　麝香（少许，另研）　水蛭（三钱，炒
去烟尽，另研）

上药分作二服，每服酒二大盏、
水一大盏，除水蛭、麝香另研如泥，
煎余药作一大盏，去渣，上火令稍热，
调二味，空心服之，两服立愈。

◆ 地龙散

治腰脊痛，或打扑损伤，从高坠下，
恶血在太阳经中，令人腰脊痛，或胫
腨臂股中痛不可忍，鼻塞不通。

当归梢（一分）　中桂　地龙（各四
分）　麻黄（五分）　苏木（六分）　独活
黄柏　甘草（各一钱）　羌活（二钱）　桃

仁（六个）

上药㕮咀，每服五钱，水二盏，
煎至一盏，去渣，温服，食远。

◆ 苍术汤

治湿热腰腿疼痛。

防风（风能胜湿）　黄柏（各一钱，始
得之时，寒也，久不愈，寒化为热，除湿止痛）
柴胡（二钱，行经）　苍术（三钱，去湿止痛）

上都作一服，水二大盏，煎至一盏，
去渣，空心服。

◆ 麻黄复煎散

治阴室中汗出，懒语，四肢困倦
无力，走注疼痛。乃下焦伏火而不得伸，
浮而躁热汗出，一身尽痛，盖风湿相
搏也。以升阳发汗渐渐发之，火郁及
湿在经者，亦宜发汗，况正值季春之月，
脉缓而迟，尤宜发汗，令风湿去而阳升，
以此困倦乃退，气血俱得生旺也。

白术　人参　生地黄　柴胡　防
风（各五分）　羌活　黄柏（各一钱）　麻
黄（去节微捣，不令作末，水五大盏，煎令沸，
去沫，煎至二盏，入下项药再煎）　黄芪（各
二钱）　甘草（三钱）　杏仁（三个，去皮）

上药㕮咀，都作一服，入麻黄汤
煎至一盏，临卧服之，勿令食饱，取
渐次有汗则效。

◆ 缓筋汤

（一名羌活汤）

治两目如火肿痛，两足及伏兔筋
骨痛，膝少力，身重腰痛，夜恶寒，痰嗽，
颈项皆急痛，目外眦，目丝急，食不下。

熟地黄（二分）　生甘草　柴胡　红
花　炙甘草　苏木　独活（各二分）　藁
本　升麻　黄芩　草豆蔻仁　酒黄柏
生地黄　当归身　麻黄（各三分）　羌活

（三钱） 苍术（五分）

上药为粗末，都作一服，水二大盏煎至一盏，去渣，食远服之。

◆ 拈痛汤

治湿热为病，肩背沉重，肢节疼痛，胸膈不利。

白术（五分） 人参（去芦） 苦参（酒炒） 升麻（去芦） 葛根 苍术（各二钱） 防风（去芦） 知母（酒洗） 泽泻 黄芩（炒） 猪苓 归身（各三钱） 炙甘草 黄芩（酒洗） 茵陈（酒炒） 羌活（各五钱）

上药㕮咀，每服一两，水二大盏，煎至一盏，去渣，食远服。

◆ 苍术复煎散

治寒湿相合，脑痛恶寒，项筋脊骨强，肩背胛眼痛，膝膑痛无力，行步沉重。

红花（一分） 黄柏（三分） 柴胡 藁本 泽泻 白术 升麻（各五分） 羌活（一钱） 苍术（四两，水二碗，煎二盏，去渣，入药）

上药㕮咀，先煎苍术汤二大盏，复煎前项药至一大盏，稍热，空心服，取微汗为效，忌酒、湿面。

◆ 羌活苍术汤

治脚膝无力沉重。

炙甘草 黄柏 草豆蔻 生甘草 葛根（各五分） 橘皮（六分） 柴胡（七分半） 升麻 独活 缩砂仁 苍术（各一钱） 防风（一钱五分） 黄芪（二钱） 知母（二钱五分） 羌活（三钱）

上药㕮咀，分作二服，水二大盏，煎至一盏，去渣，空心服。

经闭不行有三论

《阴阳别论》云：二阳之病发心脾，有不得隐曲，女子不月，其传为风消，为息贲者，死不治。妇人脾胃久虚，或形羸，气血俱衰，而致经水断绝不行，或病中消胃热，善食渐瘦，津液不生。夫经者，血脉津液所化，津液既绝，为热所烁，肌肉消瘦，时见渴躁，血海枯竭，病名曰血枯经绝。宜泻胃之燥热，补益气血，经自行矣。此证或经适行而有子，子不安为胎病者有矣。或心包脉洪数躁作，时见大便秘涩，小便虽清不利，而经水闭绝不行，此乃血海干枯。宜调血脉，除包络中火邪，而经自行矣。《内经》所谓小肠移热于大肠，为癥瘕，为沉，脉涩不利，则月事沉滞而不利，故云为癥瘕，为沉也。或因劳心，心火上行，月事不来，安心和血泻火，经自行矣。故《内经》云：月事不来者，胞脉闭也。胞脉者，属心而络于胞中，令气上迫肺，心气不得下，故月事不来也。

经漏不止有三论

《阴阳别论》云：阴虚阳搏谓之崩。妇人脾胃虚损，致命门脉沉细而数疾，或沉弦而洪大有力，寸关脉亦然。皆由脾胃有亏，下陷于肾，与相火相合，湿热下迫，经漏不止，其色紫黑，如夏月腐肉之臭。中有白带者，脉必弦细，寒作于中。中有赤带者，其脉洪数疾，热明矣，必腰痛或脐下痛，临经欲行，先见寒热往来，两胁急缩，兼脾胃证出见，或四肢困热，心烦不得眠卧，心下急，宜大补脾胃而升举血气，可一服而愈。或人故贵脱势，人事疏少，或先富后贫，心气不足，其火大炽，旺于血脉之中，又致脾胃饮食失节，火乘其中，形质肌肉容颜似不病者，此心病也，不形于诊，故脾胃饮食不调，其证显矣。而经水不时而下，或适来适断，暴下不止，治当先说恶死之言劝谕，令欢死而心不动，以大补气血之药养脾胃，微加镇坠心火之药治其心，补阴泻阳，经自止矣。《痿论》云：悲哀太甚，则胞络绝也。阳气内动，发则心下崩，数溲血也。故本病曰大经空虚，发则肌痹，传为脉痿，此之谓也。

◆ 升阳除湿汤

（一名调经升麻除湿汤）

治女子漏下恶血，月事不调，或暴崩不止，多下水浆之物。皆由饮食不节，或劳伤形体，或素有心气不足，因饮食劳倦，致令心火乘脾。其人必怠惰嗜卧，四肢不收，困倦乏力，无气以动、气短上气、逆急上冲，其脉缓而弦急，按之洪大，皆中指下得之，脾土受邪也。脾主滋荣周身者也，心主血，血主脉，二者受邪，病皆在脉，脉者，血之府也；脉者，人之神也。心不主令，包络代之，故曰心之脉，主属心系，心系者，包络命门之脉也，主月事。因脾胃虚而心包乘之，故漏下，月事不调也。况脾胃为血气阴阳之根蒂也，当除湿去热，益风气土伸，以胜其湿，又云火郁则发之。

当归（酒洗） 独活（各五分） 蔓荆子（七分） 防风 炙甘草 升麻 藁本（各一钱） 柴胡 羌活 苍术 黄芪（各一钱五分）

上药锉如麻豆大，勿令作末，都作一服，以洁净新汲水三大盏，煎至一大盏，去渣，空心热服。待少时以早饭压之，可一服而已。如灸足太阴脾经中血海穴二七壮亦已。

此药乃从权之法，用风胜湿，为胃下陷而气迫于下，以救其血之暴崩也。并血恶之物住后，必须黄芪、人参、炙甘草、当归之类数服以补之，于补气升阳汤中加以和血药便是也。若经血恶物下之不绝，尤宜究其根源，治其本经，只益脾胃，退心火之亢，乃治其根蒂也。若遇夏月白带下，脱漏不止，宜用此汤，一服立止。

◆ 凉血地黄汤

治妇人血崩，是肾水阴虚，不能镇守包络相火，故血走而崩也。

黄芩 荆芥穗 蔓荆子（各一分）黄柏 知母 藁本 细辛 川芎（各二分） 黄连 羌活 柴胡 升麻 防风（各三分） 生地黄 当归（各五分） 甘草（一钱） 红花（少许）

上药㕮咀，都作一服，水三大盏，煎至一盏，去渣，稍热，空心服之。

足太阴脾之经中血海二穴，在膝膑上内白肉际二寸中。治女子漏下恶血，月事不调，逆气腹胀，其脉缓者是也，灸三壮。

足少阴肾之经中阴谷二穴，在膝内辅骨后大筋下、小筋上，按之应手，屈膝取之。治膝如锥，不得屈伸，舌纵涎下，烦逆溺难，少腹急，引阴痛，股内廉痛，妇人漏血不止，腹胀满不得息，小便黄如蛊，女子如妊身，可灸二壮。

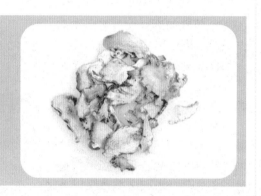

◆ 酒煮当归丸

治癞疝，白带下痊，脚气，腰以下如在冰雪中，以火焙炕，重重厚绵衣盖其上，犹寒冷，不任寒之极也。面白如枯鱼之象，肌肉如刀割削瘦峻之速也。小便不止，与白带长流而不禁固，自不知觉。面白，目青蓝如菜色，目眈眈无所见，身重如山，行步欹侧，不能安地，腿膝枯细，大便难秘，口不能言，无力之极，食不下，心下痞烦，心懊恢不任其苦。面停垢，背恶寒，小便遗而不知。此上中下三阳真气俱虚欲竭，哕呕不止，胃虚之极也。脉沉厥紧而涩，按之空虚。若脉洪大

而涩，按之无力，犹为中寒之证，况按之空虚者乎？按之不鼓，是为阴寒，乃气血俱虚之极也。

茴香（五钱） 黑附子（炮制，去皮、脐） 良姜（各七钱） 当归（一两）

上四味锉如麻豆大，以上等好酒一升半，同煮至酒尽，焙干。

炙甘草 苦楝（生用） 丁香（各五钱） 木香 升麻（各一钱） 柴胡（二钱） 炒黄盐 全蝎（各三钱） 延胡索（四钱）

上与前四味药同为细末，酒煮面糊为丸，如梧桐子大，每服五七十丸，空心淡醋汤下，忌油腻冷物、酒、湿面。

◆ 固真丸

治白带久下不止，脐腹冷痛，阴中亦然。目中溜火，视物眈眈然无所见。齿皆恶热饮痛，须得黄连细末擦之乃止。惟喜干食，大恶汤饮，此病皆寒湿乘其胞内，故喜干而恶湿。肝经阴火上溢走于标，故上壅而目中溜火。肾水侵肝而上溢，致目眈眈而无所见。齿恶热饮者，是阳明经中伏火也。治法当大泻寒湿，以丸药治之。故曰寒在下焦治宜缓，大忌汤散，以酒制白石脂、白龙骨，以枯其湿，炮干姜大热辛泻寒水，以黄柏之大寒为因用，又为乡导。故云古者虽有重罪，不绝人之后，又为之伏其所主，先其所因之意，又泻齿中恶热饮也。以柴胡为本经之使，以芍药五分导之。恐辛热之药大甚，损其肝经，故微泻之，以当归身之辛温，大和其血脉，此用药之法备矣。

黄柏（酒洗） 白芍药（各五分） 柴胡 白石脂（各一钱，火烧赤，水飞，细研，日干） 白龙骨（酒煮，日干，水飞为末）

当归（酒洗，各二钱） 干姜（四钱，炮）

上药除龙骨、白石脂水飞研外，同为细末，水煮面糊为丸，如鸡头仁大，日干，空心，多用白沸汤下。无令胃中停滞，待少时以早饭压之，是不令热药犯胃。忌生冷、硬物、酒、湿面。

◆ 乌药汤

治妇人血海疼痛。

当归 甘草 木香（各五钱） 乌药（一两） 香附子（二两，炒）

上药㕮咀，每服五钱，水二大盏，去渣，温服，食前。

◆ 助阳汤

（一名升阳燥湿汤）

治白带下，阴户中痛，控心而急痛，身黄皮缓，身重如山，阴中如冰。

生黄芩 橘皮（各五分） 防风 高良姜 干姜 郁李仁 甘草（各一钱） 柴胡（一钱三分） 白葵花（七朵）

上药锉如麻豆大，分作二服，每服水二大盏，煎至一盏，去渣，食前稍热服。

◆ 水府丹

治妇人久虚积冷，经候不行，癥瘕癖块，腹中暴痛，面有䵟䵟，黎黑羸瘠。

硇砂（纸隔沸汤淋，熬取） 红豆（各五钱） 桂心（另为末） 木香 干姜（各一两） 砂仁（二两） 经煅花蕊石（研，一两五钱） 斑蝥（一百个，去头翅） 生地黄汁 童子小便（各一升） 腊月狗胆（七枚） 芫青（三百个，去头足，糯米一升，炒米黄，去米不用）

上九味为细末，同三汁熬为膏，和丸如鸡头大，朱砂为衣。每服一丸，温酒细嚼，食前服，米饮亦可，孕妇不可服。

◆ 丁香胶艾汤

治崩漏不止，盖心气不足，劳役及饮食不节所得。经隔少时，其脉二尺俱弦紧洪，按之无力，其证自觉脐下如冰，求厚衣被以御其寒，白带白滑之物多，间有如屋漏水下，时有鲜血，右尺脉时微洪也。

熟地黄 白芍药（各三分） 川芎 丁香（各四分） 阿胶（六分） 生艾叶（一钱） 当归（一钱二分）

上川芎为细末，当归酒洗，锉熟地黄、丁香为细末，艾亦锉，都作一服，水二大盏，先煎五味作一盏零二分，去渣，入胶再上火煎至一大盏，带热空心服之。

◆ 黄芪当归人参汤

丁未仲冬，郭大方来说，其妻经水暴崩不止，先曾损身失血，自后一次缩急十日而来，今次不止。其人心窄性急多惊，以予料之，必因心气不足，饮食不节得之，大方曰无。到彼诊得掌中寒，脉沉细而缓，间而沉数，九窍微有不利，四肢无力，上喘气短促，口鼻气皆不调，果有心气不足，脾胃虚弱之证。胃脘当心而痛，左胁下缩急有积，当脐有动气，腹中鸣，下气，大便难，虚证极多，不能尽录。拟先治其本，余证可以皆去。安心定志，镇坠其经，调和脾胃，大益元气，补其血脉，令养其神，以大热之剂去其冬寒凝在皮肤内，少加生地黄去命门相火，不令四肢痿弱。

黄连（一分） 生地黄（三分） 炒神

曲　橘皮　桂枝（各五分）　草豆蔻仁（六分）　黄芪　人参　麻黄（不去节，各一钱）当归身（一钱五分）　杏仁（五个，另研如泥）

上药哎咀，作二服，水二大盏半，煎麻黄令沸，去渣，煎至二盏，入诸药同煎至一大盏。于巳午之间，食消尽服之，一服立止。其胃脘痛，乃胃上有客寒，与大热药草豆蔻丸一十五丸，白汤送下，其痛立止。再与肝之积药，除其积之根源而愈。

◆ 当归芍药汤

治妇人经脉漏下不止，其色鲜红，时值七月处暑之间，先因劳役脾胃虚弱，气短气逆，自汗不止，身热闷乱，恶见饮食，非惟不入，亦不思食，沉懒困倦，四肢无力，大便时泄。后再因心气不足，经脉再下不止，惟觉气下脱，其元气逆上全无，惟觉心腹中气下行，气短少，不能言，是无力以言，非懒语也，此药主之。

柴胡（二分）　炙甘草　生地黄（各三分）　橘皮（不去白）　熟地黄（各五分）黄芪（一钱五分）　苍术（泔浸，去皮）　当归身　白芍药　白术（各二钱）

上十味哎咀，如麻豆大，分作二服，水二盏半，煎至一盏，去渣，稍热空心服之。

◆ 柴胡调经汤

治经水不止，鲜红，项筋急，脑痛，脊骨强痛。

炙甘草　当归身　葛根（各三分）独活　藁本　升麻（各五分）　柴胡（七分）羌活　苍术（各一钱）　红花（少许）

上药锉如麻豆大，都作一服，水四大盏，煎至一盏，去渣，空心，稍热服，取微汗立止。

经漏不止

一妇人经候凝结，黑血成块，左厢有血瘕，水泄不止，谷有时不化，后血块暴下，并水俱作，是前后二阴有形血脱竭于下。既久经候犹不调，水泄日见三两行，食罢烦心，饮食减少，甚至瘦弱。东垣老人曰：夫圣人治病，必本四时升降浮沉之理，权变之宜，必先岁气，无伐天和，无盛无虚，遗人夭殃，无致邪，无失正，绝人长命。故仲景云：阳盛阴虚，下之则愈，汗之则死；阴盛阳虚，汗之即愈，下之即死。大抵圣人立法，且如升阳或发散之剂，是助春夏之阳气，令其上升，乃泻秋冬收藏殒杀寒凉之气，此病是也。当用此法治之，升降浮沉之至理也。天地之气以升降浮沉，乃从四时，如治病，不可逆之。故《经》云：顺天则昌，逆天则亡。可不畏哉！夫人之身亦有四时，天地之气不可止认在外，人亦体同天地也。今经漏不止，是前阴之气血已脱下矣。水泄又数年，是后阴之气血下陷以脱矣。后阴者，主有形之物也；前阴者，精气之户。下竭，是病人周身之血气常行秋冬之令，阴主杀，此等收藏之病是也。阳生阴长，春夏是也。在人之身，令气升浮者，谷气上行是也。既病人周身血气皆不生长，谷气又不胜，其肌肉消少，是两仪之气俱将绝矣。既下元二阴俱脱，血气将竭，假令当是热证，令下焦久脱，化为寒矣。此病久沉久降、寒湿大胜，当急救之，泻寒以热，除湿以燥，大升大举，以助生长，补养气血，不致偏竭。圣人立治之法，既湿气大胜，以所胜治之，助甲风木上升是也。

故《经》云：风胜湿，是以所胜平之也。当先调和胃气，次用白术之类，以燥其湿而滋元气。如其不止，后用风药以胜湿，此便是大举大升，以助春夏二湿之久陷下之至治也。

◆ 乌药汤

血脱益气，古圣人之法也。先补胃气，以助生发之气，故曰阳生阴长。诸甘药为之先务，举世皆以为补，殊不知甘能生血，此阳生阴长之理也。故先理胃气，人之身内胃气为宝。

柴胡　升麻（各五分）　炙甘草　当归身（酒洗）　陈皮（各一钱）　人参（去芦，有嗽去之）　炒神曲（各一钱五分）　黄芪（二钱）　白术（三钱）　生黄芩（少许）

上药㕮咀，每服二钱，水二大盏，煎至一盏，去渣，稍热服。

如腹中痛，每服加白芍药三分，中桂少许。如渴或口干，加葛根二分，不拘时候。

◆ 升阳举经汤

治经水不止，如右尺脉控之空虚，是气血俱脱，大寒之证。轻手其脉数疾，举指弦紧或涩，皆阳脱之证，阴火亦亡。见热证于口鼻眼或渴，此皆阴躁阳欲先去也。当温之、举之、升之、浮之、燥之，此法当大升浮血气，切补命门之下脱也。

肉桂（去皮，盛夏勿用，秋冬用）　白芍药　红花（各五分）　细辛（六分）　人参（去芦）　熟地黄　川芎（各一钱）　独活根　黑附子（炮制，去皮、脐）　炙甘草（各一钱五分）　羌活　藁本（去土）　防风（各二钱）　白术　当归　黄芪　柴胡（各三钱）　桃仁（十个，汤浸，去皮、尖、细研）

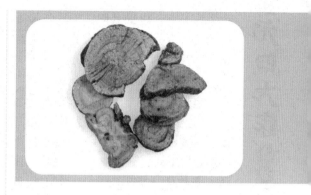

上药㕮咀，每服三钱，若病势顺，当渐加至五钱。每服水三盏，煎至一盏，空心热服。

半产误用寒凉之药论

妇人分娩，及半产漏下，昏冒不省，瞑目无所知觉，盖因血暴亡，有形血去，则心神无所养。心与包络者，君火，相火也，得血则安，亡血则危。火上炽，故令人昏冒。火胜其肺，瞑目不省人事，是阴血暴去，不能镇抚也。血已亏损，往往用滑石、甘草、石膏之类，乃辛甘大寒之药，能泻气中之热，是血亏泻气，乃阴亏泻阳，使二者俱伤，反为不足，虚劳之病。昏迷不省者，上焦心肺之热也。此无形之热，用寒凉之药驱令下行，岂不知上焦之病，悉属于表，乃阴证也，汗之则愈，今反下之，幸而不死，暴亏气血，生命岂能久活？又不知《内经》有说：病气不足，宜补不宜泻。但瞑目之病，悉属于阴，宜汗不宜下，又不知伤寒郁冒，得汗则愈，是禁用寒凉药也。分娩半产，本气不病，是暴去其血，亡血补血，又何疑焉？补其血则神昌，常时血下降亡，今当补而升举之。心得血而养，神不昏矣。血若暴下，是秋冬之令大旺，

李东垣·兰室秘藏

今举而升之，以助其阳，则目张神不昏迷矣。今立一方，补血养血，生血益阳，以补手足厥阴之不足也。

◆ **全生活血汤**

红花（三分） 蔓荆子 细辛（各五分） 生地黄（夏月多加之） 熟地黄（各一钱） 藁本 川芎（各一钱五分） 防风（诸阳既陷，何以知之？血下脱故也） 羌活 独活 炙甘草 柴胡（去苗） 当归身（酒洗） 葛根（各二钱） 白芍药 升麻（各三钱）

上药㕮咀，每服五钱，水二盏，煎至一盏，去渣，食前稍热服。

◆ **当归附子汤**

治脐下冷痛，赤白带下。

当归（二分） 炒盐（三分） 蝎梢 升麻（各五分） 甘草（六分） 柴胡（七分） 黄柏（少许，为引用） 附子（一钱） 干姜 良姜（各一钱）

上药为粗末，每服五钱，水五盏，煎至一盏，去渣，稍热服。或为细末，酒面糊为丸亦可。

◆ **调经补真汤**

冬后一月，微有地泥冰泮，其白带再来，阴户中寒，一服立止。

独活 干姜（炮） 藁本 防风 苍术（各二分） 麻黄（不去节） 炙甘草 人参（去芦） 当归身 白术 生黄芩 升麻（各五分） 黄芪（七分） 良姜 泽泻 羌活（各一钱） 柴胡（四钱） 杏仁（二个） 桂枝（少许） 白葵花（七朵，去萼）

上药㕮咀，除黄芩、麻黄各另外，都作一服，先以水三大盏半，煎麻黄一味，令沸掠去沫，入余药，同煎至一盏零七分，再入生黄芩，煎至一盏，

空心服之，候一时许，可食早饭。

◆ **坐药龙盐膏**

茴香（三分） 枯矾（五分） 良姜 当归梢 酒防己 木通（各一钱） 丁香 木香 川乌（炮，各一钱五分） 龙骨 炒盐 红豆 肉桂（各二钱） 浓朴（三钱） 延胡索（五钱） 全蝎（五个）

上药为细末，炼蜜为丸，如弹子大，绵裹留丝在外，内丸药阴户内，日易之。

◆ **胜阴丹**

为上药力小，再取三钱，内加行性热药项下。

柴胡 羌活 枯白矾 甘松 升麻（各二分） 川乌头 大椒 三奈子（各五分） 蒜（七分） 破故纸（八分，与蒜同煮，焙干，秤） 全蝎（三个） 麝香（少许）

上药为细末，依前法用。

◆ **回阳丹**

羌活 全蝎 升麻根 甘松（各二分） 草乌头 水蛭（炒各三分） 大椒 三奈子 荜茇 枯矾（各五分） 柴胡 川乌（各七分） 炒黄盐（为必用之药，去之则不效） 破故纸 蒜（各一钱） 虻虫（三个，去翅足，炒）

上药为极细末，依前制用，脐下觉暖为效。

◆ **柴胡丁香汤**

治妇人年三十岁，临经先腰脐痛，甚则腹中亦痛，经缩三两日。

生地黄（二分） 丁香（四分） 当归身 防风 羌活（各一钱） 柴胡（一钱五分） 全蝎（一个）

上药都作一服，水二盏，煎至一盏，去渣，食前稍热服。

◆ 延胡苦楝汤

治脐下冷，撮痛，阴冷大寒，白带下。

黄柏（一分，为引用）　延胡索　苦楝子（各二分）　附子（炮）　肉桂（各三分）　炙甘草（五分）　熟地黄（一钱）

上药都作一服，水二大盏，煎至一盏，食前服。

◆ 桂附汤

治白带腥臭，多悲不乐，大寒。

黄柏（为引用）　知母（各五分）　肉桂（一钱）　附子（三钱）

上药哎咀，都作一服，水二盏，煎至一盏，去渣，食远热服。

如少食常饱，有时似腹胀夯闷，加白芍药五分。

如烦恼，面上如虫行，乃胃中元气极虚，加黄芪一钱五分、人参七分、炙甘草五分、升麻五分。

◆ 人参补气汤

治四肢懒倦，自汗无力。

丁香末（二分）　生甘草梢　炙甘草（各三分）　生地黄　白芍药（各五分）　熟地黄（六分）　人参　防风　羌活　黄柏　知母　当归身　升麻（各七分）　柴胡（一钱）　黄芪（一钱五分）　全蝎（一个）　五味子（二十个）

上药挫如麻豆大，都作一服，水二盏，煎至一盏，去渣，空心稍热服。

◆ 黄芪白术汤

治妇人四肢沉重，自汗，上至头际颈而还，恶风，头痛，躁热。

细辛（三分）　吴茱萸　川芎（各五分）　柴胡　升麻（各一钱）　当归身（一钱五分）　黄柏（酒洗）　炙甘草　羌活（各二钱）　五味子（三钱）　白术　人参（各五钱）　黄芪（一两）

上药哎咀，每服五钱，水二大盏，生姜五片，煎至一盏，去渣，食前热服。

如腹中痛不快，加炙甘草一钱；汗出不止，加黄柏一钱。

◆ 白术茯苓汤

治胃气弱，身重有痰，恶心欲吐。是风邪羁绊于脾胃之间，当先实其脾胃。

白术　白茯苓　半夏（各一两）　炒曲（二钱）　麦糵面（五分炒）

上药哎咀，每服五钱，水二大盏，入生姜五片，煎至一盏，去渣，不拘时服。

◆ 增味四物汤

治妇人血积。

当归　川芎　芍药　熟地黄　京三棱　干漆（炒燥烟尽）　肉桂（去皮）　广术（各等分）

上药为粗末，每服五钱，水二大盏，煎至一盏，去渣，食前稍热服。

◆ 补经固真汤

白文举正室，白带常漏久矣，诸药不效。诊得心包尺脉微，其白带下流不止。叔和云：崩中日久，为白带漏下，多时白滑，血水枯。崩中者，始病血崩，久则血少，复亡其阳。故白滑之物下流不止，是本经血海将枯，津液复亡，枯干不能滋养筋骨。以本经行经药为引用、为使；以大辛甘油腻之药润其枯燥，而滋益津液；以大辛热之气味药补其阳道，生其血脉；以苦寒之药泄其肺而救上；热伤气，以人参补之，以微苦温之药为佐而益

253

元气。

白葵花（去萼，研烂，四分）　甘草（炙）
郁李仁（去皮、尖，研泥）　柴胡（各一钱）
干姜（细末）　人参（各二钱）　生黄芩（细
研，一钱）　陈皮（留皮，五分）

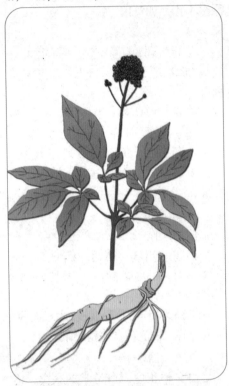

上药除黄芩外，以水三盏，煎至
一盏七分，再入黄芩同煎至一盏，去渣，
空心热服，少时以早饭压之。

◆ 温卫补血汤

治耳鸣，鼻不闻香臭，口不知谷味，
气不快，四肢困倦，行步欹侧，发脱落，
食不下，膝冷，阴汗，带下，喉中吤吤，
不得卧，口舌益干，太息，头不可以
回顾，项筋紧，脊强痛，头旋眼黑，
头痛欠嚏。

生地黄　白术　藿香　黄柏（各

一分）　牡丹皮　苍术　王瓜根　橘皮
吴茱萸（各二分）　当归身（二分半）　柴
胡　人参　熟甘草　地骨皮（各三分）
升麻（四分）　生甘草（五分）　黄芪（一钱
二分）　丁香（一个）　桃仁（三个）　葵花
（七朵）

上药㕮咀，作一服，用水二大盏，
煎至一盏，去渣，食前热服。

◆ 立效散

治妇人血崩不止。

当归　莲花心　白绵子　红花
茅花（各一两）

上药锉如豆大，白纸裹定，泥固，
炭火烧灰存性，为细末。

如干血气，研血竭为引，好温酒
调服，加轻粉（一钱）。

如血崩不止，加麝香为引，好温
酒调服。

◆ 四圣散

治妇人赤白带下。

川乌（炮制）　生白矾（各一钱）　红
娘子（三个）　斑蝥（十个）

炼蜜为丸，如皂子大，绵裹坐之。

◆ 温经除湿汤

十月霜冷后，四肢无力，乃痿厥，
湿热在下焦也。醋心者，是浊气不下降，
欲为满也。合眼麻木作者，阳道不行也，
恶风寒者，上焦之分，皮肤中气不行也。
开目不麻者，目开助阳道，故阴寒之
气少退也。头目眩晕者，风气下陷于
血分，不得伸越而作也，近火则有之。

黄连（一分）　柴胡　草豆蔻　神
曲（炒）　木香（各二分）　麻黄（不去节）
独活　当归身　黄柏（各一分）　升麻（五
分）　羌活（七分）　炙甘草　人参　白

术　猪苓　泽泻（各一钱）　黄芪　橘皮
苍术（各二钱）　白芍药（三钱）

上药锉如麻豆大，分作二服，水二盏，煎至一盏，食远服。治支节沉重，疼痛，无力之胜药也。

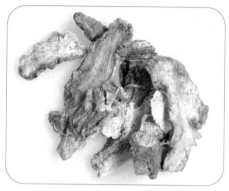

◆ 补气升阳和中汤

李正臣夫人病，诊得六脉中俱得，弦洪缓相合，按之无力。弦在上，是风热下陷入阴中，阳道不行，其证闭目则浑身麻木，昼减而夜甚，觉而开目，则麻木渐退，久则绝止，常开其目，此证不作，惧其麻木，不敢合眼，致不得眠。身体皆重，时有痰嗽，觉胸中常似有痰而不利，时烦躁，气短促而喘，肌肤充盛，饮食不减，大小便如常，惟畏其麻木，不敢合眼为最苦。观其色脉形病相应而不逆。《内经》曰：阳盛瞋目而动，轻；阴病闭目而静，重。又云：诸脉皆属于目。《灵枢经》云：开目则阳道行，阳气遍布周身，闭目则阳道闭而不行，如昼夜之分。知其阳衰而阴旺也。且麻木为风，三尺之童，皆以为然，细校之则有区别耳。久坐而起，亦有麻木，为如绳缚之久，释之觉麻作而不敢动，良久则自已。以此验之，非有风邪，乃气不行。主治之，当补其肺中之气，则麻木自去矣。如经脉中阴火乘其阳分，火动于中为麻木也，当兼去其阴火则愈矣。时痰嗽者，秋凉在外、在上而作也，当以温剂实其皮毛。身重脉缓者，湿气伏匿而作也，时见躁作，当升阳助气益血，微泻阴火与湿，通行经脉，调其阴阳则已矣。非五脏六腑之本有邪也，此药主之。

生甘草（去肾热）　酒黄柏（泻火除湿）
白茯苓（除湿导火）　泽泻（除湿导火）　升麻（行阳助经）　柴胡（各一钱）　苍术（除

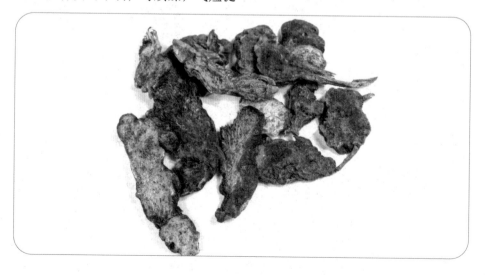

李东垣·兰室秘藏

湿补中） 草豆蔻仁（益阳退外寒，各一钱五分） 橘皮 当归身 白术（各二钱） 白芍药 人参（各三钱） 佛耳草 炙甘草（各四钱） 黄芪（五钱）

上药㕮咀，每服五钱，水二盏，煎至一盏，去渣，食远服之。

◆ 麻黄桂枝升麻汤

治妇人先患浑身麻木，睡觉则少减，开目则已而全愈。又证已痊，又因心中烦恼，遍身骨节疼，身体沉重，饮食减少，腹中气不运转。

木香 生姜（各一分） 桂枝 半夏 陈皮 草豆蔻仁 厚朴 黑附子 黄柏（各二分） 炙甘草 升麻 白术 茯苓 泽泻（各三分） 黄芪 麻黄（不去节） 人参（各五分）

上都作一服，水二盏，煎至一盏，去渣，食远服之。

大便结燥门

大便结燥论

《金匮真言论》云：北方黑色，入通肾，开窍于二阴，藏精于肾。又云：肾主大便。大便难者，取足少阴。夫肾主五液，津液盛则大便如常。若饥饱失节，劳役过度，损伤胃气，及食辛热味浓之物，而助火邪，伏于血中，耗散真阴，津液亏少，故大便结燥然。结燥之病不一，有热燥，有风燥，有阳结，有阴结，又有年老气虚津液不足而结燥者。治法云：肾恶燥，急食辛以润之。结者散之。如少阴不得大便，以辛润之；太阴不得大便，以苦泄之。阳结者，散之；阴结者，温之。仲景云：小便利而大便硬，不可攻下，以脾约丸润之。食伤太阴，腹满而食不化，腹响然不能大便者，以苦药泄之。如血燥而不能大便者，以桃仁、酒制大黄通之。风结燥而大便不行者，以麻子仁加大黄利之。如气涩而大便不通者，以郁李仁、枳实、皂角仁润之。大抵治病必究其源，不可一概用巴豆、牵牛之类下之，损其津液，燥结愈甚，复下复结，极则以至导引于下而不通，遂成不救。噫！可不慎哉？

◆ 通幽汤

治大便难，幽门不通，上冲吸门不开，噎塞不便，燥秘，气不得下。治在幽门，以辛润之。

炙甘草　红花（各一分）　生地黄　熟地黄（各五分）　升麻　桃仁泥　当归身（各一钱）

上药都作一服，水二大盏，煎至一盏，去渣，调槟榔细末五分，稍热，食前服之。

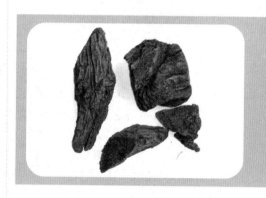

◆ 润燥汤

升麻　生地黄（各二钱）　熟地黄　当归梢　生甘草　大黄（煨）　桃仁泥　麻仁（各一钱）　红花（五分）

上药除桃仁、麻仁另研如泥外，锉如麻豆大，都作一服，水二盏，入桃仁、麻仁泥，煎至一盏，去渣，空心，稍热服。

◆ 润肠丸

治脾胃中伏火，大便秘涩，或干燥闭塞不通，全不思食，乃风结血秘，皆令闭塞也。以润燥和血疏风，自然通利矣。

桃仁（汤浸，去皮、尖）　麻仁（各一两）　当归梢　大黄（煨）　羌活（各一两）

上药除桃仁、麻仁另研如泥，外

捣为极细末，炼蜜为丸，如梧桐子大，每服三五十丸，空心，白汤下。

如病人不大便，为大便不通而涩，其邪盛者，急加酒洗大黄以利之。

如血燥而大便燥干者，加桃仁、酒洗大黄。

如风结燥大便不行者，加麻仁、大黄。

如风湿而大便不行，加煨皂角仁、大黄、秦艽以利之。

如脉涩，觉身痒气涩而大便不通者，加郁李仁、大黄以除气燥。

如寒阴之病，为寒结闭而大便不通者，以《局方》中半硫丸，或加煎附子干姜汤冰冷与之。其病虽阴寒之证，当服阳药补之。若大便不通者，亦当十服中，与一服药微通其大便，不令结闭，乃治之大法。

若病人虽是阴证，或是阴寒之证，其病显躁，脉实坚，亦宜于阳药中少加苦寒之药，以去热躁，躁止勿加。

如阴躁欲坐井中者，其二肾脉按之必虚，或沉细而迟，此易为辨耳，知有客邪之病，亦当从权加药以去之。

◆ 麻黄白术汤

治大便不通，五日一遍，小便黄赤，浑身肿，面上及腹尤甚，色黄，麻木，身重如山，沉困无力，四肢痿软，不能举动，喘促，唾清水，吐哕，痰唾白沫如胶。时躁热发，欲去衣，须臾而过振寒，项额有时如冰，额寒尤甚。头旋眼黑，目中溜火。冷泪，鼻不闻香臭，少腹急痛，当脐中有动气，按之坚硬而痛。

青皮（去腐）酒黄连（各一分）酒黄柏 橘红 甘草（炙半）升麻（各二分）

黄芪 人参 炒曲（各五分）麻黄（不去节五钱）杏仁（四个）

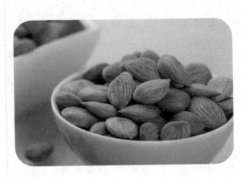

上药㕮咀，分作二服，水二大盏半，先煎麻黄令沸，去沫，再入诸药，同煎至一盏，去渣，稍热，食远服。

此证宿有风湿热伏于荣血之中，其木火乘于阳道为上盛，元气短少，上喘，为阴火伤其气，四肢痿，在肾水之间，乃所胜之病。今正遇冬寒，得时乘其肝木，又实其母，肺金克火凌木，是大胜必有大复。其证善恐，欠，多嚏，鼻中如有物，不闻香臭，目视眈眈，多悲，健忘，少腹急痛，通身黄，腹大胀，面目肿尤甚，食不下，痰唾涕有血，目眦疡，大便不通，并宜此药治之。

◆ 升阳汤

（一名升阳泻湿汤）

治膈咽不通，逆气里急，大便不行。

青皮 槐子（各二分）生地黄 熟地黄 黄柏（各三分）当归身 甘草梢（一钱）桃仁（十个，另研）

上药㕮咀，如麻豆大，都作一服，入桃仁泥，水二大盏，煎至一盏，去渣，稍热食前服。

◆ 活血润燥丸

治大便风秘、血秘，常常燥结。

当归梢（一钱） 防风（三钱） 大黄（湿纸裹，煨） 羌活（各一两） 皂角仁（烧存性，去皮，一两五钱，其性得湿则滑，湿滑则燥结自除） 桃仁（二两，研如泥） 麻仁（二两五钱，研如泥）

上药除麻仁、桃仁另研如泥外，为极细末，炼蜜为丸，如梧桐子大，每服五十丸，白汤下。三两服后，须以苏麻子粥，每日早晚食之，大便日久不能结燥也。以瓷器盛之，纸封无令见风。

◆ 润肠汤

治大肠结燥不通。

生地黄 生甘草（各一钱） 大黄（煨） 熟地黄 当归梢 升麻 桃仁 麻仁（各一钱） 红花（三分）

上药哎咀，水二盏，煎至一盏，去渣，食远温服。

小便淋闭门

小便淋闭论

《难经》云：病有关有格，关则不得小便。又云：关无出之谓，皆邪热为病也。分在气在血而治之，以渴与不渴而辨之，如渴而小便不利者，是热在上焦肺之分，故渴而小便不利也。夫小便者，是足太阳膀胱经所主也，长生于申，申者，西方金也，肺合生水，若肺中有热，不能生水，是绝其水之源。《经》云：虚则补其母。宜清肺而滋其化源也，故当从肺之分，助其秋令，水自生焉。又如雨、如露、如霜，皆从天而降下也，乃阳明之阴，明秋气自天而降下也。且药有气之薄者，乃阳中之阴，是感秋清肃杀之气而生，可以补肺之不足，淡味渗泄之药是也，茯苓、泽泻、琥珀、灯心、通草、车前子、木通、瞿麦、萹蓄之类，以清肺之气，泄其火，资水之上源也。如不渴而小便不通者，热在下焦血分，故不渴而大燥，小便不通也。热闭于下焦者，肾也，膀胱也，乃阴中之阴，阴受热邪，闭塞其流。易上老云：寒在胸中，遏绝不入，热在下焦，填塞不便，须用感北方寒水之化，气味俱阴之药，以除其热，泄其闭塞。《内经》云：无阳则阴无以生，无阴则阳无以化。若服淡渗之药，其性乃阳中之阴，非纯阳之剂，阳无以化，何能补？重阴之不足也，须用感地之水运而生太苦之味，感天之寒药而生大寒之气，此气味俱阴，乃阴中之阴也。大寒之气，人禀之生膀胱；寒水之运，人感之生肾。此药能补肾与膀胱，受阳中之阳，热火之邪，而闭其下焦，使小便不通也。夫用大苦寒之药，治法当寒因热用。又云：必伏其所主，而先其所因，其始则气同，其终则气异也。

◆ 通关丸

（一名滋肾丸）

治不渴而小便闭，热在下焦血分也。

黄柏（去皮，锉，酒洗，焙） 知母（锉，酒洗，焙干，各一两） 肉桂（五分）

上药为细末，熟水为丸，如梧桐子大，每服一百丸，空心，白汤下，顿两足，令药易下行故也。如小便利，前阴中如刀刺痛，当有恶物下为验。

李东垣·兰室秘藏

◆ 清肺饮子

治渴而小便闭涩不利，邪热在上焦气分。

灯心（一分）　通草（二分）　泽泻　瞿麦　琥珀（各五分）　萹蓄　木通（各七分）　车前子（炒一钱）　茯苓（去皮，二钱）　猪苓（去皮，三钱）

上药为粗末，每服五钱，水一盏半，煎至一盏，稍热，食远服。或《局方》八正散、五苓散，亦宜服之。

◆ 导气除燥汤

治小便闭塞不通，乃血涩致气不通而窍涩也。

茯苓（去皮）　滑石（炒黄，各二钱）　知母（细锉，酒洗）　泽泻（各三钱）　黄柏（去皮，酒洗，四钱）

上药㕮咀，每服五钱，水三盏，煎至一盏，去渣，稍热，空心服。如急闭，不拘时服。

◆ 肾疸汤

治肾疸，目黄，甚至浑身黄，小便赤涩。

羌活　防风　藁本　独活　柴胡（各五分）　升麻（五钱）

以上治肾疸，目黄，浑身黄。

白茯苓（二分）　泽泻（三分）　猪苓（四分）　白术（五分）　苍术（三钱）

以上治小便赤涩。

黄柏（二分）　人参（三分）　葛根（五分）　神曲（六分）　甘草（三钱）

上药锉如大豆大，分作二服，水三盏，煎至一盏，去渣，稍热，食前服。

痔漏门

痔漏论

《内经》曰：因而饱食，筋脉横解，肠澼为痔。夫大肠，庚也，主津，本性燥，清肃杀之气，本位主收，其所司行津，以从足阳明，旺则生化万物者也。足阳明为中州之土，若阳衰亦殒杀万物。故曰万物生于土而归于土者是也。以手阳明大肠司其化焉，既在西方本位，为之害蜚，司杀之府，因饱食行房，忍泄，前阴之气归于大肠，木乘火势而侮燥金，故火就燥也，大便必闭。其疾甚者，当以苦寒泻火，以辛温和血润燥，疏风止痛，是其治也。以秦艽、当归梢和血润燥；以桃仁润血；以皂角仁除风燥；以地榆破血；以枳实之苦寒补肾，以下泄胃实；以泽泻之淡渗，使气归于前阴，以补清燥受胃之湿邪也；白术之苦甘，以苦补燥气之不足，其甘味以泻火而益元气也。故曰：甘寒泄火，乃假枳实之寒也。古人用药，为下焦如渎。又曰：在下者引而竭之，多为大便秘涩，以大黄推去之，其津血益不足，以当归和血，及油润之剂，大便自然软利矣。宜作锉汤以与之，是下焦有热，以急治之之法也。以地榆酸苦而坏胃，故宿食消尽空心，作丸服之。

◆ 秦艽白术丸

治痔疾，并痔漏有脓血，大便燥硬而作疼，痛不可忍。

秦艽（去芦）　桃仁（汤浸，去皮、尖）　皂角仁（烧存性，各一两）　当归梢（酒浸）　泽泻　枳实（麸炒黄）　白术（各五钱）　地榆（三钱）

上药为细末，和桃仁泥研匀，煎热汤打面糊为丸，如鸡头仁大，令药光滑，焙干。每服五七十丸，白汤下，空心服，待少时以美膳压之。忌生冷硬物、冷水冷菜之类，并湿面酒及辣辛热大料物之类，犯之则药无验也。

◆ 秦艽苍术汤

治痔疾若破，谓之痔漏，大便秘涩，必作大痛。此由风热乘，食饱不通，气逼大肠而作也。受病者，燥气也；为病者，胃湿也。胃刑大肠，则化燥火，以乘燥热之实，胜风附热而来，是湿热风燥四气而合，故大肠头成块者，湿也，作大痛者，风也。若大便燥结者，主病兼受火邪，热结不通也。去此四者，其西方肺主诸气，其体收下，亦助病为邪，须当破气药，兼之治法全矣。以锉汤与之，其效如神。

秦艽（去苗） 桃仁（汤浸，去皮，另研） 皂角仁（烧存性，另研，各一钱） 苍术（制） 防风（各七分） 黄柏（去皮，酒洗，五分） 当归梢（酒洗） 泽泻（各三分） 梭身槟榔（一分，另研） 大黄（少许，虽大便过涩亦不可多用）

上药除槟榔、桃仁、皂角仁三味外，余药吹咀如麻豆大，都作一服，水三盏，煎至一盏二分，去渣，入槟榔等三味末，再上火煎至一盏，空心热服。待少时以美膳压之，不犯胃气也。服药日忌生冷硬物及酒、湿面、大料物、干姜之类，犯之则其药无效。

如有白脓，加白葵花头五朵，去蒂心，青皮半钱，不去白，入正药中同煎。木香三分，为细末，同槟榔等三味依前煎服饵。古人治此疾多以岁月除之，此药一服则愈。

◆ 七圣丸

治大肠疼痛不可忍。叔和云：积气生于脾脏旁，大肠疼痛阵难当，渐交稍泻三焦火，莫谩多方立纪纲。

羌活（一两） 郁李仁（汤浸，去皮，另研，一两五钱） 大黄（八钱煨） 槟榔 桂（去皮） 木香 川芎（各五钱）

上药除郁李仁另研入外，共为细末，炼蜜为丸，如梧桐子大。每服三五十丸，白汤下，食前，取大便微利，一服而愈。切禁不得多利大便，其痛滋甚。

◆ 秦艽防风汤

治痔漏，每日大便时发疼痛。如无疼痛者，非痔漏也。此药主之。

秦艽 防风 当归身 白术（各一钱五分） 炙甘草 泽泻（各六分） 黄柏（五分） 大黄（煨） 橘皮（各三分） 柴胡 升麻（各二分） 桃仁（三十个） 红花（少许）

上药锉如麻豆大，都作一服，水三盏，煎至一盏，去渣，稍热，空心服之。避风寒，忌房事、酒、湿面、大辛热物。

◆ 秦艽羌活汤

治痔漏成块下垂，不任其痒。

羌活（一钱二分） 秦艽 黄芪（各二钱） 防风（七分） 升麻 炙甘草 麻黄 柴胡（各五分） 藁本（三分） 细辛（少许） 红花（少许）

上药锉如麻豆大，都作一服，水二盏，煎至一盏，去渣，空心服之，忌风寒处大小便。

◆ 当归郁李仁汤

治痔漏大便硬，努出大肠头，下血，苦痛不能忍。

郁李仁 皂角仁（各一钱） 枳实

（七分） 秦艽 麻仁 当归梢 生地黄
苍术（各五分） 大黄（煨） 泽泻（各三分）

上药锉如麻豆大，除皂角仁另为
末，水三盏，煎至一盏，去渣。入皂
角仁末调空心，食前服之，忌如前。

◆ 红花桃仁汤

治痔漏经年，因而饱食，筋脉横
解，肠澼为痔，治法当补北方，泻中央。

黄柏（一钱五分） 生地黄（一钱）
泽泻（八分） 苍术（六分） 当归梢 防
己 防风梢 猪苓（各五分） 麻黄（二分）
红花（半分） 桃仁（十个）

上药锉如麻豆大，水三盏，煎至
一盏，去渣，稍热，食前服之，忌如前。

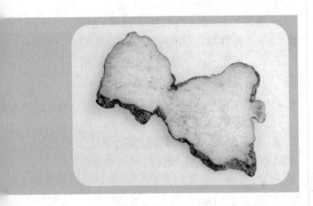

◆ 秦艽当归汤

治痔漏，大便结燥疼痛。

大黄（煨，四钱） 秦艽 枳实（各一
钱） 泽泻 当归梢 皂角仁 白术（各
五分） 红花（少许） 桃仁（二十个）

上都作一服，水三盏，煎至一盏，
去渣，食前热服，忌如前。

阴痿阴汗门

阴痿阴汗及臊臭论

一富者前阴臊臭，又因连日饮酒，

腹中不和，求先师治之。曰：夫前阴者，
足厥阴肝之脉络循阴器，出其挺末。
凡臭者，心之所主，散入五方为五臭，
如肝为臊，此共一也。当于肝经中泻
行间，是治其本，后于心经中泻少冲，
乃治其标。如恶针，当用药除之，酒者，
气味俱阳，能生里之湿热，是风湿热
合于下焦为邪。故《经》云：下焦如渎。
又云：在下者，引而竭之。酒是湿热
之水，亦宜决前阴以去之。

◆ 龙胆泻肝汤

治阴部时复热痒及臊臭。

柴胡梢 泽泻（各一钱） 车前子
木通（各五分） 生地黄 当归梢 草龙
胆（各三分）

上药锉如麻豆大，都作一服，水
三盏，煎至一盏，去渣，空心稍热服，
便以美膳压之。此药柴胡入肝为引。
用泽泻、车前子、木通淡渗之味利小
便，亦除臊气，是名在下者，引而竭之。
生地黄、草龙胆之苦寒泻酒湿热。更
兼车前子之类以撤肝中邪气。肝主血，
用当归以滋肝中血不足也。

◆ 清震汤

治小便溺黄，臊臭淋沥，两丸如冰，
阴汗浸多。

羌活 酒黄柏（各一钱） 升麻 柴
胡 苍术 黄芩（各五分） 泽泻（四分）
麻黄根 猪苓 防风（各三分） 炙甘草
当归身 藁本（各二分） 红花（一分）

上药锉如麻豆大，都作一服。水
二盏，煎至一盏，去渣，临卧服，大忌酒、
湿面。

◆ **固真汤**

（一名正元汤）

治两丸冷，前阴痿弱，阴汗如水，小便后有余滴，尻臀并前阴冷，恶寒而喜热，膝下亦冷。

升麻　羌活　柴胡（各一钱）　炙甘草　草龙胆　泽泻（各一钱五分）　黄柏　知母（各二钱）

上药锉如麻豆大，分作二服，水二盏，煎至一盏，去渣，空心，稍热服，以早饭压之。

◆ **清魂汤**

（一名柴胡胜湿汤）

治两外肾冷，两髀阴汗，前阴痿，阴囊湿痒臊气。

柴胡　生甘草　酒黄柏（各二钱）升麻　泽泻（各一钱五分）　当归梢　羌活　麻黄根　汉防己　草龙胆　茯苓（各一钱）　红花（少许）　五味子（二十个）

上药锉如麻豆大，分作二服，水二盏，煎至一盏，去渣，食前，稍热服，忌酒、湿面、房事。

◆ **椒粉散**

治前阴两丸湿痒痛，秋冬甚，夏月减。

肉桂（二分）　川椒　当归梢　猪苓（各三分）　蛇床子　黑狗脊（各五分）麻黄根（一钱）　轻粉（少许）　红花（少许）斑蝥（两枚）

上药为末，干糁上，避风寒冷湿处坐卧。

◆ **补肝汤**

治前阴冰冷并阴汗，两脚痿弱无力。

黄芪（七分）　炙甘草（五分）　升麻

猪苓（各四分）　白茯苓　葛根　人参（各三分）　柴胡　羌活　陈皮　连翘　当归身　黄柏（炒）　泽泻　苍术　曲末　知母　防风（各二分）

上药锉如麻豆大，都作一服，水二大盏，煎至一盏，去渣，空心，稍热服，忌酒、湿面。

◆ **温肾汤**

治面色痿黄，身黄，脚痿弱无力，阴汗。

柴胡　麻黄根（各六分）　白茯苓　白术　酒黄柏　猪苓　升麻（各一钱）苍术　防风（各一分五钱）　泽泻（二钱）

上药分作二服，每服水二大盏，煎至一盏，去渣，食前，稍热服，一时辰许方食。

◆ **延胡丁香丸**

（或丁香疝气丸）

治脐下撮急疼痛，并周身皆急痛，小便频数，及五脉急，独肾脉按之不急，皆虚无力，名曰肾疝。

羌活（三钱）　当归　茴香（各二钱）延胡索　麻黄根节　肉桂（各一钱）　丁香　木香　甘草　川乌头（各五分）　防己（三分）　蝎（十三个）

上药为细末，酒煮面糊为丸，如鸡头大，每服五十丸，空心，盐白汤服。

泻痢门

◆ **诃子皮散**

癸卯冬，白枢判家一老仆，面尘脱色，神气特弱，病脱肛日久，服药未验，复下赤白脓痢，作里急后重，白多赤少，不任其苦，以求其治。曰：此非肉食膏粱，必多蔬食或饮食不节，天气已寒，衣盖犹薄，不禁而肠头脱下者，寒也。真气不禁，形质不收，乃血滑脱也，此乃寒滑气泄不固，故形质下脱也。当以涩去其脱而除其滑，微酸之味，固气上收，以大热之剂而除寒补阳，以补气之药升阳益气。

御米壳（去蒂萼，蜜炒）　橘皮（各五分）干姜（炮，六分）　诃子（煨，去核，七分）

上药为细末，都作一服，水二盏，煎至一盏，和渣，空心热服。

◆ 升麻补胃汤

治宿有阳明血证，因五月间大热吃杏，肠澼下血，唧远散漫如筛，腰沉沉然，腹中不痛，血色紫黑，病名湿毒肠澼，属阳明少阳经血证也。

白芍药（一钱五分）　升麻　羌活黄芪（各一钱）　生地黄　熟地黄　独活牡丹皮　炙甘草　柴胡　防风（各五分）当归身　葛根（各三分）　肉桂（少许）

上药锉如麻豆大，分作二服，每服水二盏，煎至一盏，去渣，食前，稍热服。

◆ 升阳去热和血汤

治肠澼下血，另作一派，其血唧出有力而远射，四散如筛，肠中血下行，腹中大作痛，乃阳明气冲，热毒所作也。当升阳去湿热，和血脉，是其治也。

橘皮（二分）　熟地黄　当归身　苍术　秦艽　肉桂（各三分）　生地黄　牡丹皮　生甘草（各五分）　升麻（七分）　熟甘草　黄芪（各一钱）　白芍药（一钱五分）

上药㕮咀，都作一服，水四盏，煎至一盏，去渣，空心，稍热服，立效。

◆ 益智和中汤

治肠澼下血，或血色紫黑，腹中痛，腹皮恶寒，右手关脉弦，按之无力，而喜热物熨之，内寒明矣。

肉桂（一分）　桂枝（四分）　牡丹皮　柴胡　葛根　益智仁　半夏（各五分）　当归身　炙甘草　黄芪　升麻（各一钱）　白芍药（一钱五分）　干姜（少许）

上药为粗末，都作一服，水三盏，煎至一盏，去渣，食后，温服。

◆ 芍药柏皮丸

治湿热恶痢、血痢，频并窘痛，无问脓血，并皆治之。

芍药　黄柏（各一两）　当归　黄连（各五钱）

上药为末，饭为丸，如鸡头大，每服五七十丸，食前，米饮汤下，忌油腻、酒、湿面等物。

◆ 和中益胃汤

治太阴阳明腹痛，大便常泄，若不泄即秘而难见，在后传作湿热毒，下鲜红血，腹中微痛，胁下急缩，脉缓而洪弦，中之下得之，按之空虚。

苏木（一分）　藁本　益智仁（各二分）　熟地黄　炙甘草（各三分）　当归身（四分）　柴胡　升麻（各五分）

上药㕮咀，都作一服，水二盏，煎至一盏，去渣，空心温服。

◆ 槐花散

治肠澼下血，湿毒下血。

川芎（四分）　槐花　青皮　荆芥穗　熟地黄　白术（各六分）　当归身　升麻（各一钱）

上药为细末，每服三钱，米饮汤调下，食前，忌酒、湿面、生冷、硬物。

◆ 茯苓汤

治因伤冷饭水泄，一夜走十行，

变作白痢，次日其痢赤白，腹中疠痛，减食，热躁，四肢沉困无力。

生黄芩（三分）　当归身（四分）　肉桂　炙甘草（各五分）　猪苓　茯苓（各六分）　泽泻（一钱）　芍药（一钱五分）　苍术　生姜　升麻　柴胡（各二分）

上药㕮咀，如麻豆大，分作二服，每服水二盏，煎至一盏，去渣，稍热，食前服之。

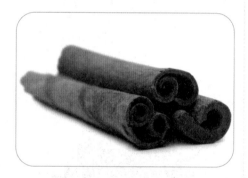

◆ 黄芪补胃汤

治一日大便三四次，溏而不多，有时作泄，腹中鸣，小便黄。

黄芪　柴胡　当归身　益智　橘皮（各三分）　升麻（六分）　炙甘草（二钱）　红花（少许）

上药㕮咀，都作一服，水二盏，煎至一盏，去渣，稍热，食前服之。

◆ 升阳除湿汤

自下而上者，引而去之。

苍术（一钱）　柴胡　羌活　防风　升麻　神曲　泽泻　猪苓（各五分）　炙甘草　陈皮　麦曲（各三分）

上都作一服，水二盏，煎至一盏，去渣，空心服之。

如胃寒肠鸣，加益智仁、半夏各五分，生姜三片，枣一枚，同煎，至

非肠鸣不得用。

◆ 人参益胃汤

治头闷，劳动则微痛，不喜饮食，四肢怠惰，躁热短气，口不知味，腹鸣，大便微溏，身体昏闷，觉渴，不喜冷物。

黄芪　甘草　当归梢　益智（各二分）　人参　黄芩　柴胡　半夏　白术（各三分）　陈皮　升麻（各五分）　苍术（一钱五分）　红花（少许）

上都作一服，水二盏，煎至一盏，去渣，稍热，食前服之。

◆ 升麻补胃汤

治因内伤服牵牛、大黄食药，泄泻过多，腹中大痛。

甘草（七分）　升麻　柴胡　草豆蔻　黄芪（各五分）　半夏（三分）　当归身　干姜（各二分）　红花（少许）

上都作一服，水二盏，煎至一盏，去渣，稍热，食远服之。

疮疡门

◆ 散肿溃坚汤

治马刀疮，结硬如石，或在耳下至缺盆中，或肩上，或于胁下，皆手足少阳经中。及瘰疬遍于颏，或至颊车，坚而不溃，在足阳明经中所出。或二证疮已破，流脓水，并皆治之。

黄芩（八钱，酒洗，炒一半，生用一半）草龙胆（酒洗，各炒四遍）　栝楼根（锉碎，酒洗）　黄柏（酒制）　酒知母　桔梗　昆布（各五钱）　柴胡（四钱）　炙甘草　京三棱（酒洗）　广术（酒洗，炒）　连翘（各三钱）　葛根　白芍药　当归梢　黄连（各二钱）　升麻（六分）

上药㕮咀，每服六钱，水二盏零

李东垣·兰室秘藏

八分，先浸多半日，煎至一盏，去渣，食后热服。于卧处伸足在高处，头低垂，每含一口作十次咽，服毕依常安卧，取药在膈上停蓄故也。另攒半料作细末，炼蜜为丸，如绿豆大，每服百余丸，用此药汤留一口送下，或加海藻五钱炒亦妙。

◆ 升阳调经汤

治瘰疬绕颈，或至颊车，此皆由足阳明胃经中来。若疮深远，隐曲肉底，是足少阴肾经中来，乃戊脾传于癸肾，是夫传于妻，俱作块子坚硬，大小不等，并皆治之。或作丸亦可。

升麻（八钱） 葛根 草龙胆（酒制）黄芩（酒制） 广术（酒洗炒） 京三棱（酒洗，炒） 炙甘草 黄连（酒洗） 连翘桔梗（各五钱） 生黄芩（四钱） 当归身芍药（各三钱） 黄柏（酒洗，二钱） 知母（酒洗，炒，一两）

上另秤一半作末，炼蜜为丸，如绿豆大，每服百余丸。一半作哎咀，每服五钱，若能食大便硬，可旋加至七八钱，水二盏，先浸半日，煎至一盏，去渣，临卧热服。足高去枕仰卧，嚼一口作十次咽之，留一口在后送下丸药，服毕其卧如常。

◆ 连翘散坚汤

治耳下或至缺盆或肩上生疮，坚硬如石，动之无根，名曰马刀，从手足少阳经中来也。或生两胁，或已流脓，作疮未破，并皆治之。

柴胡（一两二钱） 草龙胆（酒洗四次）土瓜根（酒制，各一两） 黄芩（酒炒二次，七钱） 当归梢 生黄芩 广术 京三棱（同广术酒炒） 连翘 芍药（各五钱）炙甘草（三钱） 黄连（酒炒二次） 苍术（各二钱）

上另秤一半为细末，炼蜜为丸，如绿豆大，每服百余丸，一半哎咀，每服五钱，水二盏，先浸多半日，煎至一盏，去渣，临卧热服。去枕仰卧，每口作十次咽之，留一口送下丸药，服毕卧如常，更以后药涂之。

◆ 龙泉散

龙泉粉（炒） 瓦粉 广术 京三棱（酒洗，炒） 昆布（各五钱）

上同为细末，煎热水调涂之，用此药去疾尤速。

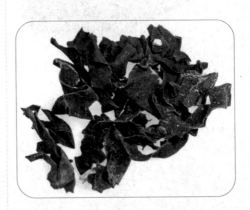

◆ 救苦化坚汤

治瘰疬，马刀挟瘿，从耳下或耳后下颈至肩上，或入缺盆中，乃手足少阳之经分。其瘰疬在颏下，或至颊车，乃足阳明之经分，受心脾之邪而作也。今将二证合而治之。

黄芪（一钱） 护皮毛实腠理虚，及活血脉生血，亦疮家圣药也。又能补表，实元气之弱也。

人参（三分） 补肺气之药也，如

气短不调，及喘者加之。

炙甘草（五分）　能调中和诸药，泻火益胃气，亦能去疮邪。

真漏芦　升麻（各一钱）　葛根（五分）　此三味俱足阳明本经药也。

连翘（一钱）　此一味，十二经疮中之药，不可无者。能散诸血结气聚，此疮家之神药也。

牡丹皮（三分）　去肠胃中留滞宿血。

当归身　生地黄　熟地黄（各三分）此三味，诸经中和血、生血、凉血药也。

白芍药（三分）　如夏月倍之，其味酸，其气寒，能补中益肺之虚弱，治腹中痛必用之，冬寒则不可用。

肉桂（二分）　大辛热，能散结积，阴证疮疡须当少用之，此寒因热用之意。又为寒阴覆盖其疮，用大辛热以消浮冻之气。如有烦躁者，去之。

柴胡（八分）　功同连翘，如疮不在少阳经则去之。

鼠黏子（三分）　无肿不用。

羌活（一钱）　独活　防风（各五分）

此三味必关手足太阳证，脊痛项强，不可回视，腰似折，项似拔者是也。其防风一味辛温，若疮在膈以上，虽无手足太阳经证，亦当用之，为能散结，去上部风邪，病人身拘急者，风也。

昆布（二分）　其味大咸，若疮坚硬结硬者宜用，咸能软坚。

京三棱（煨二分）　广术（煨三分）此二味，若疮坚硬甚者用之，如不坚硬勿用。

益智仁（二分）　如唾多者，胃不和也，或病人吐沫、吐食，胃上寒者加之，无则去之。

大麦蘗面（一钱）　治腹中缩急，兼能消食补胃。

神曲末（炒黄色，二分）　为食不消化故也。

黄连（去须，三分）　以治烦闷。

黄柏（炒三分）　如有热，或腿脚无力加，如有躁烦欲去衣者，肾中伏火也，更宜加之。无此证勿用。

厚朴（三钱二分，姜制）　如腹胀者加之，无则勿用。

上为细末，汤浸蒸饼和丸，捻作饼子，日干，捣如米粒大，每服三钱，白汤下。

如气不顺加橘皮，甚者加木香少许。量病人虚实，临时斟酌与之，无令药多，妨其饮食，此治之大法也。

如只在阳明分为瘰疬者，去柴胡、鼠黏子二味，余皆用之。

如在少阳分为马刀挟瘿者，去独活、漏芦、升麻、葛根，更加瞿麦穗三分。

如本人素气弱，其病势来时气盛而不短促者，不可考其平素，宜作气盛而从病变之权也，宜加黄芩、黄连、黄柏、知母、防己之类，神邪气在上中下三处。

假令在上焦，加黄芩，一半酒洗，一半生用；在中焦，加黄连，一半酒洗，一半生用；在下焦，则加酒制黄柏、知母、防己之类，选而用之。

如本人大便不通而滋其邪盛者，加酒制大黄以利。

如血燥而大便燥干者，加桃仁、

李东垣·兰室秘藏

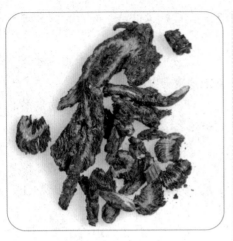

酒制大黄二味。

如风结燥不行者，加麻仁、大黄。

如风涩而大便不行，加煨皂角仁、大黄、秦艽以利之。

如脉涩，觉身痒气涩而大便不通者，加郁李仁、大黄以除气燥也。

如阴寒之病，为寒结闭而大便不通，以《局方》中半硫丸，或加煎附子、干姜，冰冷与之。

大抵用药之法，不惟疮疡一说，诸疾病量人素气弱者，当去苦寒之药，多加人参、黄芪、甘草之类，泻火而先补其元气，余皆仿此。

◆ 柴胡连翘汤

治男子妇人马刀疮。

中桂（三分）　当归梢（二钱五分）鼠黏子（二钱）　炙甘草　酒黄柏　生地黄（各三钱）　柴胡　黄芩（炒）　酒知母连翘（各五钱）　瞿麦穗（六钱）

上药锉如麻豆大，每服五钱，水二大盏，煎至一盏，去渣，稍热，食后服之。

◆ 鼠黏子汤

治耳痛生疮。

昆布　苏木　生甘草　蒲黄　草龙胆（各一分）　鼠黏子　连翘　生地黄　当归梢　黄芩　炙甘草　黄连（各二分）柴胡　黄芪（各三分）　桔梗（三钱）　桃仁（三个）　红花（少许）

上药锉如麻豆大，都作一服，水二盏，煎至一盏，去渣，稍热，食后服。忌寒药利大便。

◆ 净液汤

（一名连翘防风汤）

治皮肤痒，腋下疮，背上疮，耳聋耳鸣。

桂枝（二分）　连翘　生地黄　桔梗　升麻　甘草（各五分）　当归梢（七分）麻黄　草豆蔻仁　羌活　防风　柴胡　苍术（各一钱）　酒黄芩（一钱）　红花（少许）

上药锉如麻豆大，都作一服，水二盏，煎至一盏，去渣，食后热服。

◆ 消肿汤

治马刀疮。

鼠黏子（炒）　黄连（各五分）　当归梢　甘草（各一钱）　栝楼根　黄芪（各一钱五分）　生黄芩　柴胡（各二钱）　连翘（三钱）　红花（少许）

上药㕮咀，每服五钱，水二盏，煎至一盏，去渣，稍热，食后服，忌酒、湿面。

◆ 内托羌活汤

治足太阳经中左右尺脉俱紧，按之无力，尻臀生痛，坚硬，肿痛大作。

肉桂（三分）　连翘　炙甘草　苍

术 橘皮（各五分） 当归梢 防风 藁本（各一钱） 黄芪（一钱五分） 黄柏（酒制） 羌活（各二钱）

上药㕮咀，都作一服，水二盏，酒一盏，煎至一盏，去渣，稍热，空心服。以夹衣盖痛上，使药力行罢，去盖之衣。

◆ 升麻托里汤

治妇人两乳间出黑头疮，疮顶陷下，作黑眼子，其脉弦洪，按之细小。

黄柏（二分） 肉桂（三分） 鼠黏子（五分） 黄芪 炙甘草 当归梢（各一钱） 连翘 升麻 葛根（各一钱五分）

上药㕮咀，都作一服，水一大盏，酒半盏，同煎至一盏，去渣，稍热，食后服。

◆ 内托黄芪汤

贾德茂小男，于左大腿近膝股内出附骨痈，不辨肉色，漫肿，皮泽木硬，疮势甚大。其左脚乃肝之脾土也，更在足厥阴肝经之分，少侵足太阴脾经之分。其脉左三部细而弦，按之洪缓微有力，此药主之。

生地黄（一分） 黄柏（二分） 肉桂（三分） 羌活（五分） 当归梢（七分半） 土瓜根（酒制） 柴胡梢（各一钱） 连翘（一钱三分） 黄芪（二钱）

上药㕮咀，都作一服，酒一盏，水二盏，煎至一盏，去渣，空心热服。

◆ 柴胡通经汤

治小儿项侧有疮，坚而不溃，名曰马刀疮。

柴胡 连翘 当归梢 生甘草 黄芩 鼠黏子 京三棱 桔梗（各二分）

黄连（五分） 红花（少许）

上药锉如麻豆大，都作一服，水二大盏，煎至一盏，去渣，稍热，食后服，忌苦药泄大便。

◆ 白芷升麻汤

尹老家素贫寒，形志皆苦，于手阳明大肠经分出痈，幼小有瘰疬，其臂外皆肿痛，在阳明左右，寸脉皆短，中得之俱弦，按之洪缓有力。此痈得自八风之变，以脉断之，邪气在表。其证大小便如故，饮食如常，腹中和，口知味，知不在里也。不恶风寒，止热躁，脉不浮，知不在表也。表里既和，邪气在经脉之中。《内经》云：凝于经络，为疮痈。其痈出身半以上，故风从上受之。故知是八风之变为疮者也，故治其寒邪，调其经脉中血气，使无凝滞而已。

炙甘草（一分） 升麻 桔梗（各五分） 白芷（七分） 当归梢 生地黄（各一钱） 生黄芩（一钱五分） 酒黄芩 连翘 黄芪（各二钱） 中桂（少许） 红花（少许）

上药㕮咀，分作二服，酒水各一大盏半，同煎至一盏，去渣，稍热，临卧服，一服而愈。

◆ 保生救苦散

治火烧或热油烙及脱肌肉者。

生寒水石 大黄（火煨） 黄柏（油炒，各等分）

上药为细末，用油调涂之，或干用此药涂之，其痛立止，日近完复，永无破伤风之患。

李东垣·兰室秘藏

◆ 一上散

治诸般疥癣必效。

雄黄（通明，手呵破者） 黑狗脊 蛇床子（炒） 熟硫黄（各五钱） 寒水石（六钱） 斑蝥（十三个，去翅足、毛，研碎）

上另研雄黄、硫黄、寒水石如粉，次入斑蝥和蛇床子、黑狗脊为细末，同研匀。先洗疥癣，令汤透去痂，油调手中擦热，以鼻中臭三两次，擦上，可一上即愈。

如痛甚及肿满高起者，加寒水石一倍。

如不苦痒，只加黑狗脊。

如微痒，只加蛇床子。

如疮中有虫，加雄黄。

如喜火炙汤浴者，加硫黄。

◆ 圣愈汤

治诸恶疮血出多而心烦不安，不得睡眠，亡血故也，以此药主之。

生地黄 熟地黄 川芎 人参（各三分） 当归身 黄芪（各五分）

上药㕮咀，如麻豆大，都作一服，水二大盏，煎至一盏，去渣，稍热，无时服。

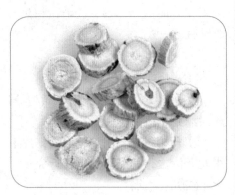

◆ 独圣散

治汤泡破，火烧破，疮毒疼痛。

◆ 生白矾

上为细末，芝麻油调，扫疮破处，不拘时候。

◆ 黄肉桂柴胡酒煎汤

治附骨痛，坚硬漫肿，不辨肉色，行步作痛，按之大痛。

黄芪 当归梢（各二钱） 柴胡（一钱五分） 黍粘子（炒） 连翘 肉桂（各一钱） 升麻（七分） 炙甘草 黄柏（各五分）

上药㕮咀，好糯酒一大盏半，水一大盏半，同煎至一大盏，去渣，空心温服。少时便以早饭压之，不致大热，上攻中上二焦也。

杂病门

◆ 安神丸

治心神烦乱，怔忡，兀兀欲吐，胸中气乱而热，有似懊侬之状，皆膈上血中伏火，蒸蒸然不安。宜用权衡法以镇阴火之浮越，以养上焦之元气。《经》云：热淫所胜，治以甘寒，以苦泻之。以黄连之苦寒去心烦，除湿热为君；以甘草、生地黄之甘寒泻火补气、滋生阴血为臣；以当归补血不足，以朱砂纳浮留之火而安神明也。

黄连（一钱五分，酒洗） 朱砂（一钱，水飞） 酒生地黄 酒当归身 炙甘草（各五分）

上件除朱砂水飞外，捣四味为细末，同和匀，汤浸蒸饼为丸，如黍米大，每服十五丸，津唾咽下，食后。

◆ 朱砂安神丸

治心烦懊恼，心乱怔忡，上热胸中气乱，心下痞闷，食入反出。

朱砂（四钱） 黄连（五钱） 生甘草（二钱五分）

上为末，汤浸蒸饼为丸，如黍米大，每服十丸，食后，津唾咽下。

◆ 补气汤

治皮肤间有麻木，乃肝气不行故也。

白芍药 橘皮（不去白，各一两五钱）炙甘草 黄芪（各一两） 泽泻（五钱）

上药㕮咀，每服一两，水二盏，至一盏去渣，温服。

◆ 当归补血汤

治妇人肌热躁热，目赤面红，烦渴引饮，昼夜不息，其脉洪大而虚，重按全无。《内经》曰：脉虚血虚，脉实血实。又云：血虚发热，证象白虎，惟脉不长实为辨也，若误服白虎汤必死。此病得之于饥困劳役。

黄芪（一两） 当归身（二钱，酒制）

上药㕮咀，都作一服，水二盏，煎至一盏，去渣，稍热，空心服。

◆ 柴胡升麻汤

治男子妇人四肢发热，肌热，筋骨热，热如火燎，以手扪之烙人手。夫四肢者，属脾土也。热伏地中，此病多因血虚而得之，又有胃虚过食冷物，郁遏阳气于脾土之中，此药主之。

升麻 葛根 独活 羌活 白芍药 人参（各五钱） 炙甘草 柴胡（各三钱） 防风（二钱五分） 生甘草（二钱）

上药㕮咀，每服五钱，水二大盏，煎至一盏，去渣，热服，忌寒冷之物。

◆ 火郁汤

治五心烦热，是火郁于地中，四肢者，脾土也，心火下陷于脾土之中，郁而不得伸，故《经》云：火郁则发之。

升麻 葛根 柴胡 白芍药（各一两） 防风 甘草（各五钱）

上药㕮咀，每服五钱，水二大盏，入连须葱白三寸，煎至一盏，去渣，稍热，不拘时候服。

◆ 小黄丸

化痰涎，和胃气，除湿，治胸中不利。

黄芩（一两） 半夏（姜汤制） 白术（各五钱） 陈皮 青皮（去白） 黄芪（各三钱） 泽泻（二钱） 干姜（一钱五分）

上为末，汤浸蒸饼为丸，如绿豆大，每服五十丸，食远温水下。

◆ 黄芩利膈丸

除胸中热利，膈上痰。

生黄芩 炒黄芩（各一两） 半夏黄连 泽泻（各五钱） 南星 枳壳 陈皮（各三钱） 白术（二钱） 白矾（五分）

上药为末，汤浸蒸饼为丸，如梧桐子大，每服三五十丸，食远，温水下，忌酒、湿面。

◆ 补益肾肝丸

治目中流火，视物昏花，耳聋耳鸣，困倦乏力，寝汗恶风，行步不正，两足欹侧，卧而多惊，脚膝无力，腰以下消瘦。

柴胡 羌活 生地黄 苦参（炒）防己（炒各五分） 附子 肉桂（各一钱）当归身（二钱）

李东垣·兰室秘藏

上药为细末，熟水为丸，如鸡头仁大，每服五十丸，食前，温水下。

◆ 太阳经嚏药

防风（二分） 羌活（三分） 红豆（二个）

上为细末，鼻内之。

◆ 麻黄茱萸汤

治胸中痛，头痛，食减少，咽嗌不利，右寸脉弦急。

麻黄 羌活（各五分） 吴茱萸 黄升麻（各三分） 黄芩 当归 黄柏 藁本（各二分） 川芎 蔓荆子 柴胡 苍术 黄连 半夏（各一分） 细辛（少许） 红花（少许）

上药锉如麻豆大，都作一服，水二盏，煎至一盏，去渣，稍热服，食后。

◆ 黄芪汤

治表虚恶风寒。

黄芪（五钱） 甘草（三钱） 香白芷（二钱五分） 藁本 升麻（各二钱） 草豆蔻 橘皮（各一钱五分） 麻黄 当归身（各一钱） 莲花青皮（七分） 柴胡（六分） 黄柏（少许）

上药哎咀，每服五钱，水二盏，煎至一盏，去渣，不拘时服。

◆ 除湿补气汤

（一名清神补气汤）

治两腿麻木，沉重无力，多汗喜笑，口中涎下，体重如山，语声不出，右寸脉洪大。

升麻（六钱） 苍术（四钱） 酒黄柏 柴胡 黄芪（各三钱） 酒知母 藁本 生甘草 当归（各二钱） 五味子 陈皮（各一钱五分）

上药锉如麻豆大，每服五钱，水

二盏，煎至一盏，去渣，空心服之，待少时，以早饭压之。

◆ 参归汤

补气血俱不足。

黄芪（七分） 甘草 生地黄（各五分） 柴胡 草豆蔻仁 升麻（各四分） 当归身（三分） 熟地黄 人参（各二分） 益智仁（少许） 红花（少许）

上药锉如麻豆大，都作一服，水二盏，煎至一盏，去渣，食远服。

◆ 升阳汤

治阳跷痫疾，足太阳经寒，恐则气下行，宜升阳气。

炙甘草（五钱） 麻黄（不去节） 防风（各八钱） 羌活（一两五钱）

上药哎咀，每服五钱，水二盏，煎至一盏，去渣，稍热，空心服。

自汗门

自汗论

或问湿之与汗为阴乎？为阳乎？曰：西南坤土也，在人则为脾胃也。人之汗，犹天地之雨也，阴滋其湿则为雾露、为雨也。阴湿下行，地之气也，汗多则亡阳，阳去则阴胜也，甚为寒中。混胜则音声如从瓮中出，湿若中水也，相法家有说：土音如居深瓮里言，其壅也、远也、不出也，以明其湿，审矣。又知此二者亦为阴寒也。《内经》云：气虚则外寒。虽见热中，蒸蒸为汗，终传大寒。知始为热中，表虚亡阳，不任外寒，终传寒中，多成痹寒矣。色以候天脉，以候地，形者，乃候地之阴阳也。故以脉气候之，皆有形无形之可见者也。

◆ 调卫汤

治湿胜自汗，补卫气虚弱，表虚不任风寒。

黄芪　麻黄根（各一钱）　羌活（七分）　生甘草　当归梢　生黄芩　半夏（姜制，各五分）　麦门冬　生地黄（各三分）　猪苓（二分）　苏木　红花（各一分）　五味子（七个）

上药锉如麻豆大，都作一服，水二盏，煎至一盏，去渣，稍热服。

中风证必自汗，不得重发其汗，故禁麻黄，而用根节也。

◆ 清燥汤

治六月、七月间湿令大行，子能令母实而热旺，湿热相合，必刑庚大肠，寒冷以救之。燥金受湿热之邪，绝寒水生化之源，源绝则肾亏，痿厥之病大作，腰以下痿软瘫痪，不能动，行步不正，两足欹侧，此药主之。

黄芪（一钱五分）　橘皮　白术　泽泻（各五分）　人参　白茯苓　升麻（各三分）　炙甘草　麦门冬　当归身　生地黄　神曲末　猪苓（各二分）　柴胡　酒黄柏　黄连　苍术（各一分）　五味子（九个）

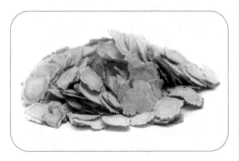

上药锉如麻豆大，每服五钱，水二盏，煎至一盏，去渣，空心热服。

◆ 当归六黄汤

治盗汗之圣药也。

当归　生地黄　熟地黄　黄柏　黄芩　黄连（各等分）　黄芪（加倍）

上药为粗末，每服五钱，水二盏，煎至一盏，食前服，小儿减半服之。

◆ 红豆散

治头重如山，此湿气在头也。

麻黄根（炒，五钱）　苦丁香（五分）　羌活（炒）　连翘（炒，各三分）　红豆（十个）

上药为细末，鼻内之。

◆ 活血通经汤

灵寿县董监军，癸卯冬大雪时，因事到真定，忽觉有风气暴至，诊候得六脉俱弦甚，按之洪实有力，其证手挛急，大便秘涩，面赤热，此风寒始至加于身也。四肢者脾也，以风寒之邪伤之，则搐急而挛痹，乃风淫末疾而寒在外也。《内经》曰：寒则筋挛，正谓此也。本人素饮酒，内有实热乘于肠胃之间，故大便秘涩，而面赤热，内则手足阳明受邪，外则足太阴脾经受风寒之邪，用桂枝、甘草以却其寒邪，而缓其急搐；又以黄柏之苦寒滑以泻实而润燥，急救肾水，用升麻、葛根以升阳气，行手足阳明之经，不令遏绝；更以桂枝辛热入手阳明之经为引用，润燥；复以芍药、甘草专补脾气，使不受风寒之邪，而退木邪，专益肺金也；加人参以补元气，为之辅佐；加当归身去里急而和血润燥。此药主之。

芍药（五分）　升麻　葛根　人参　当归身　炙甘草（各一钱）　酒黄柏　桂枝（各二钱）

上药锉如麻豆大，都作一服，水二大盏，煎至一盏，热服，不拘时。令暖房中近火，摩搓其手。

◆ 泻荣汤

治疠风，满面连头极痒不任，眉毛脱落，先砭其处，令恶气消尽，后服此药。

连翘　升麻（各六分）　桔梗（五分）生黄芩　生地黄（各四分）　黄芪　苏木　黄连　地龙　全蝎　当归（各三分）白豆蔻　人参（各二分）　甘草（一分半）梧桐泪（一分）　麝香（少许）　桃仁（三个）虻虫（去翅足，炒，三个）　水蛭（三个，炒令烟尽）

上药锉如麻豆大，除连翘、梧桐泪、白豆蔻另为细末，麝香、虻虫、水蛭三味同为细末，都作一服，水二盏、酒一盏，入连翘煎至一盏，去渣，再入白豆蔻二味并麝香等，再煎至七分。稍热，早饭后午前服之。忌酒、湿面、生冷、硬物。

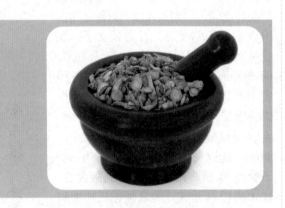

◆ 人参益气汤

治两手指麻木，四肢困倦，怠惰嗜卧，乃热伤元气也。

黄芪（八钱）　生甘草　人参（各五钱）　白芍药（三钱）　柴胡（二钱五分）　炙甘草　升麻（各二钱）　五味子（一百四十个）

上药㕮咀，分作四服，每服水二盏，煎至一盏，去渣，稍热食，远服。

◆ 导气汤

治两腿麻木沉重。

黄芪（八钱）　甘草（六钱）　青皮（四钱）　升麻　柴胡　当归梢　泽泻（各二钱）　橘皮（一钱）　红花　五味子（一百二十个）

上药㕮咀，分作四服，每服水二大盏，煎至一盏，去渣，食前热服。

◆ 补中汤

治面黄，汗多，目赤，四肢沉重，减食，腹中时时痛，咳嗽，两手寸脉短，右手脉弦细兼涩，关脉虚。

升麻　柴胡　当归（各二分）　神曲（三分炒）　泽泻（四分）　大麦曲　苍术（各五分）　黄芪（二钱五分）　炙甘草（八分）红花（少许）　五味子（二十个）

上药㕮咀，分作二服，水二盏，煎至一盏，去渣，食远服。

◆ 麻黄苍术汤

治秋冬每夜五更嗽，连声不绝，乃至天晓日高方缓。口苦，两胁下痛，心下痞闷，卧而多惊，筋挛，肢节疼痛，痰唾涎沫，日晚神昏呵欠，不进饮食。

麻黄（八钱）　苍术（五钱）　黄芪（一钱五分）　草豆蔻（六分）　柴胡　羌活（各五分）　生甘草　当归梢　防风（各四分）炙甘草　黄芩（各三分）　五味子（九个）

上药㕮咀，分作二服，水二盏，煎至一盏，稍热，临卧服。

◆ **上清汤**

清利头目，宽快胸膈。

人参　蔓荆子（各五分）　防风（一钱）　葛根（一钱五分）　黄芪（三钱）　甘草（四钱）

上药咬咀，分作二服，水二盏，煎至一盏，去渣，临卧热服。以夹衣盖覆，不语，须臾汗出为效。

◆ **术桂汤**

（一名麻黄苍术汤）

治寒湿所客，身体沉重，胃脘痛，面色痿黄。

苍术（二钱）　麻黄　炒神曲　橘皮　白茯苓　泽泻（各一钱）　桂梗　半夏　草豆蔻仁　猪苓（各五分）　黄芪（三分）　炙甘草（二分）　杏仁（十个）

上药都作一服，水二盏，生姜五片，煎至一盏，去渣，食前热服。

◆ **正气汤**

治盗汗。

炒黄柏　炒知母（各一钱五分）　炙甘草（五分）

上药为粗末，作一服，水二盏，煎至一盏，食前温服。

◆ **趁痛丸**

治打扑闪损，腰痛不可忍。

乳香　没药（各钱）　白芫荽子（一两，炒黄）　乌梅（一个）　白粟米（一抄，炒黄）

上药为细末，炼蜜为丸，如弹子大，每服一丸，细嚼，温酒空心下。

◆ **退热汤**

治表中虚热，或遇夜则甚。

黄芪（一钱）　柴胡（七分）　生甘草　黄连（酒制）　黄芩　芍药　地骨皮　生地黄（去血热）　苍术（各五分）　当归身　升麻（各三分）

上药咬咀，作一服，水二盏，煎至一盏，去渣，食远温服。

如身体力困者，加麦门冬五分、五味子五分、人参一钱、甘草一钱。

◆ **解表升麻汤**

治遍身壮热，骨节疼痛。

升麻　羌活　苍术（各一钱）　防风（八分）　柴胡　甘草（各七分）　当归　藁本（各五分）　橘皮（三分）

冬加麻黄（不去节）　春加麻黄（去节）

上药咬咀，作一服，水二盏，煎至一盏，去渣，温服。后以葱醋汤发之，得微汗为效。

◆ **天麻黄芪汤**

治表有风证，因连日醺饮，其证复来，右口角并眼颇有侧视，及左手、左脚腿麻木疼痛。

天麻　芍药　神曲（炒）　羌活（肢节不痛，去之）　茯苓（各三分）　人参　黄连（各四分）　当归（五分）　黄芪　甘草　升麻　葛根　黄柏　苍术（各六分）　泽泻（七分）　柴胡（九分）

上药咬咀，作一服，水二盏，煎至一盏，去渣，食远温服。或加猪苓六分。

◆ **健步丸**

治膝中无力，伸而不得屈，屈而不能伸，腰背腿膝沉重，行步艰难。

防己（酒洗，一两）　羌活　柴胡　滑石（炒）　炙甘草　栝楼根（酒洗，各五钱）　泽泻　防风（各三钱）　苦参（酒洗）　川乌（各一钱）　肉桂（五分）

上药为细末，酒糊为丸，如梧桐

李东垣·兰室秘藏

子大，每服七十丸，煎愈风汤下，空心服。

◆ 白术除湿汤

治午后发热，背恶风，四肢沉重，小便或多或少，黄色。此药又治汗后发热。

白术（一两） 生地黄（炒） 地骨皮 泽泻 知母（各七钱） 赤茯苓 人参 炙甘草 柴胡（各五钱）

上药为粗末，每服五钱，水二盏，煎至一盏，去渣，食远温服。

如小便快利，减茯苓、泽泻一半。

如有刺痛，一料药中加当归身（酒洗）七钱。

◆ 加味四君子汤

治久疟，热多寒少，不止。

白术 白茯苓 人参 甘草 柴胡 薄荷叶 黄芩（各等分）

上药㕮咀，每服五钱，水二盏、生姜三片、枣一枚，煎至一盏，去渣，不拘时候服。

◆ 泻血汤

治发热昼少而夜多，太阳经中尤甚，昼病则在气，夜病则在血，是足太阳膀胱血中浮热，微有气也。既病人大小便如常，知邪气不在脏腑，是无里证也。外无恶寒，知邪气不在表也。有时而发，有时而止，知邪气不在表、不在里，知在经络也。夜发多而昼发少，是邪气下陷之深也。此杂证当从热入血室而论之。

生地黄（酒洗，炒） 熟地黄 蒲黄 丹参（酒炒） 当归（酒炒，去土） 汉防己（酒洗，炒） 柴胡（去芦） 甘草梢（炙） 羌活（各一两） 桃仁（去皮，三钱，汤浸）

上药为粗末，每服五钱，水一盏半，煎至一盏，去渣，空心温服。

◆ 洗面药

治面有黚黯，或生疮，或生痤痱，及粉刺之类，并去皮肤燥痒，去垢腻润泽肌肤。

皂角（三斤，去皮、弦、子，另捣） 好升麻（八两） 楮实子（五两） 白及（一两，细锉） 甘松（七钱） 缩砂（连皮） 白丁香（腊月收） 三奈子（各五分） 绿豆（八合，拣净另捣） 糯米（一升二合）

上药为细末，用之如常。

◆ 莹肌如玉散

白丁香 白及 白牵牛 白蔹（各一两） 白芷（七钱） 当归梢 白蒺藜 升麻（各五钱） 白茯苓 楮实子（各三钱） 麻黄（去节，二钱） 白附子 连翘（各一钱五分） 川椒（一钱）

上药为细末，用之如常。

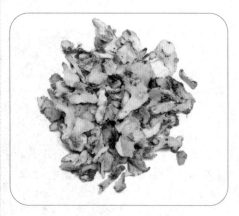

◆ 面油摩风膏

麻黄 升麻（去黑皮） 防风（各二钱） 羌活（去皮） 当归身 白及 白檀（各一钱）

上用小油半斤，以银器中熬，绵

包定前药，于油中熬之得所，澄净，去渣，入黄蜡一两，再熬之为度。

小儿门

治惊论

外物惊，宜镇心，以黄连安神丸；若气动所惊，宜寒水石安神丸。大忌防风丸，治风，辛温之药必杀人，何也？辛散浮温热者，火也，能令母实，助风之气，盛皆杀人也。因惊而泄青色，先镇肝，以朱砂之类，勿用寒凉之气，大禁凉惊丸。风木旺必克脾胃，当先实其土，后泻其木。阎孝忠编集钱氏方，以益黄补土，误矣。其药有丁香辛热助火，火旺土愈虚矣。青橘皮泻肺金，丁香辛热大泻肺与大肠，脾实当泻子，今脾胃虚反更泻子而助火，重虚其土，杀人无疑矣。其风木旺证，右关脉洪大，掌中热，腹皮热，岂可以助火泻金？如寒水来乘脾土，其病呕吐腹痛，泻痢青白，益黄散圣药也。今立一方，先泻火补金，大补其土，是为神治之法。

◆ 黄芪汤

黄芪（二钱）　人参（一钱）　炙甘草（五分）

上药哎咀，作一服，水一大盏，煎至半盏，去渣，食远服。加白芍药尤妙。

此三味皆甘温能补元气，甘能泻火。《内经》云：热淫于内，以甘泻之，以酸收之。白芍药酸寒，寒能泻火，酸味能泻肝而大补肺金，所补得金土之位大旺，火虚，风木何由而来克土？

然后泻风之邪。

夫益黄散、理中丸、养神丸之类，皆治脾胃寒湿大盛，神品之药也。若得脾胃中伏热火，劳役不足之证，及服热药巴豆之类，胃虚而成慢惊之证，用之必伤人命。夫慢惊风者，皆由久泻脾胃虚而生也，钱氏以羌活膏疗慢惊风，误矣。脾虚者，由火邪乘其土位，故曰：从后来者为虚邪，火旺能实其木，木旺故来克土。当于心经中以甘温补土之源，更于脾土中泻火以甘寒，更于脾土中补金以酸凉，致脾土中金旺火衰，风木自虚矣。损食多进药愈，前药是也。

◆ 益黄散

治胃中风热。

黄芪（二钱）　陈皮（去白）　人参（各一钱）　芍药（七分）　生甘草　熟甘草（各五分）　黄连（少许）

上药为细末，每服二钱，水一盏，煎至五分，食前服。

◆ 升阳益血汤

二月间，有一小儿未满一百日，病腹胀，二日大便一度，瘦弱，身黄色，宜升阳气，滋血，益血，补血，利大便。

蝎梢（二分）　神曲末　升麻（各三分）　当归　厚朴（各一钱）　桃仁（十个）

上药都作一服，水一大盏，煎至半盏，去渣，食远热服。

◆ 厚肠丸

治小儿失乳，以食饲之，未有食肠，不能克化。或生腹胀，四肢瘦弱，或痢色无常。

厚朴　青皮（各二分）　橘红　半夏

苍术　人参（各三分）　枳实　麦面　神曲末（各五分）

上药为极细末，水煮面糊为丸，如麻子大，每服二十丸，温水送下，食前，忌饱食。

◆ 补阳汤

时初冬，一小儿二岁，大寒证，明堂青脉，额上青黑，脑后青络高起，舌上白滑，喉鸣而喘，大便微青，耳尖冷，目中常常泪下，仍多眵，胸中不利，卧而多惊，无搐则寒。

黄柏　橘皮　葛根　连翘　蝎梢炙甘草（各一分）　升麻　黄芪　柴胡（各二分）　当归身　麻黄（各三分）　吴茱萸生地黄　地龙（各五分）

上药㕮咀，都作一服，水一大盏半，煎至六分，去渣，乳食后热服。服药之后，添喜笑，精神出，气和顺，乳食旺。

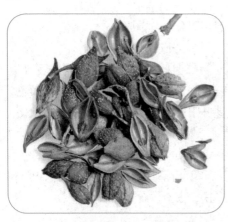

◆ 大芜荑汤

（一名栀子茯苓汤）

治黄疸，土色，为热，为湿，当小便不利，今反利，知黄色为燥，胃经中大热。发黄脱落，知膀胱与肾俱受土邪，乃大湿热之证。鼻下断作疮者，土逆行荣气伏火也。能乳者，胃中有热也，寒则食不入。喜食土者，胃不足也。面黑色者，为寒，为痹，大便青寒褐色，血黑色，热蓄血中。间黄色，肠中有热。治法当滋荣润燥，除寒热、致津液。

防风　黄连（各一分）　黄柏　炙甘草　麻黄（不去根节）　羌活（各二分）山栀子仁　柴胡　茯苓（各三分）　当归（四分）　大芜荑　白术（各五分）

上药锉，如麻豆大，都作一服，用水一大盏半，煎至六分，去渣，食前，稍热服。

◆ 塌气退黄汤

（一名茯苓渗湿汤）

治小儿面色痿黄，腹胀，食不能下。

白术　柴胡（各半分）　升麻（一分）桂枝　麻黄　吴茱萸　厚朴　羌活草豆蔻　神曲末　苍术　泽泻　白茯苓　猪苓　黄柏　橘红（各二分）　青皮黄连（各五分）　杏仁（二个）

上药都作一服，水二大盏，煎至一盏，去渣，食前温服。

◆ 中满分消丸

枳实　黄连（去须）　厚朴（各五分）　干姜　姜黄　猪苓（各一钱）　橘皮甘草　白术（各一钱五分）　砂仁　泽泻茯苓（各二钱）　半夏（四钱）　黄芩（一两二钱）

上药为细末，汤浸蒸饼为丸，如黍米大，每服三五十丸，温水下。

◆ 消痞丸

黄连(五钱) 黄芩(二钱) 厚朴(七分) 姜黄(五分) 干生姜 人参(各四分) 甘草(三分) 枳实(二分) 橘皮(一分)

上药为细末，汤浸蒸饼为丸，如黍米大，每服三十丸，随乳下。

班疹论

夫班疹始出之证，必先见面燥腮赤，目胞亦赤，呵欠烦闷，乍凉乍热，咳嗽嚏喷，足稍冷，多睡惊，并疮疹之证。或生脓胞，或生小红癍，或生瘾疹，此三等不同，何故俱显上证而后乃出？盖以上诸证，皆太阳寒水起于右肾之下，煎熬左肾，足太阳膀胱寒水夹脊逆流，上头下额，逆手太阳丙火不得传导，逆于面上，故显是证。盖壬癸寒水克丙丁热火故也。诸证皆从寒水逆流而作也，医者当知此理，乃敢用药。夫胞者，一名赤宫，一名丹田，一名命门，主男子藏精施化，妇人系胞有孕，俱为生化之源，非五行也，非水亦非火，此天地之异名也，象坤土之生万物也。夫人之始生也，血海始净，一日、二日精胜其血，则为男子，三日、四日、五日血脉已旺，精不胜血，则为女子。二物相搏，长生先身，谓之神，又谓之精。道释二门言之，本来面目是也。其子在腹中十月之间，随母呼吸，呼吸者，阳气也，而生动作，滋益精气神，饥则食母血，渴则饮母血，儿随日长，皮肉、筋骨、血脉、形气俱足。十月降生，口中尚有恶血，啼声一发，随吸而下，此恶血复归命门胞中，僻于一隅，伏而不发，直至因内伤乳食，湿热之气下流，合于肾中，二火交攻，致荣气不从，逆于肉理，恶血乃发。诸班疹皆出于膀胱壬水，其疡后聚肉理，归于阳明，故三番癍始显之证，皆足太阳壬膀胱克丙小肠。其始出皆见于面，终归于阳明肉理，热化为脓者也。二火炽甚，反胜寒水，遍身俱出，此皆出从足太阳传变中来也。当外发寒邪，使令消散，内泻二火，不令交攻，其中令湿气上归，复其本位，可一二服立已，仍令小儿以后再无二番出之患，此《内经》之法，览者详之。

◆ 消毒救苦散

治癍证悉具，消化便令不出，如已出希者再不生。

防风 羌活 麻黄根 升麻 生地黄 连翘(初出者减，出大者加) 酒黄柏(各五分) 当归身 黄连(各三分) 川芎 藁本 柴胡 葛根 酒黄芩 生黄芩 苍术(各二分) 细辛 生甘草 白术 陈皮 苏木 红花(各一分) 吴茱萸(半分)

上药锉如麻豆大，每服五钱，水二大盏，煎至一盏，去渣，稍热，空心服。

夫疹出者，皆因内伤，必出荣气逆故也。大禁牵牛、巴豆食药，宜以半夏、枳、术、大黄、益智仁之类去其泄泻，止其吐。若耳尖冷，呵欠，睡中惊，嚏喷，眼涩，知必出癍也。诸大脓泡、小水泡、斑疹瘾三色，皆荣气逆而寒复其表，宜以四味升麻汤中，加当归身、连翘，此定法也。

如肺成脓，先嗽喘，或气高而喘促，加人参，少加黄芩以泻伏火而补元气。

如心出小红癍，必先见嗌干、惊悸、身热、肌肉肿，脉弦洪，少加黄连。

如命门出瘾疹，必先骨疼身热，其疼痛不敢动摇，少加生地黄，又加黄柏。

诸斑疹皆为阴证疮，须皆因内伤饮食，脾胃不足，营气逆行，虽火热内炽，阴覆其外，治法如前。

辨小儿癍证：呵欠、嚏喷、睡中发惊，或耳尖冷，眼涩。

辨复食：口热，或口醋气，奶瓣不消，或腹中痛。

如斑证少具，其癍未发，乃与升麻汤三五钱，带热服之。待身表温和，乃斑疹已显，然后服药乃止。

如其身凉，其斑未出，辨得是斑证，无问服数，直候身表温和，及斑疮已显，然后乃止。只时时与桔梗汤，宽胸膈，利咽喉。

◆ 桔梗汤

如斑已出，只时时与之，快咽喉，宽利胸膈。

桔梗（二钱） 甘草（一钱，炙）

上药为粗末，每服三钱，水一大盏，煎至六分，去渣，大温，时时服之，不可计服数。

如见伤食证，又见斑证，先与不犯大黄、巴豆药克化过，再与升麻汤。

如食重伤，前药不能过，再与犯大黄、巴豆药过。

如大便行，当即便，与升麻汤服之，恐斑子内陷，以后临时作，罪过。

如斑子已出稠密，身表热急，与下项。

◆ 鼠黏子汤

如斑疹子已出稠密，身表热，急与此药服之，防后青干黑陷。

鼠黏子（炒香） 当归身（酒洗） 炙甘草（各一钱） 柴胡 连翘 黄芪 黄芩（各一钱五分） 地骨皮（二钱）

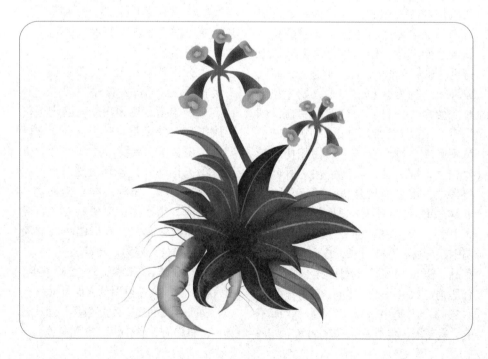

上药同为粗末，每服二钱，水一大盏，煎至六分，去渣，温服，空腹。服药毕，且休与乳食。

◆ 麻黄柴胡升麻汤

治小儿寒郁而喘，喉鸣，腹中鸣，腹满，鼻流清涕，脉沉急而数。

麻黄　草豆蔻仁　益智仁（各一钱五分）　吴茱萸　厚朴（各二分）　当归梢　甘草　柴胡　生黄芩（各一分）　升麻　神曲　苏木（各半分）　全蝎（二个）　红花（少许）

上药锉如麻豆大，分作二服，水一大盏，煎至七分，去渣，食远服，忌风寒，微有汗则效。

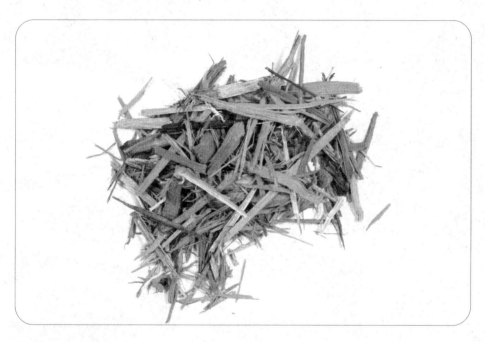

李东垣·兰室秘藏

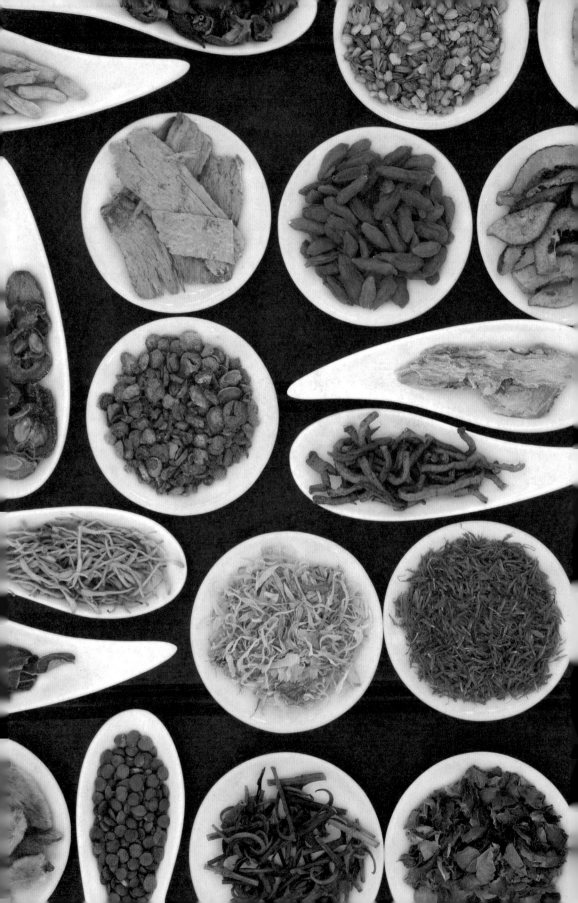

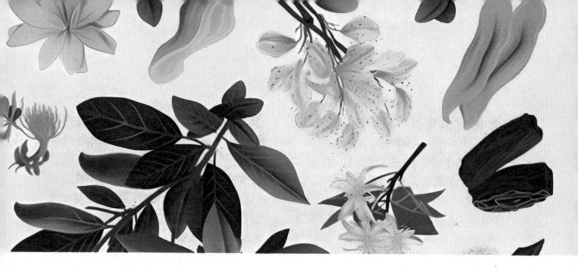

朱丹溪 · 金匮钩玄

中风

大率主血虚。有痰以治痰为先，或虚挟火与湿；亦有死血留滞者，外中于风者；亦有中气者，当从痰治，顺气化痰。若口开手撒，眼合遗尿，吐沫直视，喉如鼾睡，肉脱筋痛者，皆不治。

半身不遂，大率多痰。在左属死血、无血；在右属痰、有热、气虚。

病若在左者，四物汤等加桃仁、红花、竹沥、姜汁；在右者，二陈汤、四君子等加竹沥、姜汁。

痰壅盛者、口眼㖞斜者、不能言者，皆当吐。

吐法：轻用瓜蒂、虾汁、皂角；重用藜芦半钱或三分，加麝香，灌入鼻内或口内，吐痰出；一吐不已，再吐之。亦有虚而不可吐者。

气虚卒倒，参、芪补之。

气虚有痰，浓参汤合竹沥、姜汁。

血虚宜四物汤，俱用姜汁炒；恐泥痰，再加竹沥、姜汁入内服。能食者，去竹沥，加荆沥。

又法：以猪牙皂角、白矾等分为末，姜汤调下，名稀涎散。

血虚者，四物汤补之。挟痰者，亦用姜汁、竹沥。

《脉诀》内言诸不治证，见则不可治，筋枯者不治。举动则筋痛者是筋枯，以其无血滋润故也。

治痰：气实能食，用荆沥。气虚少食用竹沥。此二味用开经络，行血气。入四物汤中，必用姜汁助之。

肥白人多湿，少用附子、乌头行经。

初昏倒，急掐人中至醒，然后用去痰药，二陈汤、四物、四君子等汤加减用。

六郁

戴云：郁者，结聚而不得发越也，当升者不得升，当降者不得降，当变化者不得变化也。此为传化失常，六郁之病见矣。气郁者，胸胁痛，脉沉涩；湿郁者，周身走痛，或关节痛，遇阴寒则发，脉沉细；痰郁者，动则即喘，寸口脉沉滑；热郁者，必小便赤，脉沉数；血郁者，四肢无力，能食，便红，脉沉；食郁者，嗳酸，腹饱不能食，人迎脉平和，气口脉紧盛者是也。

气血中和，万病不生，一有怫郁，诸病生焉。

气郁：香附子、苍术、川芎。

湿郁：苍术、川芎、白芷。

痰郁：海石、香附、南星、栝楼。

热郁：青黛、香附、苍术、川芎、栀子。

血郁：桃仁、红花、青黛、川芎、香附。

食郁：苍术、香附、针沙（醋炒）、山楂、神曲（炒）。

春加芎，夏加苦参，秋冬加吴茱萸。

◆ 越鞠丸

解诸郁，又名芎术丸。

苍术　香附　抚芎　神曲　栀子（等分）

为末，水丸，如绿豆大。

凡郁，皆在中焦，以苍术、抚芎开提其气以升之。假如食在气上，提其气则食自降。余皆仿此。

癞

大风病，是受得天地间杀物之气，古人谓之病风者，以其酷烈暴悍可畏耳！人得之者，须分在上、在下。

夫在上者，以醉仙散取涎血于齿缝中出；在下者，以通天散取恶物陈虫于谷道中出。取出虽有道路之异，然皆不外乎阳明一经。治此证者，须知此意。看其疙瘩与疮，上先见者、上体多者，在上也；下先见者、下体多者，在下也。上下同得者，在上复

在下也。阳明胃经与大肠无物不受，此风之入人也。气受之，则在上多；血受之，则在下多；血气俱受之者，上下俱多也。自非医者神手，病者铁心，罕有免此。夫从上从下以渐而来者，皆可治。人见其病势之缓，多忽之。虽按法施治，病已痊可，若不能忌口、绝色，皆不免再发，发则终于不能救也。余曾治五人中间，唯一妇人不再发，以其贫甚而且寡，无物可吃也。余四人，三四年后皆再发。

孙真人云：吾尝治四五十人，终无一人免于死。非真人不能治，盖无一人能守禁忌耳。此妇人本病药外，又服百余帖加减四物汤，半年之上，方得经行，十分安愈。

治法：在上者，醉仙散；在下者通天再造散；后用通神散，及三棱针于委中出血。但不能忌口、绝房者，不治之也。

◆ 醉仙散

胡麻仁　牛蒡子　蔓荆子　枸杞子（各半两，为粗末，同炒紫色）　白蒺藜　苦参　栝楼根　防风（各半两）

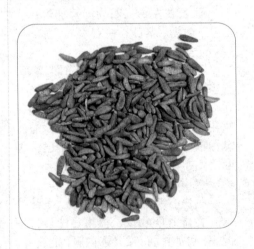

上八味为细末，每一两半入轻粉三钱，拌匀。大人一钱，空心，日午、临睡各一服，淡茶调下。五七日间，必于齿缝中出臭涎水，浑身觉痛，昏闷如醉，利下恶臭屎为度。量大小虚实加减与之。证候重而急者，须以再造散下之，候补养得还，复与此药吃。须断盐酱醋诸般鱼肉椒料果子烧炙等物，止可淡粥及淡煮熟时菜食之。茄尚不可食，惟有乌稍蛇、菜花蛇，可以淡酒煮熟食之，以助药力。

◆ 再造散

郁金（半两，生用）　大黄（一两，炮）皂角刺（一两，黑者，大者）　白牵牛（头末六钱半，炒半生用之）

上为末，五钱临夜冷酒调下。以净桶伺候泄出虫。如虫口黑色，乃是多年虫；口如赤色，是近者。三数日又进一服，直候无虫，即绝根也。

寒

（主乎温散。）有卒中天地之寒气，有口伤生冷之物。

戴云：此伤寒，谓身受肃杀之气，口食冰水瓜果冷物之类。病者必脉沉细，手足冷，息微身倦，虽身热亦不渴，倦言语。或遇热病，误用此法，轻者至重，重者至死。凡脉数者，或饮水者，或烦躁动摇者，皆是热病。寒热二证若水火也，不可得而同治，误即杀人。学人慎之。

伤寒

伤寒，必须身犯寒气，口食寒物者，从补中益气汤中加发散药。属内伤者十居八九。其法邪之所凑，其气必虚，只用补中益气汤中，从所见之证，出入加减。气虚热甚者，少用附子，

以行参、芪之剂。如果气虚者，方可用此法。以上伤寒治法，可用于南方，不宜北。

暑

戴云：暑乃夏月炎暑也，盛热之气着人也。有冒、有伤、有中，三者有轻重之分，虚实之辨。或腹痛水泻者，胃与大肠受之；恶心者，胃口有痰饮也。此二者，冒暑也。可用黄连香薷饮。盖黄连退暑热，香薷消蓄水。或身热头疼躁乱不宁者，或身如针刺者，此为热伤在分肉也。当以解毒白虎汤加柴胡，气如虚者加人参。或咳嗽，发寒热，盗汗出不止，脉数者，热在肺经，用清肺汤、柴胡天水散之类。急治则可，迟则不可治矣。或火乘金也，此为中暑。凡治病须要明白辨别，慎勿混同施治。春秋间亦或有之，切莫执一，随病处方为妙。

黄连香薷饮，挟痰加半夏，乘虚加人参、黄芪，或清暑益气汤加减用。

注夏

（属阴虚，元气不足。）

戴云：秋初夏末，头痛脚软，食少体热者是也。补中益气汤去柴胡、升麻，加炒黄柏。挟痰只用南星、半夏、陈皮之类；或生脉散。出《千金方》。

暑风

戴云：暑风者，夏月卒倒，不省人事者是也。有因火者，有因痰者。火，君相二火也；暑，天地二火也。内外合而炎烁，所以卒倒也。痰者，人身之痰饮也。因暑气入，而鼓激痰饮，塞凝心之窍道，则手足不知动躄而卒倒也。此二者皆可吐。《内经》曰：火郁则发之。挟火、挟痰实者，可用吐法。吐即发散也。量其虚实而吐之，

朱丹溪·金匮钩玄

吐醒后，可用清剂调治之。

湿

戴云：湿有自外入者，有自内出者，必审其方土之致病源。东南地下多阴雨地湿，凡受必从外入，多自下起，以重脚气者多。治当汗散，久者宜疏通渗泄。西北地高，人多食生冷、湿面，或饮酒后，寒气怫郁，湿不能越，作腹皮胀痛，甚则水鼓胀满，或通身浮肿如泥，按之不起，此皆自内而出也。辨其元气多少，而通利其二便，责其根在内也。此方土内外，亦互相有之，但多少不同，须对证施治，不可执一。

《本草》：苍术治湿，上下俱可用。

二陈汤加酒芩、羌活、苍术散风之药，行湿最妙。

内伤

内伤病退后燥渴不解者，有余热在肺家，可用参、苓、甘草，少许姜汁，冷服；或茶匙挑姜汁与之，虚者可用人参汤。世之病此者为多，但有挟痰者，有挟外邪者，有热郁于内而发者，皆以补元气为主。看其所挟之病而兼用药。

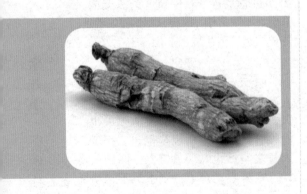

火

有可发者二：风寒外来者可发，郁者可发。

阴虚火动难治。火郁当发，看何经。

轻者可降，重则从其性升之，实火可泻。

小便降火极速。凡气有余便是火。

火急甚重者，必缓之，生甘草兼泻兼缓，人参、白术亦可。

人壮气实、火盛颠狂者，可用正治，或硝冰水饮之。

人虚火盛狂者，可用生姜汤与之，若投以冰水正治，立死。有补阴即火自降者，炒黄柏、地黄之类。

山栀子仁，大能降火，从小便泄去。其性能屈曲下行降火，人所不知。

凡火盛者，不可骤用凉药，必用温散。

◆ 左金丸

治肝火。

黄连（六两）　茱萸（一两或半两）

水为丸。白汤下五十丸。

伤风

戴云：新咳嗽，鼻塞声重者是也。属肺者多，散宜辛温，或辛凉之剂。

发斑

（属风热。）

戴云：斑，有色点而无头粒者是。如有头粒，即疹也。

风热挟痰而作，自里而发于外。通圣散消息，当以微汗而散之，下之非理也。

内伤斑者，胃气极虚，一身火游行于外所致，宜补以降之。发斑似伤寒者，痰热之病发于外，微汗以散之，下之非理也。

疹

戴云：疹，浮小有头粒者是。随

出即收，收则又出者是也。非若斑之无头粒也。当明辨之。属热与痰在肺，清肺火降痰，或解散出汗，亦有可下者。

温病

众人病一般者是也。又谓之天行时疫。有三法：宜补、宜降、宜散。

又方：

大黄　黄芩　黄连　人参　桔梗　防风　苍术　滑石　香附　人中黄

上为末，神曲为丸，每服五七十丸，分气、血、痰作汤使，气虚四君子汤，血虚四物汤，痰多二陈汤送下。如热甚者，可用童子小便送下。

大头天行病，东垣有方。

羌活　酒芩　大黄（酒蒸）

冬温为病，非其时而有其气者。冬时君子当闭藏，而反发泄于外，专用补药带表。

又方：

以竹筒两头留节，中作一窍，纳甘草于中，仍以竹木钉闭窍，于大粪缸中浸一月，取出晒干，专治疫毒。

疟

（有风、有暑、有食、老疟、疟母、痰病。）

老疟病：此系风暑入阴分在脏，用血药川芎、抚芎、红花、当归，加苍术、白术、白芷、黄柏、甘草煎，露一宿，次早服之。无汗要有汗，散邪为主，带补；有汗要无汗，正气为主，带散。有疟母者，用丸药消导，醋煮鳖甲为君，三棱、蓬术、香附，随证加减。

三日一发者，受病一年；间发者，受病半年；一日一发者，受病一月；连二日发者，住一日者，气血俱受病。一日间一日者，补药带表药，后用疟丹截之。在阴分者，用药彻起，在阳分方可截之。

又方：

草果　知母　槟榔　乌梅　常山　甘草（炙）　穿山甲（炮）

用水、酒一大碗，煎至半碗，露一宿，临发日前二时温服，如吐则顺之。

◆ 截疟青蒿丸

青蒿（一两）　冬青叶（二两）　马鞭草（二两）　官桂（二两）

上三药，皆晒干，秤为末，法丸如胡椒子大，每两作四服，于当发前一时服尽。

大法，暑风必当发汗，夏月多在风凉处歇，遂闭其汗而不泄。因食者从食上治。

疟而虚者，须先用参、术一二帖，托住其气，不使下陷，后用他药治。内伤挟外邪者同法，内必主痰，必以汗解，二陈汤加常山、柴胡、黄芩、草果。

疟而甚者，发寒热，头痛如破，渴而饮水，自汗，可与参、芪、术、芩、连、栀子、川芎、苍术、半夏等治。

久病疟，二陈汤加川芎、苍术、柴胡、葛根、白术，一补一发。

咳嗽

风寒、火（主降火）、劳、肺胀、火郁、痰（主降痰）。

戴云：风寒者，鼻塞声重，恶寒者是也。火者，有声痰少，面赤者是也。劳者，盗汗出，兼痰者，多作寒热。肺胀者，动则喘满，气急息重。痰者，嗽动便有痰声，痰出嗽止。五者大概耳，亦当明其是否也。

风寒，行痰开腠理。二陈汤加麻黄、杏仁、桔梗。

朱丹溪·金匮钩玄

火，降火、清金、化痰。

劳嗽，四物汤中加竹沥、姜汁。必以补阴为主。

肺胀而嗽者，用诃子、青黛、杏仁。

诃子能治肺气，因火伤极，遂成郁遏胀满，取其味酸苦，有收敛降火之功。佐以海蛤粉、香附、栝楼、青黛、半夏曲。

食积，痰作嗽发热者，半夏、南星为君，栝楼、萝卜子为臣，青黛、石碱为使。

火郁嗽者，诃子、海石、栝楼、青黛、半夏、香附。

咳嗽声嘶者，此血虚受热也。用青黛、蛤粉，蜜调服。

久嗽，风入肺，用鹅管石、雄黄、郁金、款冬花碾末，和艾中，以生姜一片，留舌上灸之，以烟入喉中为度。

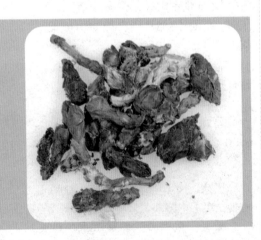

干咳嗽者，难治。此系火郁之证，乃痰郁火邪在中。用苦梗以开之，下用补阴降火。不已则成劳，倒仓好。此证不得志者有之。

嗽而胁痛，宜疏肝气，用青皮等，方在后，二陈汤内加南星、香附、青黛、姜汁。

治嗽药，大概多用生姜者，以其辛散也。

上半日嗽多者，属胃中有火。贝母、石膏能降胃火。

午后嗽多者，此属阴虚。必用四物汤加知母、黄柏，先降其火。

五更嗽多者，此胃中有食积，至此时候，流入肺金，知母、地骨皮降肺火。

火气浮于肺者，不宜用凉药，用五味、五倍敛而降之。有痰因火逆上者，先治火，后治其痰也。

肺虚甚者，用参膏，此好色肾虚有之，以生姜、陈皮佐之。大概有痰者，可加痰药治之。

治嗽多用粟壳，不必疑，但要先云病根，此乃收后之药也。师云：阴分嗽者，多属阴虚治之也。

久嗽而肺胀壅遏不得眠者，难治。

◆ 治嗽烟筒

佛耳草　款冬花　鹅管石

上为末，用纸卷烧其烟熏之，或白汤调亦得。

治嗽有痰，天突、肺俞二穴灸。治嗽，泄火热，大泻肺气，三椎骨下横过各一寸半是穴。

嗽：春是春升之气，用清药二陈加薄、荆之类；夏是火炎上，最重芩、连；秋是湿热伤肺；冬是风寒外来，用药发散之后，以半夏必逐去痰，庶不再来。

又方：

治嗽劫药。

五味子（半两）　五倍子（一钱）甘草（二钱半）　风化硝（一钱）

为末以蜜为丸，噙化之。

痰

（脉浮当吐。）凡治痰，用利药过多，致脾气下虚，则痰反易生多。

湿痰，用苍术。

老痰，海石、半夏、栝楼子、香附、五倍子。

热痰，用青黛、黄连。

食积痰，神曲、麦糵、山楂子。

痰在肠胃间者，可下而愈。痰在经络中者，非吐不可出。吐法中就有发散之义也。

膈上之痰，必用吐之，泻亦不能去也。

气实痰热，结在上者，则吐。吐难得出，或成块，或吐咯不出，气滞兼郁者，此则难治矣。

胶固者，必用吐之。

吐法：兼用牙茶、䗪水、姜汁、醋少许，栝楼散少许，加防风、桔梗，皆升动其气，便吐也。

吐法：用附子尖、桔梗芦、人参芦、瓜蒂、砒（不甚用）、藜芦、艾叶、末茶。

上药，此皆自吐，不用手探。但药但汤皆可吐。

吐法：先以布搭膊勒腰，于不通风处行此法。萝卜子半升，擂，和以浆水一碗，滤去滓，入少油与蜜，旋至半温服，后以鹅翎探吐。凡用鹅翎，须以桐油浸，即以皂角水洗去肥，晒干用之。

又法：用虾带壳半斤，入酱、葱、姜等料物煮汁。先吃虾，后饮汁，以翎勾引吐，必须紧勒肚腹。

二陈汤，一身之痰都能管。如在下加下引药，如在上加上引药。

凡人身上中下有块者，多是痰也。问其平日好食何物，吐下后用药。

许学士用苍术治痰饮成窠囊，一边行，极效。痰挟瘀血，遂成窠囊。

痰之清者属寒，用二陈汤之类。

内伤挟痰，必用人参、黄芪、白术之属，多用姜汁传送，或用半夏之属，虚甚者宜加竹沥。

痰热者多挟风，外证为多。

湿者多软如身倦而重之类，热者清之，食积者必用攻之，兼气虚者，用补气药补之。

因火盛逆上者，治火为先，白术、黄芩、石膏之类。中气不足，则加人参、白术。痰之为物，随气升降，无处不到。

脾虚者，清中气。二陈加白术之类，兼用提药。

中焦有痰与食积，胃气赖其所养，卒不便虚。若攻之尽，则虚矣。

眩晕、嘈杂，乃火动其痰。用二陈汤加栀子、芩、连之类。

噫气吞酸，此系食郁有热，火气上动，以黄芩为君，南星、半夏为臣，橘红佐之。热多者加青黛。

痰在胁下，非白芥子不能达。

痰在皮里膜外者，非姜汁、竹沥不可达。

痰在膈间，使人颠狂、健忘，宜用竹沥。风痰亦服竹沥，又能养血。

痰在四肢，非竹沥不开。

痰结核在咽喉，燥不能出，入化痰药，加软坚咸药。

杏仁、海石、桔梗、连翘、栝楼仁，少佐朴硝，以姜汁蜜调丸。嚼化之。

海粉即海石。热痰能降，湿痰能燥，结痰能软，顽痰能消。可入丸子、末子，不可入煎药。

黄芩治热痰，假以降其热也。

竹沥可滑痰，非姜汁不能行经络也。

朱丹溪·金匮钩玄

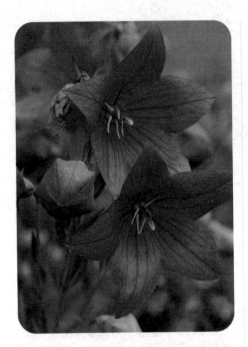

枳实泻痰，能冲墙壁。五倍子能治老痰。

小胃丹，治膈上痰热、风痰、湿痰，肩膊诸痛，然能损胃气，食积痰实者用之，不宜多。

青礞石丸去湿痰，重在风化硝。

◆ 润下丸

降痰最妙。

陈皮（半斤，去白，以水化盐半两，拌陈皮令得所，煮，候干，炒燥。一方，不去白）甘草（一两，炙）

上药为末，蒸饼丸绿豆大，每服三十五丸，温水送下。

油炒半夏，大治湿痰，又治喘，止心痛，粥丸，姜汤下三十丸。

◆ 痰方

黄芩（空心）香附 半夏（姜制）贝母

以上治湿痰。加栝楼仁、青黛作丸子，治热痰。

◆ 中和丸

治湿痰气热。

苍术 黄芩 香附 半夏（各等分）

为末，粥丸。

燥湿痰方，亦治白浊因痰者。

南星（一两）半夏（一两）蛤粉（二两）青黛（为衣）

上药为末，神曲糊丸。

◆ 痰嗽方

黄芩（一两半，酒浸洗）滑石（半两）贝母（一两）南星（一两）风化硝（二钱半）白芥子（半两，去壳）

上药为末，汤浸蒸饼为丸。

◆ 导痰汤

半夏（四两）南星 橘皮 枳壳 赤茯苓（一两）甘草（半两）

用生姜煎服之。

◆ 千缗汤

半夏（七枚，泡制，四片破之）皂角（一寸二分，去皮，炙）甘草（一寸，炙）生姜（如指大）

煎服之，治喘。

◆ 治痰方

南星 半夏 滑石 轻粉（各三钱）巴豆（三十粒）

上用皂角仁浸浓汁，丸如梧桐子大，每服五十丸。

◆ 黄连化痰丸

黄连（一两）陈皮（五钱）吴茱萸（一钱，酒浸）半夏（一两五钱）

上药为末，入桃仁二十四个，研如泥，和匀，神曲糊丸，如绿豆大，每服百丸，姜汤送下。

◆ 消痰方

益元散（七钱）吴茱萸（三钱）

◆ 治郁痰方

白僵蚕　杏仁　栝楼　诃子　贝母

喘

戴云：有痰喘，有气急喘，有胃虚喘，有火炎上喘。痰喘者，凡喘便有痰声；气急喘者，呼吸急促而无痰声。有胃虚喘者，抬肩撷肚，喘而不休。火炎上喘者，乍进乍退，得食则减，食已则喘。大概胃中有实火，膈上有稠痰，得食咽坠下稠痰，喘即止；稍久，食已入胃，反助其火，痰再升上，喘反大作。俗不知此，作胃虚治，以燥热之药者，以火济火也。昔叶都督患此，诸医作胃虚治之不愈，后以导水丸利五六次而安矣。

凡久喘，未发以扶正气为要，已发以攻邪为主。有气虚，短气而喘；有痰，亦短气而喘。

有阴虚，自小腹下火起而上者。

喘急有风痰者，《妇人大全方》千缗汤。

阴虚有痰喘急者，补阴降火，四物汤加枳壳、半夏。

气虚者，人参、蜜炙黄柏、麦门冬、地骨皮之类。

大概喘急之病，甚不可用苦药、凉药，火气盛故也。可用导痰汤加千缗汤治之。

诸喘不止者，用劫药一二帖则止之。劫药之后，因痰治痰，因火治火。椒目碾极细末，用一二钱以生姜汤调下，止之。

又法：用萝卜子蒸熟为君，皂角烧灰，等分为末，以生姜汁炼蜜为丸，小桐子大，每服五七十丸，噙化下之，效。

哮

（专主于痰，宜吐法。）

治哮必用薄滋味，不可纯用凉药，必带表散。

◆ 治哮方

用鸡子略敲，壳损膜不损，浸于尿缸内，三四日夜取出，煮熟食之，效。盖鸡子能去风痰。

痢

（身热、后重、腹痛、下血。）

戴云：痢虽有赤白二色，终无寒热之分，通作湿热治。但分新旧，更量元气用药，与赤白带同。

身热挟外感，不恶寒，小柴胡汤去人参。

恶寒发热为表证，宜微汗和解。

苍术、川芎、陈皮、芍药、甘草、生姜煎服。

后重：积与气郁坠下，兼升兼消。

或气行血和，积少，但虚坐努力，此为亡血，倍用归身、尾，却以生芍药、生地黄、桃仁佐之，复以陈皮和之。

或下痢而大孔痛者，此因热流于下也，用木香、槟榔、黄芩、黄连（炒）、干姜。

或痢退减十之七八，积已尽，糟粕未实，当炒芍药、炒白术、炙甘草、陈皮、茯苓汤下固肠丸三十粒。然固肠丸性躁，有去湿实肠之功，恐滞气未尽者，不可遽用此药，只宜单服此汤可也。

或痢后糟粕未实，或食稍多，或饥甚方食，腹中作痛者，切勿惊恐。以白术、陈皮各半盏煎服，和之则安。

或久痢后，体虚气弱，滑泄不止，

又当以诃子肉、豆蔻、白矾、半夏之类择用以涩之。甚则加牡蛎，然须以陈皮为佐，若大涩亦能作痛。又甚者，灸大枢、气海。

古方用厚朴为泻凝滞之气，然朴太温而散气，久服大能虚人。滞气稍行，即去之。余滞未尽，以炒枳壳、陈皮。然枳壳亦能耗气，比之厚朴少缓，比陈皮亦重。滞退一半当去之，只用陈皮以和诸药。陈皮去白，有补泻之兼才，若为参、术之佐，亦能补也。

凡痢疾腹痛，必以白芍药、甘草为君，当归、白术为佐。恶寒痛者加桂，恶热痛者加黄柏，达者更能参以岁气、时令用药，则万举万全，岂在乎执方而已哉。

诸不治证：

下痢纯血者必死。下痢如尘腐色者死。

下痢如屋漏者死。下痢如竹筒注者，不可治。

下痢如鱼脑者，半生半死。

禁口痢

（胃口热甚故也。）

黄连，多加人参煮汤，终日呷之，如吐了再吃，开以降之。人不知此，多用温药甘味，此以火济火，以滞益滞，哀哉。

一方，脐中用田螺，盒（覆盖）之以引下其热。

亦有误服热药、涩药之毒犯胃者，当明审以祛其毒。

◆ 痢方

亦作丸。

大黄　黄连　黄芩　黄柏　枳壳

当归　白芍药　滑石　甘草　桃仁
白术（各等分）

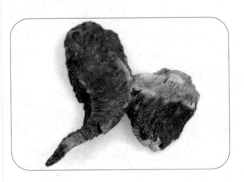

上为末，神曲糊丸。

孙郎中因饮水过多，腹胀，泻痢带白。

苍术　白术　浓朴　茯苓　滑石
上煎，下保和丸。

小儿八岁，下痢纯血，以食积治。

苍术　白术　黄芩　白芍　滑石
茯苓　甘草　陈皮　炒曲
上煎，下保和丸。

又下痢法：热不止者，属阴虚，用寒凉药，兼升药、药热。

泄泻

（湿、气虚、火、痰、食积。）

戴云：凡泻水腹不痛者，是湿也。饮食入胃不住，或完谷不化者，是气虚也。腹痛泻水，腹鸣，痛一阵泻一阵，是火也。或泻，时或不泻，或多或少，是痰也。腹痛甚而泻，泻后痛减者，是食积也。

湿，燥湿兼渗泄之。四苓散加苍术、白术，甚者二术炒。

气虚，人参、白术、芍药（炒）、升麻。

火，宜伐火，利小水，黄芩、木

通入四苓散。

痰积，宜豁之，海石、青黛、黄芩、神曲、蛤粉，或用吐法。

食积，宜消导疏涤之，神曲、大黄。以上诸药皆作丸子服之。

凡泄泻水多者，仍用五苓散治之。

世俗类用涩药治痢与泻，若积久而虚者，或可行之，而初得之者，恐必变他疾，为祸不小矣。殊不知多因于湿，惟分利小水，最为上策。

◆ 止泻方

肉豆蔻（五钱）　滑石（春冬一两二钱）半夏（二两半，秋二两）

◆ 姜曲丸

陈曲（六两，炒）　陈麦（亦可）茴香（五钱）　生姜（一两）

上炒白术、炒曲、炒芍药，或丸，或散，或汤，作丸子切当。

脾泄

治一老人奉养大过，饮食伤脾，常常泄泻，亦是脾泄之疾。

白术（二两，炒）　白芍药（一两，酒拌炒）　神曲（一两半，炒）　山楂（一两半，炒）　半夏（一两，洗）　黄芩（五钱，炒）

上药为末，荷叶包饭煨为丸。

治一老人，年七十，面白，脉弦

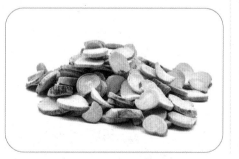

数，独胃脉沉滑，因饮白酒作痢，下血、淡水、脓，后腹痛，小便不利，里急后重。参、术为君，甘草、滑石、槟榔、木香、苍术，最少下保和丸二十五丸。第二日前证俱减，独小便不利，以益元散服之。

霍乱

戴云：霍乱者，吐也，有声有物。凡有声无物而躁乱者，谓之干霍乱也。

转筋不住，男子以手挽其阴，女子以手牵其乳近两旁边，此乃《千金》妙法也。

内有所积，外有所感，阳不升，阴不降，乖隔而成矣。切勿以米汤吃之，立死。脉多伏为绝。

见成吐泻还用吐，提其气起。

大法：生姜理中汤最好。有可吐者，有可下者。吐用二陈汤加减亦可，或梓树木煎汤吐亦可。

干霍乱

此病最难治，死在须臾，升降不通故也。

此系内有物所伤，外有邪气所遏。有用吐法者，则兼发散之义也。

吐提其气，极是良法。世多用盐汤。

有用温药解散者，其法解散不用凉药。

二陈汤加和解散，川芎、防风、苍术、白芷。

呕吐

凡有声有物谓之呕吐，有声无物谓之哕。

有痰膈中焦食不得下者，有气逆者。

有寒气郁于胃口者，胃中有痰有热者。

朱丹溪·金匮钩玄

然胃中有火与痰而致呕吐者,多矣。

朱奉议以半夏、生姜、橘皮为主。

孙真人误以哕为咳逆。

刘河间谓呕者火气炎上,此特一端耳。

胃中有热,膈上有痰,二陈汤加炒栀子、黄连、生姜。

久病呕者,胃虚不纳谷也,以生姜、人参、黄芪、白术、香附。

恶心

（有热、有痰、有虚。）

戴云:恶心者,无声无物,但心中欲吐不吐,欲呕不呕,虽曰恶心,非心经之病,其病皆在胃口上。宜用生姜,盖能开胃豁痰也。皆用生姜,随证用药。

翻胃（即膈噎）

膈噎乃翻胃之渐,《发挥》备言。

戴云:翻胃有四,血虚、气虚、有热、有痰。血虚者,脉必数而无力;气虚者,脉必缓而无力;气血俱虚者,则口中多出沫,但见沫大出者必死;有热者,脉数而有力;有痰者,脉滑数。二者可治。血虚者,四物为主;气虚者,四君子为主;热以解毒为主;痰以二陈为主。

大约有四:血虚、气虚、有热、有痰,兼病,必用童便、竹沥、姜汁、牛羊乳。

粪如羊屎者,断不可治,大肠无血故也。

痰用二陈汤为主,寸关脉沉,或伏而大。

有气滞结者,通气之药皆可用也,寸关脉沉而涩。

气虚,四君子汤为主;血虚,四物汤为主。左手脉无力,大不可用香燥之药,服之必死。宜薄滋味。

马剥儿烧灰存性,一钱重,好枣肉、平胃散二钱,温酒调服,食即可下,然后随病源调理,神效。

陈皮（三斤三两） 厚朴（三斤二两）
甘草（三十两） 苍术（五斤）

伤食

戴云:恶食者,胸中有物。导痰补脾。

二陈汤加白术、山楂、川芎、苍术。

痞

（食积兼湿。东垣有法有方。）

◆ 又痞满方

吴茱萸（三两） 黄连（八两）
粥为丸。

软石膏碾末,醋丸如绿豆大,泻胃火、食积、痰。

嗳气

（胃中有火、有痰。）

南星 半夏 软石膏 莎草根
或汤,或丸。

吞酸

戴云:湿热在胃口上,饮食入胃,被湿热郁遏,其食不得传化,故作酸也,如谷肉在器,湿热则易酸也。

必用茱萸顺其性而折之。反佐茱萸、黄连。

嘈杂

（只是痰因火动。）

戴云:此即俗谓之心嘈也。

栀子、姜炒黄连不可无。栀子、黄芩为君。

南星、半夏、橘皮,热多加青黛。

肥人嘈杂，二陈汤加抚芎，用苍术、白术、炒栀子。

五疸

不用分五，同是湿热，如盫曲相似。

戴云：五疸者，周身皮肤并眼如栀子水染。因食积黄者，量其虚实，下其食积。其余但利小便为先，小便利白即黄自退。

轻者小温中丸，重者大温中丸。

热多者加黄连。湿多者，茵陈五苓散加食积药。

消渴泄泻

先用白术、白芍药，炒，为末。调服后，却服消渴药。

消渴，养肺、降火、生血为主，分上中下治。

黄连末　天花粉末　人乳　生藕汁　生地黄汁

上二物汁为膏，入上药搜和，佐以姜汁和蜜汤为膏，徐徐留于舌上，以白汤少许送下。

能食加软石膏，栝楼根治消渴神药。

水肿

戴云：水肿者，通身皮肤光肿如泡者是也，以健脾渗水，利小便，进饮食，元气实者可下。

此因脾虚不能制水，水渍妄行，当以参、术补脾，气得实则自能健运，自能升降运动其枢机，则水自行，非五苓之行水也。宜补中行湿，利小便，切不可下。

二陈汤加白术、人参为主，佐以苍术、炒栀子。

黄芩、麦门冬制肝木，若腹胀少佐厚朴，气不运加木香、木通。

气若陷下，升麻、柴胡提之，随证加减，必须补中。

产后必用大补气血为主，少佐以苍术、茯苓使水自降，用大剂白术补脾，壅满用半夏、陈皮、香附监之。

有热当清肺，麦门冬、黄芩之属。

一方用山栀子去皮，取仁炒，捶碎，米饮送下，若胃脘热病在上者带皮用。

鼓胀（又名单鼓）

其详在格致论中。

大补中气行湿，此乃脾虚之甚，须必远音乐、断厚味。以大剂人参、白术，佐以陈皮、茯苓、苍术之类。

有血虚，当以四物汤行血。

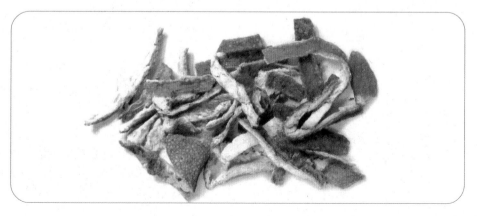

朱丹溪·金匮钩玄

脉实兼人壮盛者，或可用攻药，便用收拾，白术为主。浓厚朴治腹胀，因味辛以散其气，在中焦故也。

自汗

（属气虚、湿热、阳虚。东垣有法有方。）

人参、黄芪，少佐桂枝。

阳虚，附子亦可用。

扑法

牡蛎、麸皮、藁本、糯米、防风、白芷、麻黄根为末，周身扑之。

火气上蒸，胃中之湿，亦能作汗。凉膈散主之。痰证亦有汗者。

盗汗

（血虚、阴虚。）

戴云：盗汗者，睡则汗自出，觉则无矣，非若自汗而自出也。小儿不须治。

东垣有法有方，当归大黄汤。

◆ 盗汗方

白术（四两，一两用黄芪同炒，一两用石斛同炒，一两用牡蛎末同炒，一两用麸皮同炒。各微黄色，余药不用，只用白术）

上药为细末。每服三钱，用粟米汤调下，尽四两为效。

呃逆

（有痰、气虚、阴火。视其有余、不足治之。）

戴云：吃逆者，因痰与热，胃火者极多。

不足者，人参白术汤下大补丸。

有余并痰者，吐之，人参芦之属。

头风

（有痰者多。）

左：属风，荆芥、薄荷；属血虚，川芎、当归、芍药。

右：属痰，苍术、半夏；属热，黄芩。

搐药，有用荜茇、猪胆。

头痛

（多主于痰。）

痛甚者火多。亦有可吐者、亦有可下者。

清空膏治诸般头痛，除血虚头痛不治。

血虚头痛，自鱼尾上攻头痛，必用川芎当归汤。

古方有追涎药，出东垣《试效》。

羌活 防风 黄连（各炒一两）柴胡（七钱） 川芎（二钱） 甘草（一两半，炙） 黄芩（三两，刮去黄色，锉碎一半，酒炒一半）

上为末，每服二钱匕，热盏内入茶少许，汤调如膏，抹在口内，少用汤送下，临卧服之。

头眩

痰挟气、虚火，治痰为主。挟补气药，并降火药。

属痰，无痰则不能作眩。

属火，痰因火动。又有湿痰者、有火多者。

左手脉数热多，脉涩有死血。

右手脉实痰积，脉大必是久病。

眩晕

（火动其痰。）

二陈汤加黄芩、苍术、羌活，散风行湿，或用防风行湿之剂可也。

昔有一老妇，患赤白带一年半，

是头眩，坐立不久，睡之则安，专用治赤白带，除之，其眩自安矣。

眉棱痛

风热痰，作风痰治，类痛风。

白术、酒黄芩末，茶调服。

又方：川乌头、草乌二味为君，童便浸洗，炒去毒，细辛、黄芩、羌活、甘草佐之。

耳聋

少阳厥阴热多，皆属于热，耳鸣者是。

戴云：亦有气闭者，盖亦是热。气闭者，耳不鸣也。

蓖麻子（四十九粒）　枣肉（十个）

上入人乳，捣成膏子，石头上略晒干，便丸如桐子大，以绵裹塞于耳中。

又方：

用鼠胆入耳中，尤好，仍开痰散风热。

大病后，须用四物汤降火。

有阴虚火动耳聋者，亦如上法。

心痛（即胃脘痛）

心痛，虽日数多，不吃饮食，不死。若痛方止便吃，还痛，必须三五服药后，方可吃物。

大凡心膈之痛，须分新久。若明知身受寒气，口食寒物而病，于初得之时，当以温散或温利之药。若曰病得之稍久，则成郁矣。郁则蒸热，热则久必生火，《原病式》中备言之矣。若欲行温利，宁无助火添病耶？由是古方中多以山栀为热药之向导，则邪伏而病易退，正易复而病易安。虽然，病安之后，若纵恣口味，不改前非，病复作时，必难治之也。

山栀炒，去皮，每十五个，浓煎汤一呷，入生姜汁令辣，再煎小沸服。或入芎一钱尤妙。山栀大者用七个或九个。大概胃口有热而作痛，非山栀子不可，佐以姜汁。或半夏、橘红各五，黄芩三，甘草一。

用二陈汤加苍、芎，倍加炒栀。痛甚者加炒干姜从之，反治之法。心痛轻者散之，麻黄、桂枝。重者加石碱、川芎、苍术，栀子必炒去皮用，作丸服之。

凡治病，必须先问平日起居如何，假如心痛，有因平日喜食热物，以致血流于胃口作痛，用桃仁承气汤下之，切记。轻者用韭汁、桔梗，能开提气血，药中兼用之。

以物拄按痛则止者，挟虚也，以二陈汤加炒干姜和之。有虫痛者，面上白斑，唇红能食，属虫，治苦楝根、

锡灰之类。脉坚实，不大便者下之。

痛甚者，脉必伏，多用温药，不用参、术，可用附子。

诸痛不可用补气药。

客寒犯胃，草豆蔻丸用之，热亦可用，只用一二服。

草豆蔻（一钱四分，裹烧热，去皮）
吴茱萸（汤泡，洗去梗，焙干）　益智仁
白僵蚕　橘皮　人参　黄芪（以上各八分）
生甘草　归身　炙甘草　桂皮（各六分）
曲末　姜黄（各四分）　桃仁（七个，去皮）
半夏（一钱，洗）　麦蘖（一钱半，炒黄）
泽泻（一钱，小便多减半用之）　柴胡（四分）

详膈下痛，多为用之。

上一十八味，除桃仁另研如泥外，余极细末，同桃仁研匀，用汤泡蒸饼为丸，如桐子大，每服三十丸，食远，用热白汤送下，旋斟酌多少用之。

又方：用黄荆子炒焦为末，米饮调服。亦治白带。

又方：脾痛，用海蛤粉，佐以香附末，用川芎、山栀、生姜煎辣汤，调服为佳。

又方：单用牡粉，酒调下一二钱。气实不可用。

腰痛

（湿热、肾虚、瘀血。）

湿热腰痛者，遇天阴或坐久而发者是；肾虚者，疼之不已者是也；瘀血者，日轻夜重者是也。

脉大者肾虚，用杜仲、龟板、黄柏、知母、枸杞、五味之类，用猪脊髓丸。

脉涩者瘀血，用补阴丸中加桃仁、红花。

湿热者，用苍术、杜仲、黄柏、川芎。

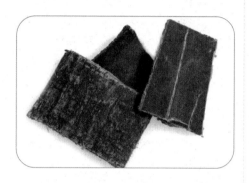

痰者，用南星。

凡诸痛皆属火，寒凉药不可峻用，必用温散之药。

诸痛不可用人参，盖人参补气，气旺不通而痛愈甚矣。

脐下忽大痛者，人中如黑色者多死，难治也。

人面上忽有红点者，多死。

胁痛

肝火盛，木气实，有死血，肝急，有痰流注。

木气实，川芎、苍术、青皮、当归。

龙会丸，泻火要药。

死血，桃仁、红花、川芎。

痰流注，二陈汤加南星、苍术、川芎。

肝苦急，急食辛以散之。用抚芎、苍术。血病，入血药中行血。胁痛甚者，用姜汁下龙会丸，肝火盛故也。

咳嗽胁痛，二陈汤加南星，多香附、青皮、青黛、姜汁。

腹痛

（有寒、积热、死血、食积、湿痰。）

戴云：寒痛者，绵绵痛而无增减者是。时痛时止者，是热也。死血痛者，每痛有处，不行移者是也。食积者，甚欲大便，利后痛减者是。湿痰者，凡痛必小便不利。

脉弦强者食，脉滑者痰。

滑痰多作腹痛，用苔芎、苍术、香附、白芷、生姜汁入汤服。腹中水鸣，乃火击动其水也，二陈汤加黄芩、黄连、栀子。

凡心腹痛，必用温散，此是郁结不散，阻气不运，故病在下者多属食，宜温散之。

一老人腹痛年高不禁下者，用川芎、苍术、香附、白芷、干姜、茯苓、滑石。

痛风

四肢百节走痛，风热，风湿，血虚，有痰。

大法主方：

苍术　南星　川芎　白芷　当归　酒黄芩

在上者，加羌活、桂枝、桔梗、威灵仙。

在下者，加牛膝、防己、木通、黄柏。

血虚者，多用川芎、当归，佐以桃仁、红花。

薄桂治痛风，无味而薄者，独此能横行手臂，领南星、苍术等治之。

◆ 上中下痛风方

威灵仙（三钱）　南星（二两）　苔芎（二两）　桃仁（五钱）　白芷（五钱）桂枝（三钱）　防己（半钱）　苍术（二两）　黄柏（二两，酒浸炒）　红花（一钱半）羌活（三钱）　神曲（一两，炒）草龙胆（五分）

张子元气血虚，有痰浊，阴火

朱丹溪·金匮钩玄

痛风。

人参（一两）　白术（二两）　黄柏（二两，炒黑色）　山药（一两）　海石（一两）　锁阳（五钱）　干姜（五钱，烧灰）　南星（一两）　败龟板（二两，酒炙）　熟地黄（二两）

粥为丸。

治臂痛。

半夏（一钱）　陈皮（五分）　茯苓（五分）　苍术（一钱半）　酒芩（一钱）　威灵仙（三分）　白术（一钱）　甘草（少许，炒）　南星（一钱）　香附（一钱）

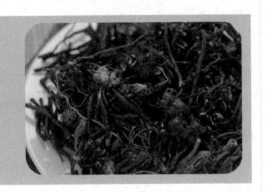

劳瘵

（其主在乎阴虚，痰与血病。）

青蒿（一斗五升）　童便（三斗）

文武火熬，约童便减二斗，去蒿，熬至一斗，入猪胆汁七个，再熬数沸，甘草末收之。

虚劳身瘦属火。因火烧烁。

劳病，四物汤加人尿、姜汁。

咳血

（痰盛、身热多是血虚。）

戴云：咳血者，嗽出痰内有血者是。呕血者，呕全血者是。咯血者，每咯出血皆是血疙瘩。衄血者，鼻中出血也。溺血，小便出血也。下血者，大便出血也。虽有名色分六，俱是热证，但有虚实新旧之不同，或妄言为寒者，误也。

青黛　诃子　山栀　海石　栝楼仁

上为末，姜汁蜜调，噙化。嗽甚者加杏仁，后以八物汤加减调理。

身热多是血虚。四物汤加减。

呕血

（火载血上，错经妄行。）

脉大发热，喉中痛者，是气虚。用人参、黄芪蜜炙，黄柏、荆芥，并当归、生地黄用之。

呕血，用韭汁、童便、姜汁、磨郁金同饮之，其血自清。

火载血上，错经妄行，四物汤加炒栀子、童便、姜汁；山茶花、童便、姜汁，酒调。

郁金末治吐血，入姜汁、童便。

痰带血丝出者，童便、姜汁、竹沥。

又方：用韭汁、童便二物相吞，用郁金细研，入在二物之内同饮，其血自消。

又方：治衄血以郁金，如无郁金，以山茶、姜汁、童便和好酒调服，即止之。

咯血

姜汁、童便、青黛入血药中用之，加四物汤、地黄膏、牛膝膏之类。

衄血

凉血行血为主。犀角地黄汤入郁金同用。经血逆行，或血腥，或唾血、吐血，用韭叶汁，立效。

溺血

（属热。）

山栀子炒，水煎服。或用小蓟、琥珀。

有血虚者，四物汤加牛膝膏。

下血

不可纯用寒凉药，必于寒凉药中用辛味并温，如酒浸炒凉药，酒煮黄连之类。

有热，四物汤加炒栀子、升麻、秦艽、阿胶珠。

下血属虚，当归散，四物汤加炮干姜、升麻。

又方：用白芷五倍子丸。

凡用血药，不可单行单止。

有风邪下陷，宜升提之。盖风伤肝、肝生血。故有湿伤血，宜行湿消热可也。

《内经》谓身热即死，寒则生。此亦是大概言之，必兼证详之则可。今岂无身热生、寒而死者。

脉沉小流连或微者，易治。

脉浮大洪数者，难愈。宜滑不宜弦。

仲景治痢，可温者五法，可清者十法，或解表，或利小便，或待其自已，区分易治难治极密，但与泻同，立法不分，学者当辨之。

大孔痛，一曰温之，一曰清之。

久病身冷，自汗，脉沉小者，宜温。

暴病身热，脉浮洪者，宜清。

有可吐者，有可下者，有可汗者。

初得时，原气未虚，必推荡之，此通用之法，稍久气虚则不可。

先水泄，后脓血，此脾传肾，贼邪难愈。

先脓血，后水泄，此肾传脾，微邪易愈。

如豆汁者，湿也。盖脾胃为水谷之海，无物不受，常兼四脏。故如五色之相杂，当先通利，此迎而夺之之义。如虚者，亦宜审之。

因热而作，不可用巴豆等药，如伤冷物者，或可用，亦宜谨之。

又有时疫作痢，或至一家之内，上下传染相似，却宜明运气之胜，复以治之。

肠风

（独在胃与大肠出。）

黄芩　秦艽　槐角　升麻　青黛

梦遗

（专主热、脱精。）

戴云：因梦交而出精者，谓之梦遗；不因梦而自泄精者，谓之精滑。皆相火所动，久则有虚而无寒者也。

带下与梦遗同法治。

青黛、海石、黄柏，即椿树根丸。

内伤气血，不能固守，当补以八物汤加减，吞椿树根丸。思想成病，其病在心，安神带补，热则流通。

知母　黄柏　蛤粉

精滑

（专主湿热。）

戴云：滑者，小便精滑下也。俱是膀胱湿热，虽有赤白之异，终无寒热之别。河间云：天气热则水浑浊，寒则澄澈清冷，由此观之，浊之为病，湿热明矣。

黄柏　知母　牡蛎　蛤粉

又方：

良姜(三钱)　芍药(二钱)　黄柏(二钱，烧灰存性)　樗树皮(白皮，一两半)

上为末，糊为丸，每服三十丸。

浊

湿热，有痰，有虚。赤浊属血，白浊属气。寒则坚凝，热则流通。

大率皆是湿热流注，宜燥中宫之

朱丹溪·金匮钩玄

湿，用二陈汤加苍术、白术，燥去湿。赤者乃是湿伤血，加白芍药。仍用珍珠粉丸加椿树根皮、滑石、青黛等作丸。

虚劳者，用补阴药，大概不利热药。

肥白人必多痰，以二陈汤去其热。胃弱者兼用人参，以柴胡、升麻升胃中之气。

丸药用：

青黛　黄柏（炒褐色）　干姜（炒微黑色）　海石　蛤粉

胃中浊气下流为赤白浊者，用柴胡、升麻、苍术、白术、二陈汤。丸药用樗末、蛤粉、炒姜、炒黄柏。

专主胃中之浊气下流，渗入膀胱，用青黛、蛤粉。

肝脉弦者，用青黛以泻肝。

又方：

黄柏（一两，炒黑）　生柏（二钱半。一作三两）　海石（二两）　神曲（五钱）

为末，水丸。

有热者，黄柏、滑石、青黛之类。

燥湿痰，南星、半夏、蛤粉。

上神曲为丸，青黛为衣。或用海石代曲。

张子元气血两虚，有痰，痛风时作，阴火间起，小便白浊，或带下赤白，方在前痛风中。

一人便浊，常有半年，或时梦遗，形瘦，作心虚主治，珍珠粉丸，和匀定志丸服。

一妇人年近六十，形肥，奉养膏粱，饮食肥美，中焦不清，浊气流入膀胱，下注白浊，白浊即是湿痰也。

戴云：断用二陈汤去痰，加升麻、柴胡升胃中之清气，加苍术去湿，白术补胃，全在活法。服四帖后，浊减大半。觉胸满，因柴胡、升麻升动其气，

痰阻满闭，用二陈汤加炒曲、白术。素无痰者，升动胃气不满。

◆ 丸药方

青黛　椿皮　蛤粉　滑石　干姜（炒）　黄柏（炒）

上为末，炒神曲糊丸。仍用前燥湿痰丸，亦能治带。

又方，滑石利窍，黄柏治湿热，青黛解郁结，蛤粉咸寒入肾，炒干姜味苦，敛肺气下降，使阴血生。干姜盐制之。

淋

皆属于痰热。

淋者，小便淋漓，欲去不去，不去又来，皆属于热也。

解热利小便，山栀子之类，用苦甘草煎服。诸药中皆加牛膝。

老人亦有气虚者，人参、白术中带木通、山栀。

亦有死血作淋者，以牛膝作膏。此证亦能损胃不食。

小便不通

气虚、血虚、痰、风闭、实热。

吐之以提其气，气升则水自下之，盖气承载其水也。

气虚，用人参、黄芪、升麻等先服，后吐，或参、芪药中探吐。

血虚，四物汤先服，后吐，芎归汤吐亦可，痰多，二陈汤先服，后吐，皆用探吐。

痰气闭塞，二陈汤加木香、香附探吐，实热利之。

一妇人脾痛，后患大小便不通，此是痰隔中焦，气滞于下焦，二陈汤加木通，初吃后，渣再煎服吐之。

关格

戴云：关格者，谓膈中觉有所碍，欲升不升，欲降不降，欲食不食，此为气之横格也。

必用吐，提其气之横格，不必在出痰也。

有痰，以二陈汤吐之，吐中便有降。有中气虚不运者，补气药中升降。

小便不禁

（属热、属虚。）

戴云：小便不禁，出而不觉，赤者有热，白者为气虚也。热者，五苓散加解毒散；虚者，五苓散加四物汤。

痫

（惊、痰、宜吐。）

戴云：痰者，俗曰猪癫风者是也。

大率行痰为主。

黄连　南星　栝楼　半夏

寻痰寻火，分多少治，无不愈。

分痰分热，有热者，以凉药清其心。

有痰者，必用吐药，吐用东垣安神丸。

此证必用吐，吐后用平肝之药，青黛、柴胡、川芎之类。

健忘

戴云：健忘者，为事有始无终，言谈不知首尾，此以为病之名，非比生成之愚顽，不知世事者。

精神短少者多，亦有痰者。

怔忡

（大段属血虚。）

有虑便动属虚。时作时止，痰因火动。

戴云：怔忡者，心中不安，惕惕然如人将捕者是也。

瘦人多是血少，肥人属痰，寻常者多是痰。

真觉心跳者，是血少。用四物安神之类。

惊悸

血虚，用朱砂安神丸。

痓

（大率与痫病相似。）

多是血虚，有火兼痰，人参、竹沥之类。不用兼风药。

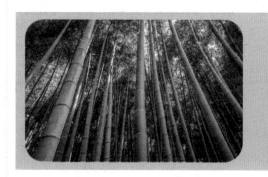

血块（一名积瘕）

块在中为痰饮，在右为食积，在左为血积。

气不能作块成聚，块乃有形之物，痰与食积、死血，此理晓然。醋煮海石、三棱、莪术、桃仁、红花、五灵脂、香附之类。

白术汤吞下瓦龙子，能消血块，次消痰。

治块，当降火消食积，食积即痰也。

行死血，块去须大补。石碱一物，有痰积，有血块，可用，洗涤垢腻，又消食积。

吐虫

以黑锡炒成灰，槟榔末、米饮调下。

朱丹溪·金匮钩玄

瘕

戴云：积聚癥瘕：有积聚成块，不能移动者是癥；或有或无，或上或下，或左或右者是瘕。

用蜀葵根煎汤，煎人参、白术、陈皮、青皮、甘草梢、牛膝成汤，入细研桃仁、玄明粉各少许，热饮一服，可见块下。

病重，补接之后，加减再行。

◆ 消块丸

即《千金》大硝石丸，只可磨块，不令人困，须量虚实而用可也。

硝石（六两）　大黄（八两）　人参　甘草（各三两）

上药为末，以三年苦酒三斗，置铜器中，以竹片作准，每入一升作一刻，挂器中熬，先纳大黄，不住手搅，使微沸，尽一刻，乃下余药，又尽一刻，微火熬，使可丸，则取丸如鸡子中黄大，每服一丸，米饮下。如不能大丸，则作小丸，如梧子大，每服三十丸。后下如鸡肝，如米泔、赤黑等色，下后忌风冷，淡软粥将理。

◆ 三圣膏

未化石灰（半斤，为末，瓦器中炒令淡红色，提出火外，候热少减，次下大黄末）大黄（一两，为末，就炉炒，伺热减，入桂心末）桂心（半两，为末，略炒，入米醋熬成膏药，浓摊，贴患处）

贴积聚块。

大黄　朴硝（各一两）

上药为末，用大蒜捣膏，和匀贴之。

痞块在皮里膜外，须用补气，香附开之，兼二陈汤加补气药。先须断浓味。

茶癖：

石膏　黄芩　升麻

上药为末，砂糖水调服。

瘿气，先须断厚味。

海藻（一两）　黄药（二两）

上为末，以少许置于掌中，时时舐之，津咽下。如消三分之二，须止后药服。

食积一方，乃在妇人门食积条下。

疝

湿热痰积，流下作痛，大概因寒郁而作也，即是痰饮、食积并死血。

戴云：疝本属厥阴肝之一经，余尝见俗说小肠、膀胱下部气者，皆妄言也。

子和云：疝本肝经，宜通勿塞。只此见治之法。

专主肝经，与肾绝无干，不宜下。癫，湿多。疝气，灸大敦穴。

食积与瘀血成痛者。

栀子　桃仁　山楂　枳实　吴茱萸

上药为末，生姜汁、顺流水作汤，调服。

按之不定，必用桂枝，属虚。

桂枝　山栀（炒）　乌头（细切，炒）

上为末，姜汁为丸。每服三十丸，劫痛。

◆ 治疝方

定痛速效。湿胜者加荔枝。

枳壳（十五个）　山栀（炒）　糖球（炒）茱萸（炒）

◆ 守效丸

治癫要药，不疼者。

苍术　南星　白芷　山楂　川芎　半夏　枳实

为末，神曲作丸。

治阳明受湿热，传入大肠，恶寒发热，小腹连毛际，结核闷痛不可忍。

山栀（炒）　枳壳（炒）　桃仁（炒）
山楂（等分）

上研细，砂钵内入生姜汁，用水
一盏，煎令沸，热服之。

治诸疝发时，用海石、香附二味，
为末，以生姜汁汤调服，亦能治心痛。

◆ 治疝方

栀子　桃仁　橘核　茱萸　川乌

上碾，煎服。劫药，用乌头细切，
炒栀子、橘核散，单止痛。

脚气

苍术（盐炒）　白术　防己　槟榔
川芎　犀角　甘草　木通　黄连　生
地黄（酒炒）　黄柏

有热加黄芩、黄连。

有热加竹沥、姜汁。

大热及时令热加石膏，大便实加
桃仁，小便涩加牛膝。

有食积、流注。

苍术　黄柏　防己　南星　川芎
白芷　犀角　槟榔

血虚加牛膝、龟板。

如常肿者，专主乎湿热，朱先生
有方，肥人加痰药。

戴云：有脚气冲心，宜四物加炒
柏，再宜涌泉穴用附子津拌贴，以艾灸，
泄引其热。

◆ 健步丸

归尾　芍药　陈皮　苍术（各一两）
生地黄（一两半）　大腹子（三个）　牛
膝　茱萸（各半两）　黄芩（半两）　桂
枝（二钱）

上药为末，蒸饼为丸，每服百丸，
白术、通草煎汤，食前下。

一妇人足肿，黄柏、苍术、南星
红花（酒洗）、草龙胆、川芎、牛膝（酒
洗）、生地黄。

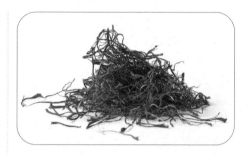

筋动于足大指，动上来至大腿，
近腰结，奉养厚，因风寒作，四物汤
加酒芩、红花、苍术、南星。

筋转皆属乎血热，四物汤加酒芩、
红花。

大病虚脱，本是阴虚。用艾灸丹
田者，所以补阳，阳生则阴生故也。
不可用附子，可用参多服。

痿

断不可作风治而用风药。

湿热，痰，无血而虚，气弱，瘀血。

湿热，东垣健步方中加燥湿降阴
火药，芩、柏、苍术之类。

湿痰，二陈汤中加苍术、黄芩、
黄柏、白术之类，入竹沥。

气虚，四君子汤加苍术、黄芩、
黄柏之类。

血虚，四物汤中苍术、黄柏，下
补阴丸。

亦有食积妨碍不得降者，亦有死
血者。

◆ 健步丸方

羌活　柴胡　滑石　甘草（炙）
天花粉（酒制，各半两）　防己　防风
泽泻（各三钱）　肉桂（半钱）　川乌
苦参（酒制，各一钱）

上药为末，酒糊丸如桐子大，每
服七十丸，煎愈风汤，以空心下。

朱丹溪·金匮钩玄

发热

（阴虚难治。）

戴云：凡脉数而无力者，便是阴虚也。

阴虚发热，用四物汤加黄柏，兼气虚，加参、芪、白术。盖四物汤加黄柏，是降火补阴之妙药。

又云：阴虚发热，用四物汤，甚者加龟板、炒黄柏。

吃酒人发热者，难治。

不饮酒之人，若因酒而发热者，亦难治。

一男子年三十岁，因酒发热，用青黛、栝楼仁、姜汁，每日以数匙入口中，三日而愈。

阳虚恶寒

戴云：凡背恶寒甚者、脉浮大而无力者，是阳虚也。用人参、黄芪之类。甚者加附子少许，以行参、芪之气。

一女子恶寒，用苦参一钱，赤小豆一钱，为末，齑水吐。用川芎、苍术、南星、黄芩、酒曲丸。

手心热

栀子　香附　苍术　白芷　川芎　半夏（生用）

为末，曲糊丸。

手麻

此是气虚也。

手木

东垣云：麻木，气不行也。补肺中之气是湿痰死血。

十指麻是胃中有湿痰死血。

厥

（因痰，用白术、竹沥。）

厥者，手足冷也。热厥逆也，非

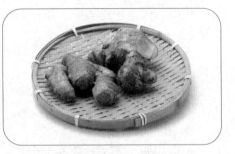

寒证。因气虚血虚。

热，承气汤；外感，解散加姜汁、酒。

面寒面热

火起，寒郁热。面寒，退胃热。

喉痹

大概多是痰热也，只以桐油吐之。

或用麝干，逆流水吐。

又方：用李实根皮一片，噙口内，更用李实根碾水敷项上，一遭立效。新采园中者。

缠喉风

戴云：属痰热。缠喉风者，谓其咽喉里外皆肿者是也。用桐油，以鹅翎探吐。

又法：用灯油脚探吐之。

又方：用远志去心，水调，敷项上，一遭立效。

咽喉生疮并痛

多属虚，血热游行无制，客于咽喉，人参蜜炙、黄柏、荆芥。

虚：人参、竹沥、无实火。

热：黄连、荆芥、薄荷、硝石。

上为细末，用蜜、姜汁调噙。

血虚，四物汤中加竹沥。

口疮

服凉药不愈者，此中焦气不足，

虚火泛上无制,用理中汤,甚者加附子,或噙官桂亦可。

又方:用西瓜浆水,口痛甚者,以此徐徐饮之。冬月,紫榴皮烧灰,噙之。

酒齇鼻

(血热入肺。)

四物汤加陈皮、红花、酒炒黄芩、煎,入好酒数滴,就炒五灵脂末服,效。又用桐油入黄连,以天吊藤烧油热,敷之。

肺痈

已破入风者不治。搜风汤吐之。(出《医垒元戎》)。

收敛疮口,止有合欢树皮、白蔹煎汤饮之。

肺痿

专主养肺养血,养气清金。

天疱

通圣散及蚯蚓泥略炒,蜜调敷之,妙。

从肚皮上起者,里热发外,还服通圣散可也。

漏疮

须先服补药,以生气血,即参、芪、术、归、芎为主,大剂服之。外以附子末,唾和作饼,如钱厚,以艾炷灸之,漏大艾炷亦大,漏小艾炷亦小,但灸令微热,不可令痛,干则易之。干研为末,再和再灸,如困则止。来日如前法再灸,直至肉平为效。亦有用附片灸,仍前气血药作膏药贴之。

痔漏

用五倍子、朴硝、桑寄生、莲房煎汤,先熏后洗。肿者,用木鳖子五倍子研细末,调敷。

漏,专以凉药为主。

◆ 痔漏方

人参　黄芪　当归　川芎　升麻枳壳　条芩　槐角

肠痈

作湿热、食积治,入风难治。

治漏外塞药:芦甘石小便煅,牡砺粉。

结核

或在颈、在项、在身、在臂。如肿毒者,多痰注作核不散。治耳后、顶门各一块。

僵蚕(炒)　青黛　胆星　酒大黄上药为末,蜜丸,噙化之。

颈颊下生痰核,二陈汤加炒大黄、连翘、桔梗、柴胡。

治臂核作痛,连翘、防风、川芎、酒芩、苍术、皂角刺。

治环跳穴痛,防生附骨痈方。

以苍术佐黄柏之辛,行以青皮,冬月加桂枝,夏月加条子黄芩,体虚者加土牛膝,以生甘草为使,大料煎入生姜汁带辣食前饮之。病甚者,加黄柏、桂枝十数帖;发不动,少加大黄。一两帖,又不动者,恐痛将成矣,急撅地成坑,以火煅红,沃以小便,赤体坐其上,以被席围抱下体,伏热气熏蒸,腠理开、血气畅而愈。

脱肛

气热、气虚。

气虚补气,用人参、当归、黄芪、川芎、升麻。

血虚者,四物汤。

血热者凉血,四物汤加黄柏炒。

左侧竖排：金元四大家 奇方妙治

经水

经水、经候、过期而作痛者，乃虚中有热，所以作痛。

经水不及期，血热也，四物汤加黄连。

经候将来而作痛者，血实也。

桃仁　香附　黄连

过期，乃血少也。

川芎、当归，带人参、白术与痰药。

过期，紫黑色有块，血热也，必作痛。

四物汤加黄连、香附。

淡色过期者，乃痰多也。

二陈汤加川芎、当归。

紫色成块者，乃是热也。四物汤加黄连之类。

痰多占住血海地位，因而下多者，目必渐昏。肥人如此。

南星　苍术　香附　川芎

作丸服。

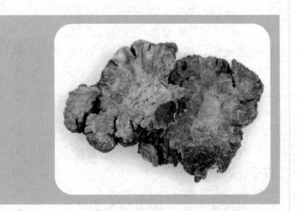

肥人不及日数而多者，痰多，血

虚有热，前方加黄连、白术。若血枯经闭者，四物汤加桃仁、红花。

躯肥脂满经闭者，导痰汤加芎、连。不可服地黄，泥膈故也。如用，以生姜汁炒。

血崩

崩之为病，乃血之大下，岂可为寒？但血去后，其人必虚，当大补气血。

东垣有治法，但不言热，其主于寒，学者宜再思之。

急则治其标，白芷汤调百草霜。

甚者，棕榈皮灰，后用四物汤加干姜调理。

因劳者，用参、芪带升补药。

因寒者加干姜。因热者加黄芩、参、芪。

崩过多者，先服五灵脂末一服，当分寒热。五灵脂能行能止。妇人血崩用白芷、香附为丸。白带用椒目末，又用白芷末。

一方：用生狗头骨，烧灰存性，或酒调服，或入药服之。

又方：用五灵脂半生半熟为末，以酒调服。

气虚、血虚者，皆于四物汤加人参、黄芪。

漏下乃热而虚者，四物汤加黄连。

带下赤白

（赤属血、白属气、主治燥湿为先。）

带、漏俱是胃中痰积流下，渗入膀胱，宜升，无人知此。肥人多是湿痰。

海石　半夏　南星　苍术　川芎
椿皮　黄柏

瘦人带病少，如有带者，是热也。

黄柏　滑石　川芎　椿皮　海石

甚者，上必用吐，以提其气，下用二陈汤加苍术、白术，仍用丸子（一本作瓦龙子）。

又云：赤白带皆属于热，出于大肠、小肠之分。

一方：黄荆子炒焦为末，米饮汤下，治白带，亦治心痛。

罗先生治法，或十枣汤，或神祐丸，或玉烛散，皆可用，不可峻攻。实者可用此法，虚则不宜。

血虚者，加减四物汤。

气虚者，以参、术、陈皮间与之。

湿甚者，用固肠丸。

相火动者，于诸药中少加炒柏。

滑者，加龙骨、赤石脂。

滞者，加葵花。

性燥者，加黄连。

寒月，少入姜、附。临机应变，必须断浓厚味。

又方，用：良姜、芍药、黄柏（二钱，各烧灰），入椿树皮末（一两半）。

上药为末，粥为丸。每服三四十丸。

痰气带下者。

苍术　香附　滑石　蛤粉　半夏
茯苓

妇人上有头风鼻涕，下有白带。

南星　苍术　黄柏（炒焦）　滑石
半夏　川芎　辛夷　牡蛎粉（炒）　茯苓

◆ **白带并痛风**

半夏　茯苓　川芎　陈皮　甘草
苍术（炒浸）　南星　牛膝　黄柏（酒浸，晒干，炒）

子嗣

肥盛妇人不能孕育者，以其身中脂膜闭塞子宫，而致经事不能行。可用导痰汤之类。

瘦怯妇人不能孕育者，以子宫无血，精气不聚故也，可用四物汤养血、养阴等药。

产前胎动

孕妇人因火动胎，逆上作喘者，急用条黄芩、香附之类，将条芩更于水中沉，取重者用之。

固胎。

地黄（半钱）　人参　白芍（各一钱）
白术（一钱半）　川芎　归身尾（一钱）
陈皮（一钱）　甘草（二钱）　糯米（一十四粒）
黄连（些小）　黄柏（些小）　桑上羊儿
藤（七叶，完者）

上药㕮咀，煎汤服之。

血虚不安者，用阿胶。痛者，缩砂，行气故也。

一切病不可表。

恶阻

（从痰治。）

戴云：恶阻者，谓妇人有孕恶心，阻其饮食者是也。肥者有痰，瘦者有热，多用二陈汤。

或白术为末，水丸，随所好，或汤或水下。

妇人怀妊爱物，乃一脏之虚。假如肝脏虚，其肝气止能生胎，无余物也。

血块死血，食积痰饮成块，在两胁，动作腹鸣嘈杂，眩晕身热，时作时止。

黄连（一两，一半用茱萸炒，去茱萸；一半益智炒，去益智）　山栀（半两，炒）
台芎（半两）　香附（一两，用便浸）　萝卜子（一两半，炒）　山楂（一两）　三棱
青皮　神曲（各半两）　莪术（半两，用米

朱丹溪·金匮钩玄

醋煮） 桃仁（半两，留尖去皮） 白芥子（一两半，炒） 瓦龙子（消血块）

为末，作丸子服之。

妇人血块如盘，有孕，难服峻削。

香附（四两，醋煮） 桃仁（一两，去皮、尖） 海石（一两，醋煮） 白术（一两）

为末，神曲为丸。

束胎

◆ 束胎丸

第八个月服。

黄芩（酒炒，夏用一两，秋用七钱半，冬用半两） 茯苓（七钱半） 陈皮（二两，忌火） 白术（二两）

粥为丸。

◆ 束胎散

即达生散。

人参（半钱） 陈皮（半钱） 白术 白芍 归身尾（各一钱） 甘草（二钱，炙） 大腹皮（三钱） 紫苏（半钱）

或加枳壳、砂仁作一帖，入青葱五叶，黄杨木叶梢十个，煎。待于八九个月，服十数帖，甚得力。或夏加黄芩，冬不必加，春加川芎，或有别证，以意消息。

第九个月服。

黄芩（一两，酒炒，宜热药不宜凉药，怯弱人减半） 白术（一两） 枳壳（七钱半，炒） 滑石（七钱半，临月十日前小便多时，减此一味）

上药为末，粥为丸，如梧桐子大，每服三十丸，空心热汤下。不可多，恐损元气。

安胎

白术 黄芩 炒曲

粥为丸。

黄芩安胎，乃上中二焦药，能降火下行。

缩砂安胎治痛，行气故也。

益母草，即茺蔚子，治产前产后诸病，能行血养血。

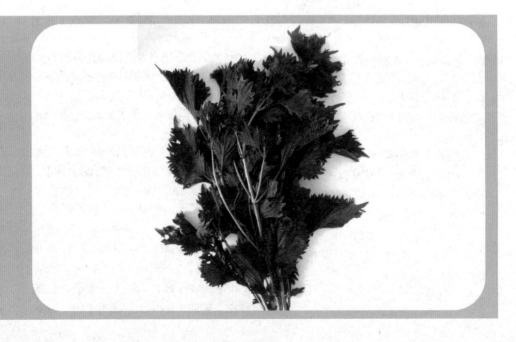

难产作膏：地黄膏、牛膝膏。

胎漏

（气虚、血虚、血热。）

戴云：胎漏者，谓妇人有胎而血漏下也。

子肿

（湿多。）

戴云：子肿者，谓孕妇手足或头面、通身浮肿者是也。用山栀炒一合，米饮汤吞下。《三因方》中有鲤鱼汤。

难产

难产之由，亦是八九个月内不谨者。

气血虚故，亦有气血凝滞而不能转运者。

催生方

白芷灰　滑石　百草霜

上为末，芎归汤或姜汁调服之。

治胎衣不下，《妇人大全方》别有治法。

产后血晕

（虚火载血，渐渐晕来。）

用鹿角烧灰，出火毒，研为极细末，以好酒调，灌下即醒，行血极快也。

又方：

用韭叶细切，盛于有嘴瓶中，以热醋沃之，急封其口，以嘴塞产妇鼻中，可愈眩晕。

产后补虚

人参　白术（各二钱）　黄芩　陈皮　川芎（各半钱）　归身尾（半钱）甘草（一钱，炙）　有热加生姜（三钱）茯苓（一钱）

必用大补气血，虽有杂证，以末治之。

当清热补血气。

消血块

滑石（二钱）　没药（一钱）　麒麟竭（一钱，无则用牡丹皮）

为末，醋糊作丸。

瓦龙子能消血块。

泄

川芎　黄芩　白术　茯苓　干姜滑石　白芍（炒）　陈皮

上药㕮咀，煎汤服。

恶露不尽

谓产后败血所去不尽，在小腹作痛。

五灵脂　香附末　蛤粉　醋丸

甚者入桃仁（不去尖）

如恶血不下，以五灵脂为末，神曲糊丸，白术、陈皮汤下。

中风

不可作风治，切不可以小续命汤服之，必大补气血，然后治痰，当以左右手脉分其气血多少而治。

口眼㖞斜，不可服小续命汤。

发热恶寒

大发热，必用干姜，轻用茯苓淡渗其热。一应苦寒热发表药，皆不可用也。

才见身热，便不可表。发热恶寒，皆是气血。

左手脉不足，补血药多于补气药；右手脉不足，补气药多于补血药。

恶寒发热，腹满者，当去恶血。脉满者不是，腹痛者是。

产后不可下白芍，以其酸寒伐生发之气故也。

产后一切病，皆不可发散。

朱丹溪·金匮钩玄

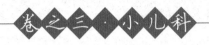
小儿食积、痰热、伤乳为病。大概肝与脾病多。

小儿肝病多，及大人亦然。肝只是有余，肾只是不足。

吐泻黄疸

三棱　莪术　陈皮　青皮　神曲　麦芽　甘草　白术　茯苓　黄连

上药为末，水调服。

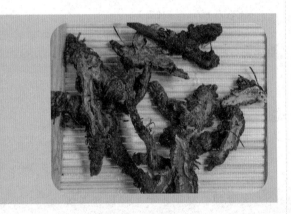

伤乳吐泻者加山楂，时气吐泻者加滑石，发热者加薄荷。

吐泻，用益元散，钱氏五补、五泻之药俱可用。

急慢惊风

发热、口疮、手心伏热、痰热、痰喘、痰嗽。

并用通法，重则用瓜蒂散，轻则用苦参、赤小豆末，须酸齑汁调服。吐之后，用通圣散蜜丸服之。

惊有二证：一者热痰，主急惊，当直泻之；一者脾虚，乃为慢惊，所主多死，当养脾。

东垣云：慢惊者，先实脾土，后散风邪。

急者，只用降火、下痰、养血。

慢者，只用朱砂安神丸，更于血药中求之。

◆ 黑龙丸

牛胆南星　礞石（各一两，焰硝等分）天竺黄　青黛（各半两）　芦荟（二两半）朱砂（三钱）　僵蚕（五分）　蜈蚣（二钱半，烧存性）

上药为细末，煎甘草汤膏，丸如鸡头大。每服一丸或二丸。急惊，薄荷汤下；慢惊，桔梗、白术汤下。

◆ 神圣牛黄夺命散

槟榔（半两）　木香（三钱）　大黄（二两，面裹，煨熟，为末）　白牵牛（一两，一半炒，一半生用）　黑牵牛（粗末，一半生用，一半炒用）

上为一处，研作细末，入轻粉少许，每服二钱，用蜜浆水调下，不拘时候，微利为度。

疳病

◆ 胡黄连丸

胡黄连（半钱，去果积）　阿魏（一钱半，醋煮，去肉积）　麝香（四粒）　神曲（二钱半，去食积）　黄连（二钱半，炒，去热积）

上药为末，猪胆汁丸，如黍米大，每服二十丸，白术汤下。

小儿疳病，腹大，胡黄连丸二十丸，白术汤下。

痘疮

（分气虚、血虚补之。）

气虚，用人参、白术，加解毒药。

但见红点，便忌升麻葛根汤，发得表虚也。

吐泻少食为里虚，不吐泻能食为实。

里实而补，则结痈肿。

陷伏、倒靥、灰白为表虚，或用烧人屎，黑陷甚者，烧人屎。红活绽凸为表实，而复用表药，则要溃烂不结痂。二者俱见，为表里俱虚。

痘疮，或初出，或未出时，人有患者，宜预服此药，多者令少，重者合轻。方用丝瓜近蒂三寸，连瓜子皮，烧灰存性，为末，砂糖拌吃，入朱砂末亦可。

◆ 解痘疮毒药

丝瓜　升麻　酒芍药　甘草（生用）
糖球　黑豆　犀角　赤小豆

解痘疮法，已出未出，皆可用朱砂为末，以蜜水调服。多者可减，少者可无。

腹胀

萝卜子（蒸）　紫苏梗　陈皮　干姜（各等分）　甘草（减半）

食减者加白术，煎服。

夜啼

人参（一钱半）　黄连（一钱半，姜汁炒）　甘草（半钱）　竹叶（二十片）

作二服，加姜一片，煎服之。

口糜

戴云：满口生疮者便是。

江茶、粉草敷之。

又方：苦参、黄丹、五倍子、青黛各等分，敷之。

脱囊肿大

戴云：脱囊者，阴囊肿大，坠下不收上之说。

木通　甘草　黄连　当归　黄芩
煎服。

脱囊，紫苏叶为末，水调，敷上，荷叶裹之。

脱肛

戴云：脱肛者，大肠脱下之说。

东北方陈壁上土，汤泡，先熏后洗，亦可用脱囊药服之。

木舌

戴云：木舌者，舌肿硬不和软也。又言重舌者，亦是此类。二者盖是热病用。

百草霜　滑石　芒硝
为末，酒调敷。

瘾疹、黑斑、红斑、疮痒

用通圣散调服。

咯红

戴云：咯红者即唾内有血，非吐血与咳血。

黑豆　甘草　陈皮
煎服。

吃泥

（胃热故也。）

软石膏　甘草　黄芩　陈皮　茯苓　白术

煎服。

痢疾、食积

黄芩　黄连　陈皮　甘草
煎服。

赤痢加红花、桃仁；白痢加滑石末。

食积痢。

炒曲　苍术　滑石　芍药　黄芩
白术　甘草　陈皮　茯苓

朱丹溪·金匮钩玄

313

上药吹咀，煎，下保和丸。

解颅

乃是母气虚与热多耳。

戴云：即初生小儿头上骨未合而开者。

上以四君子汤、四物汤。有热加酒芩、炒黄连、生甘草煎服。

外以帛束紧，用白蔹末敷之。

蛔虫

楝树根为君，佐以二陈汤，煎服。

口噤

郁金　藜芦　瓜蒂

为末，搐鼻。

风痰

南星（半两，切）　白矾（半两入器中，水高一指浸，晒干研细末）　白附子（一两）

用飞白面为丸，如鸡头大，每服一丸或二丸，姜、蜜、薄荷汤化下服之。

癞头

用红炭长流水令热，洗之，又服酒制通圣散，除大黄酒炒外，以胡荽子、伏龙肝、悬龙尾、黄连、白矾为末，调敷。

又方：

松树厚皮（一两，烧灰）　白胶香（二两，熬沸，倾石上）　黄丹（一两，飞）白矾（半两，火飞）　软石膏（一两）　黄连（半两）　大黄（五钱）　轻粉（四盏）

上药极细末，熬熟油调敷疮上，须先洗了疮口，敷乃佳。

赤瘤

生地黄　木通　荆芥

苦药带表之类，用巴蕉油涂患处。

鼻赤

雄黄　黄丹

同敷。

一小儿好吃粽，成腹痛。

黄连、白酒药为末，调服乃愈。